沙凤桐中医眼科临证精要

沙凤桐○著

沙　滨

孔令言○整理

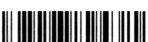

U0244781

图书在版编目（ＣＩＰ）数据

沙凤桐中医眼科临证精要 / 沙凤桐著；沙滨，孔令言整理. -- 天津：天津科学技术出版社，2023.3
ISBN 978-7-5742-0787-5

Ⅰ．①沙… Ⅱ．①沙… ②沙… ③孔… Ⅲ．①中医五官科学－眼科学－中医临床－经验－中国－现代 Ⅳ.
①R276.7

中国国家版本馆CIP数据核字（2023）第019649号

沙凤桐中医眼科临证精要
SHA FENGTONG ZHONGYI YANKE LINZHENG JINGYAO
责任编辑：马妍吉

| 出 版： | 天津出版传媒集团 |
| | 天津科学技术出版社 |

地　　址：天津市西康路 35 号
邮　　编：300051
电　　话：（022）23332695
网　　址：www.tjkjcbs.com.cn
发　　行：新华书店经销
印　　刷：北京旺都印务有限公司

开本 880×1230　1/32　印张 20.5　字数 450 000
2023 年 3 月第 1 版第 1 次印刷
定价：168.00 元

序一

1974 年夏，我与沙先生相识于宁夏西吉。彼时，我作为北京知青，在西吉县林场做赤脚医生。恰逢西吉县卫生局举办为期三个月的"赤脚医生学习班"，沙先生担任中医学的主讲老师，我们正是在此时此地，开启了一生亦师亦友的因缘。

荀子曾说："学之经莫速乎好其人。"对于中医这门"执形而上之道，用形而下之术"的学问来说，良师的引领，就是无涯学海中传道解惑的明灯。彼时环境虽然艰苦，沙先生却一丝不苟，将中医学的理法方药细致讲解。对我而言，先生所传授的书本知识固然重要，但他超越于"言传"之外的"身教"，即对传统医学的笃信与热爱，对中医思维方式的理解与体悟，对疾厄求救者的赤诚救治之心，则是更加珍贵的财富，是激励我在中医路上坚持前行的无限动力。

其后，先生从宁夏返回北京，并于 1978 年考取了中国中医科学院的研究生，师从韦文贵先生、韦玉英先生，专门深造中医眼科。我则于 1979 年考取了辽宁中医学院（现辽宁中医药大学）的研究生，师从胡炳文先生治伤寒学。此后近三十年，我与先生，虽未再有亲炙之缘，却是寄雁传书、音声相和。2007 年，因缘又重新让我与先生常得相聚。

彼时先生从香港返京，我们同在北京平心堂中医诊所出诊。每周有一两日诊余，可以与先生叙谈片刻。临床上遇到难解的眼疾患者，我常转请先生为其诊治，每每效如桴鼓、药到病除。2016 年夏，我的岳母忽然感到视物模糊变形，眼前常感电光闪烁，后被诊断为老年性黄斑变性。众所周知，这是现代眼科极难治愈的病症，且往往呈渐进性发展，最终致盲。焦急之际，我首先想到了先生。当日求诊时，先生为我岳母悉心诊断、开处方，并温言安慰："老人家得这个病，视力想要完全复原到从前的确不容易，但控制它不再发展，让老人生活无碍，应该还是可以的。"先生寥寥数语，却如春风拂面，令我与家人心中一块巨石落地。时至今日，四载光阴过去了，我岳母已届九旬高龄，竟全如先生所言，黄斑变性未有任何发展，除阅读文字困难外，平日起居劳作、外出散步，均不受目疾的影响。古人说"一人向隅，满坐不乐"，何况高堂，年迈而受此苦楚，儿女辈岂能心安？幸有先生妙手，方能成全孝道。由此可知，先生仁术，非仅医治身体，更成就了无数家庭的安乐与幸福。

佛家讲离合聚散常人难测。2016 年冬天某日，我与往常一样出诊，诊余休息时，与先生闲谈，聊及下一年的出诊安排。叙毕，我们便各自回到诊室，继续工作了。当日先生面容明亮，笑声爽朗，温和一如往日，这就是先生留给我最后的剪影。2017 年初，正值农历丁酉年上元节次日，我忽然听到先生离世的消息，震惊悲痛难以抑制。先生身体一向强健，饮食起居皆有法度，竟忽然驾鹤西去，岂仙乡贝阙，亦乏橘井扁鹊欤？

先贤已逝，而其学不朽。近日，先生的入室弟子令言，将先生的讲义医论誊抄整理，成《沙凤桐中医眼科临证精要》一书。此书理、法、方、药兼备具足，字里行间无不透发出先生对中医事业的无限热爱，对中医理论与临床诊疗的深刻理解。由医道而言，先生极为强调"天人合一"在中医思想中的核心地位，及"整体观念"在中医眼科中的重要指导意义。由医术而言，先生坚守"辨证论治"之法则，深入剖析眼科疾病的病因病机，且特别指出，现代技术于中医眼科之应用，唯有建立在"辨证论治"的中医思维基础之上，方能真正发挥其辅弼之功。先生虽业眼科，然于中医而言，不精通全体医道，则无以精通眼科，更何况眼目之疾，至精至微，非智圆行方、胆大心细之人，不可与言此术！由此可知，先生学术生辉处虽在眼科，而学术之根柢，实在全体医道，岂局限于寸眸之间！

综观全书，先生誊写韦文贵、韦玉英二位先贤医论在前，令言整理先生医论医案在后，三代医人师徒父子之深厚情谊跃然于纸上，岐黄医道薪火相传之仁心仁术彰显于书中。学统长续，心灯不灭，先生有知，想必亦可宽慰了。

庚子孟春
后学樊正伦书于北京

序二

　　孔令言大夫是我看着成长起来的，又小我近 40 岁，我一直把他当作晚辈，经多年相处和思想文化交流，我们更像是朋友，所以我称他令言。

　　令言是 2007 年暑假到平心堂的，当时他 22 岁，大学尚未毕业。安排给他的第一个任务，是点校中医经典古籍的译注书稿，编译这套丛书是家父崔月犁的遗愿，旨在为数年后中医人才日渐凋零时，还能留下些"不走的老师"。

　　点校书稿的人非常难找，既要懂得中医，又要通晓古文，而最难的，是面对枯燥繁复的文字，要静得下心神，耐得住寂寞。令言接手这一工作后，在两年半的时间里，完成了《黄帝内经·素问》《金匮要略》《中藏经》《难经》《诸病源候论》《古今医案按》《景岳全书》《妇人良方大全》《医方集解》《刘涓子鬼遗方》等十一部书的点校工作，共近九百七十万字。

　　令言踏实稳重，其一丝不苟的治学态度，得到了专家们的赞赏和大家的好评，更令我们看出，他是"一块继承中医的好料"，于是在他大学毕业后，我们安排他在平心堂随诊抄方。

　　在平心堂，令言先拜在费开扬先生与方和谦先生门下，由二位老者亲教内科，并由其伯父孔嗣伯先生和母亲冯胜芳教授传习临床，受承一脉家学。后依次得到了柴嵩岩、樊正伦、哈刚、关庆维、干干等诸位师长的教导和点拨。令言的恭谦好学和领悟机敏，得到老师们的一致好评。他也从这些师者身上学到了高尚的医德、稳重的医风、纯正的医道和精湛的医术。

令言成为沙凤桐教授（曾任中国中医科学院眼科医院院长，故我习惯称他沙院长）的徒弟，是经沙院长亲自选定的，我是他正式磕头拜师的见证人之一。沙院长学识渊博，功底深厚，严谨认真，性格开朗，爽快正直，乐于助人，数年间对令言要求严格，态度严厉，教学严谨，将一生所学倾囊相授。而令言恭谦勤奋，真心悟道，不仅在学术上刻苦钻研，心领神会，在为人处事上也是脚踏实地，心慕行追。

令言作为一名中医，最可贵的是坚守着牢固清晰的地道传统的中医思维。他本出身名门世家，是当年京城四大名医之一孔伯华先生的嫡孙，从小受到严格的中国传统文化教育并得到父母的言传身教，因此他初入医门就能踏上正轨。而后又得到诸多长辈的教导，令他的中医理念在医疗实践中得以浸润和强化。他初上临床，就常有出奇的表现，医好不少疑难病患，从而经常得到患者的好评，并深受患者的喜爱和信任。保持和弘扬中医药特色，在令言身上得到切实的体现，使得他快速成长，成为从平心堂走出来的第一位合格的中医大夫。

令言出诊时同沙院长一样，着装得体，严肃大方，稳重端庄，对待患者温文尔雅，彬彬有礼，不急不躁，给人一种成熟感、信服感和亲切感。其实在平时，令言时常显露出天真活泼的童心，为人随和谦让，和沙院长一样热心助人。由于他在孔家年小辈大，所以大家谑称他为"孔叔叔"，平心堂的员工有些头疼脑热，都愿意请"孔叔叔"开个小方。他是平心堂员工的榜样，如今不少员工都开始追随他的脚步，热切地踏入中医之门。

令言治学严谨刻苦，一丝不苟。他十数年如一日，读万卷书，习千医案，而且付诸自己的实践。每次门诊结束他都要通过整理病案，重新审视当日门诊所遇患者的情况，如有疑问，查书寻典，必求踏实完满。也正是这积年累月所下的苦功夫，使得令言在医疗实践中，不断体悟探究到沙院长学术的精髓，整理编辑出这样一部书来。

我虽不会医，但经过二十多年对中医事业兴衰的关注和诸多师友潜移默化的熏陶，如今也可以说能够做到知医之道、知医之心、知医之苦、知医之难。我深知这部书是沙院长一生的学术精华，也是令言的数年苦心，故借此机会祝贺这部书的出版。

北京崔月犁传统医学研究中心　张晓彤

前言

　　2008 年的秋月，张晓彤先生推荐我到沙凤桐先生负责的眼科实习，当时的我对于中医眼科基本处于一无所知的状态，但内心傲慢地认为眼科就是个小科，大方脉出身的我了解一下就可以了。

　　然而实习的第一天，各种各样的眼疾患者，云山雾罩的眼科疾病名称，和沙先生所诊治患者反馈的近乎奇迹的效果震撼了我。当时对贪婪于学术的我来讲，决定要学会中医眼科，而彼时的用心除了掌握一门独特的医疗技术以外，根本不可能谈及高尚的情操用意。

　　得益于幼年父母对我的教育，无论发心如何，尊师重道是我求学的根本。所以虽然实习了近一年时间，我依然不能和眼科患者进行专业地沟通，也没有资格进到检查诊室，但一定会早早到达门诊，刷好水池，为先生温好茶杯，准备好一切应用物品。

　　2009 年的秋月，沙先生问我是否愿意学习眼科，我说愿意，但是不想当眼科医生，因为小科的思维太窄了，我以后还想干大方脉。然而随后先生的一席话令我幡然悔悟。他说："真正的中医眼科，是一门独立跳出来的科属，绝对高于中医内科的研究，你之所以觉得它思维窄，是因为你不懂。你是世家子弟，但你知道世家子弟该干什么事儿么？不是让你生来享乐人生也不是让你独善其身的，是要传承世家的责任，这种责任是对国家的责任，对民族的责任。匹夫庶人尚且要有报国之心，你如果只是为了学点儿学问，这样非常狭隘。说小了愧对先人，说大了愧对同胞、愧对国家。让你学不是为了教你知识，而是让你明白怎么对得起先人，将来如何培养更多的医学人才，令更多的患者受益，这样才对得起国家对你的培养，对得起有情众生，更对得起你自己的内心。"

一个月后拜师当天，先生说我们回民不磕头，但我仍然恭恭敬敬地给沙先生磕了八个头。先生说："你入这个门，本事可以学得不好，但医德一点也不能欠缺，你学的玩意儿我可以慢慢教，但是你要是敢缺德，我可收拾你。"

第二天的门诊，先生一边洗手一边对我说，我对患者的每一句话你都要留心，很多不经意的话其实是我几十年的经验，比我能想起来给你讲的重要得多。从今天起我让你看的书必须看，我定期考你，我不让你列计划而是必须严格执行我的计划，我不像别的师父，领你进门就完了，我要逼着你成才，我更不像别的师父，害怕教会徒弟饿死师傅，你学不好丢的是我的人！

我的中医眼科基础非常薄弱，西医眼科更是一窍不通，先生给了我中西医两本教材让一周看完，然后又让看各种各样眼科和五官科的古籍和手册。不懂的可以问，并进行细致的讲解，而后的三年期间在他的严教下我读完了几近新中国成立后出版的所有中医眼科医集和西医学的眼科教材及临床手册，再回想当年才知道自己认为眼科是一门小科是多么的无知。

先生手把手教我从最简单的检查视力开始熟悉眼科检查流程，使用眼科设备，阅读眼科检查报告。每位患者都是他先看，一字一字地说，让我只能听不许写，等我看患者时，他在旁边讲解患者情况，然后才许我记录在病案上，不许写错字不许涂改，必须一次写对，而且不许在桌子上写，必须在检查室趴墙上写完。刚开始由于很多知识点还没学习到，就会经常写错，先生一点情面都不给，当着患者就把病历扔到我身上或地上，他不骂我，就两个字：重写。什么时候写对了，什么时候先生才和患者开始沟通。有时有几个患者病历写错或是反复出现同样的错误，先生就让我站着门诊。

再后来从让我开始独立记录检查，到全程问诊，全部处方，解释情况，答复患者。先生听到哪里不对或是偏差就马上打断来给我讲，他总说，你一句错，患者后半辈子就全错了，你不知道，老天爷全知道。所以他经常会在我写的不清楚的字上画一个大大的黑圈或叉子，然后整张病历重写，也会把我写的处方挨个儿药物批改剂量，加减用药，并告诉我为什么这么用药。有时候我的思路完全不对，他就劈头盖脸地骂我一顿，然后让我自己想哪儿错了？为什么错了？什么时候想对了才算完。如果我思路正确了，他也会把方子给我说就这么写吧。

拜师侍诊七年，每一位到先生这里看诊的患者都一定会得到最权威最中肯、最温暖有情的诊疗。但先生永远对恢复光明后表示感谢的患者说这是他应该做的，也始终对同事和学生们说，我看眼病没有一点自己的经验和发挥，全是古人和师父教的，我只学了一部分，没有学精，愧对先人。他一直对我说："做学问一定要扎扎实实，必须要认死理。但是也绝对不能钻牛角尖儿，要不停地跳出来再钻进去……"

时至今日，先生归真已逾两年，岁月如梭，恍如隔日。我于浑浑噩噩之中忙于临床诊务，难知时有过往。而近日为出版先生的这部眼科经验讲集，才定下心神重新参看和翻检落尘多年的各类书籍。

先生在世时由于诊务繁忙，未得有著书立说的时间，只是日常做零散地教学和略述，多数由我于当时记录，却可惜没有机会完整成册。而今我受师母所命，始将先生部分学术讲解和临床病案汇编起来整理成书。我想，这些先生毫无保留和情真意切的学术论述以及真实病案，是非常宝贵的。

兹编所录韦氏医学精要内容部分，为沙凤桐先生不同学术和临床时期亲自书写，是对于韦文贵、韦玉英两位先生眼科经验深入精道地理解和总结，文章具有绝对的临床指导意义。故而编者未敢擅改一字，妄动一言，并将其置于卷首，以示敬重。

中医眼科浅讲内容部分，涉及医德、医道、中医眼科思维方法，中医眼科辨证方法，中医眼科医术、内外眼病之详论。经由沙滨、沙淼二位兄长指导，将先生日常临床所讲归置一处，进行系统地理论整理和文字编辑。其中眼科思维方法，辨证方法和医术篇对于中医眼科认病、辨病、治病给予了多层次、多思维模式地分析。内外眼病篇对于十七种现代常见眼病，从中医眼科学临床角度进行了详细地分析讲解，并提出具体的治疗方案。不同于传统教材，本篇所讲内容是沙凤桐先生数十年诊疗经验的效用总结，具有极高的临床参考价值，是先生学术的无私奉献。

眼科临床病案，均为近年真实门诊记录。选择十三类临床眼病中较为复杂和棘手但取得突出疗效的百余典型案例。无论同道医家，亦或是相关患者均可参看琢磨，寻理和情。

中医眼科常用方选部分，是对常见临床眼病处方的精要总结，涵盖常见具体眼病的治疗应对处方，熟练掌握后，可以在必要时刻帮助医生快速进行诊断和治疗，具有很高的临床实用性。

本书是对沙凤桐先生眼科临床理法方药的全面总结，出版目的旨在启迪后学眼科医生，能够将全心付诸中医眼科事业，帮助所遇眼科患者摆脱疾病困扰，亦期望诸多眼科患者能够从中受益，寻找病源，远离眼病之痛苦。

在本书编纂过程中，历经分类、整理、填补、筛选、录入、校对等大量的烦琐工作。期间得到了樊正伦先生、张晓彤先生、刘敏女士、吴丹女士的支持协助，在此谨致感谢。

由于本书的编写过程中，编者本人作为一线临床医务人员，诊务繁忙，同时因年资学识较为浅薄，所以难免存在很多不足之处，在此表示诚恳的歉意。

师恩难报，大道不离，为爱能继，德将恒远。

谨以此书纪念沙凤桐先生。

孔令言
岁在己亥深秋

目录

第二部分　中医眼科浅讲　/　021

第一部分

韦氏医学精要

先师韦文贵是著名中医眼科专家，在总结和提高韦氏家学中医眼科的基础上，形成了韦氏中医眼科流派，因临床疗效显著奇特，享誉全国及海外。

本人一九七八年考取韦文贵先师的第一届中医眼科硕士研究生（与邱德文、卢丙辰同窗），当时是新中国政府级别的第一届眼科研究生。

一九七八年至一九八零年，除学习基础中医眼科理论外，均在韦老身边，当时韦玉英老师同是我们的辅导先生，讲解，答疑，指导整理韦老的资料和经验。

当是时师徒尽父子情义，侍诊，病案，写方都依传统规矩。韦老当时年事已高，诊间小憩要回家喝杯牛奶，少食点心，再回诊室，都是我们送来送往。午休后，下午无门诊，则给我们讲药说方，谈论辨证、随遇而谈，不拘章节，我们则小本随记，晚间总结。生活中，斟茶递水，理发刮脸。出诊时指杖搀扶，辅诊排人，记录抄方，韦老亦是拿出多年珍藏的手术记录小本供我们学习。

韦文贵先师和韦玉英先师的医德高尚，临床疗效显著，我们和患者一样，都是最好的受益者，虽然能力上只得十之一二，但终生受益匪浅，并传于后来人。

韦老父女临床经验丰富，现仅择部分与大家分享，不当之处请韦氏门人多多指导指教。

一、中医眼科临床认证之眼局部症状诊要经验

（一）白珠病变

白珠红赤，凡见赤脉粗大而鲜红，用手隔眼睑压之可暂退，充血以球结膜周边为主（结膜充血），多为外感风热之实证；若赤脉细小密集，色暗略紫，环绕黑睛一圈，以手压之不易退色者（睫状充血）为"抱轮红"，多属肝肺郁热所致；白睛一片紫红，略高起球结膜平面而痛甚者，多为肺肝火郁而兼气血瘀滞所致；不痛不痒，无泪无眵，白睛一片胭脂样血红者，多属络脉损伤或血为邪滞，凝而不行所致；白睛淡红一片，多属阴虚火旺之证。

（二）眼部肿胀

眼部肿胀，状若鱼胞，为肺火炽热；肿胀发于睑胞，红硬壅肿，属脾胃实热；"胞虚如球"，肿软而不红者，属脾虚气弱；红肿糜烂，为脾胃湿热。

（三）眼痒

眼痒发于内眦多为泪窍病变；睑缘发痒兼赤烂肿痛为湿热蕴蒸；痒如虫行，年年复发为风邪上攻；刺痒灼热为风热壅盛；诸痒并重乃血虚生风之象。

（四）泪眵情况

热泪如汤为风热；冷泪长流属肾虚，眵多痂结为实热，眵多微黄稀薄为虚热，眵多白粘为湿甚。

（五）疼痛情况

双目隐隐而痛时作时止，为阴虚火亢：痛如针刺持续无间属实火上炽；眼干涩而痛为肝肾阴亏，精血不足之变；双眼痛，经期尤甚者是为血虚；久视劳倦，眼无力兼前额隐痛者是为气虚。赤痛而多眵多泪为风热壅盛；目淡赤而隐痛，少眵泪，二便通利者，为虚火上越；目赤而痛，二便不利为实火内蕴；眼痛欲脱，头痛呕吐，多为肝火上炽。

（六）视力变化方面

能近怯远，属心气不足；能远怯近，多为肾气亏损。视瞻昏渺，逐渐失明者为青盲，以虚证居多，常为肝肾不足，气虚血少所致；突然丧失视力，甚至失明者为暴盲，以实证居多，常为肝胆实火，血溢络外，气滞血凝或络脉受阻所致。

（七）视觉形色异常方面

云雾移睛，眼前黑花飞蝇，为肝肾阴虚或肝胆炽热；视正反斜，视大反少，视直如曲，多为阴虚血少或脾运失健，湿浊上犯，痰火上扰之证。

（八）瞳仁形态

瞳仁干缺，瞳仁紧小属肝胆郁热，或肾水亏乏；瞳神散大，不伴眼珠红痛者为肝肾不足；伴目珠红痛者为肝火内炽；瞳仁内发白，阳看则少，阴看则大（圆翳内障），多为肝肾两虚或气血不足之证。

上述症状的判断，须参考眼部其他症状并结合全身情况综合分析，才能得出全面客观的结论。

二、中医眼科临床治法经验

（一）外眼病以祛邪为先导，内眼病以补肝肾为要务

起病急剧的外障眼病，多为风火痰湿，血瘀等实邪所致，治疗必须以法除邪气为先，乘病初起正气未衰，利在速战，开门逐盗，驱邪外出，方能邪去正安，以解病厄。《审视瑶函》"与其闭门捉贼，不若开门待去之一法也。"又说"设或群盗猖獗，又不若开门逐之为愈也；资财虽损，竭力经营，犹可补其损也，若一闭门，必有激变焚杀之势。"形象地说明了治外眼病祛邪的重要性。治法上常采用泻下通腑，清热解毒，祛风疏络，行气活血等法。主张在治疗中除邪务尽，不留后患。如对于天行赤眼症的治疗，采用泻火通腑为主，祛风清热为辅之法，方用大承气汤结合退红良方化裁加减；对暴风客热症，以散风清热为主，选加泻火通腑之品，方用泻火解毒方加减。又如火疳症、白睛具青症，轻者为心肺火郁而滞结，重者是肺肝实火上蒸，络脉瘀滞所致，治疗的关键是早期泻火除邪，如果拖延，

可使病情加重。或因日久正衰，邪气深入滞留不去，造成反复发作。对本病的治疗原则是清热泻火（或平肝泻火），活血祛瘀为主，辅以祛风止痛。再如花翳白陷或凝脂翳，若白睛抱轮暗赤，畏光疼痛，热泪如汤而兼见溲赤便干，舌红苔黄脉数有力者，是属肝肺风热壅盛，移热大肠，急宜釜底抽薪，使热邪下泻，而达上病下治之目的。

特别提出，对于火热之邪充斥内外所致的外眼病，因其发病急、来势猛、变化快，单纯用清热解毒或清热祛风法治之，犹如杯水车薪，扬汤止沸，药不胜病。惟用釜底抽薪之法，方能使火灭风熄，病机转化。应用时必须注意"适可而止"。即所谓"大毒治病，衰其半而已"，用此法为先导，中病即止，继而酌情调改治法，以缓剂图功。若过量或久用峻泻之法则使正气受损，邪气留恶而病久不去。

起病较缓的内障眼病，多为肝肾不足所致，所以《银海精微·序》"肝肾之气充，则精采光明，肝肾之气乏，则昏蒙眩晕。"内眼病，病于瞳神之内，属水轮范围，内应于肾。而肝属木，主藏血，开窍于目；肾属水，主藏精，二者联系密切，故有"乙癸同源"之说。治疗当以补益肝肾为主，以逐渐充养精血，缓取疗效。治疗内障眼病，应首重肝肾二脏症状，通过辨证，定为肝肾不足者以补肝肾为治自不必论，即使属其他证型者，往往也在处方中加用枸杞子、女贞子、二地等养血填精，固本培元之品，他认为补益肝肾既可以使精血充沛，上荣于眼，起到直接治疗内眼病的作用，又可以通过补益正气，调动机体的能动性，达到扶正驱邪的治疗目的。对于缩短疗程，提高疗效极为有利，应用中当注意，凡有实邪者，如血溢络外，瘀血滞留，气机阻滞，痰湿不化等均不宜早补或单纯补，以免滞腻敛邪。

脾胃虚弱，纳谷不佳者，当佐以理气健胃消食之品。

先师常谓"治疗眼疾，必须有常有变，知常才能达变。"也就是说，不能对所有的外眼病均治以祛邪之法，对所有的内眼病均治以补肝肾之法，如对外障眼病的凝脂翳（角膜溃疡），若久病不愈，全身兼见阴亏虚火旺证候者，虽为外障眼病，但应以补益肝肾，滋阴降火为治。又如内障眼病中的视网膜静脉周围炎性眼底出血，属久瘀不化者；视神经炎属肝火挟痰者；视神经萎缩属肝经风热，肝气郁结者，均应以祛邪为治，而不能混于治内眼病以补肝肾为要务之说。临床中应以"证"为依据，治则治法治方，既要掌握普遍规律，又要随时不忘具体问题具体分析，这样才能做到知常而达变。

（二）重视调理脾胃，采取多种形式

脾为后天之本，诸阴之首，万物之母，脾伤则五脏失资，不能运精归明于目，因脏腑之精华皆禀受于脾土而上贯于目，脾虚则五脏之精气皆失所司，不能归精于目。在辨证时应注重脾胃功能情况，作为拟定治法的参考。属脾胃失常的患者，则调治脾胃无疑。一些眼病，虽其病机主要矛盾不在脾胃，但在治疗过程中，根据不同情况也应辅以调理脾胃，因为脾胃之气旺，气血充盛，升降有序，脏腑和谐，有利于眼病的恢复。患病久而长服中药者，药性的寒热温凉走窜、滋腻之偏难免损及脾胃，故治慢性眼病不知顾及脾胃者，是治之失著。调理脾胃的形式多种多样，以治中土为主者，补脾健胃、益气升阳、温中健脾、利湿化痰、补脾摄血等多种治法，酌情选择：属兼顾中土者，或将调脾胃之品佐于组方之中，或另开丸药辅佐汤剂，或分阶段暂停用他药而专事调理脾胃于一时，或病后收功，专门调理脾胃，以巩固疗效。

比如以补中益气汤加减治疗低眼压症，眼压低而目珠内陷为虚弱不足之症，房水与玻璃体禀受于先天，而依赖后天的濡养和补充。《灵枢经·口问》"目者，宗脉之所聚也，上液之道也，……液者，所以灌精濡空窍者也。"这两段经文所提的血气和液与眼睛的泪水和房水以及玻璃体的形成都有一定的关系。五脏六腑之精皆上注于目，脏腑之气又以脾胃中气为物质基础。明·傅仁宇所著《审视瑶函》中记有补中益气汤治两目日晡紧涩，不能瞻视，乃元气下陷。并治工作劳力，读书隽刻，勤劳伤神，饥饱失节。并说中气者，脾胃之气也，五脏六腑，百骸九窍，皆受气于脾胃而后治，故曰土者万物之母。中气足则五脏六腑之气得充，况本方有提举中气之功，清气津液上承于目，双目得以濡养则眼压恢复可图。在临床中遇有眼压低而兼气血虚弱，中气不足者，每用补中益气汤加减，多获良效。

三、中医眼科临床用药经验

（一）中医眼科用药特点

中医眼科用药，以轻灵见长，即所谓「轻可去实」，眼为清灵之府，精微机巧，嫩弱娇脆，若过用峻烈砍伐之品，必致上窍受损。所以用药以缓和为宗，以平淡无奇之品取得良好的效果。

用药量轻。羌活、细辛、蝉衣、薄荷、黄连、桔梗、砂仁、沉香、肉桂等药 1~3 克，荆芥、防风、白芷、辛夷、牛蒡子、桑叶、豆豉、栀子、黄芩、黄柏、胆草等品也只在 3-6 克之间，用甘菊、木瓜、草决明、青葙子、蔓荆子等品多用 9 克左右。

药性轻扬。宣解发散、清扬上浮、透泄疏通等升浮轻扬之品占重要地位。使用轻扬发散宣透药多，和眼科的特点有关，目为上窍，欲治其病，必以升浮轻扬之品，才能在上窍奏效。取吴鞠通《温病条辨》中「治上焦如羽，非轻不举」之意。

用药轻灵，制方简洁，不等于不敢用药，遇病甚邪盛者，辨清寒热虚实之后，虽芩、连、知、柏不畏其寒，桂、附、理中之属不畏其热，参、芪、胶、地不嫌其补，硝、黄不恶其泻，如果缩手缩脚，不敢用药，不但隔靴搔痒于事无，而且药不达病所，姑息养患。「用药之道，贵在切病」，所谓切病，既要求辨证的准确，又要求对药性有透彻的了解，而且要按照法规把药物组成方剂，这样才能做到用药切病。

治疗角膜炎、角膜溃疡时，若见眵多泪少者选加银花、连翘、公英、地丁、野菊花等，兼便秘者选加大黄、元明粉、番泻叶，泪多眵少者选加防风、荆芥、细辛、羌活等，头顶痛加藁本，偏头痛加羌活、荆芥、木瓜、细辛，眉棱骨痛加白芷，眼眶眼球痛并牵及齿痛及不定位头痛者，常加生蔓荆子，前额压痛加川芎，后脑疼痛加葛根。另外，赤石脂、石决明二药，合用对角膜溃疡有减轻炎性渗出、促进溃疡愈合和消退角膜翳作用。

对早期白内障常选用桑麻丸、石决明、磁石、五味子、首乌、菟丝子、杞子、黄精、朱砂、凤凰衣、蛇退等，以助滋阴益肾，退翳明目之力。使用中因磁石、石决明、朱砂等均为镇降质重难化之品，多服常有损脾碍胃之弊，用之当佐以神曲、香附、炒麦芽、炒山楂等品，脾胃虚弱者不宜久用，朱砂久服过量可致头晕、牙龈肿痛等症，于年老体弱，下元亏虚，更当慎用。

眼底出血患者，韦老重用槐花，本品有清热凉血止血之功，尤对老年高血压患者更宜。现代药理研究，本品用于高血压患者，有降压和改善毛细血管脆性和通透性的作用，动物实验证明槐花煎剂有暂时而明显的降压作用，能缩短出凝血时间，炒炭后作用更加明显，年轻的出血患者，常用白芨止血，多研末冲服，寒热虚实之证，均可应用。阴虚火导致出血者常加生地、玄参；血热妄行，出血甚者常选用丹皮、三七粉。对于止血药中的各种炭药，适用于早期大量出血或反复出血不止的患者，每次应用炭药不必堆集过多，亦不宜久服，因炭药虽有止血之功，但其性燥，久服易伤阴化火，或致后期瘀血难去，反而引起反复出血。反复出血者多为久病正虚，重用党参、黄芪以益气摄血。积血迟迟不能吸收者，选加丹参、三七、莪术，破血消积，并以桃仁、红花、归尾、赤芍、茺蔚子，鸡血藤活血行瘀。眼底出血属实证者常加火麻仁、决明子缓下大便，通下可以解其上危，因气血苑于上，破络脉而妄行，缓下可以使上盛之气血得以平缓，对出血的治疗极为有利。

眼底黄斑部水肿的治疗，常选用车前子、茯苓、赤小豆、木通、泽泻、通草、地肤子等品，兼气虚证者配以党参、生黄芪，脾虚湿盛者常选用薏仁、芡实、苍白术，硬性渗出久不吸收者，可加海藻、昆布、三棱、莪术以软坚消积。

应用补阴药时，宜伍以理气开胃之品，以免碍胃损脾，生湿敛邪。

如熟地配砂仁，炒枣仁配枳壳，生地配神曲等，特别是补阴药与眼科常用的一些轻清宣扬之品协同应用既可标本同治，又可防止滋腻碍胃敛邪。如炙鳖甲、龟板配桑叶，何首乌、冬虫夏草配以蔓荆子，熟地、当归配羌活、防风。对于补阳药，特别是一些峻补壮阳之品，如鹿茸、附子、肉桂、巴戟天、淫羊藿、全鹿丸、参茸卫生丸等，一般慎用。因为火性炎上，实热邪火可循经上扰于目，以致罹患目疾。阴虚火亢，虚火上炎，亦多导致目疾，故古人有「目为火户」之说，综观临床眼证，从寒热的角度分析，其中，以热证居多，寒证虽有，但毕竟为少数，故补阳之品，必须慎用。在用药方面，要在照顾脾胃的前提下，滋阴养血益精明目的补阴药可以适当重用，温阳助火壮阳药应当轻用慎用，因为阴为物质基础，是有形之质，欲补其虚，没有一定的数量就不能引起质的改变；阳为功能表现，是无形之用，补阳应取其巧，调动体内阳气之机发，在补阴的基础上略加补阳之品，剂量宜小不宜大，使其起到启开发机的作用，才能达到补阳而不动邪火的目的。若妄用壮阳峻补之品，非但不能补阳，反因补阳而引动相火，既有伤灼耗精之害，又有肾关不固，真精受损之危。在治疗小儿眼疾时，助阳之品更为慎用，对于 12 岁以下儿童慎用炙黄芪，因小儿为"纯阳之体"，黄芪性温补气，有助火之弊，易导致气火上冲而鼻衄。

具体方法上，应用补益药如人参、黄芪、熟地、阿胶、女贞子、肉桂等，剂量均从轻到重，逐渐加量，因为病者体质虚弱，虚不受补，徒不受药，纵然重用，于病无益，甚至因补阴而滋腻碍胃，因助阳而引动相火。剂量从小到大可循序诱导，待正气渐起，吸收运化功能恢复，再重施补品，才能达到益气补阳养血填精的治疗目的。应用泻药（包括泻火解毒药），如大黄、元明粉、番泻叶、黄连、竹叶等使用剂量是从重到轻，初用重剂，一二剂后酌情而减。因为实证初起，邪盛而正尚未虚，只要辨证准确，必须当机立断，刹住邪气猖獗之势，方能逆流挽舟，缩短病程，泻火清热攻邪，正是扶正的具体措施，若因循坐误，必遭邪盛伤正之虞。泻后邪盛之势遂减，若再猛攻峻下，则药过病所，必伤于正气，所以应该逐步减量，而致平和。

（二）中医眼科慎用补阳药

一些眼底疾患，如中心性视网膜病变、视网膜脉络膜炎、视神经萎缩、视网膜色素变性等，多属中医眼科文献中的视大为小、视惑、暴盲、青盲、视瞻有色、视瞻昏渺、阴风内障、高风内障等症的范畴，为内障眼病。临床治疗，当慎用补阳药，特别是一些峻补之品鹿茸、附子、肉桂、巴戟天、淫羊藿、全鹿丸、参茸卫生丸之类一般慎用。确属阳虚非用不可者，也必须在养阴群药相伴之下，少用一二味温和之品，意图是在滋补肝肾之阴的基础上补阳，以免引动相火。

这类慢性眼疾，均非短期治疗所能奏效，患者整日闭居休养，无所用事，虽眼有病，但全身情况尚可，若滥用壮阳之品，往往造成思念过多，所欲无穷，每致成年之人房劳过甚，年轻未婚患者梦遗滑泄，欲火内动，火耗阴精，对眼不利。医者虽用药补，却如充填漏袋，随补随失，于病无益，每每目疾日甚，故壮阳之品应当慎用。

眼科疾患，内障病虚多实少，外障病实多虚少。内障眼病虽有阴虚阳虚之分，但以阴虚者居多。《素问　阴阳应象大论》"阴在内，阳之守也；阳在外，阴之使也"。《素问　生气通天论》"阴者，藏精而起亟也；阳者，卫外而为固也。"阴为物质基础，阳为功能体现，二者有密不可分的有机联系，阳虚往往是从阴虚的基础上发展而来，阴虚日久必然会导致阳虚的结果。精明者所以能视万物审黑白辨短长，全赖五脏精血的濡养。肝开窍于目，内障病患，其病位在水轮内应于肾。肝属木主藏血；肾属水主藏精。二脏乙癸同源共藏龙雷之火，是为全身真阳所在。真精充沛真阳才能旺盛，所以治疗内障眼病时，在照顾脾胃勿使过腻的前提下，滋阴养血益精明目的药物可重用；补阳壮阳的药物当慎用轻用。阴为物质基础，欲补其虚，达不到一定的数量就不能引起质的改变；阳是阴精的作用表现，补阳应取其巧，在补阴的基础上略加补阳之品，即可起到开启发机的作用，体用并补，机能也就恢复了。若妄用壮阳峻药，非但不能补阳，反因燥烈而引动相火，遂致相火炎炎，热灼阴伤，肾关不固，真精受戕，形成恶性循环，目病随之加重。考先贤仲景金匮肾气丸中以滋养肾阴之六味为基础，仅加桂、附二味益阳，则能补益命门之火，其制方意图亦在于此，医者不可不明此理。

（三）子仁类药物在中医眼科临床的应用

先师韦玉英在眼科临床中，应用子、仁类中药有自己的独到体会。

古人认为"诸子明目"，多种子仁类药可入目以疗目疾。在《千金要方》中，孙思邈常用的治疗眼病药约百余种，子仁类药就占21种。代表方剂有补肝、治眼漠漠不明的瓜子散方，又名十子散方。《本草纲目》卷四，治昏盲所列中药，其中"草部"48味，明确记载可明目的子类药12味。收辑明代以前医籍150多种加以汇编成书的《医方类聚》眼门类中，有九子丸治疗久患风毒眼赤，日夜昏暗；槐子丸治疗肝虚风邪所致目偏视等方。双眼雀目夜盲则用决明子、地肤子两味治之。以子类药冠称治疗多种眼病的丸散汤剂也很多，如青葙子丸、茺蔚子丸、决明子丸、车前子散、五味子丸、蔓荆子汤等，至于加用子类明目药的眼病专方更是不胜枚举。

1. 常用于肝肾不足之证

并非眼病均可随意加之，尤其多味子类药组方必须以法统方，药随证加。如顾锡所著《银海指南》中，治疗青盲和圆翳内障的方剂常多种子类药并用。卷三所载加减驻景丸、四物五子丸、六味五子丸及田氏五子饮等治疗肾亏血少，视物目芢目芢，均以数种子类药合用以达补虚明目之效。《审视瑶函》中以三仁五子丸治疗体弱眼昏，内障生花，不计近远的视瞻昏渺症，主证必有肝肾不足所致诸症，其效才佳。常用四物五子汤治疗心肾不足，肝肾阴虚的多种内眼病，四物活血养血，五子补益肝肾，但不必拘泥，可少则三子、四子，多则七子、八子，总随证候而变通。如治疗一例视网膜中央静脉阻塞患者，53岁，女性，眼底出血吸收后视力仅0.2，不能矫正，经裂隙灯前置镜和荧光眼底血管造影，证实为早期黄斑囊样变性。有的医家认为视力不可能提高，结合患者年龄，全身情况，辨证属肝肾阴亏，以四物五子汤为主补肾养肝，加强子类明目药和活血理气药，坚持服汤剂40剂后患者视力增至1.0。

2. 子仁类药明目途径有别

枸杞子甘平,入肝、肾、肺三经,凡肝肾阴虚所致视力减退,头晕目眩的内障为患均可加用。青葙子则通过清泄肝火,退翳明目取效。《秘传眼科七十二症全书》将中药分门别类,其中子类药按其归经功效分属专列的明目要药11味中,子类药占5味之多。韦氏认为子类药明目大致可分三类,一类性味甘苦偏寒凉,以清泄为主,如车前子、地肤子、决明子、青葙子、茺蔚子、牛蒡子、槐角子、蔓荆子、葶苈子,再按归经各司其主。地肤子凉血利膀胱热,清热利水明目;牛蒡子疏散肺经风热去翳明目;蔓荆子散肝经风热,清利头目止痛明目;茺蔚子活血化瘀,清心凉肝明目。一类性味甘平以滋补肝肾为重,如菟丝子、枸杞子、女贞子、桑椹子、楮实子,多入肝肾二经,补益肝肾之阴而明目。但女贞子为清补之品,补而不腻,惟性偏凉,脾胃虚寒之体久用时应佐以温补之品。另一类味甘酸涩,性温或平,收涩固脱以取效。如五味子、金樱子、覆盆子、莲子。其中五味子收敛肺气而滋肾水,补虚缩眶明目;莲子养心益肾,补中收涩,通过适当配伍可交通心肾,清心安神明目,或补脾止泻,使气血生化有源目得荣濡而明;金樱子、覆盆子益肾固精缩尿,肾精充沛,血有所化,目有所养而能视。所举三种子类明目药,四气五味归经有别,治疗眼病殊途同归以达明目。

3. 子仁类明目药可治兼证

子仁类药根据药性既可并用,加强药效,也可单用各取所需。眼病兼有风热头痛,头沉昏闷,目睛内痛可加蔓荆子,疗风止痛;

视网膜脱离或中焦湿热偏重，可重用车前子清热利湿，消肿明目；老年性眼病伴有热结便秘或肠燥便秘者，倍加决明子润肠通便；精气耗散，瞳孔散大可加五味子、覆盆子补虚固精，缩瞳明目。凡此不一一遍举。当然，子类药亦有不同禁忌，瞳孔散大，血虚无瘀者慎用茺蔚子；肝肾阴虚及青光眼者忌用青葙子；五味子收涩功高，但有外邪者，不可骤用，恐闭门留寇，必先发散后用之乃良；脾虚便溏或虚寒泄泻较重者，不宜用枸杞子、女贞子，若确属病情需要，则可加用甘温健脾的党参、炒白术等以制约其阴润之性。

四、临床经典验方举例

韦氏逍遥散验方：

先师韦文贵从事中医眼科临床 60 余年，在实践中通过借鉴先贤、禀承家技及个人观察总结，制韦氏逍遥散验方，用于治疗一些眼底疾患，疗效显著，今述于此。

逍遥散验方是从宋代《太平惠民和剂局方》中逍遥散加减化裁而来。此方原为治疗肝郁血虚所致诸疾之剂，明代王肯堂、张景岳等分别在《证治准绳》、《景岳全书》等书中谈到本方有治疗目疾的作用。明末著名眼科医生傅仁宇在《审视瑶函》中以加味逍遥饮，（即逍遥散去姜、薄荷，加栀子、丹皮）治疗肝郁气滞的暴盲症。其后，清·黄庭镜在《目经大成》中承赵养葵以加味逍遥散加萸酒炒黄连清心以凉肝之旨，再以羚羊角、犀角磨汁调服，定名羚犀逍遥散，"治气伤肝，血郁目暗"，其制方法度颇具匠心。刘松岩在《目科快捷方式》

中以逍遥散原方重用，治疗"羞明伏地"、"瘥后目久不睁，眵多泪如脓"等眼疾，很有独到之处。总之，逍遥散加减在眼科极为常用，可谓左辅右弼之方，为历代医家所重视。先师在前人经验的基础上，结合现代医学诊查手段，通过长期总结观察，反复摸索，化裁自制"韦氏逍遥散验方"，本方由柴胡，当归身，杭白芍，焦白术，云茯苓，炙甘草，炒丹皮，焦山栀，杭菊花，枸杞子，石菖蒲组成。用于外感热病后或七情内伤，肝失调达所致的青盲症和暴盲症等（近于现代医学的视神经萎缩、皮质盲、视神经视网膜炎、急性球后视神经炎等），经临床验证，疗效很好。特别是对儿童视神经萎缩和皮质盲的血虚肝郁型，经二十余年的临床观察，疗效更为满意。本方对以上眼底诸疾，除眼科症状外，凡是情志抑郁，头目眩晕，余热未尽而见口渴或苦，心烦，急躁易怒，或肝风内动，手足抽搐，肢体屈伸不利、萎软、脉弦数或弦细，苔白舌微红者，均可加减应用。下面具体谈谈本方在眼科的临床应用范围。

（一）视神经萎缩

本方适用于视神经萎缩的"肝郁气滞型"，因本病的病因病机往往和肝肾精亏、脾胃不足有关，故成人患者兼肝肾精亏者配用明目地黄汤；兼脾胃不足气血虚弱者配用益气聪明汤。儿童患者兼先天不足可合以四物五子汤（四物汤加五味子、车前子、枸杞子、菟丝子、覆盆子）；后天虚弱，脾胃不足合以八珍汤加减，若兼服石斛夜光丸更佳；属头部外伤后，络脉受损，目窍失养，导致视神经萎缩者，加丹参、丝瓜络，当归尾，菟丝子，覆盆子等活血通络、补益肝肾之品；

热病神昏，肝风内动之后仍有手足屈伸不利或强直者，可选加全虫、僵蚕、钩藤、荆芥、防风、蝉衣等祛风解痉之品；手足萎软加炒杜仲、桑寄生、川断、怀牛膝等补益肝肾、强筋壮骨之品。

（二）皮质盲

皮质盲属中医暴盲、青盲范畴，多为小儿急性热病的后遗症。因高热惊风抽搐之后，余热未尽而络脉受损，肝窍郁闭，以致双目失明。若兼发热口渴烦躁等症，是为肺胃阴伤，可加石斛、麦冬、芦根、生石膏等养阴清热之品；肝风内动，手足抽搐亦可加全虫、钩藤、荆芥、蝉衣等；手足萎软，加用健步虎潜丸，每获良效。

（三）球后视神经炎

属于热病高烧昏迷而引起本病者，使用本方的效果很好。若余热尚在，肝风未熄，四肢抽搐拘挛者可加羚羊角、全虫、僵蚕、钩藤、桑叶等平肝熄风解痉之品；起病急骤而致暴盲者，重用石菖蒲以开窍明目；先天不足者亦可合用四物五子汤补益肝肾。

（四）视神经视网膜炎

在辨证论治的前提下，凡本病属肝失条达所致者，可用本方治疗。若见视网膜水肿明显者，选加车前子、茯苓、泽泻、通草等以利水消肿；视网膜渗出难以吸收常加海藻、昆布、软坚散结，促进吸收；视网膜静脉怒张迂曲者，加丹参、归尾、牛膝、丝瓜络活血行瘀通络；有眼底出血者加地榆、茅根、仙鹤草；陈旧性出血久不吸收者加丹参、三棱、莪术破血消瘀。

盖精明者所以能视万物，全赖五脏六腑之气血的濡养。《灵枢经·大惑论》"五脏六腑之精气，皆上注于目而为之精"。脏腑之中与两目关系最密切的是肝。《灵枢经·五阅五使》"目者，肝之官也"。肝主疏泄，喜条达而恶抑郁；肝藏血，目受血而能视。肝在舒畅条达的情况下，才能使肝血上荣于目，若肝失条达疏泄，两目不得肝血之养，必致两目视力失常。另外气机紊乱，气血不调或气虚常常导致肝脏机能失常，以致清阳不升，清窍失养，造成双目失明或视物模糊。《素问·生气通天论》"阳气者，烦劳则张，精绝辟积，使人煎厥。目盲不可以视，耳闭不可以听。"《灵枢经·决气》"气脱者，目不明"。由此可见，视物不清的内眼疾患，病机与五脏失和、肝气郁结、气血不调、血虚气弱、清阳不升等多种因素有关。温热病之后，伤阴耗气，五脏之真受戕，肝失疏泄，气血功能紊乱，玄府郁闭，目失所养，乃致双目失明。七情郁结，肝气不舒而失条达疏泄，清阳不升，肝血不养，同样也可导致双目失明或视瞻昏渺。总之从物质基础方面主要是气血不足，清阳不升不能养目；从机能表现方面主要是肝郁而导致气血逆乱，造成玄府郁闭，双目失明。因此治疗必须抓住解肝郁、开玄府、调补气血、升清益阳这几个环节。逍遥散验方的制方意图也正是从这几个目的出发的。

方中柴胡疏肝解郁，升举阳气；茯苓、白术、甘草补脾调中益气；当归、白芍养血兼可柔肝；石菖蒲开窍宁神明目；枸杞子养血益精明目；丹皮、栀子活血散瘀，清热除烦；甘菊花疏风清热，凉肝明目。诸药作用，协同配合形成一体，当归补血活血，补中有行；白芍养阴柔肝，酸敛育阴；二药配合，补中有调。柴胡得归芍之配则不致升阳散发太过而解郁舒肝之功更彰。焦白术、茯苓、甘草之益气得柴胡之升阳则可使清阳上注于目，得归、芍之养血则使气血调和。丹皮、栀子清热除烦，配菊花则能透泄余热；配柴胡可宣解郁热。菊花、枸杞清肝养肝而明目，与柴胡、白芍协同则使清肝养肝寓于疏肝柔肝之中。在以上诸药疏肝、理气、养血、益气等作用的基础上，石菖蒲芳香开窍，巧启其机，可谓本方画龙点睛之处。

第二部分

中医眼科浅讲

一、医德篇

讲中医眼科，首先要谈到中医，而要谈中医应该首先谈中医的医德。因为医师是为善之人，医疗行业是为善良之道。应该是将患者从痛苦疾苦当中解救出来的救苦者。所以究竟应该抱着什么样的品德去学习并进行医疗救助？这是最首要并且也是最重要的问题。

过去，中医的学习主要是以师承相授，按照规矩，如果学子想从事中医这份行业，先要拜师，承师受训。拜过老师以后，首先不是教习经典和本草，而是在医德方面对徒弟、学生进行传授。按现在语言来说是进行品德教育，或者是专业的思想教育，所以自古以来很多文献都强调传承中对弟子医德的教育。而其中孙思邈在其著作《千金要方》当中的一段文字，叙述非常精辟，成为后世医德教育的必学佳作。

孙思邈先师很长寿，跨隋朝至唐朝初期，生卒年记载是公元541年到公元682年，也就是141岁。他是陕西耀县（今耀州区）人，是一位非常杰出的医药学家，被后人尊称为"医圣""药圣""药王"，还在很多地方为他立塑像，修祠堂、建庙堂，供奉烟火。

除了对人，孙思邈对一切众生慈悲相待，凡是有苦难他都愿意施以帮助。传说中孙思邈曾经医治过老虎，老虎因为扎了刺非常痛苦就找到他请求给予治疗。他将老虎的刺拔出来，然后进行药敷，很快老虎就痊愈了。老虎为了报答治疗之恩，便成了他的坐骑。所以现在可以看到一些古画，或者在庙里面看到孙思邈壁画的时候，他骑的是一只老虎，当然这只是传说。但是他在中医药学发展中确实做出了极大的贡献。医学著作有《千金要方》和《千金翼方》。

《千金要方》中有一段非常精辟的论述，这便是应当作为现在所有医疗工作者的医德标准，并时刻提醒自己医疗行为准则的《大医精诚》。

"凡大医治病，必当安神定志，无欲无求，先发大慈恻隐之心，誓愿普救含灵之苦，若有疾厄来求救者，不得问其贵贱贫富，长幼妍媸，怨亲善友，华夷愚智，普同一等，皆如至亲之想。亦不得瞻前顾后，自虑吉凶，护惜身命。见彼苦恼，若己有之，深心凄怆，勿避崄巇，昼夜寒暑，饥渴疲劳，一心赴救。无作功夫行迹之心，如此可谓苍生大医，反此则是含灵巨贼。"

这一段论述对于中医的医德解释和教育，是比较全面，比较精辟的。所以后世历代医家在传授医道之前都会对自己的弟子讲一讲孙思邈这一段《大医精诚》。因为其中文字比较古老，故而将之总结归纳为如下几条。

"先发大慈恻隐之心，誓愿普救含灵之苦。"作为一名中医医生，首先必须要有恻隐，即怜悯之心，通俗讲就是有大爱之心。要发自内心爱所有人，要发心帮助所有的人。含灵指的是世上的一切有灵魂，有生命的众生。作为医生，对一切众生都应该发这种恻隐慈悲大爱之心，也就是说作为一名医生，首先要有爱心，要有同情心，要有忘我之心。在给患者诊治的时候，或者在为患者解除痛苦的时候，首先要去爱他，把他看作一个亲人，视老人患者如父母，视年轻患者如兄弟，视年幼患者如子女。出于一个很深刻的爱心，要忘掉自己。用这种出发点和态度来对待患者，诊治患者，可以很好地将他从疾病的状态中解救出来，同时帮助患者从自己的痛苦折磨当中释放出来，使之恢复健康，恢复正常生活，恢复正常的身体状态。这是作为一名医生对待病患时起码的初心。直至今日，这种精神依然不过时。有时候我反复读这一句话，就思考有些医院里面，某些医生、护士。首先称患者为"病人"。其实我觉得这个词，不是很恰如其分，感觉好像医生、护士居高临下，我们自己是正常的，你们都是有病的。这不是一个褒义词而是一个贬义词。甚至还有的叫患者"XX 床"。这种称呼给人感觉很不平等，也不舒服，起码从语言上没有做到恻隐的大慈大悲心。我在日本访问和在香港教书的时候，就觉得他们有的方面就比较恰当，比如称呼患者病友。把你当成朋友，你进医院工作称呼院友。患者互相之间称呼患友，即便都患有疾病，但是都是朋友。虽然是小小几个词的不同，但是大家可以理解，在作为医生的一个基本道德准则，或者是基本出发点的时候，给患者的感觉是非常不一样的。

"不得问其贵贱贫富，长幼妍媸，怨亲善友，华夷智愚，普同一等，皆如至亲之想。"在孙思邈文章中，第二点强调的是一视同仁。在唐朝的时候，就已经讲到了作为医务工作人员，患者不论富贵或贫穷，只要来寻求治疗，就应当给予最好的平等条件为其解除痛苦。身份地位，对于医生来说都是一样的。另外也可能有的是老人，有的是小儿，可能有的外表看着貌美，也有的可能长相比较丑陋，甚至于是因病而影响到的面容、肢体、皮肤、器官功能的损坏。医生都应当一视同仁。在医生的眼中，每个灵魂每个人性都是平等的。另外，因为唐朝时期对外贸易，繁华的商业往来丰富，所以患者不论是中华民族，还是其他少数民族和国外来的人，也都应一视同仁。还有怨亲善友，可能有些患者是由于各种各样的关系，与医生有意见不合甚至矛盾深厚之处，不管是因为什么，一旦他来就诊，需要你的帮助时，你就要把这些都放在一边，把他当作自己的亲人来对待。当然有可能是很好的朋友来就诊，也一样看待，一样的诊断治疗。无论是什么样类型的患者，都应当抱着一颗爱心，把来就诊的人，都视为自己的亲人朋友，而且要把他的病当作自己的病，把他的痛苦当作自己的痛苦来对待。绝对不能够分别有钱的怎么样，贫穷的怎么样，很老的怎么样，年轻的怎么样，中国人怎么样，外国人怎么样。从接待的基本态度来讲，应该都是一视诊病，用同样一种态度潜下心来，为他们诊病。做医生的应该有这样的基本道德，出发点应该是救苦救难，做法应当一视同仁。

"不得瞻前顾后，自虑吉凶，护惜身命。见彼苦恼，若己有之，深心凄怆，勿避崄巇，昼夜寒暑，饥渴疲劳，一心赴救。"第三点，孙思邈强调医生诊病的时候，要一心视病，充分地了解患者的情况，运用所掌握的知识将患者的病情进行耐心、专心、细致、精确的分析并给予治疗。一方面不能够忽略一些诊疗当中的因素；另一方面也不能扩大某些病症的表现，应该用中医的思想，辨证论治也好，用药处方也好，把全部的精力灌注到诊视患友的身体上。文章写到"不得瞻前顾后"，诊病的时候，又看这儿，又看那儿，东聊聊，西说说，患者看见医生这种表现，肯定就有顾虑。另不得"自虑吉凶"，所谓"自虑吉凶"，就是考虑医生本身的权益、得失，在看病当中不能考虑医生自己。"护惜身命"，即考虑医生自己的身体和健康状态。

讲到这里，现在很多医者或机构在医德方面存在有许多不良的现象和行为，举几个例子都是不符合中医医德的。比如说瘦身，现在女士都愿意自己身材苗条一点，特别是偏胖的女士，她因为有这个愿望，就会去找医生。那么医生你应该按照中医的文化思想，辨证理论体系去客观看待，患者该不该瘦身？用什么样的方法瘦身？于是乎有些医生用泻下药，禁饮食甚至抽脂手术等方法追求所谓的效果。这都是缺乏医德的表现，虽然瘦身了，好像你附应患者的这种愿望，应该说是不太合适的愿望了，"帮助"其达到了目的，但是最后达到后果呢？很多人身体垮了，干活也没劲了，觉也睡不着了，浑身哪儿都不舒服，整个健康状态都下降了，甚至临床上有的女孩子减肥后出现月经不调，卵巢功能损伤导致不孕的严重后果。这种瘦身如果是医生帮助的话，那么是缺乏医德的。

另外有些医生图一时之效，为了顾及自己的名声，在用药上不按照中医药理论的规矩。比如现在有些年轻人，容易长面疮一类的皮肤病，当然作为外科或皮肤科很高明的医生一定会给你非常合理的调治和建议，但也有个别的医生，为了能把青春痘、暗疮尽快消除下去，大量用苦寒直折的药物、祛风的药物。因此好像别的医生都效果不好，顽固不愈，这个医生一下就治好了。但是往往给这个年轻人带来身体内部的损耗，或者称作暗伤，患者都不知情，觉得脸上的痘痘少了，当然是好现象，于是继续治疗，暗伤也日益加重，一旦发作，很难收拾。这种不顾身体根本而用药的医生是不恰当的。孙思邈在医德的论述当中，是不主张这样的。

比如中医学有一个基本观点。叫作"保胃气，存寿命"，中医在对人体进行调整，治疗疾病的同时，有一个基本的原则，是在绝对不能损害其正气的前提下，尽可能地保卫正气。正气的解释很宽泛，包括生命活力，阴阳平衡，气血调和，五脏六腑的功能正常等，都属于正气的范围。而如果医生图一时之效，不顾及这些原则问题，用过热或过寒的药品。甚至于有个别的"中医"，掺杂一些西药，宣传治疗糖尿病不用西药、胰岛素，能够得到什么样的治疗效果，但是这个秘密配方，不公之于世，实际上就是掺杂了一些西药中强而有力的降糖药，那么这个医生到底是中医还是西医？疗效到底是中药还是西药？况且患者不知情，很难控制病情的发展规律，这些危险的用药方法都是极其缺乏医德的表现，作为中医不应该这样。还有严重的情况，有些医生将妊娠禁忌药，集中起来。芳香走窜，破血化瘀，重坠直折，给患者终止妊娠用，有的女孩子由于情况特殊，需要终止妊娠，坠胎，他把药给人家，告诉患者服用几天，效果怎样，当然可能有少部分就胎坠下来，但是也有非常危险情况，比如大出血，感染。妊娠的妇女是更需要保护的集体，却反而用这些虎狼之品去伤害她。无论胎是否堕掉了，都是有伤害的，是不道德，是缺乏医德的表现。

孙思邈在《大医精诚》中还讲到了医生的形象，作为一名医生，用在当今社会不论中医还是西医都应当参考。文中要求必须"澄神内视，望之俨然"，这八个字的解释是，医生在给患者诊病的时候，应当把自己的私心杂念，个人的忧虑，偏正思考统统都要澄洗干净，把心态放置于最平和最清净的状态来接待患者。人是有神的，要把自己的神志内收来面对患友，让患友看到你，一方面感觉很严肃，值得尊重，值得信任，一方面感觉心里非常踏实。这是作为医生行医形态、形象方面在医德上的体现。绝对不应该多语调笑，道说是非，和人闲聊，玩笑等。如果这样，患者对医生，首先在印象上就出了问题。患病是因为有了疾病的痛苦来求医的，更严重者，是把身家性命交代给医生，请医生帮助解决问题。如果医生行为不当，轻浮随便，那么首先心理上，患友们就产生了一定的顾虑：这个医生行不行？是不是真正细心地听我在讲述我的病情？因此要求医生在诊病过程中，应当体现出一个很好的形象，实际也是给请医生诊病的患友精神上的一种安慰。令患者觉得可以把自己的病情，自己的身体性命依托给医生。

另外，孙思邈在文中其他章节也提到"虽曰病宜速救，要须临事不惑，当审谛覃思"。句中意思是说，有的患者病情严重，情况危急，需要迅速进行救治。如果在这一紧要关头，作为一名医生要做到什么？要临事不惑，你在患者的身旁、病床前，绝对不能慌张或失了主张。"惑"就是慌乱、糊涂，你不能够乱了阵脚，思想上杂乱无章。同时要"审谛覃思"，望闻问切，审视检查的时候，要极其的细致。思考病情，辨证论治的时候要非常的深入。总的意思就是在临诊遇到危重患者的时刻，医生应当具有乱而不惑，深思熟虑这种内在气质和外在形象。

同时孙思邈还提到切忌"道说是非"。不道说是非，是作为中医医生特别应当具有的一种品质和美德，不要去轻易议论其他医生的门派，思路，处方用药等等。作为一名临床中医医生，我深有体会，每个医生都有过五关、斩六将的英雄业绩，有些患者你治得非常好，疗效显著。也有患者诊疗了很久，寻找了很多大家但病情没有恢复，找到你一下就看好了。但是同时每个医生，不管多么高明，也都有走麦城的情节。可能在个别的病例上认病欠准，或是用药不是很恰如其分，没有医好这个患者，甚至于名气大威望高的老医生，也没医好，反而被一般的医生，或者年轻医生医好了，这种情况也非常常见。作为医生要有客观冷静的头脑来对待这些问题，疾病复杂，病症繁多。绝对不能眉毛胡子一把抓，任何一名医生都不能孤芳自赏，不能说医的每一位患者都有疗效，都治愈，这没有可能。只能是缘于你医的得当的有效的患者，又回来复诊，告诉你："服您的药效果非常好，症状都缓解了，身体舒适了。"甚至于有些患者专程来感谢你，看望你。有的医生听到这个声音比较多，就会自满。可是同时治疗效果不好的患者，就不来复诊了。患者何必再回来挫伤了医生的自尊心："服你的药没效果，症状没缓解还加重。最后我吃了 XX 医生的药方有疗效了。"何必再回来跟你道说这一段历史呢？医生可能就听不到这种最为真实客观地反映了。所以做医生应当有冷静客观的头脑，因为诊病医病是非常复杂和困难的事情。

有时给学生讲课，说到我曾经在大学毕业以后，感觉世上无病不可以医治，因为上学将内科、外科、妇科、儿科等各科学完，对各种疾病的诊断、辨证、治则、处方等了解得非常清楚，给了我这样的自信。但是到了临床，就不是想象中的那么简单了。比如简单的感冒，教材分成多种类型，但人并不是按照教材上风寒感冒、风热感冒、阴虚感冒、阳虚感冒各种类型去得病。致病因素错综复杂，若辨证感冒，用书本的方法，恐怕都用上也可能没效果。行医十年时，很多同行共同交换意见，都感觉行医非常难。人体的复杂性，个体存在的特异性，使得在处方用药时候感觉非常难。甚至于有时遇到一些患者，感觉怎么自己好像不会治病了？写不出处方了？临床十年往往才会得出这种经历，待到行医二十年的时候，感觉入了一点门道，对患者的判断有了一些入门的感觉。行医三十年才刚刚敢说有一点心得，所谓心得，也是以前师父教授的知识，阅读古典和现代文献，加上临床处方用药，经治患者的反馈所融合得到的一点体会。或者还能够有一点对患者治疗的预知，所谓预知，是预先能知道哪类患者，哪种患者，服了药可能疗效非常显著，可能恢复一部分，可能效果并不明显。甚至有些患者服药很久，也只是起到维持作用。现在我已经学医、行医超过四十年，感觉谨慎非常重要，有时候我跟我的徒弟和学生讲："年老的患者八九十岁，个子不矮，瘦骨嶙峋，只有四十多公斤。用药须非常谨慎。有一些属于敏感型的患者，甘草、党参都过敏，也要特别谨慎，需要向患者多了解情况。"基于以上所说，无论医生医术是否高明或不精，名气是否响亮或无息，治愈的患者或多或少，切记不要谈论别家医生，好像显示自己的价值，贬低他人的能力。无论中医行规，抑或医德范畴都不能这样。由于中医流派众多，治法、辨证思路、用药习惯常常意见相左，甚至互为对立，往往会论及至此，使得这种现象至今仍然存在。所以我教育我的徒弟和学生，绝不容许他们谈论其他医家的门派、处方。孙思邈对这些问题的论述，都非常详细。

"省病诊疾，至意深心，详察形侯，纤毫勿失"，最后一点是讲医生诊病，在理解了解疾病的同时，一定要把全部的精力集中，排除一切外界干扰和自身的思虑，来面对当下来诊患者。而后"详察形侯，纤毫勿失"，详细的辨查病因病机，一丝一毫都不容许有差错。要求医生严格谨慎，细心入微，深思熟虑。中医诊病是既要有整体分析的过程，又需要紧密连续的程序，望闻问切，辨证论治，遣方用药，都是环环相扣的。下环依据上环，一环有错，环环偏差。实际由于医生的一点点疏忽或差错，潜在地将给患者造成麻烦，以至于影响患者治疗过程中的疗效和治疗的最佳时间。

二、医道篇

　　要讲中医药学，医德第一，第二便是医道。对中医药学感兴趣，要了解中医药，学习中医药，首先要解决几个问题。如何解读中医药学？如何理解中医药学？中医药学是一门什么样的学问？那么就应当站在宏观的高层次角度对中医药学进行了解。

　　道者大道也，不是走的宽路大道，而是指从高屋建瓴的、宏观的、高端的，甚至是哲学高度了解中医药学所应用的，具有指导性条理和纵观全局的思维模式。学习中医不单要钻进去，还要能跳出来，同时能够提到一定高度。举例说明，既要像使用放大镜来细致地分析中医药学的一些具体问题，同时你要站在外面观察整体的局势。站在非常高的境界了解中医药学，就是道，是大道理，是指导性的道理，是高屋建瓴的、全局的道理。无论是否想成为一名大医，哪怕只是成为有一点成就或者有一点造诣的医生，都必须对医道有所理解，这样才能拓展思路。遇到问题可以通过对医道的理解而能够具体地进行分析。通观整体的来看一看，究竟应当如何解读中医、理解中医？

中医药学是一门生命科学，更具体地讲可以说是一门养生科学，一般人认为中医药只是治病，其实不然。治病只是它所包含的一个部分而已。凡是提到中医药学，必须提及"三坟五典"，通俗地讲就是在古典中医文献里属于最高级别，最重要的典籍。其中之一大作，即《黄帝内经》。

《黄帝内经》分为《素问》九卷八十一篇，《灵枢》九卷八十一篇。我曾经做过一个很简单的统计，无论是《素问》还是《灵枢》，大部分主要内容并不是讲如何治病，如何用药。书中的内容大部分都和养生有关系，直接讲养生内容的《素问》八十一篇中有三十二篇，《灵枢》八十一篇中有十二篇，其余的大部分重点讲经络的学问，脏腑的学问。间接讲养生，即篇章中部分带有养生内容的，《素问》有十八篇，《灵枢》有二十八篇。所以《黄帝内经》总一百六十二篇，主要讲养生及带有养生内容的共有九十篇。无论是中医界抑或文献界，《黄帝内经》都被认为是最古老、最权威的坟典之作，那么史祖之作里有如此大篇的成分论述养生、讲解生理、解释人与自然界之间的关系，教导如何长寿，如何健康。

李经纬先生曾经在一篇文章中提出"《黄帝内经》不单是医家的理论基础，诸子百家的思想在《内经》中均有论述，中医不仅是一门治疗医学，更重要的它是关于人体自身养生健康保健的预防医学，这比现代医学更高一筹"。李先生提出的这一观点，将中医究竟是一门如何高深的学问？如何正确解读中医思想？如何定位中医学？这几个问题比较准确地进行了说明。而要对中医学伟大实用的养生观点进行理解，就必须要认识中医药学的文化大道、思维方法及基本常识。

首先中医学讲求整体而非局部，讲求人体的相互关系，用中医药的语言来阐述，可以首先称为"统一整体观"。其中包含的内容非常深刻、非常丰富。中医药学认为人体是统一的有机整体，不能断裂来看，五脏六腑各具功能的同时，互相协调、制约、促进。不是某一脏腑独立工作，而是合作办事。任何一脏一腑的功能既不能过强，也不能衰弱，而是要达到相对运动状态的平衡。这种平衡是自稳的，是人体各种功能活动的核心。正常情况下，具有极好的协调能力。并且以经络为通道与各个器官及皮肤肌肉连接；以气血为物质循环的载体，在这种运动当中来互相联系维持人体各方面所需要的相对平衡状态。平衡是相对的，不平衡才是绝对的。阴阳、气血、脏腑、经络之间要以相对的平衡维持绝对的不平衡。这才是人体活动所维持的正常生命状态。也是统一整体观的首要内容所在。

中医学的基础思想认为生命活体是恒动恒变的。永远在不平衡的运动中寻找平衡，力求达到并维持平衡。这是统一整体观里的理论内涵。当然这种恒动易变，有自身的，有环境的。比如饮食，食物入口到胃中，一定会有所感觉，或饱满，或涨满。通过消化吸收疏散开。下一餐又有饥饿感，又会需要饮食。比如休息，强烈的运动后非常的劳累，肌肉酸痛。通过睡眠精神饱满，体力恢复。这反映了自身的影响中，人体基本平衡及失衡状态的打破和恢复。又比如天气寒冷，皮肤腠理就会紧收，保护阳气不会外散。今天炎热，毛孔肌肤就会张开，出汗降温。中医称为六淫之气，风、寒、暑、湿、燥、火都会对人体干扰，但不一定致病，就是反映了环境影响中，人体基本平衡及失衡状态的打破和恢复。生命载体永远是运动的，永远是从绝对不平衡状态达到相对平衡状态，又从相对平衡状态中呈现出新的不平衡状态的循环。在人的生老病死过程中一次又一次不断地，统一地进行调整。

第二方面中医药学强调"天人合一"。"天人合一"的含义非常精深，不是字面上的意思。现在很多人理解的天人合一和祖先所讲的完全不是一个层次和概念，充其量只能叫作顺其自然。而在本段落中所论述和理解的问题也只是基于顺其自然的理解进行，借天人合一的名而已，谨在此说明以避免非专业读者误参考。

人是生活在天地之间的，也就是现在所理解的自然环境。人类不断地接受自然的各种影响并且适应自然环境的变化，然后通过身体自身的调整，完成在自然环境中维持自身生命的这一任务和过程。比如：季节的更替，地域的变化，冬季寒冷，夏季炎热，北方干燥，南方湿热，人体会随环境变化有所适应，有所变化，这是人类生命活动的过程，是积极适应外在变化的能力。虽然现在人类可以采取一些物理措施，制造冷热气体。但是适应环境变化而调整身体状态的能力仍然是最重要的。

综上所述，统一整体以及顺应自然都是为实现达到平衡，保护健康这一目的为基础。那么养生保健便是第一位的方法。饮食、睡眠、起居、运动等各个方面，提高适应能力，调整能力，防止疾病的产生。当然如果生病了，服中药、用针灸砭石、按跷、导引等方法也是协助人体去掉外来的邪气，恢复内在的正气，纠正偏离的平衡。作为生命活动，中医看待治疗学只是一个阶段，一个帮助恢复相对平衡的过程而已。中医非常讲究调和治中，既调整和谐达到相对自我平衡的状态便是健康状态，强调是调而不是抗。对抗医学是西方医学的思想，中医是不主张的。对抗思想和调和思想，是两个哲学层面指导思想方式的不同体现。中国文化传统哲学思想是一脉相承的主张调和平衡，能够达到平衡，就可以解决所有的问题。

另外说明一点，《黄帝内经》开篇《上古天真论第一》，内容提到了真人、至人、圣人、贤人。这四种人各自掌握不同层次的养生方法，都能够达到真正不同程度的天人合一。原文称"度百岁乃去"，这是非常有道理的。在我毕业不久，曾经翻阅国外的医学杂志，当时国外的研究学者认为心脏可以工作一百四十年，关键在于保养状况，但现今实际很少有人活到一百四十岁。为什么？因为没有用正确的方式方法进行养生。而中国的古人能够颐养天年，关键在于正确的领悟了养生的道理。所以说中医是养生科学，是生命科学，这是恰如其分的。

养生是首要的，第二便是治疗。中医诊病，依辨证论治为四字纲要。将这四字深化，或从道的角度理解，就会发现它不只是治疗方法和治疗步骤，而是包含了很多的中医基本思想，也就是中医的道。

辨证论治方法很多，古人从没有排斥新技术的吸取，而是以尽可能多种类的方法来获取患者信息。将患者各个方面的情况都能获取收拢到医生的思考思维范围当中，这种基础方法古人总结为四诊：望、闻、问、切。

望：观察，包括的范围很广，神气、神色、神态、局部、全身，看不同于正常表现的病理现象。很难但最为重要和准确。

闻：包括听和嗅两部分。听患者发出的各种声音，包括呼吸声、语声、呃逆声、腹鸣声、失气声、身体部位活动的声音等。嗅患者发出的各种气味，包括鼻腔、口腔、溃疡、伤口，甚至于古人嗅前后二阴不正常的气味，当然医生不一定要闻，而是询问患者就会得到反馈。

问：通过问答了解情况。内容广泛，其中"十问歌"是基础必须掌握。另外患者叙述的不舒服，不同于正常人的状况，都应该进行了解。所谓"纤毫勿施"，一丝一厘都不要遗漏，诊病过程中常常某一个微小的现象就可能反映出疾病的本质。

切：切脉中的学问很深，所谓"心中了了，指下难明"，形容学医书的时候，脉法都能背下来记清楚，但是临证号脉的时候，确实需要悟性和感知性，否则很难领会明白。比如讲滑脉，形容其如盘走珠，像珍珠放在光滑的瓷盘子里滚动一样。但是真正把脉哪里有这种感觉。那么遇到妊娠的妇女，滑脉为主，就要反复的体会，然后内心进行分析加强记忆，体会过程中在头脑里就会产生印象。一定是需要自己慢慢体会，十个患者，百个患者，千个患者，一点一点的积累体会。号脉这个事挺有点意思，三个月学会就是会了，三十年不会还是不会，背多少脉书都没用，可以骗患者，但是骗不了自己。

四诊过程中，要将所搜集来的材料做病例记录。前人称为脉案，过去写脉案是非常规范和讲究的。对文辞和字体的要求都很高。字写得非常棒，文辞四六成句，读着就像诗一样美，而且用词非常形象，恰如其分，同时叙述得非常详细。

　　四诊过程中所收集的资料便是辨证论治的基础。通过筛选、分析才能构成辨证和治疗思路。症状复杂的情况需要详细分析，用现代话叫作抓主要矛盾。因为中医是整体的系统，如果抓准系统的问题并施以解决，那么类附症状就都会迎刃而解。因此辨证过程当中，"证"是非常难的，难在如何辨准，为什么中医成才难，就因为中医学不是书本的知识，而是感悟和实践的学问。书本上都是条例清楚，但真正临诊患者，需要拿出"证"，判断出"证"的时候，则要体现出医生的火候。没有经过长期大量的临床实践，没有清心安宁的天人合一，很多时候一些罕见情况的出现，甚至会令医生手足无措，不知道该如何去判断了。因为切身地体会，直至今日有些证也很难判断，对某些复杂证判断的也不一定十分准确。准确就效果好，不准确就可能绕很多弯子也没疗效。本来应该五剂医好，可能吃几十剂，最后疗效仍不佳，关键就看医生水平和判断的准确性。

　　"证"的基本问题确定后，治疗的方向其实就已经解决，因为"证"包含患者的病因病机，病位病性。比如患者出现心烦、口苦、睡觉差、郁闷生气、两胁作痛、月经不调等症状。辨证为"肝郁气滞"。病位毫无疑问是肝，这里强调中医所讲的肝和西医解剖学的肝不一样。中医的肝是一个概念，是一种功能。病因有内有外，外因可能郁闷，心绪不畅；内因可能血虚气滞，日久成郁。病性可能是热郁，可能是寒郁，也可能是寒热夹杂。

　　有了对"证"的分析后，则要确立治法治则，用疏肝理气，还是补益气血，疏风清热还是柔肝润燥。辨证明晰后，治疗方案确定，最后一步才是遣方用药，遣是派遣，医生派方药去给患者治病。用药如用兵，作为医生在治疗过程中就是主帅，用哪支部队？哪种战术？都是由医生作为主帅派遣，无论选择验方逍遥散，六味地黄汤，黄连解毒汤，大承气汤。都要依证定方，所以叫"遣方"。然后根据方的主体，有所加减，就是"用药"。

我想多讲些关于用药的问题，有说法"是药三分毒"，其实不然，古人积累的经验都是好药，人参是好药，砒霜、巴豆同样是好药，关键在于医生择用药的时候是否能把握正确和准确。

关于龙胆泻肝汤曾经闹过一段风潮，现在的药理学家研究，木通含有马兜铃酸，久服造成肾衰竭，然后就此全盘否定中药。这种做法是极其错误和无知的。"药之害在医不在药"，药都有偏性，甚至毒性，如果没有偏性、毒性就不是药了。大米、白面虽然没有毒性但都有偏性，能称为药吗？药有寒热温凉之性，小毒之性，个别还有大毒，比如附子、砒霜。但适病所用仍旧是良药，能够纠正大的偏差，关键时刻没有这种药的帮助绝对解决不了疾病的伤害。

那么有些乌合之众道听途说，将龙胆泻肝汤用作减肥药。龙胆泻肝汤本来是苦寒重剂，泻肝清热，应当适病而用中病即止。而且大毒治病，十去其七，中毒治病，十去其五，用到一定程度就应更方换味，辅助患者自身恢复。但是把龙胆泻肝汤当作减肥药，按照西药服用方法，一天两次服用，这是很不道德的。胖人多虚，再峻下清泻，正常人都受不了，胖子能不严重么。然后药理研究木通含有马兜铃酸，结论得出龙胆泻肝汤不好，中药有毒。这和让人随便吃毒药的做法有区别吗？不是一样的盲目无知吗？中医药大家岳凤仙先生曾经论述过一篇很诙谐也是很无奈的文章《砒霜、馒头、丝棉袄》，其中讲到所有人都知道馒头没有毒性，而且面食助脾温胃，但是如果过量地食用，脾胃也难以承受，虽不是药，也可以伤人。丝棉袄冬天穿了又轻又暖和，那夏天穿，汗液难以挥发，发痱生疮。砒霜热性而有毒，偏偏中医应用治疗寒喘效果很好。而且现代研究发现，砒霜对于血液病的治疗有奇特的效果。美国科学杂志曾有一位专家做出过关于砒霜在血液病研究方面的评论"古老的东方医学又发出新的光彩"。毒药应用正确同样可以治疗疑难病症。中药治病的理论体系在于以药物的偏性纠正人体的偏性。所以药物的炮制，用药的方法，组方的讲求是至关重要的。药物应用正确，加减合理，必然疗效明显。中西医完全是两个不同的理论体系。绝对不能单纯的用西方的试验医学理解中医的辨证医学。

以上述及的整体过程称作辨证论治。这个过程，大学老师基本上都是如此讲解，但是有很多理论内涵、文化思想和哲学理念包含其中，必须通过很多年的感悟得来。

中医是一门象的科学，中医从表现入手进行思考，进行辨证论治。表现不是指实体，中医讲肝热、心火、脾气、肺阴、肾阳等，不是肝炎、心脏病、胃炎、肺结核、肾病。中医讲的五脏六腑是由内而外的表现，重用轻体，重性轻意，重功能轻器质。《黄帝内经》多次提到"象"，比如"天垂象，地成形"。天空中见日月星斗，同一颗星形态不同，位置不同，季节不同，角度不同对天地人体的影响就不同。古人早就认识到地球是转动的，变化是多样的，质同而象异。所以很多内容从象上理解要比从质上理解更加实际。王冰注解《内经》时提出"象位所见于外可阅也"。比如简单的方面，面色不华是象，有经验的中医一看就能够判断。但说黄，也不特别黄，说黑也不特别黑，就是没有那种华丽的神韵。

针对这些象，中医摸索到成熟有效的治疗方案。通过象，分析质并探求内在原因，然后施以调整。过程中既有中华民族的哲学思想为理论依据，还有大量丰富的经验，就像黑箱理论，不同情况不同应用方法，不断摸索不断创新，然后记录总结，得到实际观察，直接试验的结果。这就是中医临床疗效不容置疑的道理，因为它是积淀于数千年的观察实践应用总结前提之下的。

中医是一门宏观的动态的科学，研究的对象是整体活体的人，而不是局部尸体的人。首先中医诊病的角度非常宏观。因人、因时、因地，三因制宜。人与人体质不同，春夏秋冬四时季候不同，东南西北中五方水土不同。那么不同的人在不同的地点不同的季节所患的疾病一定不同。辨证论治的思想中，必须包含三因制宜。其次中医诊病的方式是动态的，不会一成不变，复诊的方药一定较前诊的加减变化，或者调方或者换方。因为首次就诊的病情和药后一段时间的情况会发生不同。不会像西医抗结核药开上半年，复诊再开半年。中医不会这样，一定要辨证用药。

中医诊病感受的是有思想的整体的人，不是细胞，组织，不针对囊肿，肿瘤。病生长在整体的活动的，有思想、有情绪、有社会环境的人身上。辨证论治的思想很宏观，很动态。所以治疗不是盲目的破坏，更绝不是空谈大道理。而是要将这些思想融会贯通在大脑，接待每一位患者的时候，都要作为判断或思维方法的内容然后试图去化解问题。"成大医者，不论医道则非然。"不讨论不研究，不了解医道，只能治疗伤风感冒、头疼胃胀，遇到疑难病情则束手无策是绝对不可以的。如果只是依病治病，就只能是很普通的医生，下工的标准都达不到。而要想成为上工，必须高屋建瓴，不光对辨证论治要理解，对中医思想内涵也一定要有理解，要能够融会贯通。那么西医学所称的癌症、免疫病、烈性传染病，中医都有自己的看法和有效的治疗手段。就因为中医思想具有哲学理念的先进性。

中医学是一门预防医学，辨证论治思想的基本观点主张防重于治。这一思想非常先进，不是单纯地强调治疗，而是着重于预防疾病，享受生命的研究。中医学主张"人非死于病，而死于老"死亡是必然的最终生理规律和现象。如何保证健康及提高生命的质量是中医学的研究目的。

生命活动是一个波折的过程，很多患者反映某次病虽然痊愈了，却再就没有生病之前的体能精力。无论医术多么高明的医生，治疗疾病的过程对于人体都是重新整合的过程，那么有些疾病对人体的伤害确实是难以修复的。重防轻治的高明之处在于尽可能地减少疾病发生的缘由，加强预防疾病的方法，让人能够处于相对健康的生活环境之中。

《黄帝内经》讲"圣人不治已病治未病，不治已乱治未乱"，核心思想在于防患于未然，治既是高明的方法也是高明的手段，不仅是生病才治。没有病的时候更要很好地预防。

"治"的第一个意义是调治，日常的生活中调理好规律，保持健康的状态，是居安思危的态度，是对宇宙天地敬畏的态度。《内经》讲"虚邪贼风，避之有时，恬淡虚无，真气从之，精神内守，病安从来"，是很高层次调治的范畴。

"治"的第二个意义是防治，未病要防病，已病要防变。没有病要防止疾病的发生，有病要防止疾病的变化，是权衡变通的态度。《金匮要略》讲"见肝之病，知肝传脾，当先实脾"肝气郁结定要横泛脾胃，所以要先实脾土，以防受病，就是防治的范畴。

"治"的第三个意义是诊治，疾病明显影响了正常的生活，才要通过辨证论治分析，并且实施各种方法进行治疗。《内经》讲"圣人杂和而治，各得其所宜，病所以异而治皆愈也。得病之情，治之大法"就是诊治的意义所在。

世界卫生组织于即将进入 21 世纪的时候，曾经发表过一篇名为《迎接 21 世纪的挑战》的引导性文章。其中提出："21 世纪的医学，不应该继续以疾病为主要研究领域，而应以人类的健康为医学的主要研究方向。"择摘这句话的意义在于，这完全符合中医学对人体生命活动的认识和整体观念的理论基础。

毛泽东主席评价："中医药学是一个伟大的宝库，应当努力发掘，加以提高。"作为一位伟人，毛主席站在常人不能企及的高度认识中医，提出了这一卓越的见地。中医药学作为民族文化的瑰宝为什么博大精深？这是一个值得深入思考的问题，对继承和发扬中医药学都具有重要的意义。

考察和评价一门科学的成就水平是否博大精深，能否被称为精粹、称为伟大、称为宝库，应当取决于几个条件。

第一，学科的观察方法。任何一门科学在长期的形成过程中，主要应用两种方法，即直接观察法和实验印证法。直接观察法，既需要细致入微，又需要宏观整体，既需要个体，又需要系统。相反，实验印证的方法，往往是停留在局部的，微观的，细节的研究。自然科学中的天象学，物候学，社会学，是通过观察记录逐渐形成的科学。而化学、物理学需要实验得到或验证结果。研究方法学的不同，往往会直接决定于这门科学的深度广度。而中医学将直接观察法与试验印证法相互结合，不断总结，不断提高，不断丰富其实践与理论内容，逐渐形成了一门完整、完善的科学。

第二，学科的观察对象。从哲学概念出发，所有现存事物当中，只有人类认识客观世界。人类认识的客观世界，包括事和物。人类所认识的所有事物当中，最复杂的是人类本身。难以研究透彻，很多问题没有解决解释的方法。或者有的解释只称为学说，很肤浅的讨论，没有确切的依据。

比如有一种现象，现在出国在外的人很多，远在重洋之外。突然在某一天，感觉坐立不安、神不守舍的慌乱，但是也没有诱因。不久就会得到父母，兄弟姐妹这些最亲密的人不好的消息，回忆到难受的时间往往吻合亲人弥留的时间，这种现象很多人都有亲身经历。至今在科学研究方面没有确切的解释。现在有生物电学说试图解释这一现象，强调脑细胞电流微传。这种学说确实难以服众。个体生物电的能量，定向定位的准确性，精准度高于军用雷达？学说的提出还是没能解释现象的本质。当然中医学对以上问题有详细的解释，为什么中医学能够解释这种问题，因为中国文化尊重的是天地是时节万物，中医学认为万物均有高于人类的地方，人类与万物只是平等的关系，没有资格去研究，而是只能感知。

研究简单事物的结构、分子，不会有太多的外延知识分布其中，研究复杂事物的本质，则会有很多外延知识的分布。因此一门学问的精深程度也取决于所研究对象的复杂程度。但是感知，是能够同时解决简单和复杂问题的，这是中国文化中国医学独有的能力和方式。

第三，学科观察的周期和样板的大小。有人质疑"中医形成的时期，依照《黄帝内经》的成书年代，最早追溯到战国时期，已经逾越两千多年，望、闻、问、切的方法，辨证论治的思维，是否还适合当今社会疾病的分析与治疗"。其实这一问题很好回答。已知历史证明五十万年出现北京猿人，那么两千年在于人类的进化史当中，只是微不足道的一段时间，只能是两千年的详细文字记录史，而先于记录的历史过程中，观察试验的时间是难以推算的。人类的进化至今的几十万年没有发生本质的变化，自然界的产物同样如此，因此用变化不大的药物，治疗变化不大的人，效果必然是肯定的。这就是医经学派，用《伤寒论》原方治疗疾病，并且效如桴鼓的基础。

文字记载商代伊始作汤液，药食同源。而真正的汤液比之更早，食材和中药材本身相通相用。古人在寻找食物的过程中发现药物，全世界只有中国的食物有性味的讲求，也只有中国的药材有性味的分别。现在卫生部规定药食两用，这是现代医学的主导理论。中医学是既可以成药，又可以食用的。花椒、大料、生姜、桂皮都是药食两用的，这是有文字记载的内容。

追溯文字出现前的历史，《黄帝内经》讲的"古人居禽兽之间，动作以避寒，阴居以避暑"。远古时期，没有刀耕火种，人类靠捕食野兽为生。狩猎过程中，被野兽袭击，环境伤害，难免受外伤，那么无意之中，捋一把树叶擦一擦，找一些草嚼碎摁一摁，可能起到止血止痛的作用。还有些不但没有止血止痛，反而更加严重。那么古人根据这种经验得知，外伤出血，哪些植物可以用，哪些不能用。这样的经验越来越多，越来越广，因为大大利于人类的发展，所以进行记录总结，逐渐形成了一门独特的学问，这就是中医学的雏形。关于中医学研究的周期，即人类自我观察总结治疗的周期，少说也已经有数百万年的历史了。但是这些都是历史学家推断的知识，很多其实都是不对的，真正的历史古人记录得清清楚楚，都在《史记》当中，那些都是真的，不能因为读不懂理解不了就认为都是神话。所以中医学早在打野兽和嚼草时期的古代就已经成型了。当然这也是个人理解。

　　样板方面，现在九百六十万平方千米，历史上更广阔。那么即便仅算中原地带，就是黄河和长江流域，中华民族文化的发源地，包括陕西、河南、山西、山东、河北。庞大的中华民族，在广阔的范围中，数万年的进行观察记录。直观地讲，人类试验人类本身。从神农鞭草知性，到后世所谓的中医药学详细记录总结，不断升华提高。在历史的长河中为维持中华民族的繁衍昌盛，保留精华，去伪存真，去粗取精，汲取各地的精华汇总融合。所以早在两千年前我们的先人就知道"北方之民乐野处而乳食，脏寒生满病"，也知道"东方鱼盐之地，海滨傍水，民多痈疡"，更知道杂和而治的本质在于明晰得病之因地。

第四，学科运用的思维方法与指导思想。中医药学运用中国古代哲学思想尊重万物，观察生命，观察运动，观察疾病，观察解决疾病的方法，其指导思想是朴素的唯物主义。在自我观察实践的同时，中医学传承道家、儒家、释家当中很多精粹内容进行汇通，将象、阴阳、君臣等各家所注重的关键问题加以合并。同时随着发展，在哲学思维方面吸收各家的精华不断填充，加以运用，中医学体系无论是理论指导或是临床实践都具有强大的说服力。中医学也同时成为中华民族优秀文化的典型。

中医药学在历史的发展中为中华民族繁衍昌盛做出极大的贡献。很多民族，因为疾病，加之其他因素，衰亡减少甚至消失不复。而中华民族直到今日，仍是繁荣昌盛的状态，客观地讲，中医药学的功劳是最大的，不可磨灭的。即使生命科学高度发展的现今社会，许多西方医学无法解释的问题，无法治疗的高死亡率疾病，如心脑血管病、癌症、肾病综合征、烈性传染病，免疫病等，通过遵从中医阴阳互动的平衡理论，脏腑经络的整体理论，天人合一的生态观念，三因制宜的辨证方法，常常会得到意想不到的效果。

学习中医发展史就会发现，在古代道家、儒家、诸子百家，以及印度传来大乘佛法的先进哲学思想影响下，历代出现过很多高明的医家，他们用毕生的精力研究、实践、积累、总结，最后回归本源，为后学留下大量优秀的中医药学文化遗产。数千年来这些不同历史时期出现的中医药学研究者，在继承了前人经验的同时，不断发展、丰富，开拓中医药学原有的尚未发现的宝藏，使得这门学问，不断且永远向博大精深的方向发展。

现代有些学者认为鸡尾酒疗法的出现，将不同种的西药混合一起，应用于包括艾滋病、心脑血管病及多种疑难病的治疗，是吸收了中医学应用数千年的辨证论治和处方配伍的思想。这是很荒谬的，虽然目的是想抬高中医哲学思维的地位，但所举示例不对。

中医学中有关于全面分析的思想，数千年前便已经体现。中医讲"尊容人，体弱肌肤盛"，所谓尊容人，是达官贵人。往往看起来很胖，而实际体质虚弱。他们四体不勤，就会水湿停聚，肌肉松软，骨骼松弛。治疗也应当审证求因，不能依胖治胖，依虚治虚。这是辨证论治原则的体现。

而现在医学模式的改变，目的是将生物医学模式转变为社会生物医学模式。大范围下人属于动物，但是不同于其他种群，人具有比较高级的思维，比较丰富的感情，比较完善的社会关系。那么现代医学模式改变的深意在于：不同位置、不同处境、不同思维下，产生不同变化，受到不同影响，获得不同疾病。治疗时，既要细致的观察个体，又要全面的分析总体。看似很像辨证论治，但是这与中医学的思想不是一回事，基础是不同的，所力求的最终目的也不一样。

早在两千五百年前的文字记载中就详细地记载了中医学如何正确养生的方法，并随历史的变迁，发展出众多的养生保健功法，由内而外地提高人类生存质量。而现代预防医学的出现，其宣传的目的在于减少疾病的发生，早期干预用药，提高人类的健康水平。

中医药学治疗疾病讲究中病即止，切不可治一经而损一经。大部分的中药原料来源于自然界的草根、树皮、石料、蚌壳，以及一些动物的成分，大部分出于自然。人生于天地之间，不是化学合成。所以纠正人体的偏差一定要应用自然界物质的偏性，绝对不是加入氢氧基所能解决的。而现代药学虽然越来越重视药物对人体的损伤及针对治疗某一疾病同时所发生的药物性损伤问题。也认识到新型药物的制作并非只是单一实现化学架构的改变，但是在根本上还是针对物质结构进行化学研究。

以上所述，有些外国专家提出中西医需要在技术上进行结合。然而中西医属于两个文化理论体系。由理论体系的结合，到创建新医药学派，那只是遥不可及的想法。

有些人认为，现代社会是电子时代，传统的中医会慢慢走下坡路，最后消失。这个问题不需要争辩，一门学问会不会消失，永远要看他的文化地位和社会作用。在人类继续生活的未来世界，疾病也永远伴随左右，预防的理念，治疗的方法手段越来越趋向安全平稳有效的高度，而具有先进文化特征，先进思维方法，有效治疗手段的中医药学将伴随着人类发展，提高并且永存。

祖先留给后人中医药学以昌盛中华民族，中医学的指导思想，文化背景是永远不可被替代的。后人应当坚守住这份宝贵而丰富的文化遗产并将其发扬光大，这是中医人和中国人不可推卸的责任和使命。

（一）中医眼科学医道之历史

前面的篇章，谈到的是中医药学的道，是宏观性的带有高屋建瓴指导性的大道理。而中医眼科同样也有其独特的医道，下面将逐步介绍中医眼科学中一些基本的观点、理论基础和发展源流，也可以称为中医眼科的道。

中医眼科学是中医学的一个分支，同时也是中医学一个重要的组成部分。在历史的长河中，在先人各代医家长期的医疗活动、医疗观察和积累总结提高的过程当中，一直伴随着中医药学的发展而发展。

既然讲中医眼科学是中医学的一个分支，那么就要简单的梳理一下中医眼科的发展过程，或者称为发展史。通过大阶段的一些文献文物和眼科学重点的突破点，简单地叙述一下这方面的学术知识，有助于大家了解中医眼科学。对之后要谈到的在对应某些具体的比如辨证思维方法、临床用药、相关疾病的治疗等诸多内容时都会有所帮助。姑且将这一部分内容算作中医眼科学的基础知识。先作概括性的了解。

华夏的历史，必须要提及河南。在河南省安阳市，大家都知道闻名天下的殷墟。殷墟中所出土的文物有一部分属于武丁时期，武丁时期在历史学考证相当于公元前十三世纪，也就是公元前一千三百年左右，距现在则应该是三千三百年左右。而在其中一部分出土文物所显示的甲骨文中，通过文字辨认和考据，就已经发现有相关疾目的记录，疾是疾病的疾，目是眼睛的目，相关疾目的文字。当时将文字刻录在龟背上作为一种记录现象和方法，而其中所含内容就已经能够说明对眼睛的疾病有了初始记载。

这应该是在中国境内发现中医眼科痕迹的最早历史文物佐证。

而后世从文献方面观察分析，中医眼科学始终在任何历史阶段都是包含在中医药学当中的，也就是说很多中医药学的文献当中都有关于眼科医疗独立的记载。

比如先秦古籍当中有一部古地理著作称为《山海经》，其主要内容是记录山河、地理、山川、动植物等内容，也有文史家认为其属于宗教和神话类书籍。本书植物方面记载着有药用作用的植物或者可以称作药物者一百种，在一百种植物当中有七种《山海经》提到可以治疗目疾或眼病。通过这样的历史考证，最起码能确定先秦时期或更早，中国人的祖先已经对眼病有了一定层次的认识，而且也已经在应用药物对治眼病。

汉代司马迁著《史记》，《史记》包含有《本纪》和《列传》。是根据不同阶层人物，比如帝王、世家或当是时的科学家文学家等著名人物列分记录。在《项羽本纪》篇中记载"又闻项羽亦瞳重子"，项羽亦重瞳子，说项羽也是重瞳子。重瞳子在于古人看讲是神明下凡之人，天赋异禀之人。但是如今按现代眼科学的理解，重瞳子实际属于瞳孔异常症，也就是不正常的瞳孔，是虹膜发育异常的情况。当然对于项羽，号称西楚霸王的描写很多，不论是气壮山河也好，神力举鼎也罢。眼睛是重瞳子，是一种瞳孔异常的记载，说明对当时特殊人物的眼病记录已经进入了历史文献。

《史记·扁鹊列传》中记录了名医扁鹊的事迹，描写了他在行医过程当中尊重老人、尊重妇女的行为，说明他是一位优秀的全科医生，而且对于他治疗妇人病、儿科病、老年病、眼病等疾病的过程也都有记载。虽然后世没有完整的文献留存，但是仅通过这些记录可以推测得知当时已经有眼病，有治疗眼病的专科医生和相关眼科用药。而在古医集中更有详细的记载，比如称为中医药学坟典之作的《黄帝内经》。《内经》分为《素问》和《灵枢》各八十一卷合计一百六十二卷。《内经》特别是《素问》当中，已经提出类如"五轮""肝开窍于目""久视损目""诸经入目"等具体观点。后面会逐渐详细讲解。

特别是在眼睛局部，不同部位对应相关内脏，与五脏（肝、心、脾、肺、肾）都有一定的联络，比如眼睑与脾关系密切，白睛与肺相关，黑睛与肾相关，眼内外眦与心相关。如此肝、心、脾、肺、肾都描述了与眼的一定关系，为给后学中医眼科的五轮八廓学说和眼病与内脏相对应关系的理论，奠定了很重要的理论基础；特别是对中医眼科学的系统脏腑辨证，奠定了非常重要的基础，这都是《黄帝内经》所赐予的。

又比如《神农本草经》，我国最早的药学著作，后人认为是一本药学专书，成书比《黄帝内经》更早。该书共收录有三百六十五种药物，其中七十二种在描述药效的时候，提及可以治疗眼睛的各种不适及各种疾病。这就充分说明古人在早期，甚至是中医学尚未成型的时期，就已经认识到眼睛的疾病现象甚至是本质，当然我们现在还理解不了。同时也认识到眼睛疾病的治疗和眼睛所应该适应的药物。

再后来汉代张仲景《伤寒论》《金匮要略》。《伤寒论》可以说是临床医学比较早的文献，虽然不是最早的，但一定是最权威的文献。对于分析治疗疾病，张仲景先师应用"六经"辨证，对于疾病在体内传变的问题方面掌握的比较早，应用体会得比较深刻和具体。很多规律在《伤寒论》和《金匮要略》中将传变叙述的非常清楚。这两部书中，也已经有了关于眼病的一些症状记录。描述了较前人所记录更多的眼科症状，比如目赤、目黄、目暗、目不识人等症状和现象，而且都有详细的辨证归经分析并附之于配方。

再后世隋代巢元方著《诸病原侯论》，孙思邈《千金要方》《千金翼方》这些文献里面都有更多更详细地关于眼病内容的记录，但都尚且不能成为眼科专书，而仍需要作为论述杂在中医药学的著作当中。再往后来逐渐有了眼科学专著，比如唐代《眼科龙木论》，托名孙思邈的《银海精微》等。

孙思邈是隋唐之前生人，从西魏经隋朝一直到唐朝开国皇帝，相传活了一百四十二岁，因为隋朝时间很短，所以普遍说孙思邈先师是隋唐人，但他绝对不是宋朝人。《银海精微》一书是佚人所著，因为孙思邈名望很高，作者可能为让读者医家重视，故而借孙思邈之名著述。但是这本书即便用名不真，也是中医眼科学比较早的专著，而且本书的医学水平非常之高，托名孙思邈也绝不为过。再后世眼科专属著作逐渐增多，元代倪伟德《原机启微》，明代付仁宇《审视瑶函》，清代黄庭镜《目经大成》都是眼科专书。

中医眼科学真正从学科发展史讲，是始自唐朝朝廷设立太医署，太医署下设五官科，五官科当中又设眼、耳、鼻、口、喉五小科。这一时期眼科尚未独立出来。一直到宋朝，宋代时期官方医疗机构是主要为宫廷服务的，而且在行政上属于国家医学教育机构，具有国家医药学领导职能，称作太医局。太医局共设九科，这时就已经有独立的眼科，所以真正的中医眼科最早独立分科应该是在宋朝。宋代的医学可以说无论从对先人的继承还是当时的发展，都是后世至今所不能比拟的。有一部分非常可惜断代了。

从宋朝以后历代朝廷至清王朝结束，包括民国时期和新中国成立以后，中医都有独立眼科。现代是由于中医眼科宣传不足，所以很多百姓并不知道中医还有眼科。以前为什么不知道呢，因为眼科医生比较少。中医眼科学绝对在业务上独立于内科学且高于内科学，眼科学医生在过去必须是从优秀的内科医生中选拔出来后再经过严苛的教育而后成医从业，所以大部分都专门为皇室和达官贵人看病，一般百姓很难能接触得到，并不是医生不愿意而是很多原因没办法服务于百姓。包括现在很多患者，因为各种各样的眼病，到北京、上海各大医院眼科看了病，才知道原来中医还有眼科，还有中医眼科医院、中医眼科医生。

前面内容中讲了很多中医药学的学术特点、文化、哲学思想，所有这些在眼科中都有体现，因为中医眼科和中医药学是一脉相承的，眼科是分支，学术中的一个分支只是专科而已，但是主体文化思想、思维方法，都是一脉相承是一致的。

独立分出眼科以后，对眼睛的生理、病理、保养、保健、治疗，形成了一套完整的独立理论，这点又是与中医药学内科、外科、妇科、儿科不同的，是独立存在的，包括在辨证辨病方法和用药习惯方面都不一样，都比较独立。

内科医生当然也知道一般的眼药，但是并不精，也不细致。一般情况下什么药物能够明目可以说的出来，但是对眼科病都不是了解得很具体。因为我从事眼科学教学工作很多年，专门给内科大夫讲中医眼科。我以前比较奇怪为什么内科医生要听眼科，后来通过多年的授课过程了解到，其实内科大夫在临床会碰遇到很多眼科患者，患者会说出很多眼睛的症状，比如说看东西有重影，或者怕光，流泪、眼干。甚至是直接拿着西医眼科报告来诊。而内科大夫普遍会去查书，书里面一般往往都是写明目、退翳，清障，解毒等术语。

作为眼科大夫肯定明白明目是什么，明什么位置，来诊的患者是什么眼科问题，是玻璃体问题、晶体问题，还是角膜问题，眼科大夫自然就会深入探究。但是内科大夫往往就不一定能了解多么深刻，所以他们会要求我讲一讲用药，比如角膜上的溃疡，或者角膜上炎症，结膜炎症，眼底有问题，还是晶体的问题。一定要把诊断要点和用药的一些特点给讲解清楚。内科医生使用眼科药不够精准，属于眉毛胡子一把抓，在听完讲解之后，逐渐对于眼科用药针对性的选择会有部分了解。

中医眼科独立出来以后，很多医生专门去观察研究眼部的问题，逐步形成了一套比较独特的，与内科不太一样的辨证思路、检查方法和用药尺度，最终完善形成了一个独立的分科体系。

虽然是一个专门的分支，中医眼科的基本观点仍旧是与中医药学一脉相承的，都是一致的，只是着眼点不同。任何眼病还是要从全身统一整体观的角度上肯定，人的脏腑是通过经络和四肢百骸、器官有一定的联系，形成完整的统一整体。那么如何联系各个器官？眼、耳、鼻、口、舌都是器官，皮毛、四肢、爪甲也都是外在的器官，如何进行联系。作为眼科来讲，就有眼科学独有的一些深入性研究。但是它还是要归属于统一整体观，依附于这一大的观点之下。

　　首先，总体的概括可以总结为一句话，就是以经络为通道，以气、血、精为物质。人体的经络四通八达作为通道。而气、血、精是物质，会在整个经络通道里面运行，而后将眼睛与五脏六腑相联系，也就是说眼睛虽然是在头上方，但是中医学，特别是中医眼科学认为，眼睛和五脏六腑是有重要联系的，联系的方式就是通过经络作为渠道，以气血流动，精气的疏布作为形式，与五脏六腑连贯起来。这样才能维持眼的正常功能，也就是视功能。其中包括眼能观察万物世界，分辨各种颜色，眼球运动的灵活度，开合的正常能力。

　　另外重要的一点是要维持表现出的眼神，眼神是什么概念？是一种望而知之的状态。眼神表达了很多身体情况的内涵，眼睛的色泽、对比度、灵活度、张弛度等很多内容，很难用一个准确的词汇来形容和定义。而一双眼是否有神，是一个综合的感觉。中医很讲神，这个神不是讲神仙，而是象，是外在的表现。说一个人有精神或是有神韵，会说眼光有神，耳郭有轮。神就是给人的一个印象，即身体内部情况的内象，也是反映给他人的外象。只有在五脏六腑和谐，经络畅通，气血充足的情况下，最后才能体现在眼睛上有神。实际上就是中医统一整体观的基本观点在中医眼科学上的具体体现。

（二）中医眼科学医道之脏腑

　　下面简单介绍一下眼与五脏六腑的关系。在讲六腑的时候只讲五腑，学过中医的人都知道，六腑之中有一腑叫三焦，也称作"孤腑"。

关于三焦，不同的学者有不同的看法，有的人认为三焦是在某一个固定的位置，或者是有气聚集在那里，也有的人认为三焦本身不存在，上焦是心肺、中焦是脾胃、下焦是肝肾，并不单独的存在，只是指代上中下三个地方。所以我谈五脏六腑，实际上只讲五脏五腑和眼睛的关系，三焦就不提及了，因为不同的争论理解不同，也就有很多观点。

其一，眼睛与肝和胆的关系。肝是五脏之一，胆是六腑之一。肝与胆相为表里，五行之中性都属木。

肝与眼的关系特别密切，胆肝又是表里脏腑，所以胆和眼睛关系也是很密切的。五脏对五窍，肝开窍于目，这是常识。生理上如此，病理上亦如此，生理上肝血要养目，病理上肝病亦损目。《内经·金匮真言论》讲："东方色青，入通于肝，开窍于目，藏精于肝。"这句话是从自然和人体的关系讲解脏的生理功能，精藏于肝内，当然肝也同时藏有别的宝藏。

在生理方面：

第一，肝藏精血。肝精肝血充足后上调养目，而病理上则是由于肝火上炎、肝血不足，肝气郁结，肝阳上亢造成肝失血养，肝精耗损。从而会对眼睛发生一些病理性的影响。

第二，肝受血能视。从文字上看"受"是接受的受，但是从理解上不是肝接受血，这个受字在古代有很多文字，属于通假字。应该理解为是授予的授，加提手偏旁的。比如授予金质奖章，是上级或评委会或者机构，认为所做的贡献够资格，授予给一个金质奖章的意思。

在这里实际上是肝授血予眼而后能视的意思。也就是眼睛得到肝血的濡养，才能保持正常的视力功能，眼能够视物辨色，离不开肝血的供养。因此很多患者，特别是老年患者由于肝肾不足，肝血虚弱造成视物昏花，视久疲劳，眼前朦胧的情况。从道理上讲就是经络不通，营养不足，肝血不足以供给眼睛使用。那么临床就要用补肝精补肝血调肝气的方法。令肝脏得到缓解，精血充足之后患者眼睛看东西又能够逐渐清楚，视力也随之提高。

所以眼睛与肝脏的关系，有依赖肝血濡养的必需条件，我们所有的眼科讲义中，很多内容都会提到这点。为什么补肝养肝是重中之重呢？因为肝主藏血和主调达，所以补肝血使肝血充足，调肝气令肝气舒畅，再应用经络作为通道将血供应到眼，眼睛的视功能就会提高。

第三，肝气通于目。《灵枢·脉度》篇中讲肝气通于目，肝和则目能辨五色。已经指出如果肝气和，也就是如果肝脏功能和调正常，眼目能分辨五色，所谓辨五色不是指单纯的辨色，更不是单纯色盲病，而是能够清晰视物的能力。那么相反过来，肝不和、肝功能不正常，眼睛就一定会出现问题，就会出现一些不同程度的目疾。

比如肝郁肝瘀、肝气郁结、肝血瘀滞、肝火上炎、肝阳上亢、肝血不足等肝不和的体象，都会使得肝气不通于目。患者除其他身体症状以外，都会有视物模糊，视物疲劳，或不易聚焦等症状的出现，这就说明眼睛和肝的关系是相通相联络的。因此在治疗方面，第一要点就是调和肝气。

第四，肝经的分部走行和功能。五脏六腑都有各自走巡的部位。

其中肝脏之经称为足厥阴肝经，也可以称作肝脉。巡行所到的部位，最主要就是上连目系，所谓目系即是眼睛后面的一个束，叫作目系。按现代医学解释这个束就是在球后的视神经、血管和韧带组合在一起的统称。后面视神经萎缩章节中会详细讲解。

谈到脏腑之间的关系要依靠经络来联通，并以气血作为物质的交换条件。那么肝脉入通目系，说明肝脏与眼睛的关系最为密切。文献上记录"目为肝之外候"，所谓外候，就是从外在神态状态的表现反应脏腑内在神气的情况，也就是说明人体既然是统一的整体，那么外部的健康与病态表现与否就直接或间接的反应内在脏的变化。同样的内在脏腑的情况也通过外候的表现反应给医生作为参考和辨证的依据。对于眼睛，最直观的反应的就是在肝脏。所以外候也可以被叫作外象。

如果肝脏的功能很好，肝阴肝阳很平和，眼睛的一般情况不论是视觉灵动本身的功能状态还是神态都比较正常。当然一般不是绝对，因为眼睛不是单一的只与肝脏相关，后面还要谈五脏六腑。但是最重要的，就是肝与眼睛的关系最为密切。

《灵枢·五阅五使篇》中讲"五官者五脏之阅也"，意思是五官，眼、耳、鼻、口、舌是五脏的外相、外候、外阅，是能够看到的，虽然五脏不能在低层次的阶段直接看到，但是器官可以看到，五脏的状态通过外在器官是能看见的。目者肝之官，鼻者肺之官，耳者肾之官，舌者心之官。从这几个因素来分析，不难看出眼和肝的关系是非常密切的。所以五脏六腑首先谈肝。

其二眼睛与心和小肠的关系，心为五脏之大主，小肠是六腑中受盛之官，心与小肠相为表里。这里多说一句，脏者藏也，脏是藏而不泻。古人写"藏"和"臟"是一个字，古代文献医书所写的五脏都写"藏"字，没有月字旁，月肉是后人加的，为了区分这两个字。但是脏是狭隘的，甚至可以说是错的，这里不多谈，真正学习中医文献就会了解藏的含义很深，不是脏可以替代的，完全不是一回事。还是应该用"藏"，脏是藏而不泻。心藏血，肝藏血，肺藏气，肾藏精，脾藏水谷之精，都是藏而不能泻，腑才是泻而不藏。比如胃不能够藏，而泻是正常的，不能藏，只要一藏胃就结聚了。肠也不能藏，不论大肠小肠，都是不能藏只能泻，如果藏而不泻，一藏则一定成病，聚而不能走行，就结聚成病了。

所以心和小肠一脏一腑，一藏一泻，一表一里。和眼睛有什么关系呢？第一是"心主血脉"。人体的血脉所以能够全身流动，全依赖心气的推动和心血的运行，血液才能在经脉里流动，所以称作心主血脉。

心能够主血和脉，所以眼睛最离不开血脉中精细精粹的营养供应。所有脏腑的最精微营养物质都优先供应给心、脑、眼，包括前面讲到的肝血。肝血也要脉的推动，如此才能联通眼系。所以有很多心气虚心血虚的人，会出现眼睛的供血能力不足而造成的视力问题，是与心气催动血脉无力供应相关的。

"心主藏神，目为心使"。心可以藏神，这一点必须要与西医观点有所区别。心神对于中国人是一种概念，最普通的人都会知道心神不定这种说辞，也能体会这种感受。西医则认为心脏是心血管系统中的重要器官，精神都应该在大脑里。

中医学认为心是藏神的，若心慌意乱，神自然不能守舍。心主藏神而目为心使，眼睛是神的其中一种外在表现器官，眼神是心神的外在反应状态。所以中国人讲眼大有神，也讲眼睛是心灵之窗，所有人心中所藏之神，在眼睛都有所表现，一切的眼神都是心神指使出去的，就像一个使节，虽然心的本神藏在里面，但是这个神的外象要在眼睛上有所表现。

而小肠受盛之官，化物出焉，小肠负责清浊分离，有用的有益的留下，没用的水走膀胱，屎走大肠。若小肠清浊不分，眼睛肯定会出现问题。看似小肠与眼睛并没什么直接的关系，但实际上内在的联系都非常密切。临床有很多因为小肠清浊不分，造成的眼出翳障，黑斑黑点等眼部症状。用药利尿通利小肠，这些症状就消失了。包括一些白睛目赤也是因小肠火上攻所导致的，都可以清化除之。

从中医眼科"五轮学说"讲，内外目眦也就是内外眼角，都和心与小肠相关系。一旦心与小肠出现热象，首先表现的症状就有眼角红赤，稍微有点心火亢盛，小便就出现黄热，眼睛就红了。这样说的话很多老百姓特别是老一辈的人都知道，生活中的事实就是这样。人本身生活当中一些病理现象就是这样的，所以中医学完全的是观察人的医学，很多现象就是很朴实地记录下来。一旦清小肠火、清心火的药物服用下去，眼睛马上就不红了症状马上就消失了，这是实际的情况也说明了眼睛和心与小肠的关系。

其三，眼睛与脾胃一脏一腑，一里一表，一藏一泻的关系。脾藏精，吸收的水谷之精微，吃的饭喝的水，其中精微物质都是由脾来吸收的。胃泻而不藏，必须保持通畅的状态，通而不藏，泻而不藏。

因为胃是受盛之官，腐熟水谷。而真正吸收精微是脾的功能。脾将水谷之精吸收以后，有储藏的作用，并不能泻出。那么眼和脾胃这一对脏腑有什么关系呢？中医学认为脏腑必须都要吸收水谷之精气，而水谷之精气是什么？就是吃的饭喝的水，将里面有营养的精微物质经过脾气提炼出来以后，由脾胃输送给各脏应用的营养物质基础，所以中医学将脾称为后天之本。这个营养不是先天的，是后天的。都是人出生以后，作为独立的个体，吃饭喝水，再通过消化吸收得来的，这一部分物质不是来源于父母而是自己吃进来喝进来然后自己化出的。如果没有水谷之精微供给各脏，那么无论是肾还是肝，所有的基础都是不能启动作用的。肾藏精是先天之本，但缺少后天之本的营养就不能化为能量。肝藏血，但没有后天之本的营养就不可能不断地更新和补充。那么供应这些脏腑所需要的物质和功能基础是什么？就是饮食。精微物质通过人体的功能化生是为什么？化生为脏腑之精，化生为津液，化生为血。

之前讲到心，也讲到肝，心主血，肝藏血。如果没有物质基础，缺乏脾胃的后援，不间断地化生并输送营养供给其他脏腑，就等同于没有物质基础。眼科上讲眼睛需要得到的濡养，很大程度上和脾胃的生化之源是有直接关系。简单地说就是人吃喝以后消化把精华供给各脏，各脏再把最精华的一部分上升供给眼睛使用。

虽然现在是单纯地讲眼睛，但是不光眼睛，耳、鼻、口、舌、皮肤、毛发都是一样需要营养的。所以将脾胃称作后天之本。另外，学习过中医学或有一定中医知识的人都会知道，脾主升清，胃主降浊。脾将吸收的水谷之精微物质，即对各个脏腑器官有用的、有滋养的物质从浊染中分离出来，然后将这些营养清气布散到全身。

而胃主降浊，胃将余下的残渣物质及上越在不相应部位的浊气降下到正位以便下一步的排出外散。如果胃气不降就会结胃滞胃，浊气停留就会成病，所以胃气一定要降。因此脾与胃的升清降浊功能和力量是帮助营养布散到眼部同时利于污浊之气离开清府之外，从而达到养眼、清眼、益眼的目的。所以临床很多视疲劳，视功能下降，眼睑下垂的患者，从脾胃来论治，用健脾和胃法帮助消化吸收，都能够取得效果。当然高明的医生会有更加综合的考虑，单一补脾肯定是不行的，还要考虑肝肾，在主要次要的关系中将五脏调理平均。

再一点，脾有统血作用。中医学认为脾脏的功能只要健全，就能够控制并维持保证血液在血脉中流动，而不妄行于外。不管什么部位只要血液妄动就造成该部位的出血，解决就很麻烦。如果脾脏能够很好地统摄血液，就可以合理分配其中一部分归到眼部，并将这一部分血和营养运达到双眼用以濡养，使得双眼发挥优秀的视功能。相反的，如果脾脏的统血功能出现异常，也会发生眼球各个部位的不同程度的出血性疾病。

其四，眼睛与肺和大肠的关系。肺与大肠相表里，虽然一上一下看起来没直接关系，但古人在人类生命活动中发现肺与大肠其实有很多生理、病理方面的密切联系。同样是肺为脏，大肠为腑。肺主气蓄气，吞清吐浊。大肠保持通畅，泻而不藏。肺藏气，浊气排出，清气吸入，然后形成真气，这个真气，上可以养心肺，下可以养脾肾。特别在道家修炼或是养生的时候非常重视真气，要通过肺与肠的呼吸，将真气运行，再沉淀化为真元。另外肺气催动血行，中医学讲气行则血行，气滞则血瘀，最害怕的情况就是血瘀，一旦出现瘀血就会逐渐结病，结病就会破血坏血。所以肺气的充足和正常才能保证血液正常的上达于目以益眼。

大肠很好理解，最主要的就是要通畅。人如果三天不大便，毒火一定上攻，因为本应排出的糟粕、粪便到达大肠而不能及时排除出去，大肠本有的反吸收功能，分辨好恶的能力并没有小肠强大，所以就会先将水分吸收出来，致使大便会更加干燥，并在水分吸收的同时，将一些本来应该排出的毒素再次吸收回来。

因此大肠必须要泻而不藏，绝对不能久滞，会造成毒火上攻，临床中很多患者，特别是老年人，常常因为高血压而造成高眼压。治疗中就强调要保持大便宁稀勿干，药后大便不成形甚或有溏稀都不用太过虑。因为大肠火毒上攻的时候，肝气一定也随之上扬，应时用药稍微通便，眼压的状态立即就能变化，外观也清亮，视物也清晰，患者自我感觉也舒畅。

现代医学一般解释毒素排出状态恢复，但中医学叫作腹通畅，这是肺气参与的共同结果。肺主气，催动气运，与心主血，鼓动血脉是同一个道理，肺助气催动大肠气运同时催动血行，导火下行。使得大肠能够下行通畅，避免积热上蒸影响到双目。

这里略微提到一点，中医学对于眼睛有很多名称，比如称为"玄府""清净之府""清灵之府""火户"。

一直以来中医学认为眼睛是很深邃神秘的，过去没有检眼镜，无法探查眼底，眼球里面到底有什么结构，一直很值得探讨。在古代认为眼睛是最洁净的器官，代表着玄深神秘而不可测的至高性，所以将这圣洁的器官取名称为清灵之府。这个清灵之府既不能缺乏营养，又害怕被干扰，无论是内在七情还是外伤都最怕干扰眼睛，所以又叫作清净之府。虽然耳、鼻、口、舌也容易出现问题，但是都没有眼睛娇气敏感。而称目为火户，是因为五官之中，火炎致病最容易上泛眼目，且一旦上眼就会造成重病。古人言"目无寒病，皆因火成"虽然不能说所有眼病都由于火症，但绝大部分确实是火炎所成。所以保持大肠通畅，没有积热，郁热便不会上蒸，眼睛也就保持玄府清灵清净的状态。

其五，眼睛与肾和膀胱的关系。肾脏无论中医西医都十分受重视，人类身体很多的生理病理现象都与肾脏相关。不论性格、男女、生老病死的发生发展，都是以肾的先天功能作为基础的，每个人从宇宙天地父母禀赋而来的先天之精，都藏于肾中。即使是很小的婴孩刚出生，先天的肾精也已经存在，然后通过后天饮食，呼吸空气，适应自然并用后天所得来滋养先天。先天所得虽然量小，但是潜在的代表着每一个独立的人。甚至人在一生当中的一些现象的本质源头，都藏在先天之精也就是肾精当中，所以中医在各个方面都非常重视肾精。

肾主藏精，人一出生就已经具有从天地父母处带来的精，并藏于肾中。而后逐渐通过后天的养育，用后天之精养先天之精，慢慢地促进一生之生、长、壮、老、已的生命过程和结果，这都和肾精有直接关系。肾精足，小儿发育的强壮，长得水灵。如果先天不足，小孩一定发育迟缓。中医讲五迟，正常小儿六坐八爬十二走，一岁开始学走，可是先天不足的小孩一岁还不能站立，两岁还不会走，这叫立迟行迟。正常小孩该长牙他却不长，这叫齿迟。毛发焦枯，稀疏少长，皮肤甲错，四肢枯瘦，腹中膨大，现在虽然很少见但还是有的。新中国成立以前有很多这种小孩因没钱治疗。如今也有，但一般治疗及时，营养状况跟上逐渐也会好转。现今准父母的孕前健康检查也很成熟，身体也都很健康，孕育的质量也更高。

所以《素问·上古天真论》开篇就谈养生，尤其重视养肾精。"肾者主水，受五脏六腑之精而藏之"。说明肾脏是受到五脏六腑的精华所供养的脏。肾生髓主脑，中医学认为脑是由髓填充的，而髓的发育完善充实与肾精充足是有最客观最直接关系的，所以中医学特别重视保肾，不能损肾伤肾。升华到眼科学尤其认为只有脑充髓满的情况下，眼睛才能发挥正常的生理作用。如果从"五轮"学说来看，黑睛属肝，瞳仁以内则是肾脏所主，是最重要的。就好比照相机暗箱和底片，如果暗箱和底片出现问题，看什么东西也都不清楚，前面镜头调焦距调清晰度、调节光线都正常也没有用。所以眼睛最关键的视物功能还是在于眼底，是肾精所主的部位，也就是黑睛的瞳仁内。如果肾脏肾精出现问题，眼睛就会随之出现问题。这种情况在临床上不分男女也不分长幼，而且中医眼科不单纯的讲肾虚，也讲肾实，这些都会在后面篇幅中详细讲解。

综上简单地介绍眼睛与五脏和五腑的关系，如果加入三焦，应该是五脏六腑，当然三焦与眼睛的关系也很紧密，只是由于学术争辩问题不在此处详细讨论。五脏五腑和眼睛都有密切的联系，它们的功能状态都会影响到眼睛的状态和使用。所以说"目为五脏之阅也"，就是通过眼神能够洞悉五脏的功能，并了解肝、心、脾、肺、肾五脏及胆、胃、膀胱、大小肠、三焦的内在情况。眼睛的情况，反映内在脏腑的状况是健康、中等，还是偏下不足，通过对眼睛的观察都能有初步的判断，当然这也不是绝对的。

（三）中医眼科学医道之经络

初步了解眼与五脏六腑的简单关系后，就要知道建立这一层关系的通道，那就是经络。眼与脏腑要通过经络通道相互联系。下面开始梳理眼睛和经络的关系。

全身有经脉、络脉、孙脉、奇经八脉等，从十二经脉进行一些了解，就会发现眼与脏腑是如何通过经脉相关联的。十二条经脉中有八条经脉与眼睛密切联系。

第一条是手少阳三焦经，至目锐眦之下瞳子髎交接胆经。目锐眦就是眼睛的外角，是手少阳三焦经所经过的地方，可以说是眼睛的近距离外表。

第二条是手阳明大肠经，其支脉连迎香接胃经，迎香位在鼻翼两旁。

第三条是手少阴心经，心经脉有一条支脉从心系上颊咽，就是食道上端两旁，然后从里面连到目系。就是之前所讲的目系，眼球后面血管神经管束形成的通道称为目系，同时也是与脑相连的通道和组织。

第四条是手太阳小肠经，小肠经两条支脉，一条汇在瞳子髎在外眼角，另一条汇到睛明在内眼角，距离眼睛很近。经脉气血流通到内外眦，对眼部功能无论供应抑或是调整都有紧密关系。

第五条是足厥阴肝经的本经脉，所有中医人都知道肝开窍于目。肝脉的本经系目系，联系到目后面的一束。心经是支脉上连目系，而肝经是本脉最直接的连接目系。目系在眼球的后部，肝经的气血经脉能够直接达到眼球的内部。

第六条是足阳明胃经，起于迎香，挟鼻上行，旁行注入目内眦，走承泣、四白、巨髎。所以本经是连系于目内眦的。足阳明胃经，实际上就在眼睛周围转圈。

第七条是足太阳膀胱经，起于目内眦睛明，从睛明到攒竹至巅顶上神庭汇入百会进脑。在脑中连系目本，实际就是目系，眼睛后的一束根元。

第八条是足少阳胆经，本经起始在瞳子髎，且有一分支从耳后入耳中，再至目锐眦。

所以人体一共十二条经脉，八条与眼相关，其中手少阳三焦经、手阳明大肠经、手太阳小肠经集中于眼周。足阳明胃经、足太阳膀胱经、足少阳胆经起始于眼周。手少阴心经、足厥阴肝经注入眼中。虽然尚有四条脏腑经脉没有直接关联到眼，但是与所入眼的经脉汇合以后是可以带到眼中的。因此，眼睛和全身的关系之密切，和脏腑关系之密切，都是通过经络这一通道来进行联系的，这就是眼睛和经络的关系。

眼科将眼睛称作"玄府""清静之府"。之所以能够得到气、血、精的灌注和营养，是依靠经络作为通道而进行的。

但是此处有一对矛盾，比如之前讲目为"火户"，眼不容火。其含义在正面的层次上讲，是经络作为通道用以运输营养成分非常方便，同样从反面讲邪气也容易通过经脉对眼目进行传导。风、寒、暑、湿、燥、火六淫之邪，各个脏腑所自成的邪蕴之气也都可以通过经络的通道侵袭、干扰眼睛的正常性能。所以既讲目为"火户"，又讲目为"清静之府"，是从不同的角度理解。作为后学，一定要尝试理解古人的意思，因为论述都不是一时一事成形的，也不是一个人著作的。同一个词语都不代表同样的意义，其中意思都涵盖着什么，就要分析对比着思考。比如这个问题就要客观分析，经络通道既能输送有用的营养成分，该通道也可以把风、火、暑、湿、燥、寒六淫之邪气输入到眼睛里面。通道既具有正面辅助的生理功能，也有负面的病理情况，可以导致眼睛相关疾病的发生。

所以很多时候由于脏腑功能不足，或者是受到外邪六淫侵扰，眼部的症状就会率先出现。就是因为经络并汇入眼睛的通路很多，并且诸多经络相互联通。一旦邪气不论是外邪抑或是由脏腑所生之内邪，都极有可能在短时间内袭击到人体并通过经络走窜到眼睛。

（四）中医眼科学医道之气血神

首先讲气。气在概念上分为两种，阴气和阳气。只简单说外在和内在的两种。一种是营养之气，由外而来，又分为清气和水谷之气。清气是由肺所呼吸，是生命过程不能缺少的气。按照现代医学的理解，大概就是由肺呼吸了新鲜的、含有比较高成分氧气的空气，并置换出肺中二氧化碳气体的一个过程。故而中医学称为"肺主一身之清气"。而与清气相同的，还有水谷之精气，是脾胃所吸收营养后进行运化而成的。肺吸入的清气与脾运化的水谷精微之气相合成为宗气，这种气的一部分吸收后也要输送到眼部以供眼睛维持正常的生理功能，这是源自于外在经过身体脏器转换而形成并应用的气。

另外还有一种内在的气，称为精气，也就是肾所藏的精气。这种精气是从一种既属功能又属物质的角度将能量输送到眼睛用以维持眼睛正常功能的气，所以中医眼科气的概念同中医学基础气的概念一样既很广博又详细。如果再深入还有更多种解释，这里都不再赘述。

第二个血。中焦取汁化赤而为血，血的功能重要性不用讲，只说血养目的能力。血包括津、精，因为血代表阴，所以可包含津、液。泪水还有睑板腺分泌出的睑板腺液，虽然看似不是血，但都是正常水化布津，由脾经水谷之精气所化，用以濡润湿滑眼睛，既伴随血液而行，又经由血液化生，属于阴分养眼。而血为肝所藏，一定通过肝经达到目系，来濡养眼睛的正常功能。

第三个神。气血都是物质，气是无形物质，血是有形物质，而神是状态。神的概念也可以做出几种解释。其中有眼睛自身表现出的神，也就是神态、神光。叙述一个人眼睛很有神很灵光，外观动态、运动都很正常，就说有神。全身的神都要通过眼睛这一媒介物质的作用，表达显示于眼睛，从而成为眼神。

中医望神，其中很重要的一部分是望眼神，当然还有更重要的和其次的，例如神态，面部表情，动作的灵活度，都可以称为简单的望神。还有比如脉神，就是医生凭脉的时候，感知患者脉里面的有神无神。欲从脉内求神气，只在从容和缓中。看脉必须看有神无神，但是所谓有神无神也真的没法描述，神在什么层次，与病什么关系都无法表达，根本就是"心中了了，指下难明"。所以现在教材一般就讲"鼓动的非常有规律，很柔和，适中不弱，特别是脾胃之脉"，如果这样就说明很正常，叫作脉有胃气有神气。但是这其实是很浅很浅的说法而已，还是要多结合临床体会。

所以小结下来：中医眼科认为眼睛在统一整体观的观点支持下与五脏六腑具有密切的关系，他们通过经络作为通道，进行气血的物质交换，来维持眼的正常生理活动和发挥其正常眼神功能，最终使得眼睛通过这些正常功能的表现将全身的神反映出来。

讲这些对于临床有什么具体意义？因为讲到具体治疗法则的时候，比如为何补肝肾补气血，活血理气，通气补气。都是要在这种理论的指导下进行用药，来消除眼睛的症状和治疗眼睛的疾病。中医看眼和西医看眼思考的方式和内容完全不同。中医眼科看眼除了重视眼睛局部，询问眼睛的不适以外，还要参考全身有什么特别的情况，如饮食睡眠气力，生活常态，大小便的情况等。中医眼科分析眼睛的问题，一定寻根溯源，找眼病源头对应的脏腑原因。然后才逐渐进入辨证论治阶段，这样证才能够抓得准，遣方用药才能够恰如其分。这些都是思维方法，思维方法应当是带有指导性的，中医眼科医生阅病如果思维方法都搞不懂的话，就不可能会在临床上能够很好地认病，也不可能取得很好的疗效。所以中医眼科医生不是单一的只懂眼科，必须要有很好的中医内科理论基础，包括脏腑学说，经络学说等，同时还要有各个科室的基础，特别是内科、儿科、妇科、外科，如果没有基础，想要了解患者全身情况，都不知如何入手，听了半天都不能找到真正的源头。所以现在有些眼科医生刚刚毕业，他们的知识体系并不成熟，在临床阶段更是有缺陷的。所以现在主张医生轮换科室，轮换学习各科的中医基本知识，再回到眼科。作为一名专业眼科医生，同时要具备内科、儿科、妇科医生的专业知识素养，而且还不能是一知半解的，必须是精通的，不然眼科技能到后面提高不上去。

比如临床中遇到妇女患者，行经眼疼，检查眼压升高，月经休止头痛缓解，眼压就自行下降，但是每个月行经后都较上月视物视力能力下降。作为医生，如果对妇科不够了解，不知道该患者行经的时间、量色等情况，不能体察妇女在月经期身体的一些变化并思考到经期会出现的问题。那么患者主诉经行头痛，视力下降，作为医生都考虑不全，辨证不出血热、血瘀、气虚、冲任不足而只针对眼病的结果往往没效。用止眼疼的方法，顶多服药期间，症状稍微减轻一点，待到下个月患者照疼不误。所以要想真正治病，必求其本。这样的患者按照妇科辨证调经，眼压高的问题就可以解决而且还不反复。

所以作为一名眼科医生，必须要具备很好的其他各科基础，这样才能够透过全身集中反映到眼睛的情况，把主要矛盾集中到眼睛为进行辨证治疗提供依据。

眼病有很强的季节性，四季的特性眼病与四季的气候特点相应。举例来看，比如春季的五风内障，夏季的红赤眼，秋季的眼干燥症，冬季的眼内外出血都是极具季节性的。

这时候就要考虑人与自然的统一性，要考虑天气因素、地域因素和个人因素的结合。三因致病的特点，要综合考虑，然后进行判断、诊断、辨证、治疗。遣方用药、针灸砭石、推拿按摩、导引运跷等，都是针对不同病因条件的不同对治方法。因为个人从事中医眼科以汤药为主，所以讲课当中对于针灸、砭石、按摩，列举得比较少，主要是通过药物调整脏腑状态治疗眼疾方面的内容较多。

（五）中医眼科学思维方法

中医眼科临床思维方法是什么？也就是说作为一名中医眼科医生，当面对患有眼睛疾病的患者，从接诊开始，作为医生的思维过程，如何从总体上进行把握。特别是现代的中医眼科发展之迅速，信息量之广大的情况下怎样树立并应对准确辨证论治的过程，也就是在思维方法上应该考虑如何接待来诊患者。

第一方面辨证。可以用简单的一句话进行概括，即是着眼于局部。作为眼科医生重点就是医眼，患者要求治疗的也主要是眼科疾病，所以作为医生主要解决患者眼睛的问题，一切治疗都是以治疗眼病为第一要务。因此着眼点首先要看局部，也就是看眼。

第二方面参合整体。前面讲中医学的特点是统一整体观。患者眼睛不舒服肯定会在全身其他方面有一定的表现，那么就要通过全身所出现的症状结合着眼睛的局部表现来追溯和思考，分析五脏六腑、气血精液、经络穴位发生的问题，这是要详辨的。这里同时要强调一句就是辨病与辨证相结合，之后还会详细的解释相关问题。

第三方面要科学客观地对待眼科检查。现代中医眼科医生必须要学会中医诊断和西医诊断相结合。因为当下眼科不是古代的中医眼科，在现代科技发展的今天，有很多的手段都可以利用。西医的一些检查手段都可以拿来用，或者是借助仪器检查结果对患者情况进行综合的分析。所以简单总结来说就是：思维方法上应该着重眼睛之局部，参合全身，病证相合。另外从诊断方面既要保持独立中医的传统诊断，也要考虑尊重西医的辅助诊断。

下面就稍微详细地把思维过程讲述一下，是从方法的角度，从总体上大致的归讲，等后面讲到具体疾病的时候，还会分别在不同的眼病之中进行较为具体的内容分析和讲解，现在给出的是一个大体思路。

首先，要点是强调四诊和参，通过望、闻、问、切的手段对患者进行初步分析，当然现代四诊与古代四诊有所区别，我们难以达到古人诊断的境界。

望，一看患者眼睛的局部结构变化，比如眼睑、结膜、角膜有无异常，眼神眼态是否正常，马上可以思考出眼睛本身的简单外在结构是否出现问题。二看患者脸色神态，有很多内眼病，眼外在结构不发生异常，但是通过神态神色，就能够推断出病源在何处。三看仪器，可以借助裂隙灯、检眼镜、B 超、OCT，造影来检查患者的眼底。这些是古人所没有的，也是现代很多中医眼科医生需要掌握的方法，借助仪器设备来进行望诊能够更直观地看到局部具体的病变情况。

闻，包括两个方面。一方面是用鼻子嗅觉来闻，比如患者有无特殊的病理性气味，有无何种动响，用鼻子来闻，当然这里也包括全身。作为医生既要了解局部也要掌控全身，包括体味、口气、排泄物的气味，甚至于出虚恭的气味等都要参合，参合这些症状到辨证思路当中。有一些眼底出血病，比如糖尿病患者的体味就有特殊性，而有一些眼底病的患者鼻部有腥臭味。这都是医生用鼻子进行闻诊。

另一方面就是听闻，用耳朵听有无任何部位异常的声音，有些患者眼睑翻开就会有特别的声音，患者也会告知医生有时候眨眼眼睑里面就有声音，也有的内眼病患者有挤压的水样声音。还可以听一听患者说话的声音，咳嗽的声音，这些都有助于对患者的全身辨证提供依据。

问，问是最直接最直白的方法。问当然先要问眼睛的症状，包括视力、视觉、视觉差异，视物能力是否下降，有无视物变形，颜色的改变，眼前飞蚊等情况都要详细询问。因为这些内容很多是患者自身体现出的一些症状，甚至于有些检查都难以觉察出来，但是患者根本就是存在有这些症状，而且觉得非常痛苦。这些因素都能帮助医生在辨证，在获取患者的资料或者了解患者的信息，分析身体状况的正常或异常的时候提供信息和证据，并为下一步判断寻找依据。

切，切不是单纯的切脉，凡是触诊都归于切。切脉当然很重要，脉象可以反映一个人的正气强弱，气血流畅情况，五脏六腑的状态，是医生都知道的。同时可以切触患者的病患部位，比如检查眼睛局部时，观察眼球是否柔软或坚硬，硬在什么部位。切眼睑有无各形状的肿物生长，都可以通过切诊了解情况。

将所有尽可能得到的情况通过四诊了解之后，对于下一步如何对患者的表现运用辨证方法，比如脏腑辨证方法、五轮辨证方法、内外障辨证方法等进行细致的分析，是起到总和资料的作用。

定病名。中医眼科的病名文献记载非常之多。比如胞生痰核，相当于现代医学睑板腺囊肿；睑弦赤烂，相当于现代医学眼科睑缘炎；上胞下垂，相当于现代医学所说眼上睑肌提举无力或重症肌无力等等。中医眼科病多数都是从症状外观或时令等方面命名，虽然与现代眼科命名的方式不同，但是可以说现代所能见到的各种眼病在中国历代眼科文献当中绝大部分都有类似的记载。

从整体眼睛疾病情况讲，应该说基本上都可以命名，有些病名虽然现在已经不用，是因为对症不很确切，但是都存在过。所以在定病名的时候，如果能够了解中医眼科的一些基础知识，基本上都能够定出病名。若你翻开眼科古籍，什么样的眼病我们古人都有名称，而且很美很文艺。

中医眼科是从症状、外观、时令上来命名眼病的。因此定下病名之后就要去分证，同样一个病有可能偏寒、偏热，可能偏气血瘀滞，也有可能是内部的脏腑不合造成的或者过亢，所谓的实；或者低下，所谓的虚。

所以定下病名以后就要定证，是属于寒热虚实、阴阳表里，这些证型就应该能够定出来。具备了所有这些条件，辨证部分基本就完成了。在判断的过程当中可能会出现以下这种情况。因为人体是很复杂的，所以各种疾病，发生在不同的人体当中，在不同的时令、不同的地点可能有错综复杂的表现。

一般最常见的情况，按照正常规律从局部症状、自我感觉和全身症状应该基本吻合。按照中医学理论系统，都属于同一范畴当中的内容，那么就容易分辨了。比如患者眼的局部红肿，按照五轮辨证，如果主要病位在白睛，五轮称为金轮，金轮内应于肺，那么目红赤就应当考虑是肺热上扰于眼，这是局部症状。同时，患者可能有伴随症状，比如口渴，舌尖红，咳嗽，吐黄浓痰等，从全身和局部就比较相吻合。属心肺两经有热，这就比较容易分辨，就定为肺热郁内，风热上扰。治疗用清心肺热、润肺养阴。遣方可以给予泻白散加银翘散，情况严重可加通畅大肠的药物使之通便。肺与大肠相表里，大便通畅，特别是大便干燥的患者，大便通下后很快火热症状就消了，这是按一般规律的过程。那么这一辨证论治过程很顺利的就完成了。症状、病名和辨证都能够符合一致，遣方用药也都会比较顺利，一脉相承。

但是更多时候，临床中全身症状和眼睛局部症状不相符合的情况相对较多。原则上就要以重视眼科症状为主，如全身症状稍有不太符合，可以适当兼顾全身。比如有些患者眼部症状赤热火辣烧灼，是典型的热证，但是身体畏寒怕冷，不能进食生冷，胃肠还感觉发凉，这种情况眼睛和身体的症状就不相符合，但是还算不上大的矛盾。治疗方面就要以眼科表现为主，同时兼顾到全身在遣方用药的时候配伍温胃散寒药物，并应用引经药上下各引。这都是可以被允许的，而且如果同道参看时，看到你的处方就可以得到反馈，能够注意到患者可能会出现全身症状与眼症状况不相符的情况，用药会更加细致，效果也会很好。

还有的情况是相反过来，全身症状非常典型，比如一派的寒症，而眼睛却是热象，这时如果患者的症状大部分都属于全身症状的表现趋向，那眼症就是假象，在辨证的时候就要把重点转移到调整全身，而眼睛的症状就不能作为重点。因为眼睛可能有仅表现出一点热象，但是患者全身都是寒极之象，那处方绝不能给予苦寒清热。如果此时一味固执地治眼，很有可能当时眼睛虽然舒适了，两三天后全身症状加重，同时眼症也较前更重。这种情况就需要把全身症状分析清楚以后，将治疗重点放在全身，而用辅助的方法兼顾眼症。这样用药才可能准确，效果才可能好，如果只顾其眼症的局部表现而忽略了全身大部分症状，那可能导致患者服药后感觉很不舒服，甚至于有些患者耐受不了所处方的药物，吃一剂就会感到不适。所以在辨证思维的过程中孰轻孰重一定要把握住。

还有一种情况是眼部症状特别明显，但是全身没有明显状况，寒、热、虚，实没有什么具体表现。眼科医生写病例在检查全身方面，就记录全身无明显不适，或者饮食可，睡眠可，总之患者没有自觉不合适的地方。主要问题都反应在眼睛时就可以只根据眼部的症状来进行辨证、判断、决定对于患者当下眼况的治疗方案，主要依据就要重点放在眼睛上。注意此时所说的眼睛，并不是指单纯的眼睛情况，而是指为什么眼睛出现问题的内因，这不是一回事。所以真正临床所遇到的情况是错综复杂，千变万化的。而最后能够得出一个正确的结论，采取一些正确的办法为患者进行施治，并要得到较好治疗的效果，才是医生所最期望的。这同时也是一名中医医生在辨病、识病和治病过程当中水平的体现。

要强调一点，现在大部分医院里都配备有一定的先进眼科检查仪器和医疗设备。作为眼科医生一定要学会应用这些方法去检查眼睛探查结果。通过临床观察并综合分析以后，积累一定经验纳入到中医药的诊断治疗理论体系或指导之中。比如最突出的眼底出血，毫无疑问不论患者如何叙述，全身有无明显症状。检眼镜下直观可见眼底有明显的不同样式的片状出血形态。

20世纪五六十年代的新中国中医眼科有过一次飞跃。当时很多眼底病治疗在短时间内见到奇效，就是因为当时很多中医眼科专家本身就具有深厚的眼科功底，同时又借助到先进的仪器直观的观察研究眼底，并且结合了内科、外科的一些治疗方法。

同样的眼底病，过去的眼科大家即便详细地听患者叙述，也只能知道大概的情况，分析出大致的问题。后来国家进步了，逐渐有了眼科仪器，眼部内外情况一目了然。为什么视力下降了？因为出血了！那么初出血的时候应该怎样用药，出血静止当如何治疗？后期应该怎么巩固？这都是没有看检眼镜很难知道并用药的。但直观可见之后，绝对就能加快治疗的速度，减轻患者的痛苦。这里是用出血举例，而更多眼病的具体视力下降原因，具体影响，比如水肿、渗出、机化等方面的检查也很快地融汇在中医治疗的经验之中，所以这些医者、专家总结了很多经验都是非常值得现代中医大夫在进入临床之前就应当很好学习的，这类材料和经验古代真的没有。

眼科有一种重病叫作视神经萎缩，先人称之重者为青盲，轻者也可以归为视瞻昏渺。表现为视力下降、视野缺损，但这些都只是现象，真正视神经是什么形态，什么颜色，古人是看不见也不了解的，即使上古之人真正的看到视束，也记录下来，我们今人又有几人能够具备看到的能力呢？

但是现在可以通过仪器直观地看到视神经。通过视神经的颜色变化，从而更好地认病，尽早地治疗并取得疗效。在这样的情况下，很多医生积累了一定量的经验并讲授分享，成就了现代中医眼科的发展和中医眼科的创新。数十年以来积累的丰富宝贵的经验，应该纳入现在医生执业的辨证思考、思维方法的范围当中。绝对不能拒而不用，这是一个现实。

中医学为体，以西医学为用。在发展或思考问题的过程中，依旧要按照中医的理论思想进行辨证论治，以统一整体观为主体，采取西医的一些检查方法作为辅助诊断与治疗，甚至于病例总结、疗效判断的依据。所以很多老专家们，尤其是新中国成立时期具有传统医道的老专家们很多都提倡，作为中医医生应该以中医为体西医为用，不能拒绝现代医学的发展和检查手段，否则的话中医无法发展。就只以眼科举例，我们中医眼科有思维方法、理论基础，有先进的指导思想，也有具体的治疗方法。很多西医眼科完全解决不了的眼病，我们中医眼科能够治疗。但是西医的仪器设备也非常值得使用，还是要充分地利用它。西医检查同样的疾病能够做出诊断，而中医能够治疗，帮助患者恢复光明。同理如果没有仪器，真能依靠自身能力观察患者眼底的中医医生数量也极为有限，所以一定要互相尊重。

在总的辨证论治过程当中，重点强调的就是针对个体化的灵活性辨证。辨证论治切忌公式化，否则会非常刻板。见到某类症状时，需要进行综合评价，虽然最后可能只集中到某一主要矛盾点上，但也要能够在辨证之前抓住该主要矛盾点进行详细分析。

有很多症状可能会以症状群出现，患者叙述时候很多相关部位器官同时出现问题。但是作为医生则要抓住其主要环节，进行调整治疗，调和治中，保持阴阳气血平衡并恢复脏腑平衡状态，有很多相应症状逐渐就会自然消失平复。

所以临床中想要能够维持中医眼科特有的最佳临床疗效，辨证论治是至关重要的环节，也就是一直强调的认识疾病的能力。而这一能力应当体现在以中医理论为指导的前提下系统认病的完整过程当中。

另外一点讲病和处方时还会详细谈一些内容。比如讲到有些热症不能盲目清热，不一定用所谓的清热解毒药。不能像西医学使用消炎类药物，见到炎症拿过来就消炎，中医学不是有热就用苦寒。临床很多时候辨证不准，效果不好，甚至适得其反。这些都属于辨证的能力范围。

（六）中医眼科学辨证方法之八纲辨证

思维方法后我们再进入具体的眼科学辨证方法。辨证方法有很多种，特别是临床常用方法。文献当中，中医眼科各个流派所把握的或是宣扬的心得体会辨证方法都不相同。但是依个人观点，作为后学之人还是有必要进行客观全面了解的，也就是对已知的辨证方法都要进行学习，并都要尽量掌握。

临床中遇某一种病发生的时候应如何使用某一种方法进行应对更合适各个主体，体现的是医生的水平。作为医生，能够进行比较，所选择的方法正确度、适应度就越高，治疗疗效也就相对越好。如果能够将患者所出现的症状，完全按中医眼科各种流派的理论体系分析解释出来，既是对自己能力的提高，更重要之处也是对患者的负责。

下面依次按照临床最常用方法逐条介绍。有些不太常用的可能就略提一下简单带过，因为现代临床有一些辨证论治方法除非在特殊眼部疾病时，已经不经常应用了，一般患者都不会用到。所以作为内科医师和百姓读者，略微了解一下有这样的方法就可以了。

八纲辨证是临床中最为常用的辨证方法。所谓"八纲"与中医学基本理论是一致的，也就是阴阳，表里，寒热，虚实。而在眼科中具体反应于眼睛上的症状有哪些特殊体现？

八纲第一辨表里。表证，眼科学的表证通常从部位方面所论，多指眼的前节部分，比如眼睑、眼结膜、眼角膜、泪器，眼眦及部分巩膜，这些部位发生的疾病属于眼科表证。且这些部位是六淫外邪最容易侵犯，也最容易快速起病的位置。

六淫致病往往起病较急，所发生的眼睛症状多见红、肿、热、痛、羞涩、畏光。来势凶猛，甚至有很多时候患者前一天晚间尚且正常没有异样感觉，第二日晨起睁眼才觉眼部异常不适，而后白日间暴起肿痛，晚间整个眼睛都已经封住了，这种情况的出现绝大部分属于眼科的表证，发生时往往兼伴有全身的表证，比如畏寒热伴咳嗽，咽嗓痒痛等，所谓的外感寒热症状均会伴随着眼睛症状随之而发。但是这是大多数情况，临床也有眼症暴起是因为里证外发而非外感六邪所成，多体现为重症眼病，也很常见，患者很多都是因为爆发眼病而后出现全身各种严重的病症，临床必须详细分辨。

里证，如按照部位划分，一般指晶体、玻璃体、眼底球后等部分。

通常认为这些部位的病变属于眼科里证，更多是由于七情所致，脏腑功能失调亦是诸因之一。当然有些由于表证失治而逐渐入里所造成的里证也很多。但大部分还是从内因的角度出现问题，造成脏腑气血失调，从而引起的病变。通常在眼科归纳为内障眼病，辨证时多考虑到里证。这是关于表里的问题。

八纲第二辨寒热。寒热又分为表寒证和里寒证，表热证与里热证。从表寒起始，表寒证在眼科的特点多见如迎风冷泪，遇风流泪却感觉很凉，不是热泪如汤。这就是由于外寒之邪侵犯到眼睛，虽然患者有时也表现为眼红，但是血丝体现的是浅红或者淡红之象。又比如可能出现黑睛生翳，也就是角膜上生出白色的片翳甚者经久不愈，通常都属于表寒证的表现。

里寒证，表现也有冷泪常流，目不欲睁，不耐久视等症状。但是从眼底上可能会出现有脉络膜经久不愈的疾病，比如视网膜水肿，黄斑水肿长时间不能够痊愈，旷日持久。这些眼病都兼有全身里寒的症状，比如脾胃虚寒、肾阳虚损等里寒的现象。从寒热辨证的角度就能得知是属里寒证。

表热证，既然是热在表，大部分也是发病在眼的前节部位而且起病较急，症状反应患者多自觉有灼热的感觉。眼睛发热火辣，流出的眼泪如下热汤，同时表现有红肿、眼分泌物增多、质地黏稠。这些症状在于眼睛的表现就是表热的情况。往往在全身也会伴随出现有发热重，恶寒轻、口干口苦，舌苔薄黄，咽喉肿痛等表热症状。按中医学说属风热表热的全身兼症比较常见，与眼部表现是相符合的。

里热证，眼部表现为红、肿、热，痛。比如眼科中有种病发情况称为抱轮红赤，详细症状后面会细讲。所谓抱轮红赤就是西医所讲的混合充血，既有结膜出血又有睫状出血，两种出血同时发生。为什么中医眼科称为抱轮红赤，就是因为其出血充血时的表现。一方面是白睛眼白部分充血，同时在黑睛周边，也就是角膜周围从里向外的很多细小血管充血向外发射状延伸，形态就像抱着一个火红的圆轮。抱轮红赤多见于血热、肝热，临床遇到一定要考虑里证。当然有时有些急性烈性传染病也会出现这种表现，也一定要分辨清楚。

另外比如神水浑浊，按现代医学讲就是前房房水浑浊。检查时可见丁道尔现象阳性，前房房水中浮游细胞，甚至有角膜后壁灰白色 KP 等症状。还比如血灌瞳神，类似玻璃体积血和眼底出血，这些眼病都比较严重，发作时多数都兼有全身的里热之象，如心烦口渴、易怒、大便干燥，甚至头晕急躁、不寐噩梦、渴喜冷饮等象，通常认为，特别是在参合全身症状时将之归属于眼科的里热之症。

八纲第三辨虚实。虚实如何分，总体上讲，所谓实证一般是邪气比较亢胜，同时正气也比较充实。所谓的邪亢正充，正邪交争的过程，这一阶段属中医眼科所辨的实证。具体表现如起病较急，症状较重，不论眼红、眼胀、眼痛，或者视力改变，症状都会较重，而且传变较快。前一天跟后一天有明显的不同，可能向好的方面发展，也可能向严重的方向发展，这些都是正邪交争的表现。在两者均比较旺盛的前提下，交争的结果如果是正气更胜一筹，症状疾病就会稍稍地减轻，而如果正不胜邪，邪气占据上风，症状就会加重。变化很快，不好预测。

不论是内眼病还是外眼病，或者表证、里证，都具有这样一种急、快、重的特点。如以内眼病举例，有些急性血溢脉外的出血病，还有些血管的阻塞症和急性眼压变化的情况等，按中医眼科学分析都属于实证，应当即时采取治疗手段。用外眼病举例同样亦是如此，比如暴风客热、天行赤眼都来势急猛，都属于眼实证。

而所谓眼的虚证总体来看，从体质和全身情况分析是属正气不足，最多见的内眼病就是目力衰退，外眼病就是视疲劳。眼的虚证是在脏腑气血功能处于低水平的衰退状态时发生的眼病，这一基础上大部分眼病都属于虚证。而如果眼部的虚像症状出现的同时全身状况也有所下降，就可以确定属于虚证。比如有的患者出现视力下降、视觉障碍，程度不很严重，发病也不很突然，而是比较缓慢，比较隐蔽的在一段时间逐渐的变化。且往往眼症可能反复发作。

还有类如视疲劳亦是如此，患者稍微休息不当疲累加重或用眼略多，精神压力稍大症状就明显。如果近况尚好，休息得当，症状就会减轻。又比如眼睑肿，眼睑水肿也是由于长时间脾肾阳虚挟风，脾肾不治水所导致的。单纯的眼睑肿虽然不是什么重病，不会造成很大的痛苦。但是第一，是身体提示要注意是否有脏腑失调的出现，比如肾不制水，脾不运水的情况，因为健康的人排除遗传因素，不会出现这类情况，所以必然是存在一定的问题。这种情况属于水邪停留，是脾肾两脏阳气不足，无力运化水液的表现，所以最好尽快排查解决问题，避免加重或变生他症。第二，现在青年或者中年妇女比较重视的一个问题，因为反复的水肿就会出现眼袋，影响到面容的美观，所以有很多人都比较重视。从医学角度，当提示有水邪停留，且症状时重时轻，就要给予足够的重视。

又比如同样的流泪症状，虚证眼泪会感觉清冷，甚至有些患者喜欢揉眼睛会觉得舒服。相对而言实证眼病，眼睛是不允许也不接受按压的，而虚证更愿意被挤按。比较明显的是虚性眼证夜间较重，白天减轻，即所谓的阴得阴助，本来虚弱的阴证，入夜时候症状反而就会加重，而白天阳气起兴症状就会减轻。因为虚弱之症在白天，阴得阳助的时候由于阳气旺盛，正气还能够抑制邪气，所以症状较轻，到晚间阴气加重，无阳相助，症状就会更加严重。临床上眼睛出现有飞花飞蚊，甚至于感觉到闪光和金星，通常在辨证时，见到类似情况也都将之归类为虚证。当然眼睛的症状可能会或不会伴随全身的虚证而发生，比如畏寒怕冷，体力不佳，乏力，睡眠不佳，口鼻干燥，手足不温等。而考虑整体虚证的时候在全身还要注意区分有阴虚、阳虚、气虚、血虚的不同。

如果从脏腑角度考虑虚证，患者可能主要是肝肾不足，也有可能是脾气不足，脾胃虚弱。这时候考虑虚症的问题，就是既要看到眼睛局部症的表现，也要重视全身的表现，并将两者综合起来，兼而顾之才能使得辨证能够更加准确。必须说明，诸如此类易于疏忽的问题，及时发现加以纠正很快就会得到缓解，但是疏忽遗漏，则可能会发展为较重的眼病。

八纲第四辨阴阳。为什么列八纲的时候将阴阳放在首位，但是讲时放在末尾。因为阴阳是总纲，和六纲是分开的，完全不是一个层次的，这里不详细讲。简单地说阳证可以归纳包括表证、热证、实证，而阴证可以包括里证、寒证和虚证。所以阴阳是总纲。"八纲辨证"，通常讲阴阳表里寒热虚实，但是如果理解了后六纲，会发现前面两纲的内容与六纲不是一回事。阴阳是大的、根本的概念，阴证、阳证是可以体现表里虚实寒热内容的，阴阳是根本，六纲是细化，不懂阴阳，六纲明白了也没用。那都是能替代的，取巧的方法和技术，复杂而已但不究竟。所以阴阳没有什么可讲的内容，因为讲起来太多太难。

　　总结来讲，"八纲辨证"会重复地应用在辨证当中。临床所见病症都是错综复杂的，人不可能按照理论上的条文去发病生病。阳虚的难道就没有火旺的可能？实证就没有一点虚象？或者虚证就没有实象？实际都不是。所以病是错综复杂的，很多时候是相间杂出现，医生的任务就是要分清主次，权衡轻重，抓住主要矛盾，但是其他方面也一定要兼顾，才有可能辨证准确，千万不能固执死板，也不能心中尚不明了就胡乱进行辨证。以上是关于"八纲辨证"的概述。

（七）中医眼科辨证方法之脏腑辨证

　　第二个辨证方法在中医眼科非常常用，也是中医学在辨证论治和治疗疾病过程当中非常常用的方法——脏腑辨证。中医学将脏腑分为五脏六腑而互为表里。三焦归在外，历史上三焦一直是学术争论问题，到底古人讲的"三焦"是什么？有的学说认为根本没有这个腑，只不过就是上焦为心肺，中焦为脾胃，下焦为肝肾，实际上是把脏腑上、中、下分排，是一种位置的概述。也有的学说认为，三焦是一个独立的腑，就是笼罩着整个身体的一个强大的器官，是一个无物质的实体但具有独立的腑功能。关于三焦的概念至今未能统一定位，就不详细介绍了，只作总体概括五脏和五腑的辨证关系。这一辨证依旧是首先强调统一整体观。五脏六腑与眼睛的关系之前已经讲得很详细，不再赘述。具体举几个典型例子从辨证角度上来谈一谈脏腑辨证就可以了。

肝：肝主疏泄，喜调达而恶抑郁。如果肝气郁结，在眼睛上会出现的症状比如眼球胀痛、酸涩流泪、眼痛外突等，之后讲症状的时候还要详细地讲。眼球胀痛，医生可以用手指测出来，也就是西医中所谓的眼压升高之变化，通常医生用双手的食指在眼上眶下面，摁住眼球根部，交替轻施压力，体触观察眼球压力的反应，就可以发现眼压高低的变化。肝经不畅会导致视力下降，如果检查患者的眼底，视盘会有颜色上的变化，并有视网膜上水肿或充血的可能，也有可能黄斑上出现问题，就需要结合着肝气的循行规律和相应出现的一系列症状进一步的分析。眼前节方面角膜风轮会出现星翳、白块，类似西医所讲之角膜炎、角膜溃疡等，同时会伴有全身症状，常见的肝气郁结在内科中会有很多表现，比如心情抑郁、烦躁压抑、不喜言语，也有些严重的出现抑郁症的表现，同时会两胁胀痛，局部感觉有气串或者胀痛，胸闷不舒，睡眠失寐多梦不安。女性患者可能还会出现乳房胀痛、月经失调。这些全身症状都属于肝经不畅，将之与眼睛的症状相结合均可以追溯到肝气所主的本源，了解到是由肝气抑郁不舒所造成。

那么，肝郁所成的眼病在辨治的时候就要以疏肝解郁为主，同时可以稍加活血，或稍加理气的药物。疏肝解郁本身已经具有理气的作用，血行则气行，血郁则气滞，所以酌加活血和理气类药物加强其力量，然后再加用引经药领药于眼，使药物在眼睛发挥作用，往往就能够取得预期的效果。

肝经除郁结外还会出现郁热的情况，即肝的热症。肝脏肝阴不足或者肝阳过亢出现热象导致肝火上炎都会出现热症的表现。所以临床中非常多见肝的火热之气体现于眼部的症状。比如眼睛会出现疼痛多泪，灼热如滚汤。另外会出现抱轮红赤，黑睛生翳，神水浑浊的现象，视网膜上可能会出现视盘水肿，甚至视网膜出血等眼底内部症状，这些症状看似虽然与肝经郁结的症状有相类似的地方，但是注意观察，两者所伴随的全身症状往往不同。如果肝热，会伴随出现头疼、眼胀、烦躁易怒、口干苦、大便干燥等一派热象，表明其不是肝郁，而是以肝热为主，治疗也应当以清解疏理为大法。所以通过对肝脏所表现的两种问题的结合点相比较，简单地将肝郁和肝旺相区别，就可以为辨证施治予以一定启示。如果辨证准确，那么治疗时相对应用的方法如清肝泻火抑或是疏肝解郁就能把握的相对准确。症状很快消失，疾病也能得到较好的控制。

肾：肝肾同源，肝主藏血，肾主藏精，精血要上注于目，眼睛才能够保持正常的功能。肾阴不足的眼症表现为眼睛干涩不适，眼前飞星，视物模糊，视力下降。从眼底镜下观察视网膜可能发现出血，视盘有颜色变化等情况，因此造成视力下降，视瞻昏渺。在眼睛出现此类症状的同时，患者全身可能会伴有类似头昏、健忘、耳鸣、耳聋、腰膝酸软、失眠多梦等表现。将眼部症状与以上全身症状结合起来得出结论多是肾阴不足所致。治宜滋养肾中精气，同时兼以养肝之阴。

脾：中医学认为脾脏为后天之大本，气血生化之源。胃主纳谷主降，把吃进来的食物和喝进来的水首先受纳。主降是下运，腐熟水谷。再由脾分清浊，将水谷之精微的部分吸收输送到全身，以后天精气滋养脏腑气血。脾精，水谷之精，要上输于目，用以营养眼睛。如果脾气损伤或虚弱，难以执行其功能，那么水谷之精华即不能充养脏腑，又不能依赖脾气升提的能力上输于目。本应运送到眼部供应营养的精气不能上达助眼，就会影响到眼睛的正常生理功能。

脾主运湿而恶湿，运化水气并统管一身水液代谢，不令水湿停聚同时将湿邪排清，是将水分津液甚至湿邪运化，送达到有用的地方，排除出不应停留的地方，这叫作水津四布。水湿不可以停聚，如果主燥恶湿的功能受到损伤，湿邪不得运化而一旦停聚，那么聚湿水凝，停积成痰，就成为湿邪，无论是内湿外湿，寒湿湿热，都会影响眼睛功能，成为可以致病的因素。

内伤湿邪多是由于饮食失度，入口不净，多食肥厚生冷之品而成。脾胃难以承担其重赋，所食之物不能消化的同时还影响到脾胃正常的运输布散功能，因而停聚成湿。外感湿邪则多是受外来湿邪，比如气候、地域等因素的侵袭而成。

中医认为脾气主提升。从外眼观察，例如睑胞浮肿、眼睑下垂、提举不利等症状；内眼出现如视物变形，视直如曲等现象，并伴随全身症状如像消瘦乏力、神疲少气懒言、便溏，或者长时间腹泻、腹胀等，这些都属于脾胃虚弱的表现。应用这种辨证方法，将脏腑的功能和眼睛的症状联系到一起，便于之后论治时，实施补脾、健胃、益气、提升、利水、化湿、涤痰等诸多方法的选择和应用，以达到预期的治疗目的。只要有辨证的准确基础，应对的策略必然有效。

脾统摄血液方面，所谓统摄血液，就是把握血的流向，将血液约束在血管内，约束在脉内，不得令其胡乱流动，防止其溢于脉外。如果脾脏的统摄功能下降，就可能血行脉外，造成眼睛或内或外的血管出血，甚至出现眼前节或眼底出血的严重情况。当然内科和妇科的血症都很常见，但是从眼科讲，轻者结膜下出血，严重的就是眼底出血。

依照西医诊断的眼底的视网膜出血、中央静脉阻塞或分支静脉阻塞、黄斑区出血、糖尿病视网膜病变，中医都会归想到脾不统血的可能性。因为出血症所定的病名虽然不同，但症状大致一样，而性质有很大区别。这里要特别强调注意，根据出血定的是病名，而不是证，出血从西医方面看来相同，中医却往往不同，比如眼底出血，有的是脾不统血，有的却是血热妄行，还有的是气冲血乱，还有是肝阳过亢。

同是表现为出血，但是治疗方法是迥然不同的，那么如何分辨出血的源头和性质，哪一脏腑所致出血，就一定要结合全身症状加以分析。如果是脾不统血，则会伴随出现全身脾胃虚弱的一些症状，全身表现可能与脾胃虚弱的表现都差不多。比如面色萎黄、形体羸瘦、乏力疲惫、精神萎靡、食少便溏、少气懒言、食欲不振、腹胀腹泻等，经过分析多由于脾不统血，不能摄血而造成，治疗时选用补脾益气、摄血止血的方法，后面在具体讲病的临床治疗阶段，再详细谈不同的方法。

脾胃湿热方面，脾运湿而恶湿，湿热内蕴脾胃，多是由于饮食不洁或饮食无度所成，过度的食用了不容易消化的肥甘厚味、生冷等生湿之品。脾胃承担不了，消化不能，运输布运功能承受不住，就会停聚而成为湿邪，这是从内成湿。另外也有外受湿邪，比如气候、地域环境、季节，都会对人体造成一定的影响，这是从外成湿。不论内湿外湿，都会造成脾胃的湿邪滞留，而脾胃的湿重淤积长久，湿气便化为热，就表现为脾胃湿热。眼部的症状，由于脾胃湿热所造成者非常多见，比如针眼、睑弦赤烂症（睑缘炎），表现为眼睛周边分泌物增多，眼睑红赤溃烂，表面皮肤受损，甚至于睫毛根部都会受到影响导致睫毛倒长。又比如胞生痰核症，表现在上下眼睑，上睑指触有豆粒大小的肿物。中医称为胞生痰核，西医认作睑板腺囊肿。

而在眼底方面常出现的问题，包括黄斑水肿、黄斑出血、黄斑渗出等。关于眼底黄斑区，通过近五六十年很多眼科专家分析，在长期观察众多病例的过程当中发现黄斑区虽然属于眼底内部，按五轮分属于肾，但是该部位病象却和脾胃的生理病理变化关系更为密切。其中又有大半病例归属中医学的脾之湿热范畴当中，伴随全身会出现在不同部位的水肿，皮肤湿疹，痰涎增多或者大便溏薄等湿热症状。后将眼部症状和全身症状进行结合，用脏腑辨证的方法分析所得出的结论，认为该部位病变多是脾胃湿热所因。

另外，如视野狭小、视野缺损等表现，现代医学基本都将之归于黄斑病的迹象，而无论出血、水肿、渗出，中医眼科学将这些症状均责之于脾，责之于胃中湿热。

心：中医学认为心为君主之官主血脉。前面曾谈到过心与眼的关系。在临床中较为常见者是由于心火亢盛所引起的眼部症状，最多见的就是两眦红赤，也就是眼角红赤，甚至出现翼状胬肉，泪窍阻塞或者泪窍朦胧，西医称为泪道炎，或者泪道感染。而心火在于眼底可见静脉迂曲扩张甚至阻塞。全身症状可能会出现面赤，口渴口干，舌红口疮，迁延日久，反复不愈的表现。小便热赤，依照辨证一般都属于心火亢盛，但也一定要结合全身分析。因为肝肾病变的主要反映中也有小便颜色异常的表现。综合分析，后将眼部症状与全身症状结合起来，用脏腑辨证的方法判断是属心火亢盛，治疗上也要重点在清解方面多下功夫。

肺：肺热壅盛比较常见。肺主一身之气，相应于眼睛主要与眼白部分相关，称为金轮。肺气上蒸一定会侵犯眼睛，不论是肺热上蒸抑或是外邪而犯的风热客肺，眼睛会出现抻拉不适，摩擦沙涩的异物感。眼分泌物增多且黄稠质黏，有些患者会体现畏光，热泪如汤的情况。

肺热侵袭眼部多体现在金轮白睛，热泛金轮出现有畏光的症状，提示多是角膜，也就是风轮肝经受到肺气的影响。按中医学五行学说相克理论，肺属金，金克木，肺之实热会影响到肝，使得肝气泛起不宁。而后所体现的部分就在角膜，角膜如果一旦患病出现问题，最大的特点就是剧烈疼痛，泪多泪热，畏光。这时候就必须要考虑肺热的传变已经影响到肝。另外像白睛红肿，肿的形态好似一层浮水汪汪，像鱼吐泡一样的浮起来覆盖于白睛表面，实际上是结膜水肿的表现，重症时也可能充血出血甚至于眼睛出现金疳或火疳。金疳，火疳，中医的病名，类似于现代西医眼科的角结膜炎和巩膜炎。发作起来疼痛得非常严重，而且只要触压眼球，会瞬间加重。白睛出现结节样弥散样充血或斑块的同时伴随剧烈的疼痛，不能按压触碰，中医称为金疳，也就是西医所称的巩膜类疾病。而如是金轮症状的同时出现风轮白斑、溃疡、溢脓及剧烈的摩擦疼痛症状，西医就考虑角结膜类疾病。这时就必须要考虑肺火犯肝，两经同热的情况。因为依照中医五行学说的理论，肺属辛金，肝属甲木，金旺容易犯木，使得肝经同时出现郁热，从而发为肝肺两热的表现。

这些症状中医眼科都责之为肺热源起，患者最常伴随头痛的症状。肺主气，无论表证里证，患者都可能表现为头疼。发热、怕风、口渴、咳嗽吐黄痰，诸如这些情况如果按脏腑辨证方法进行判断眼病，是属肺热壅盛，论治亦多以清解滋养为其法则。

以上是从脏腑辨证方面探寻基础眼病的常识，因为前面叙述过眼与脏腑的关系，谈得比较详细，所以脏腑辨证中就只举一些临床比较常见的例子来说明眼科疾病与肝、心、脾、肺、肾五脏之间密切的关系。通过眼睛的生理病理表现找到根本病源。治病必求其本，找到原因以后，既能够将脏腑失调的状态得以发现解决，同时对治疗眼症之问题会更加准确，得到一定程度的纠正和改善。最乐观治疗的情况下，患者会在全身症况能率先恢复的基础下眼部症状逐步减轻或者消失，使两者同时得到一定程度的纠正，达到并最终符合治病必求其本的要求。

（八）中医眼科辨证方法之五轮八廓辨证

五轮辨证：五轮辨证如果进行溯源，可以追溯到《黄帝内经》成书的时代或更早。在《黄帝内经》中有比较详细的介绍。在谈及五行的时候谈到五脏，谈五脏的字句当中涉及眼。所以五轮学说的基本观点已知最早是源于《黄帝内经》的，当然可能更早，但是没有发现确切的文字记录。

按照五轮学说可以大致简单地将眼的各个部位与五脏相对应。上睑和下睑，即俗称的眼皮在内应于脾，称为肉轮，在五行中属于土。内外眼角，内外眦在内应于心，称为血轮，在五行中属火。白睛，眼睛的白眼珠内应于肺，称为金轮，在五行属金。黑睛，古人所说黑睛是指现代的角膜，黑眼珠部分同时还包括后面的虹膜，也就是瞳孔周围一层虹膜睫状肌，共称为风轮，在内脏应于肝，在五行属木。瞳仁以内，包括现代眼科的晶状体、玻璃体和整个球后视网膜部分，中医将之与内脏相应是肾，在五行中属水，五轮称为水轮。这是对五轮的定位相应的一个简单介绍。

八廓辨证：八廓辨证，常与五轮学说两个辨证方法一起应用。八廓辨证是根据八卦，《易经》里面的八卦方位定位于脏腑，按照乾、坤、坎、离、震、兑、巽、艮八个卦位，将眼睛的结构按照卦位归位分析，而后对应于脏腑。较之五轮学说八廓更为详细，因为不光对应脏还对应腑，所以临床在于眼科医生更常选择的辨证方法八廓多于五轮。

一般内科医生医眼时能够大致了解五轮学说就足可以了，目前这两种辨证方法应用都不多了。在临床都有参考价值，因为辨证思路对应于脏腑，是和脏腑辨证相结合的。单纯用五轮八廓辨证一般很少，应用的时候主张灵活变通，不要机械刻板化。还是要将很多症状，包括眼部的、全身的症状糅合在一起进行相互参合，最后得出结论。而反对将病症对号入座，固执地用一个部位给对应于单一的脏腑，机械地使用五轮八廓，这不是中医辨证论治的思路。

（九）中医眼科辨证方法之卫气营血

卫气营血辨证：卫气营血辨证是温病学派确定疾病病位的辨证思路和方法。这一方法在眼科临床中使用较多，但比较特殊的针对某些严重的眼病。根据温病学派的卫气营血不同病位层次所表现的一些能将之引入到眼科疾病的辨证，来判断眼病的轻重深浅、病变变化和传变规律，有利于提高对眼病认识的准确度。

一般情况下，眼病处于卫分，通常是病的初期，而且病位在表，解表祛邪是最常用的方法。眼病到达气分，说明疾病有了一定的发展，病位初入于里，因为气分属于里中之表，虽然道理上可以说病位始入里，但仍然是初级阶段，所以应用清解的方法一样快捷有效。

眼病到达营分，往往病势就已经较重，而且有可能进一步加重。临床辨证的时候，属于营血层次的眼科病很多见，要特别重视。治疗要用营血分药，通过清热祛邪解毒，使邪气外推，回到气分外出卫分，这样病情才是向愈的。但是如果未能及时治疗，邪气再深入里，再进一步到达血分，则是病邪深入，病情加重，向严重的方向发展。

眼病进入血分，依温病学说如果病邪入到血分，说明温毒的热重病邪已经入里，身体会伴随出现一些神志变化，称为血分证。眼科的血分病同样如是，一是病很严重，进展速度非常迅猛，有时一两天，甚至上下午的时间就能到非常严重的病况，而且一旦深入到里就已达极限，如果稍有耽误治疗，就有可能短时间内失明，视神经萎缩不能恢复，至成残废，造成不可逆转的悲惨结果，由此可见这一程度之严重性。

所以中医眼科现代临床应用的时候，遇到某种特殊重症眼病，一定会参照卫气营血的辨证思路。例如结膜上一些传染性、时令性的疾病，多会用到温病学病在卫分、气分的观点和用药，迅速治疗疾病。

如果遇到属里证，类如西医眼科所讲的虹膜睫状体炎、急性视神经炎、急性深层巩膜炎，或者急性青光眼及脑源性眼病等现代医学中许多棘手的眼科疾病时，作为中医眼科医生，也会将温病学中的重病治疗经验和用药，糅合到专用的治眼方剂当中。这种借用，有很多时候效果是非常好非常迅速的，甚至于力挽狂澜的解决问题取得意想不到的效果。但临床不是所有的眼病都要使用卫气营血的方法来辨证治疗，相当于一种利器，不到关键时刻，一般的眼病都不常用这种辨证思路。

（十）中医眼科症状辨证

中医眼科临床最为常用的辨证方法当属症状辨证，是中医眼科学独立的辨证方法，从该学科发展开始到成熟，逐渐形成的学科独有的特色辨证方法。当然内科医生、妇科医生、儿科医生也可以参考使用，但是应当承认这一方法是眼科医生长期观察眼病而得出的由里及表，由现象分析本质的方法。所以在本方面比较详细的进行介绍，而在之后具体讲病的过程当中，可能还会出现类似的内容，因为讲到某一症状，就可能会提到相关辨证和由表入里的关系，或者是分析疾病本质的时候也会应用。因为患者出现的症状，在疾病中都会有所表现。现在主要是谈各种症状，当然也是选择一些常用的或常见的症状来说明这种辨证方法。需要重点说明的问题是，因为症状辨证存在有很多医生所持观点不很一致的情况，虽然大部分观点基本统一，但可能对于个别症状具体出现时如何给予分析，会在遇到具体症状时将不同的看法进行介绍。包括先贤留下的宝贵经验、老师教授的知识和个人行医多年的体会。

1. 自觉症状

临床医生都知道，很多症状是需要患者给医生讲出来的，检查可能会查不出来，四诊也不能马上体察出来。比如眼部疼痛，怎么个疼法？什么部位疼？都是患者自己的感觉，属于自觉症状。还比如痒，怎么痒？痒到何种程度？畏光？畏光没有具体指数，患者就叙述怕光，怕光程度又不一样，有些是走到太阳光下不舒服，有的只要有光整天都不舒服，一过黄昏就感觉到减轻，程度不同都是患者个人的感受。

自觉症状第一，目痛，眼睛疼痛。中医对于疼痛的其中一种解释叫作"不通则痛，通则不痛"。中医学分析很多疼痛的症状，这都是基本观点。不论关节疼，心口疼，肌肉酸痛。同样眼睛疼痛亦是如此，所以出现疼痛症状的时候，一定要考虑到两点。

其一，是有无外在实邪的外邪阻滞。寒、热、湿、燥，这些原因阻碍气血的运行，造成目痛。比如热邪，可以破血妄行，同时也可以造成气血的运行失常。寒邪更是如此，寒主收敛，主凝聚，经络中有寒邪也会出现眼睛疼痛。湿邪，湿邪敛滞可以造成气血运行阻碍，也会出现疼痛。

其二，应考虑内在的原因，比如情志失调，肝气不舒。例如气虚证，是由于气虚少力，没有力量鼓动而痛。而血虚证则是因充盈血脉不够，影响到通畅造成的问题，不通也会造成疼痛。而患者表现同样都是疼痛的症状时，情况状态也不尽相同。

刺痛，患者会叙述眼部疼痛得很严重，像刀割、针刺一样。往往说明是血热亢盛，瘀血内停造成的。

涩痛，患者感觉沙涩痒感较重，又感觉有摩擦的疼痛。往往是气脉不通，而加有阴虚无润，眼球润泽无力，所出现的涩痒抻拉的一种痛感。

隐痛，很难形容的一种痛觉，感觉眼睛里面眼球隐隐地作痛。往往是因为阳虚气虚、血脉不畅不通造成的，这种疼痛属于虚证范围。

胀痛，患者一般感觉眼睛疼痛，类如憋滞外突，向外拧顶的痛感。属于实证，最多见在肝胆火旺或水气上攻。

作为眼科医生，不论是中医、西医，如果患者有叙述眼睛胀痛，一定要注意观察眼压，可以去指触眼球。眼压如果升高时，要分清眼球是泡肿如球还是泡肿如实，也就是质地是软还是硬，同时还要分清单侧双侧，而且一定要探查伴随症状，分清是眼部的单发病或身体其他原因引起的眼胀痛。要注意，眼压高意味着对视神经会造成损伤。中医眼科也很注意和重视这一类疾病，如果不及时地进行恰如其分的排查和控制，很可能会对患者造成误治，甚至于有些损失难以弥补。

眼压高的时候，用药要注意，不论中医西医，都不可以促进眼部内外压力的再次升高，而是要应用有利于降低眼压的药物，因为眼压高到一定程度，其他症状伴随都还好办，关键是会造成视神经的损伤并最终导致视神经萎缩，那瞬时间视力就会下降，视野就会缺损。所以胀痛必须要引起注意。如果属肝胆火旺，就要清热，清肝胆之火；如果水气上攻，应当利水消肿，软坚散结，将胀痛的状态尽快地平复。

高眼压在西医当然也属眼科的急症，用西药来治疗，医生也会先排查诱因而后马上给患者降眼压，先将眼压控制住。注意一点，临床有些患者高眼压表现剧痛，疼痛不能耐忍，但是一点不胀。中医认为属肝胆火旺，或者风火相扇，既有风又有火，风借火势，火助风威，风火相扇造成眼睛剧痛无比。或者气火上攻，有些患者情绪激动，本来就肝旺，平常还可以，但是由于情绪激动，肝气上逆攻冲入眼，所以患者疼得非常严重，这种剧痛的眼象，只痛不胀，作为医生在眼科方面也要注意眼压，同时注意角膜、巩膜、葡萄膜的情况，在内科方面也要多方考虑。一般情况下往往多是青光眼、高眼压巩膜炎的表现情况。有一些眼睛的症状，后面在讲病的时候还会提到，包括组方用药的规律，还有老师教授的技术，或者是自己在学习过程和临床过程当中的体会等。

自觉症状第二，眼痒。眼痒也是常见症状。用症状辨证，首先考虑风邪，风邪会出现很多症状，比如身体中状如虫走，不但痒还走串不驻，中医辨证首先责之为风。当然如果有风，除眼痒外还会夹杂着别的症状，比如瞤目眨眼（也就是挤眼），中医也认为是风，要祛风止睥。也有风挟湿、挟痰、挟热的情况都不相同。还有些湿邪时变的现象，小儿最为多见，交季的时候出现眼红、眼痒、眨眼、分泌物增多的现象，过了时节，症状就自行减轻，待季节更替完毕后就恢复正常。

中医认为是时邪气候致病，西医则会说过敏引起。诊断一般称"过敏性结膜炎""滤泡性结膜炎"。两个理论体系，按中医思维治疗以祛风止痒为主。兼有热邪者要清热，兼有湿邪者要祛湿。

临床对治这一类眼痒症，特别是小儿患者。后面讲结膜病也会再次讲到，应安排患儿提前来诊，比如通常四五月发病，那么三月份提前给予用药，当年也可能不会发病，也可能犯得很轻。就是按照时令时医，祛风清热、利湿止痒，给患者做预防治疗，然后再调理身体，帮助以后也尽量不发作。

自觉症状第三，羞明。羞明就是畏光。怕光有实证和虚证两种。该症状往往用兼症判断本症的虚实，单一羞明症状很难判断说明到底是属实证还是虚证？如果除去严重羞明症况以外，患者眼睛红赤严重，流眼泪，热泪如汤，眼屎多，颜色比较红黄，也比较黏稠，如果羞明兼有这些症状则属于实证、热证。相反，如果眼睛干涩且容易眨眼，全身情况伴随毛发干枯，眵少硬结，消瘦而渴多饮水等兼症，就属于虚证、阴证。治疗方面除祛风外，还要加入养阴益气、健脾补肝肾来掺和应用。

所以羞明症状出现的时候，要综合考虑，分清虚实，用药才会准确，疗效才能显著。以上眼痛、眼痒、羞明都属自觉症状。

2. 自视症状

自视症状是指患者视物时出现的异常感觉，确切说是指不正常的视物现象。包括多种情况变化的视物不清。还有视物变异，就是所看到的东西和东西本身的正常形态不同。临床上如何辨证，举几个例子进行讨论。

自视症状第一，视力下降。视力下降和视物不清，中医眼科书上记载为视瞻昏渺，双目茫茫等名词。出现症状的时候，要考虑归属于五种原因：①肝肾不足；②气虚血少；③肝郁化火，肝火上炎；④痰湿阻滞；⑤血溢脉外，瘀血阻滞。

这五种情况到底是属于哪种。临床就要参考关注其他症状，同时也要观察眼底局部症状的情况。当患者向医生叙述视力下降，视物不清时，作为医生见到听到症状反应的问题，就先要将范围进行一个撒网式的捕捉。要分析可能造成视力下降、视物不清、视物模糊、目视茫茫症状的多种情况。而这些情况当中，到底属于何种，还要参照其他症状全面、具体的分析。视力下降是眼科病中最常见、最主观的症状，是很多原因都可以造成的，只要是临床见到视力下降的症状，就应当从广泛的角度考虑原因。

自视症状第二，视物变异。视物变异情况很复杂。临床中患者反馈给医生的一般都很不形象，也不具体，有些更是很难解释明了，必须要仔细的分辨才能取得有价值的辨证依据。

发生视物变异的时候，主要的也很常见的变化为视力骤降。突然的极快速的视力下降，首先要考虑气滞血瘀阻滞经脉的瞬间视力下降。第二是肝胆火旺暴气上冲的阻滞经脉。邪火旺盛，上冲目系，也是瞬时间的视力下降。第三是痰阻血瘀的阻滞经脉，也就是痰湿阻滞将目窍包括经络、血管堵住，或者是因痰所造成的出血，视力也会急剧的下降。

临床如遇类似情况患者，作为眼科医生应当给予高度重视。如果患者出现突然视力下降作为主要症状，一定要考虑到的是比较严重的眼部、内脏或颅内问题。患者会因突然发生的瞬时眼前全黑而情绪异常焦虑。对于眼科医生来讲如果患者的眼睛失明，就相当于内科医生宣布患者去世是同一意义。所以视力骤降是非常严重的症状，要给予绝对快速、绝对高度的重视。

视物变异的第二种变化为视力缓降。患者往往持续很长时间，缓慢的视力退步。要考虑肝肾不足、气血虚弱等原因，同时包括年老气衰或某些慢性眼病，属于虚证情况较多。视力骤降，从局部眼症分析是属实证范畴，也有实中加虚，但以实为主。而视力缓降，经年累月的下降，则以虚证居多。

还有一种特殊的视力缓慢下降表现为夜盲。夜盲症状首先表现在视力变化，只不过在光线不同的情况下：白天阳光充足的时候一般没有症状，一旦进入光线较暗的条件下，视力就不同程度地下降，有的缓慢有的快速，更有甚者完全不能看见。出现夜盲的情况一定要给予足够的重视。古人在文献中做过很详细的描述，一类是由于营养不良，脾胃虚弱消化吸收功能的衰弱等原因出现的夜盲，没有特别严重的问题应该比较易治。采用一些补血补肝的方法，很快就能恢复。

另一类夜盲，在经过一段治疗后，效果并不理想，古人讲要注意属于先天禀赋的问题。现代眼科通过仪器检查眼底，观察到一种视网膜病理现象，随之将这种情况定病名为"视网膜色素变性"，后面会专门讲解。

所以一旦患者告知出现夜盲现象的时候，一定要注意分辨病因。如果是先天禀赋造成，那么责之于肝肾，确定是遇到了眼科的疑难病。要给予患者明确的诊断，同时要把病情给患者交代清楚。详细的内容都在后面具体眼病时讲解。

视物变异的第三种变化为视瞻异色。古人说视瞻异色有一些形容，比如眼前出现灰黑色暗影，也有些是颜色发黄，个别也有出现其他颜色，比如绿、蓝。分析病情的时候，或是痰湿内阻，或是元气大伤，或是肾气损漏等。遇到这些视觉变化，都应该给予一定的重视。

视物变异的第四种变化为视物变形。所谓视物变形的范围很广，比如视物重影，即所谓视一为二，视直如曲，视物不正，都是文献上对症状的描述。简单地讲就是原本很直的线，患者用病眼去看，所看到的线都不直。本来很圆的圆形，患者看到的就不是圆的，有的是椭圆，有的是不规则圆。这一症状在临床上有很多种可能，每个患者都表现不一样。病情分析多考虑风水上扰，水邪凝聚或痰湿凝聚。

结合现代仪器检查眼底，会观察到黄斑水肿、黄斑渗出、黄斑盘样隆起等表现。治疗方面要责之于脾、肾。脾主湿、主运化，而肾主水，人体一身水行之气关键要依靠肾阳的鼓动，所以脾、肾调节水津的功能出现问题，就会造成黄斑部的病变，从而造成患者出现症状。

辨证治疗的时候要充分考虑脾主运水、运湿、运痰的功能，还要考虑肾主水化气的功能是否出现问题，从而才能正确地制定方案为患者进行最佳调整和治疗。

视物变异的第五种变化为眼前飞影。比如飞蚊、飞花等影像，患者强调有黑点在眼前飘动，还有患者描述似青烟一股在眼前缭绕，更有严重者，有类似条锁状物在眼前飘动。如果出现这些症状，西医一般解释为玻璃体浑浊或白内障某一阶段，重者归入视网膜刺激症状。

中医见到这类症状，认为多属于心肾不交、肝肾不足、气滞血瘀、脾湿胃热的范畴。出现如有飞星闪烁，就像金光闪闪的情况，往往是属心肾不交。心主火为阳，肾主水为阴，位置上下的两个主要脏器的水火既济，如果既济不调，眼睛就会出现症状。而交通心肾在于中医学，无论任何科室都是治疗的大法，也是主要方法之一，眼科上同样也会应用。

如果眼前出现一片红色的影子飘动，甚至遮挡视野或视力下降，多考虑血瘀血溢脉外，西医一般认为玻璃体积血，是眼底出血向前渗到玻璃体腔的发作表现，这种情况非常严重，要尽快治疗。出现该症状的同时往往伴随有视网膜刺激征，眼前像打闪电似的闪烁亮光，在临床眼病中包括视网膜黄斑前膜、玻璃体浅脱离都会出现闪光现象。

中医眼科治疗的时候常将血证考虑为真阴不足，不固内元造成迫血妄行之血溢脉外。治疗时用补肾阴、清虚火的方法结合来解决问题。

3. 客观症状

客观症状，包括外显症状与眼底症状，也就是外显状况和眼底变化的综合。古代中医文献医案所载，主要是外显症候，结合患者自身的感觉以及医生在观察眼睛时，发现的一些异常表现和特征，古人在这一方面描写得非常详细。但是关于眼底改变的发现，应该是从 20 世纪五六十年代以后，广大的中医眼科专家们从临床中根据对应症状观察现象和结果得到的经验性总结。

（1）外显症状之眼部红赤

眼部红赤一般情况下都会伴随有肿胀疼痛，眼泪淌溢，眼眵增多等症状。从局部讲，胞睑部位的红赤多为外邪风热兼脾经所发湿热。从外因来讲，为感受风热之邪；从患者体质讲，则多由于机体本身脏腑中，脾经存湿蕴热，从而内外相加出现眼睑发红的现象。白睛红赤，一般在远处观察明显发红，但近处仔细观看，会发现是由很多细小的血脉分布在白睛之上，往往归责为肺经风热，而红肿的程度亦说明实热的程度。

除红肿以外，还伴有糜烂的状态，有时表现在表面部位破损，比如上下眼睑，有明显或不明显的破损。通过外观的表现，要考虑兼有脾经湿热，特别在于风弦赤烂一病中，非常重视湿热的病因病机。

如果出现抱轮红赤症，前文提到过，抱轮红赤是中医眼科学中对出血的一种描述，西医称为混合充血，是结膜充血和睫状充血同时出现的情况。其特点是在白眼珠、眼白部分的最内端连接黑眼珠，也就是角膜边缘的地方，出现很多细小的血脉血丝，是属于角膜虹膜的深层出血，其趋势是向外延伸的，西医称之为睫状充血，是因为充血来源不同。而结膜充血，其赤脉的根部，也就是血丝的根，粗壮的部分源自内外眼角，然后逐渐向中心延伸。所以两种充血从形态上就完全不同。结膜充血会较粗较长，从外向内。睫状充血较细，从内向外，从根部发出。中医称为抱轮红赤，好似红赤抱在一个圆轮之上，这种形容非常形象。临床见到这一外象、外显症状，中医认为大部分属于阴虚火旺，是因阴分不足或阴虚或血虚产生之内热。热分都是在里在血分的，我们不要小看这种热，非常严重。如果充血同时出现在眼角目眦部分，两只眼共四个眼角，不论是内眦外眦，出现抱轮红赤，说明多是心火亢盛。之前讲火轮的时候，火轮的位置内应于心，所以要用清心泻火的药物去治疗，要在辨证的时候就考虑到心火是否亢盛。

还有一种目赤的类型，所见赤脉攀爬到黑睛角膜边缘。有些红血丝从白睛球结膜的位置向角膜攀爬。按中医定位，角膜属于风轮、属木，内应于肝，出现这种充血西医称作角膜血管翳。这种情况的出现，中医要考虑肝、肺两经的实热，要用凉肝清泻肺热的药物，因为白睛属肺，黑睛属肝，这种充血介于两者之间，是已经由白睛向黑睛攀爬，表明肺热传肝，所以用清肝肺两经火热的药物治疗，就能够取得比较好的效果。

（2）外显症状之肿胀

肿胀是除红赤以外的另一眼部明显显像。第一种为眼睑肿胀，上下睑肿，质地较硬较肥厚时，西医诊断一般考虑为炎性假瘤或眼肌增生。中医多考虑为脾经实热或痰湿凝聚，治疗时多以清脾经实热之药物，同时加用利气化痰、软坚散结的药物。

第二种为胞睑肿胀。判断起来比较简单，其肿胀形态表现为眼睑肿而光亮，但是患者没有肿胀感，而且也没有红肿热痛的感觉。中医眼科往往考虑脾湿挟风，因脾运化水湿功能减弱，同时又遇有风邪外宿或火邪上攻于眼而出现，所以也称为风火水肿。根据外显症状辨证处方时，常加用健脾利湿、祛风散肿的药物。同样的眼肿表现有些是由于肾阳不足造成，如果患者伴有四肢不温、畏寒、小便频数、腰部冷痛等症状，就要考虑肾脏的问题，遇到这类眼睑水肿，有必要提示患者去做肾功能的化验，用药的同时要考虑到应用温补肾阳、利水祛风的方法结合进行治疗。

一般情况下，中年女士很重视胞睑肿胀这一症状，通常会提出一些问题，多是关于如何能够防止眼袋过早出现的。眼袋对于常人一定会出现，六十岁以后大部分属正常现象，皮肤松弛眼袋出现。但如果三四十岁，眼睑水肿未能够及时治疗，就可能会出现眼袋早现。有时会给患者出一点小方案，后面会讲到，一部分患者使用后会感觉效果很好。有趋势的可以逐渐制止住，眼部皮肤也会紧收，有些眼袋痕迹亦会逐渐消失。

所以，中医眼科能够从眼睑的外显症状和情况测试或分析推断内脏功能，直接进行治疗，效果确实很好。

第三种为白睛肿胀。白睛部分肿胀形状出现水泡样或鱼泡样，意指状若鱼泡，就像小金鱼的鱼泡样子，透明的鼓胀起来，过多的水泡融合起来形成皱褶。西医一般诊断为球结膜水肿，症状表现非常明显。在中医眼科考虑属于肺气不利、水邪上泛。治疗方面要开肺门、利水湿，首要目的是防止病情继续加重，能使水气通调随之水肿状况消失，病症也就消失了。以上是肿胀相关部分症状的说明。

（3）外显症状之眼眵

眼眵是从眼分泌物角度进行分析。眼眵就是眼分泌物，俗称眼屎。眼屎多且黏稠结块，要考虑肺热、肺经实热挟湿。

如眼屎清稀呈现半稀黏液状态，多考虑肺经虚热，治疗时要养阴清热，用药加补肺阴润肺之品。清热要选择力量较小，性质温和的药物，不可以用苦寒重剂。因为本为虚热，就要在养阴基础上，将阴分提高，稍微抑制阳热的状态就可以了，过度应用苦寒，反而伤害肺金之正气。

晨起睡醒时，眼屎黄稠，眼角处有类似颗粒状结块，多考虑归属脾经湿热，治疗要健脾利湿清热。有严重情况伴发赤烂时要考虑清热解毒，因为会含有热毒，热较湿盛，所以要用解毒的药物清热利湿。

如果眼分泌物质地稠黏，无论黄白颜色，严重时将内外眼角都浸染成黄白色。多考虑湿盛，治疗时要健脾燥湿利湿。当然这些都是从单一角度分析单一症状。整体还是要去参合全部的眼部症状和全身症状，综合后再得出结论。

（4）外显症状之眼泪

眼泪是眼部最为常见的症状，任何眼病均会有眼泪的体现。眼流冷泪、泪出过度不能自止的表现多是由于肝肾不足、风邪引动导致。热泪如汤，感觉流下眼泪有灼热感、热烫感，多考虑风热邪扰，要用清热祛风的药物。如果热邪变为火邪，造成风火相扇之势，也就是风很盛，火也很盛的状态时，就一定要清热解毒。

更有严重者由于异物入目。如木屑、煤渣或铁屑等物落入眼睛，泪量巨多，热辣滚烫，也出现热泪如汤之情况。那就要考虑，如果真为异物所伤，要马上将异物取出来，同时服用清热祛风的药物，用量一定要大，选择苦寒直折之品不用畏其性凉，目的是尽快将症状痛苦解除。也有些患者流出灼泪，从外观就能够观察出来，其泪黏稠如油，虽然是泪但不清透，也认为与湿热相关，要从清热利湿角度治疗。

（5）外显症状之翳

翳在中医眼科总分为新翳和老翳。新翳起症较急，中医讲肺热泛肝，或者称盛金克木。初起时候就伴生星翳，形态不同，有些单是白点星点，有些是呈现地图状并在表面上附着一层白色，有些甚至于会出现凹陷状破溃。

因为有刺激症状且处于活动期，所以患者会出现畏风、羞明泪多及剧烈的摩擦痛等症状的加重，此时尚且称为新翳，新翳一定要速治、早治，绝对不能耽误。因为角膜病是在眼科中比较难治的病种，如果延误或治疗不及时，一定会影响视力且很难或不能恢复。失治后，翳会结成斑痕，最终形成白斑。而如果早治、速治，会恢复得比较快，留疤痕的概率也会减小，预后的长久状态也会理想。也可能仅会留有一点不明显的痕迹，但不影响眼功能。所以，新翳一定要抓紧早治、快治，反复强调这一点。

作为医生，临床遇到黑睛新翳的患者，要大胆的、细心的、足量的用药。尽快地选药，迅速的控制病情发展，使得眼症能够恢复正常，将邪气抑制在最低态势，尽力将整个疗程缩短。当然一旦症状减轻、减缓以后，就可以适当减轻药量和药味，更换为较温和的方药。

新翳之外还有老翳。老翳是指时间较长、迁延日久且较稳定，没有特殊继续变化的眼翳。老翳没有明显的症状，但从外观上看很不美观。黑眼球黑睛的部位有白色的物质固定遮挡，影响视力，外观上也比较明显。

老翳的治疗，再图迅速都是不可能的，所以就要用一些稳妥性缓的药物，加用补肝肾、明目退翳的方法。临床观察，经过一段时间的治疗，有很多患者也会取得很好的效果。

4. 眼底症状（附：辨病与辨证的关系）

眼底症状是近五六十年以来，中医眼科应用眼底镜了解眼底眼结构情况以后，通过临床经验，摸索和总结的一套系统方法。比如眼底的各个不同位置血管充血、血溢出脉外的出血、网膜的水肿、网膜黄斑区黄白色或硬性或过渡性的渗出：视神经、视网膜、脉络膜的萎缩及变性类的疾病，比如视网膜色素变性等。这些情况现在都可以直观地观察到。而相关资料古人是没有详细记载的。

因为在明代以前的中医眼科，是不接触也不会使用仪器设备的，所以不可能记录下什么病理形态，遗留下相关资料。即使有的医家能够达到内观的水平并记录特征，也可能很少有人能够真正看懂，所以主要还是近五十年来，医学家们总结了很多十分宝贵的经验，绝对能够堪称中医眼科发展延伸和创新的伟大功绩。

也正是因为能够如此具体、直观地观察检测眼底的生理病理变化，所以更能选择出最为适当的用药来进行治疗，这是过去中医眼科所不具备的，是一种创新的诊疗手段，也是现代中医眼科医生应该必须掌握的诊疗常识和治疗手段。通过这类直观的检查，更能够反应中医眼科在治疗方面的优势。

很多时候总讨论中医对比西医有这样那样的优势，优势具体在什么地方？夸夸其谈不如有据可依。比如眼底方面，举几个例子共享，很多内容在临床篇会详细介绍，但是在这里我想简单地说一下。

以水肿举例，黄斑区或视网膜水肿等各类水肿，据现代研究所知，西医临床就没有什么特别的办法，基本就是无治疗状态。现在临床普遍所行的球后注射方法一定会使病情反复，但是中医眼科医生近五六十年通过观察眼底并结合整体，运用中医内科治水、治肿的经验，包括提壶揭盖、利尿渗湿、芳香化湿、健脾利湿等方法进行治疗观察，对视网膜、黄斑区的各种水肿情况，都取得了非常乐观的效果。只要正确辨证病机，处方用药，符合真正的病情，效果都很好。

另外，如眼科的诸多内外出血症治疗。中医治疗血证有数百年行之有效的经验。比如跌打损伤方面外伤性的出血瘀血，骨科外科专家都有非常丰富的经验。内科脏腑方面内源出血，包括咯血衄血，呕血吐血，是在消化道和呼吸道的出血。还有像便血、尿血，包括妇科的各种出血，中医各科都具有非常丰富的经验。眼科由于已经能够观察到了眼底出血的各种表象和部位，而后借鉴中医各科治疗血证行之有效的经验，从初始出血到已出血，再到慢吸收血几个病理阶段进行分期观察，总结出了全套有效的治疗方法，临床取得了非常好的疗效，后面也会详细地讲到。

所以，通过检眼镜观察所得到的直观症状表现，对于中医眼科和中医眼科医生来讲，都是新的手段，而且同时会产生更多新的体会。相比20世纪五十年代，现在又已经过了几十年的临床实证观察，拥有了更新的治疗经验和体会，也更加丰富了中医药学的伟大宝库，后面具体病症还会比较详细介绍。

前面讲过，中医眼科的辨证方法具有特殊性，有一些是其他科室所不具备的，具有眼科学独立特点。虽然辨证方法很多，但是万变不离其宗，也就是在审证求因，调和至中的方面，都应当能找到关键性的原因，找到主要矛盾。辨证方法通过读书学习，各个流派不同，历代医家亦有所不同，有的重视五轮辨证，有的重视脏腑辨证，有的重视气血辨证，也有着重于择用八廓辨证，还有传统的六经辨证，比如四川的陈达夫老先生就是用六经辨证治疗眼病。

虽然流派不同，但最终目的都是审病求因，论治救人。辨证是为论治寻找根据。所以在基本的中医理论和观点上相互是不矛盾的。可以殊途同归，所走的道路不同，但最后要达到的目的是一致的。

为什么要做这样的说明呢？因为中医眼科学各家学说一定有很多同仁持有不同的观点，流派不同，辨证方法不同，有些可能更重视脏腑辨证，也有部分可能更重视六经辨证或者认为五轮八廓辨证更为准确。每个人的传承不同，经验不同，在学术界是被允许的，各个流派百花齐放，大家共同的目的都是提高中医眼科的学术技术，最终提高疗效，造福于人民。

附：辨病与辨证的关系：

关于辨病与辨证的关系，我在这里想谈谈个人的意见。中医学在历代文献当中，其中有关眼科的病名，从统计数量上看（因为我看的医书也不是很多）不具有说服力。但是我觉得，很多病名几乎是涵盖了现代医学的眼科病，或者可以认为是现代眼病的所有范畴，有些古籍中所记载的眼病是现代眼科学尚未见到的、未探索到或未知的。客观地说，现在也有很多新的眼病，古人也没见过。那么在辨病方面，只要是稍微具有一定中医眼科基础的医生，对于认病应当是不困难的。中医眼科的病名很多是从症状和所在位置、时令变化等相关方面命名的，所以辨病应该并不困难。

中医学经常讲同病异治、异病同治。辨证相同表现的眼病，可能治疗方法就完全不同，为什么不一样？因为虽然现象病名已经确定为同一种病，但是在辨证分型，辨证分类的时候性质不同，病源抑或是风热；抑或是肝肾不足，肝气郁结；抑或是寒邪或湿寒邪气影响到眼睛。

所以，在眼科学辨证的过程中，个人认为应当先辨病后辨证。辨证是定性质，而辨病是首先通过症状认识应当是什么病。但这仅是个人的观点，有些同仁会持不同的看法。个人觉得该方法是先把握住大的方向，然后再通过患者的全身表现和眼病所发主要症状的细节进行辨证。

举例来说，同样是目赤眼红眼痛、视物不清、视力下降，要先根据症状将病名确定下来。定下病名比如结膜炎、角膜炎、虹膜炎等，再进行辨证。如临床遇到血管粗壮，红赤程度严重，同时伴随热泪，黄色黏稠眼屎等症状，要先确定这是什么病的一种什么情况。或者虽然其他眼部症状主症相同，但是患者伴随畏寒肢冷，泪流清稀，分泌物白不黏稠，又是什么眼病的一种什么情况。两种情况的出现，作为医生应当一目了然，前者就是某眼病的热证，后者就是某眼病的寒证。所以个人认为眼科要先定病后定证。在定病的过程中，作为现代的中医眼科医生，应当有能力既要考虑到中医的病名，也要能够考虑到西医眼科学对应的病名。现在很多医院要求双重诊断，就是中医诊断加西医诊断。然后再进行辨证，辨证就是分析病情，不管医生个体善用脏腑辨证还是五轮辨证分析病因病机病位，都要求得出相对于他自己认为比较准确的治则，并且给患者做出比较负责任的治疗方案。

所以中医眼科的辨证论治过程，一定是要综合的、机动的抓住主要矛盾，找到疾病本质。所谓审证求因，绝不能够机械单一的、硬性盲目的定下任何一个病名或者一个证。只有认真仔细地分析患者的综合情况后所进行的评估，才能保证治疗过程当中所安排的措施和方药能够与病情病机更加吻合，从而在临床中取得更好的疗效。

三、中医眼科医术

前面对于医德医道都做了一些解释。本部分开始谈眼科学医术。所谓术，当然有很多层次的解释，内容也很丰富，包括应用技术、思考方法和操作手段。

这些内容也是过去发表的文章及学术论文和学术讲座，里面很多都是个人观点，但在内容方面来源于两个方面。一是通过学习中医文献、经典著作和各位先贤达人的经验论文得到的体会。二是通过两位先师——韦文贵老先生和韦玉英先生得来，他们虽然都已经作古，但是他们对我的教导和学术上的影响及临床常强调的观点和具体应用的治疗经验，影响非常深刻，我也常回想起他们的教导。而后在临床应用中，逐渐又加入一些自己的体会，因为我从医也将近五十年了，在各类中医活动，包括中医内科、中医文献整理学习、中医眼科临床实践活动当中，逐渐形成了一些自己的体会，作为小结，将这些内容与同仁们互相交流。

（一）内外眼病的分析和治疗

作为中医眼科医生，在临床中遇到眼病的患者。首先第一件事情，应当分清来诊患者属于外眼病还是内眼病。

1. 外眼病的分析

对于治疗外眼病的分析，临床多实证，要重祛邪，重视如何将邪气去掉。而对于治疗内眼病分析，多属虚证，要重视补正气，不论补肝肾、补气血、补脾胃，都是要重视补法的应用，这是常情。

这一问题很多前贤都做过详细论述，从前在总结韦文贵先生医疗经验的时候，不少后生弟子，都将韦老的这一观点，作为其中很重要的因素总结学习。其实韦老也是通过学习古人，学习文献得到的能力。韦老很重视《审视瑶函》（清代著名眼科医家傅仁宇的著作）这本书，书中讲"与其闭门捉贼，不如开门待去之一法也"。这是针对外眼病的论述。书中认为外眼病多由风、热、痰、湿、寒、火、燥等邪气造成。所以对外眼病的治疗不能关门留寇，关门就会使得矛盾激化。"若一闭门，必有微变焚杀之事"，如果贼寇进户来了，不要把他锁在门里，一旦锁在门里不让他逃跑，他一定会焦急愤怒，东西没偷成，但可能会出现其他严重的变故。古人以此来形容疾病和对治思维，意思就是如果遇到外眼病来势很急、症状很重的情况，虽然很急但是要先去邪气。

祛邪的方法很多。比如常用的泻下通便法，排出外邪。前面曾讲过眼睛与五脏六腑都有密切的关系，通过清热解毒通便的方法，使得眼睛症状能够迅速地减轻，上犯到眼部的邪气能够迅速祛除。又如清热解毒法，用黄连、黄柏、黄芩、栀子、蒲公英、败酱等药物，对于外眼病的实热证，能够很快地压制住，而后再用缓和的方药进行治疗。有时风邪很重，就可以重用祛风药除祛风邪，通开经络，使得邪气有所出路能够顺利排出身体。眼部病位被阻滞发生气滞血瘀也可以用行气活血的办法，但具体用哪一种就要根据辨证结果再细分。

外眼病一定要以祛邪为先导目的和方法，所谓先导就是先行官，先祛邪后扶正，当邪气祛除到一定程度时便要依照变化发展的情况，将补气血、补肝肾的思路和药物逐渐加入，这是基本原则。

虽然外眼病多是实证但是有时也有特殊情况的出现，实中夹虚。虽然这一类外眼病的表现是实证，但是可能有些患者由于基础体质属气血不足，肝肾不足。那么在权衡整体的时候，就要考虑如何将扶正和祛邪两者能够协调地融合在一起，祛邪的时候要维护身体的正气，不要过度伤正。但是总体上还是应当把握这一规律，也就是外眼病多实，重在祛邪。

2. 内眼病的分析

内眼病多虚，重在补正。因为内眼病往往都是比较慢性，比较退化，或是逐渐向低弱的方向走形的状态。同样的道理，内眼病是属多虚，但不是绝对。多虚既不等于无实，也不等于纯虚。虚证当中有很多时候会虚中夹实。

内眼病当中，比如出血瘀血，痰湿阻滞就不能归属于虚证，而是属于虚中夹实或实中夹虚。观察眼底的时候有些直观表现，比如水肿、渗出等，按照中医学辨证，当归于水气不行，痰湿阻滞范畴，就应属虚实各半的情况。

在这种时候虚与实的关系，于辨证过程当中就应当要很好地把握。既然内眼病多虚，但是多虚一定也有个别情况，而且是指在本质。如果在个别情况出现的时候，到底是要以祛邪为主，还是以扶正为主，就要依看当时的具体情况再做讨论。

很多时候内眼病也可以将祛邪作为主要的治疗手段。比如患者眼底出血情况非常严重时，眼底出血虽然是归于实证的表现，但是本质上有很多时候是属于虚证，而并不是暴性的实性的原因。但是眼底的持续出血，如果不将患者的实证出血现象控制住，而非要强调本虚标实，盲目进行补虚，就会造成继续出血，范围就会扩大，病情也一定加重。

这时候就要应用急则治标的原则，现阶段的出血最急，出血量很多，纵然是虚的本质，有虚的表象并且需要扶正，但是在出血量过多的情况下也必须要先止血。如果只用少量的几味药，或者是性能轻描淡写，力量较弱的药物，根本就解决不了患者的棘手问题，反而耽误病情，这时候不能固执的扶正，而是要将祛邪作为主要矛盾。

之前关于内外眼病虚实本质讲解的观点是常规的一般性规律，是绝大部分的情况所属，但绝对不是全部的。所以理解中医学的时候，也绝对不能够把话死扣在字眼上，都有特殊情况，需要灵活多变的。在基础扎实的前提下能够将思路灵活变通，是中医辨证治疗思想非常重要的环节和能力，同时也是临床能够取得良好疗效的重要因素和基础条件。

3．内外眼病的治疗

治疗方面，在原则性指导之下，中医眼科对于外眼病急发的处理，要以祛邪为先导，临床有些时候可以使用较为峻猛性质的药物。

比如黄液上冲，西医称作前房积脓，发病时能够直观地观察到患者虹膜和角膜之间的脓液，在眼科临床属于很急重症。如果不能够快速及时地将脓液消减消除掉，就可能会影响到房角，而后房角阻塞造成眼压升高逐渐损伤视神经。所以这种情况下一定要用釜底抽薪的峻猛方法，要用十枣汤、大小承气汤、调味承气汤等。其中所用都是峻猛药物，目的是尽快地将毒热从大便的渠道排出，很多时候效果非常明显且迅速。

在跟随韦老学习的时候，此类的患者数量特别多，因为那时候卫生条件很差。这类病种的急重患者，一般两三天就到医院更方换药，我就观察患者服药以后用裂隙灯检查的表现，真实的大部分患者的前房积脓就能消失，而且很干净，没有后遗症。所以不得不钦佩老先生的经验和敢于遣方用药方面的精道。因为认症准，所以用药的时候就稳狠，疗效自然也就非常明显。

内眼病方面以虚证居多且起病较缓。《银海精微》序言中讲"肝肾之气充，则精彩光明，肝肾之气乏，则昏朦眩晕"，都是属于对内眼病的描述。意思是肝肾之气很充足，就能够目力卓越，视物清楚明亮。如果肝肾之气不足，乏而无力，就会出现视物昏朦不清的情况。治疗思路要以补正气为首务，应当在处方用药之中充分考虑到对肝、脾、肾的补益。

对于外眼病和内眼病的治疗，作为原则性的普遍规律应当包含在以上所讲述的内容当中。当然外眼病具体到临床之中以祛邪为要务，祛什么邪？风邪、热邪、湿邪的具体原因和内容都不相同。而内眼病以扶正为要务，那么扶正的时候，是对肝肾、脾气、胃气。补脾的同时，考虑有无虚中夹实，是否需要健脾利湿或行气活血，是否需要软坚散结化痰，这些都是具体在治法当中需要灵活变通使用的内容。

（二）重视调理脾胃

正确的分析和分清内外眼病是眼科医术第一观点。第二观点是重视调理脾胃。

先前讲过，在诸多的眼病辨证治疗过程中，五脏六腑都通过经脉经络与眼睛相连相关。而根据五轮学说定位，眼睛与五脏按照木火土金水五行，是总体的辨证关系，在辨证过程中作为眼科医生面对很多理论和实践活动过程，都会强调到肝与眼的关系。同时会想到瞳孔内属于肾，肝肾相表里，再加上肺为水之上源的作用。按照五轮学说在眼部相对的部位体现讲，这些都是对应的，都应当记住。

但最重要、最关键的一点，在治眼病的时候一定要重视调理脾胃。为什么有这种观点？因为在眼科学发展多年的临床实践当中，采取多种方法对眼病进行治疗，积累了很多相关的经验，这些经验比之理论更具有说服力。

首先脾胃是后天之本，也就是说人初生下来以后，只要来到世界上就要吃，就要喝，通过脾胃把饮食摄入的物质化为水谷之精气，一方面充盈人体自身身体的成长，同时充分让身体的脏腑、经络、器官、四肢百骸能够有足够消耗的精华物质基础，用以提供给机体作为后天的供养。所以中医将脾胃之脏腑，脾胃之气，称为后天之本。中医学从讲授基本理论开始就会提到保胃气、存津液。实际上不单是胃，而是脾胃之气都要保护好，才具有生化之原动力，才能源源不断地有后天的水谷之精微来营养全身。同时要存津液，特别是在治疗疾病时，不能使阴分、血液、津液受伤耗。伤耗阴液实际就是损伤正气。所以在治疗眼科各类疾病的时候，眼科医生要特别重视这一观点，也就是要注意调理脾胃。而调理脾胃的方式方法有很多，我会逐渐地将这些内容进行剖析或详细的列举，让大家能明白如何正确地重视并对调理脾胃实施应用。

首先，很多内外眼病与脾胃气弱有直接关系，比如外眼病中的眼睑类疾病：眼睑水肿、眼睑下垂、眼睑湿烂等。这类病就不是单纯调理脾胃那么简单，发病是由于脾胃之气没有很好的供应水谷之精气上眼，精气不足造成提举无力，化湿不能，出现眼睑下垂、眼睑水肿、视物不清、视久疲劳的症状。治疗要以健脾或者利湿化湿为首要，先把脾胃的功能恢复调整起来，能够维护正常生理功能，湿邪才能够被化解，水液才不会停留，症状才会逐渐消失。这是从外眼病方面。

而内眼病方面，比如眼底病当中的黄斑水肿、黄斑渗出、眼底出血等。中医辨证往往责之于脾胃，将病源的责任追究归于脾胃功能不良，没有能够很好运化水湿而使得水气停留。由于水液停结，不行不化，又由于湿邪停聚，凝聚为痰，邪实物质停留在黄斑区，那么必然会出现黄斑水肿、渗出甚至出血。临床遇到这类疾病，在辨证的过程中首先要考虑脾胃功能的问题，要把脾胃功能扶持起来、调动起来，才使得邪气能够化散开来。

如果是因为脾胃功能失调而造成的眼病，首先一定要去治疗和调理脾胃。很多眼病的根本，或者说本源，就在于脾胃，表现也是直观的脾胃外象，治疗便可以直接考虑脾胃的调整，这是一类情况。

另外一类眼病在辨证的过程当中分析病因和病机，虽然看似与脾胃没有直接关系。比如外邪风热，肝肾不足，气血运行不利等原因所造成的眼病。但是作为合格的中医眼科医生，也应当辅佐以一些健脾的药物或健脾功能的成分在处方当中。其目的在于首先为培补后天，其次是维持保证脾胃后天之本的运化功能强健，使之处于健康状态之下。这样各类药物才能够很好的发挥本质作用，无论是清肝解热抑或理气活血。虽然仅仅是佐以，不做主要君药使用，但同样也能促进君药的药性在主体的治疗方向中更好地发挥作用，从而更好地达到治疗目的。再次在于考虑临床中所见的，尤其是某些慢性眼病，包括肝肾不足所造成的眼底病非常多见，而这类眼病都要通过比较长时间的治疗才能够逐渐控制并取得治疗效果，也就是需要治疗周期较长。那么在患者服药期间，由于长时间用药，虽然大部分属于补药，比如熟地、山药、山萸肉等，但是也存在有滞腻的问题，补药都会有碍胃之弊，也就是阻碍影响脾胃运输功能的弊端，所以有些患者可能会出现不思饮食的情况，有些患者会出现伤胃的情况。治疗过程中药物的应用选择也很关键，不同药物的药性偏于凉热不同，对于某些特殊眼病的患者却必须长时间使用。可能患者本身没有明显的脾胃证，但是由于长期使用同一类药性的药物，虽然照顾了疾病的某一方面，但脾胃功能的这一方面就会受到偏颇。如果能加用一些强健脾胃的药物，比如砂仁、木香、三仙、白术等，便能够免除因为治疗眼病所发生的脾胃方面的偏颇或所影响到的正常脾胃功能。所以也是保护的意义，这是从防护保护角度的考虑。

当然临床中能采取的方式多种多样，因为有些眼科所需要使用的药物，比如芳香化湿类，本身对脾胃就会有益处，可以醒脾化湿，如藿香、佩兰、石菖蒲。治疗眼病的同时间接的可以醒脾化湿，脾主湿而恶湿，湿重就会困滞脾土，如果能把湿邪化掉，就会解化脾土，实际上也是起到健脾的作用。

所以眼科医生在处方用药时，要时刻注意保胃气，存津液，重视脾胃。如果患者本身脾胃就有问题，肯定要先治疗，这毫无疑问。如果患者本身脾胃没有大的偏颇或问题，也要考虑到保护和维护脾胃的正常功能。这是非常值得提醒，非常需要注意的事情，在处方当中要体现出作为一位高明医生对于患者的爱护。之前讲过什么是医德，这本身就是医德的一种体现，因为是在帮助患者保护好他的身体。所以调理脾胃的思想，在于治疗学是一种方法，而其本质是保护患者，更是医德的一种延展。在中医诊治过程当中，要作为经常重视并几乎在每位患者身上都要体现并做到的基本原则。

（三）五轮学说应用的注意

第三个观点是关于五轮学说在临床中应用的注意。五轮学说在中医眼科学术理论中，属于发源很早的观点之一。在《黄帝内经》中就已经提出论述基础和指导思想。而后人根据《黄帝内经》的内容进行发挥，将之进行了五脏五行和五轮关系的定位。可以说该学说堪称中医眼科学审证求因的主要方法之一。

但是在跟韦老初学眼科的时候，韦老告诉过我，五轮学说虽然属于重要的眼科理论内容，却千万不能将之刻板地、机械地去领会和应用，不能对号入座，更不能单一的凭着五轮去分析内脏的病。

眼病有很多时候病源都不是唯一的，必须还要从其他方面周全的考虑，包括脏腑辨证的方法，症状辨证的方法，特别是整体两纲阴阳和六要表里寒热虚实的方法，将这些辨证方法综合运用，最后来印证或者支持符合五轮辨证方法的相对结论，方才可以使用。如果某些不相符合，那么就只能够是将五轮辨证的方法结论，或者五轮学说其中的某些观点，当作一种参考应用，而不能够单一的使用。

因为临床上有些医生就是喜欢绝对机械地、刻板地去应用它。反复强调的原因，就是要提醒注意，在辨证的过程中，时刻要体现中医的统一整体观是从多方面、全方位的去吸收吸纳攫取患者的各种信息，然后应用中医学独有的辨证论治思想的基本观点将患者情况进行综合的分析并归纳得出结论的全过程。这样才是准确的，符合患者真实疾病情况的。

（四）逍遥散验方的应用

第四个观点是关于逍遥散验方的应用。这是自己的一点点不成熟的临床体会，提供给大家批评指正和共同讨论。很多人都知道逍遥散方，该方是一首非常有名的，且经过临床验证认为是行之有效的经典处方出自宋代《太平惠民和剂局方》。原方就叫逍遥散，是用治肝郁血虚所致诸疾，而凡是由于阴虚血虚造成的妇女各种病症，如情志抑郁、两胁作痛、肌体羸瘦、月经紊乱不调等妇科诸病，在随症加减得当的条件下，都应该是可以应用治疗。

逍遥散原方最早在《太平惠民和剂局方》原书当中并没有谈到治疗眼病，只谈到用治肝郁血虚所致诸疾和血弱阴虚所致妇科疾病。而后人学者医家从原方中再进行发挥，到明代王肯堂和张景岳，分别在《证治准绳》和《景岳全书》中，都谈到本方有治目睛、目疾方面的作用。而同时代著名眼科医生傅仁宇，在《审视瑶函》中也提出了加味逍遥散。所谓加味逍遥散是逍遥散原方中去掉生姜、薄荷，加入牡丹皮和栀子，成为加味逍遥散，也叫作丹栀逍遥散，用以治疗肝郁气滞的暴盲，特别是妇女出现的暴盲。逍遥散原方用药当归、白芍、柴胡、茯苓、炙甘草、白术、生姜、薄荷。加味逍遥散生姜、薄荷去掉，加栀子、牡丹皮。显然一点，清热凉血活血化瘀，对治妇人肝郁之暴盲。应当指出是因肝郁气滞、情志不舒造成的突然视力下降，当用加味逍遥散治疗，不应受限于男女性别。

后学在此基础上继续改良，到清代黄庭镜所著《目经大成》中，逍遥散基础再加牡丹皮、栀子或橘皮，莨菪并以羚角、犀角磨水调服，叫作羚犀逍遥散，显然就更加大、加强了清肝凉血的力量。原文中记，怒气伤肝，血郁目暗，此方用之。

再往后，逍遥散方在眼科很多医集中都被反复提及。在临床的应用，其主要抓住的环节重点就是肝郁肝逆肝气不舒加上血虚。因为肝藏血，肝阴伤，肝血虚，肝气就会失制更旺，而暴旺就会造成气郁，更甚者逆而化火。而肝脏本身是喜调达舒畅而恶抑郁的，阴阳不协调不平衡，如果血虚就会出现肝郁，而如果阴虚则会出现阳亢肝热。所以在眼科分辨使用，虚是阴虚血虚，郁是肝气郁结，热是肝阳肝热，凡是存在这三种因素的时候，应用逍遥散的效果就非常好。这就是逍遥散方为何成为中医眼科临床非常喜欢加减应用的原因。

先师韦文贵先生，在他的医疗实践活动中参考先人的经验，并且结合应用了现代的医疗诊查手段，比如扩瞳，眼底镜检查。对于视神经萎缩病进行了详细研究，对视神经萎缩病治疗中使用逍遥散的加减，取得了非常好的效果，之后又扩大了对于其他多种复杂眼病的探索治疗。再后来我们建议将韦老化裁的逍遥散叫作韦氏验方逍遥散。

韦氏验方逍遥散具体是由柴胡、当归、白芍、焦白术、茯苓、炙甘草、牡丹皮、焦山栀、枸杞子、石菖蒲组成。但在临床实用的时候一定还会有所加减，不单是固定的处方。对肝郁血虚者，加炒栀子，炒栀子有清热的作用，既然阴虚血虚，就会因虚而生热，栀子苦寒清心火，泻肝热，消三焦之火毒。如果炒用甚至于炒焦用，其苦寒性就会明显减少，但仍会保留清热能力，应用在血虚肝热的情况下非常合适。加用菊花、枸杞，这是大家都知道的对药，菊花疏风清热、养肝明目，韦老喜用甘菊，养肝方面效用就更明显，同时疏风明目。而枸杞补肝肾明目，是眼科常用药。很多人都知道枸杞很好，韦老晚年的时候，因为我辅诊的时间很长，几乎每天早上都去他家里吃早点，我就知道他选中宁产的枸杞，洗干净以后放在盘里吃。因为韦老是杭州人，他就拿枸杞当干果吃，那时候所谓干果就等于现在说的果脯，也是养生方面有自己的一套经验和理论，在临床上也放心给患者用。

加用石菖蒲，石菖蒲本身是豁痰开窍的药物，对治神志昏迷有芳香醒脑开窍的作用。在眼科是做开玄府之用。所谓开玄府就是开眼窍。很多古代文献将眼睛称为玄府，为什么称为玄府？是因为眼睛很玄奥，很玄妙。古人不知道，也很难观察眼睛内部的结构。但是眼睛黑、白、亮、暗、远、近都能看，所以古人认为非常神奇、非常玄妙，而且很难测、很深邃，因此将眼睛称为玄府。韦老认为石菖蒲不但能开心窍，同时也能开玄府，有启机的作用。也就是舒肝解郁，养血清热，唯有石菖蒲好似机关扳机的意思，一旦开透玄府，其他药物的效果便更能够突出作用于眼睛，使得患者更好地恢复。所以，使用石菖蒲是韦老很有临床见地的经验之谈。

后来我也在带教科研的时候做过相关方面的对照，在治疗视神经萎缩类疾病的时候加用开窍药、开玄府之药。当然不止石菖蒲，也包括麝香、牛黄、冰片、枳壳等开窍药。对照过后，结论显示加有开窍药物的处方效果要比没有加用开窍药物的处方效果更好。这些都是学习韦老的经验后通过临床再发挥得到的一些体会。后来我要求我的徒弟也要有自己独立的想法和自己的探索总结。

（五）眼科学用药

第五个观点是关于眼科用药方面。中医眼科用药方面有其独到之处，讲解如下。

1. 清灵

古人称眼为"清灵之府"，说明眼非常精微机巧，同时也脆弱娇嫩。所以日常人们常用爱护眼睛比喻对重要事物的爱护程度，就因为眼娇嫩精灵，而且功能非常复杂。

中医眼科学对于眼病的治疗，药物选择和应用都比较轻清。既要有一些药性的偏性但又不能剧烈，往往只要能够很适当地纠正一下病邪或者是阴阳经络的偏差，使得眼睛的功能恢复到正常状态就可以了。临床喜用性质提升轻扬的药物。古人所谓的"轻可去实"，既不用大寒大苦大热的药物，而只应用较为轻清的药物，就能达到病所，治疗较为严重的疾病。假如过用一些峻猛之品，往往会引起上窍，也就是眼部的受损。

眼科医生在用药的时候都比较谨慎，因为对象是眼睛，所以采取的一些方法会更加温和，提倡"中病则止"的治疗原则。虽然有时用药好似平淡无奇之品，一些简单的花、叶、草、果，但如能用之得当，反而能够取得意想不到的疗效。

在眼科处方用药的时候，如果翻看学习眼科学文献，首先会发现用药量是比较轻的。很多眼科常用药，比如羌活、细辛、蝉衣、薄荷、黄连、桔梗、砂仁、沉香、肉桂等。一方面这些药品属于轻清之物，用量往往都在一到两钱之间（一钱大约 3g），当然细辛的用量还不能过钱，其他大部分药物使用的时候基本在两钱以内。黄连、薄荷、砂仁最多一般也不超过 6g。我的学生写方子给我的时候，像这些药他都能知道到大概用多少量。即便常用的比较温和的或者所谓的安全药物，比如荆芥、防风、白芷、辛夷、牛蒡子、黄芩、黄柏、龙胆草往往也就在 6g 左右，通常不超过 9g，按过去估计量的对比约三钱（9g）左右。而常用的菊花、决明子、青葙子、蔓菁子一般用量在三钱（9g）左右，用药量比较轻，像这些药物用到 12g、15g 都没必要。因为质地比较轻，其发挥作用就可以了，不要过分地发散损伤双目之精。

2. 轻扬

中医眼科用药以药性轻扬为主者选择较多。药有升降浮沉、酸苦甘辛咸，即所谓的"四气五味"。升就是提升，轻扬。眼睛本身称为"清灵之府"，位置又居高在上，作为器官来讲，应当是在于人体的最高位置，所以用轻扬、宣解、发散、提升的药物较多。

一方面本身是治疗眼疾所必须要用的药物；另一方面，轻扬药物具有提举上浮的作用，为治疗眼疾而需要使用某些补益药物时候，可以被携带着作用于眼部。比如党参、白术等健脾类的药物；熟地、山药等补肾类的药物；五味子、白芍等补肝类的药物。因为治疗目标是针对眼病，所以如果用药不能上达病所发挥作用，而是去作为本身的滋补肝肾或去发挥强腰健膝的作用，那就没有意义。又比如一些眼底部的水肿，利水的目的是要消除视网膜或黄斑区的水肿，而不是去消除足踝或者下肢的水肿，所以在应用利水药的时候，一定要配合着轻扬之品，要将需要发挥治疗作用的药物的药性引到眼部，使得其在眼部发挥补气补血、利水消肿、活血化瘀的作用。

所以用药轻扬，一方面是因为眼睛位置在上，在治疗过程中轻扬性的药物本身就符合对治眼病的具体基本要求。第二方面是在处方当中组合其他药物的关键作用，并将其功能或药效能够上引到眼部，得以实施发生和发挥。

3. 处方简洁

中医眼科处方构成非常简洁。通常情况下只需十三四味药，有时只八九味足以。我个人的处方一般是用八六基方，前两排每排四味共八，下面两排每排三味共六，八六一共十四味药。

如果同时要用些眼部或身体的佐使药，就再加上一两味写在后面，同行看方的时候就知道主要的治疗目的是什么。

总体来讲，一般情况下眼科处方用药中出现过于庞杂、过于大剂的情况比较少。通常都是在处方上体现出简洁性。当然处方的简洁绝也不等于不敢用药。如果遇到了病情比较严重，邪实之气比较亢盛的情况，处方用药也一定要果断大胆。虽然有黄连、黄芩、知母、黄柏这类苦寒的药物，但是也不能因为害怕其寒性而不用，在需要用的病所病位，只要用的准确，就能祛邪而不伤正。又有肉桂、附子、干姜等偏性温热的药物，也不能害怕其热性而弃之不用，因为只有到达一定层次的热性，才能够将寒邪压制住和祛除掉。而且只有恰当地应用温热性的药物，才能治病本源，不足的阳气才能兴托起来，达到治疗的作用。所以用药清灵，不等于不敢用药；用方简洁，不等于不能加味。该用的时候，还是一定要大胆的尽其所用。

4. 准确选择药物

中医眼科的关键一是认病，二是认药。认药不是简单的认识药物，而是准确的选择药物。前面讲了很多认病的内容，关于辨证论治，如何认识人体，了解医道方面的很多思维方法及先进的文化等。要确保准确地认识眼病的病性，阴阳两纲，寒热表里虚实六要，认准眼病相关的脏腑机制，在这些都能认定准确的同时还要能够正确的认药。比如同样的作为清热药，同样的作为明目药，但是每味药都有自己的特性。

临床时候很多患者会带从前看诊的方子，大多数都是内科大夫所开具的，不是专门的眼科处方。因为在对于眼睛的作用上，有很多药物是有独立特点的，在于专业中医眼科中会有很多区别。

举一些例子说明，比如内科去心火常用黄连，清肺热常用地骨皮、石膏，肾阴不足阴不制阳造成的相对阳亢一般用知母、黄柏清热养阴。

眼科也同样，比如用于结膜实性病时，中医所谓"白睛热旺"，从大的方面讲白睛发病多是肺经之热或者外感风热。那么如果清热止痒要用黄菊，热重需大力清热的时候要用炒黄芩，如果红赤严重，又是因外之风热所致的情况，就用金银花、连翘，而不用密蒙花、谷精草、木贼。为什么呢？因为眼科中谷精草、密蒙花一般用于角膜的相关疾病，也就是黑睛病。同样是清热，但同时能够凉肝清肝，在临床选择的时候，如果是角膜方面出现问题，从症状方面也要考虑到清热，而用药就不是用金银花、连翘、菊花、野菊，而是用谷精草、密蒙花，当然还有别的。一方面能够清热，另一方面肝经应于黑睛角膜，对黑睛的治疗修复会有很大帮助。

所以眼科的用药特点，除去清灵轻扬，还有就是在于选择用药时对药物药性的理解，对药的认识一定要准确，每味药都有自身的性能和特点。

能够将病证认清，再将药物认准，把这两方面都很贴切地了解清楚，再有针对性地选择治疗，临床疗效就会相对更好。所以建议初学中医及中医眼科的同学们一定要好好地学药。

总体来讲，作为中医眼科医生，用药的习惯特点，一般都会以清灵轻扬简洁见长。眼科医生的处方和内科及其他科室的，比如皮肤科、外科、骨伤科的用药习惯、用药量、选药风格都各有不同特点。

5. 谨慎应用补阳类药物

中医眼科善用清灵轻扬之品，但对于补阳药却比较慎用。眼睛是清灵之府，非常娇嫩且深邃。

临床很多眼病都是由于阳亢火盛或阴虚火旺而造成的。对于补阳药一定要慎用，慎用不等于不用。如果有明显的阳虚见症，而且病发严重的情况，还是可以酌情使用的。但是在选用这类补药品种和处以剂量的时候，要注意剂量的把握，否则会干扰眼睛正常的清灵状态。

"目为火户"，是很多中医同道都知道的说法。但目为火户不是形容眼睛是火炉子。所谓目为火户，是讲阳热之邪容易干扰到眼睛的意思。有很多眼科疾病都是由于热邪、暑邪、湿热等阳邪干扰或者侵袭到眼睛所造成的。正因为容易遭受阳热伤害，所以称目为火户，意思是阳邪、火邪的家园。热邪很容易侵犯到眼睛，故而应是作为这样的理解更加妥当。

眼睛与脏腑、经络之间的关系非常密切。五脏六腑之精气皆上注于目，而眼睛在于十二经，几乎大部分都是本经或者别支连通眼络。所有的精气都能上注于目，滋养眼睛成为人体最灵动的器官。眼睛是"清灵之府"，一方面在视物的时候可以得到充足的气血精液营养柔润；另一方面，眼睛有丰富的通道，当身体处于疾病状态或有外邪侵犯的时候，邪气就很容易直达眼部。"目为火户"特别指阳邪上冲直中双目的形容。

所以眼科医生对于热性药的态度有很多不同的观点，并不是害怕，而是主张谨慎应用。临床应用一定是要小心，要反复考虑，权衡利弊以后才使用。目的是能够达到安全有效且不伤根基的治疗效果。

所以在使用补阳药的时候，可以采取一个方法，即当症状得到一定的纠正时，就要暂时停止或者减小药量并如此反复的探路应用。因为从很多方面考虑，有些慢性内眼病，比如黄斑变性，视神经萎缩，另外比较重的视网膜色素变性等眼病，很多时候患者身体其他方面可能没有什么特殊的异常，但是唯独眼睛的能力非常不好。所以患者就不敢出门，基本待在家里，反而越呆越烦躁，导致肝火郁积。如果治疗可以用少量的启阳药，但是热药量加大并长时间服用，反而助火上炎更不乐观。再进一步，从思虑的加重，性格的焦躁，房事的越纵方面，相火亢动上冲于目，本身对眼睛已经造成不利的影响。而不适当的再用补阳药，反而成为不利因素，加大对眼睛伤害。所以眼科医生对于补阳药物慎用，既有理论依据，也有临床经验。

6. 攻补类药物的应用

所谓攻是指祛邪药物，是将外来干预人体正常机能的病理因素去掉的药物。不论清热、祛风、化瘀、理气、化痰药都属于攻邪类范畴。补药一般指补阴阳、补血气、补脏腑的药物，统称为补药。

临床中在使用攻邪药和补正药的时候有什么特别注意的方面，我清晰地记得韦老跟我讲过，那时他举了很恰当的例子。

攻邪类药物，既要先发制人，却也要祛邪则止。所以韦老主张从大到小，从重渐轻的应用。而我就一直遵守着这条规定，很多年来在用药的时候，如果认准应当攻邪的情况下，前三剂药力量就大，成分药力药量都大。三剂药后，只要患者病情减轻，马上就缩小。有时是减少药物剂量，有时是减轻专属攻邪的力量，逐渐选择比较温和的药物来替代峻猛剧烈的药味。待到患者邪气除去，正气渐渐调和恢复，就把攻邪药去掉，再适当地加入补药扶正。

因为在攻邪的过程当中可能或一定会伤正，邪气伤正是一方面，攻邪的过程中也需要正气的鼓动，药物才能发挥作用。人体不是一个器皿，任何药物都必须通过人体的气血消耗来发挥作用，才能达到祛邪调和致中的作用。所以在治病攻邪的过程中，正气之气血、精液都会或多或少的损伤。因此将邪气攻除适当的时候，就要逐渐缓慢的加用一些补药。至于补阴阳、补气血、补脏腑则要因人而异，酌情处理。但是从原则法度上讲，是要缓慢地进行补正扶正，使得身体最后达到调和致中的目的。

韦老说用攻药的过程就像做雕塑。取过一块料要雕人像，开始用大斧子把头部、颈部、肩膀、胳膊整个体形大刀阔斧的铉出来一个雏形，基本形状规划以后，就不能用大工具了，要改用小刀把形状再仔细刻画，构出轮廓眉目，而后再换用更小的工具慢慢地削刻，特别是在细致的部分，比如眉目表情的部分，精细的肌肉线条部分进行精雕细刻。

韦老举例的目的就是形容祛邪开始的时候要大胆开阔，用药量大一点不要紧。但是要从大到小，待到邪气逐渐祛除，如果再用同等力量则可能就会损伤正气，所以从攻邪药的角度分析，药量应从大到小，不伤其元气。

反过来用补正的药物，特别是补肾、补血类比较滋腻药物，要从小到大，从轻至重的应用，正好相反。人处在虚的状态，虚不受补。虚的时候，除了气血虚、肝肾虚，脾胃也虚，运化吸收能力很弱，虚证的患者则吃饭不香，吸收能力也不强。而滋腻的药物，如熟地、阿胶、山药、山萸肉，不同程度上都碍胃，阻碍脾胃的吸收功能。如果用量过多，患者根本吸收不了，反而腻滞不前。所以开始用补药一定要小量少量，一方面补气血肝肾，同时一定要补脾胃，逐渐令脾胃功能得到恢复，甚至要辅助加用一些解腻助消，芳香醒脾、开胃和中的药物方可。

另外眼科的一些芳香清灵药，在应用补益药物的时候要充分发挥这类药的作用。方中入一些菊花、荆芥、薄荷等轻扬清香的药物，对补药的吸收，脾胃的消化和防止碍胃的副反应都有益处。待到脾胃气逐渐得到些许恢复，再慢慢地加重补益药的量。如果能对药物接受得比较好，则可以稍微加大剂量令患者长时服用，使之能够将补药的补益作用充分吸收，并在患者身体里面发挥调和纠正与补充的作用。

韦老曾经举例，形容得非常生动。他说我们南方生火，不论生的是木炭火还是柴火，会先准备一根很小的木柴劈成细棍儿，把纸点着以后，先将小细棍儿放在火焰燃烧的纸上，等着干燥的细木头棍着火，之后会放一些稍粗的棍儿，码在上面。一开始可能是烟，慢慢的中棍儿有火了，再去把粗的木头或者木炭摆在上面，一开始可能又是冒烟，而后慢慢大的木柴就燃起来了，火才算真正的生好了。韦老讲应用补药的时候，基本上也是这个状态。老先生讲过以后，我的印象非常深刻，现在也愿意拿出来和大家共享。

施用补药的时候，为能够达到最好的预期效果，切不可以一开始就大量地注入，恨不能将患者给催起来才满意。很多时候欲速不达，不但没补起来，反而饭更不想吃了，还不如原来的状态。甚至有些患者回馈一见着汤药就不敢喝也不想喝。大约都是由于医生处方用药方面出现了偏差，所以造成患者的一些厌恶，或者是一些副反应的发生。

前面讲过中医眼科医生临床比较常用偏于轻清的中药，比如银花、桑叶、蒙花、薄荷等。因为眼睛对于身体来讲是处于偏上位置的。所以要用轻浮、升轻的药物来进行治疗。同时眼病之因多源于风火之邪，因此也要用轻凉疏散的药物来治疗，这都是在经验理论上能够非常符合的。

7．子仁类药物的应用

关于用药的取选方面中医眼科临床对各种子类、各种仁类药物的选择应用是非常广泛的。这里说明一下，"子"，北京话叫"子儿"，并不是单纯指种子，而是包含一部分果实的意思，比如莱菔子、苏子、枸杞子、覆盆子、桑椹子，北京人都称作子儿。

下面就讲一讲关于子类药、仁类药在中医眼科临床中应用的一些规律性常识。

很多医集和古典文献中都会写到，"诸子明目"，意思就是植物的果实种子，比如枸杞子、五味子、青葙子，凡是这类果实、种子，总体来讲都具有明目的作用。然而各种子类、仁类的药物在临床使用当中又各不相同。

《千金要方》当中，孙思邈将常用治疗眼疾的药物，大概统计有一百余种。而在这百余种治疗眼病的药物当中，其中又有二十一种是属于子类和仁类的。也就是说当时认为治疗目疾的药物中，子、仁类占五分之一。比较有代表性的方剂当中，有对于"眼漠漠不明"，治疗的方子叫作"瓜子散方"，也叫作"十子散方"中子仁类药物占有十味。

明代李时珍著《本草纲目》，是一部中药学的巅峰著作，或者可以称为中药学百科全书的一部著作，其中卷四治疗眼昏盲一段当中所列举的诸多中药，草部治疗目盲或各种眼病的药物有四十八味。明确记载的四十八味当中子仁类药物有十二味，也占四分之一的比例。

类书文献《医方类聚》，收集明代以前各种方剂大约有一百五十多种，汇聚到一起进行整理。在眼门篇中包括"九子丸"治疗久患风毒眼赤，日夜昏暗。另"槐子丸"治疗肝虚风邪所致目偏疾。还有治疗雀目夜盲，用决明子和地肤子两味药组方称为"决明子丸"。

古代眼科方剂当中，用子和仁来命方名、汤名的非常多。比如像较常用的青葙子丸、茺蔚子丸、决明子丸、车前子散、五味子丸、四物五子汤、四物五子丸、蔓荆子散等。这些方剂在治疗眼疾当中，因其成分中所含有的子类或仁类药在治疗作用上占有重要地位，因此以药名来命方名。

那么子类、仁类药物，在中医眼科治疗眼疾的应用方面，有何大致的规律呢？现在就对其主要的两方面规律进行总结。

首先要知道，子仁类药物最常用于肝肾不足所造成的眼疾。很多文献中对于眼病的记载，比如目睛昏暗、视瞻昏渺、视物茫茫、视物眈眈等症状，因为这类眼病所造成的视力下降，往往没有其他明显症状，所以中医眼科在辨证论治过程中，比较多地认为责之于肝肾不足。而当出现有肝肾不足时，应用子类药物、仁类药物的机会相对增多。

如《银海指南》一书中，论治青盲和圆翳内障。这两种眼病责之于肝肾。而篇中所列处方几乎都会含有子类药和仁类药的成分。原书卷三中，有一张传世较为有名的处方叫"驻景丸"，同时也记载了四物五子丸、六味五子丸等方。将这些处方做统观地分析，大都属于对应治疗津亏血少、视物模糊不清或者内障发生、内障生花等肝肾不足之症状。而这些方剂当中子类和仁类药物都具有补肝肾，补血明目的作用。

另明朝付仁宇先师著《审视瑶函》创方"三仁五子汤"，三种仁药五种子药为主，制作成丸剂，用以治疗由于身体虚弱所造成的眼昏、眼内障等眼疾。在描述眼调节远近功能时所出现的问题，即所谓不济远近，也就是现在所说的眼调节能力下降及视瞻昏渺等眼症。处方主治之主症中，肯定会有肝肾不足一因。并显示腰膝酸软无力，精神倦怠，懒言等肝肾不足，气血虚弱的症状。往往用到子仁类药的时候效果是比较好的，也是眼科医生比较常用的。

这一点初学眼科的医生们也应该知道，因为毕竟学方时候，方解中会含有症状或对症加减变化，但是从整体的宏观来分析处方成分和子仁类药物的应用规律关系来讲，会发现大多数的都是以补肝肾为治疗手段，以达到明目助眼的目的。

《审视瑶函》中，有方称"四物五子汤"，实际就是四物汤，生地或熟地临症变化，当归、川芎、白芍或赤芍。如果用生地，称为生地四物汤，用熟地称为熟地四物汤。以虚为主者通常用熟地四物汤的机会较多。五子起到补肝肾的作用，在四物汤补血调血的基础上能够补益肝肾，用于因肝肾不足造成的一些眼疾。五子最通常选用的是五味子、车前子、枸杞子、女贞子、覆盆子。但也有的医家根据病情，更换用菟丝子，茺蔚子，蒺藜子或换为其他子药，但基本方意是一致的。同时五子不一定非要局限在一起，一定要五子同用，三子、四子也未尝不可。随症还会加减其他用药，一定要学会灵活处方布药。

所以总结来讲，应用子类、仁类药物，在眼科临床中进行治疗操作的时候，第一个方面就是主要用于肝肾不足之症。当然一定要有因肝肾不足而兼有眼睛症状，比如目迷昏视、目昏昏然、视瞻昏渺等，就是视物不清楚的情况。

另一方面是要认识子仁类药物的特性。应用子仁类药物的时候，并不是将所有的子或仁类的药放在一起。药物各自有各自的特性，虽然都是用治由于肝肾不足或各种不同情况造成的视力下降问题，但是每位患者又具有不同的情况。所以遣药的时候，就要学会认识和选择每味药的长处和特性，从而有针对性地对患者的一些特殊情况进行处理。虽然都是眼病，看东西都不清楚，都以视力下降为主症，但是一定有各种不同的情况。

子仁类药物从形状上或者使用方面可以分三种情况。第一类是味甘苦，偏寒或偏凉。以疏泻为主，但又不属于大苦大寒者。第二类多是性味甘平，以滋补阴液，滋养肝肾为主要作用的药物。这一类子药很多，比如菟丝子、枸杞子、女贞子、桑椹子、褚实子等。基本归属于肝肾两经，有补益肝肾，特别是补肝肾之精而明目的能力。如果肝肾之精能够比较充实，也就有足够的能量上注于目，使得目力增加，达到明目的效果。第三类属于性味偏于甘酸涩的子仁类药物。使用的大道理是一样的，这类药具有性温或性平的特点。虽然补益却又有收涩固脱的作用。选择这一类药物也需要了解诸多的适应证，比如五味子、金樱子、覆盆子、莲子等都属这类，性质甘酸涩，有不同程度的收敛固涩的作用。

临床需要使用子类、仁类药物的时候，当对应有恰如其分的选择，使得这些子类、仁类药物能够尽用其长，以其特性所体现的长处及治疗的长处来综合抵制调整患者疾病的短处。如果选择的恰当，那么所得到的临床效果一定更好。下面就将常用的药物进行简单分析。具体的药物常识请参查中药书籍，这里只探讨临床经验，其学术性和说服力实在不敢也不可以与本草所讲相比较。

（1）枸杞子

枸杞子是眼科最为常用的药物。曾有统计临床眼病，特别是慢性内眼病处方当中占到百分之九十的使用率。就是说如果十张临床处方，九张中会有枸杞子。

最好品质的枸杞子应当产于宁夏中宁地区。韦老当年反复地强调一定要用选宁夏中宁的枸杞子。他讲过好的枸杞子有医生所需要的有益作用，而不正宗不道地的枸杞子，质量不是很好，很多时候起不到医生所需要应用治疗的作用，但正好其所有的不良偏性作用，反而很容易在眼睛上显现，比如燥性的出现。本来目的是想滋养，结果却反过来燥更伤阴，反而会加重眼睛症状。

枸杞子这味药如果是道地药材，性甘平，主入肝、肾、肺三经，养肝补肾，滋肺利肺，对肝肾肺都很有利益。所以一般讲，肝肾阴虚所致视力减退如果兼有头晕目眩等一些症状，几乎都可以使用。

而关于枸杞子的性味到底是偏温、偏热还是偏凉，也就是说他的作用是养阴还是补阳？不论历代文献还是现代不同医家的看法一直不太一致。有的人认为枸杞子偏温，是因其确实也有补阳的作用。所以古人也有谚语说"君行千里，莫食枸杞"。君一般情况下都指代男人，青中壮年的男性。君行千里意思是说男人到外做官也好，经商也好，不管从事什么行业。那时候走千里就很远，不像现在交通便利，来回要走很多路，而且一般出去很多时日，走的时间比较长。莫食枸杞，是因为没有携带家眷，夫妻不在一起，如果为了精力充沛过服枸杞就可能会出现行为异常，言外之意就是说枸杞子有补阳壮阳的作用。

但是从眼科使用的经验上总结分析，没有发现枸杞子表现出很强的类似人参、鹿茸、淫羊藿、狗脊这些药物所出现的补阳壮阳作用。中医眼科感觉枸杞子还是以养阴为主，使用的时候并不是用其助阳而是用以养肝肾之阴，配合着一些补肾药一起使用是比较常规的方法。

韦老每天早晨一定要吃七粒优质的宁夏中宁枸杞子，他说可以当干果吃，因为韦老是杭州人，他说你们北方叫果脯，我们南方叫干果，像桂圆干、枣干都称为干果。所以在早上喝晨茶的时候，一定要吃七粒枸杞子，很平和不会显燥。

（2）青葙子

青葙子也是眼科的常用药，但是这个子，作用就不是补，而是能够倾泻肝火。就是说患者出现有肝旺的时候，用青葙子可以通过倾泻肝火来明目。所以在一些肝热肝阴不足，肝阳上亢的情况下所出现的眼疾，选用青葙子配伍养阴药就比较合适。

（3）车前子

车前子可以利水渗湿来解决脾的负担。脾主湿而恶湿怕湿。如果湿邪停聚一定会困滞脾土，车前子可以通过利水来解决减轻脾脏的负担。另外，通过利水消肿，有很多眼睑肿、结角膜水肿，甚至眼底不同部位的水肿，通常应用车前子用以消散的机会是非常多的。

（4）地肤子

地肤子通过其偏凉之性，和祛湿、渗湿、清利的能力起到明目的作用。另外眼部兼有痒症的时候，地肤子利湿止痒的作用很好。

（5）决明子

决明子也偏于清利，这味药中医眼科临床上也比较常用。特别是既有目疾，眼睛出现有不合适的地方，不论何种类型，同时有偏热而大便干燥的情况下。仔细研究眼科方剂当中，应该一定有决明子。因其既可以明目，同时清肝热有通便作用，通常两钱就可以，三钱就可以有通便的作用了，最多可以用到一两。如果脾胃虚弱的患者要注意一点，便通则止，不可以泻得太过，从剂量上要比较好的把握。青葙子、茺蔚子，这些药都有清热疏风、凉肝明目的作用。根据所了解的这些子类药的长处和特性，然后再依据病情进行适当的选择，效果是比较好的。

（6）牛蒡子

牛蒡子一般归列为解表药，可以清热疏风解表，对于风温表热症常用。眼科也是对于外眼病，一些有热象或者兼有外感风热的头痛、恶热、口渴、咽痛、舌苔薄黄一系列症状，说明眼病兼有表热之症。往往用于治疗眼睑、结膜白睛等一些疾病时比较常选择牛蒡子，并与荆芥、防风、桑叶、菊花配伍使用。

（7）槐角子

槐角子可以止血并有通便的作用。所以如出血性眼病或眼病伴有出血症状，且大便干燥甚至便血，有血热之象时，可以选择用槐角子。

（8）葶苈子

葶苈子泻水通利，属比较强而有力的逐水药。如果患者体质很强，本质不错根基很好，同时符合或出现水停的眼科或全身症状。比如视网膜下积液有网脱的危险，或是结膜巩膜上严重的水肿。在体质很好的前提下，可以用葶苈子逐水。当然还是在配方中左右调配而使用。

（9）女贞子

女贞子是属清补之品，具有补而不腻的优点，但是补的力量不是很大。优点是不腻，性味稍有些偏凉。使用女贞子的时候不用怕腻滞，所以患者在滋腻之品都不能选择的时候，用女贞子最为适合，既滋养且不滞腻。

但是用的时候需要注意一点，如果患者是脾胃虚寒的体质，在整体方剂的构成成分当中，要调整加入一些温补脾胃的助药。比如干姜，土炒白术，或者灶心土，这些有温补脾胃作用的一类药共同配合使用，令女贞子偏凉之性不至于损伤患者的脾胃之气，而其补而不腻的作用对眼睛又非常适合的发挥效能。

（10）五味子

五味子能够收敛肺气，而且有滋肾水、补肝津的作用。五味子五味俱全，酸苦甘辛咸各味皆含，但还是应该以酸味为主。酸能收敛的功用既补肾又敛缩，这种补虚敛缩的能力很多时候在眼科用于调节虹膜和网膜。而五味子的酸敛在眼科使用多利用其补肝肾，同时敛津上注的作用。内科也常用其收敛心气，配合远志、柏子仁，养心的同时收敛心气，多用于心律不齐的治疗。所以临床中很多时候眼科有内科的兼症，正好选择应用的药物会对患者全身的症状也有好处。

（11）莲子

莲子临床分莲子肉和莲子心。莲子心性苦，清心火。莲子肉养心益肾，补中收敛，有补益养心的作用。适当地配伍可以交通心肾，清心安神而明目。如果患者兼有心慌失寐的症状，特别是老年人慢性内眼病，需要收敛明目，莲子肉既对眼睛有好处，同时对全身症状也能够缓解。而对待脾虚泻泄，莲子肉可以健脾收敛止泻。

（12）金樱子、覆盆子

金樱子、覆盆子归属一类，能够益肾固精缩尿。特别是小儿和老年人，一类是发育未全；另一类是年老肾虚。小儿症状多遗尿不控，而老年人症状小便清长，夜尿频频，每夜数次但尿量很少。中医学认为肝肾不足需要缩尿固涩。还有临床也常见到年轻人，二三十岁壮年，由于眼病不愈，造成心情烦躁，睡眠不佳，从而夜间思虑较重，就容易引起遗精滑精的症状，但是本身脏腑又没有本质的疾病。金樱子、覆盆子可以固涩精关，一方面清相火之炎上，令其平息下来；另一方面因肾主藏精输精于眼，如果遗精过频或房事过度就会使得肾精耗伤不足。肾脏本职是藏而不泻，要藏精不能过度地外泄。金樱子、覆盆子益肾固精，固涩精关。

通过以上简单的分析能够说明一个问题，就是子类药、仁类药在眼科临床应用时，眼病情况各不相同，每味药的性味归经各不相同，兼有的全身症状的特殊性各不相同。作为眼科医生如果能够选择准确，应该在临床中可以取得比较好的疗效。

另外中医眼科应用子类、仁类药，很多时候顾及于患者的兼症，很多患者来看眼病的同时在身体还会有其他的不适，患者通常会和医生比较详细地谈病情，除外眼部症状还会有哪些其他不适。实际上无论是眼科本身的眼部兼症还是全身兼症，在使用子仁类药物的处理过程当中往往能够在临床上收到比较乐观的疗效。

简单举个例子说明。比如外眼症，除眼部症状以外，如果兼有风热，患者会有头部昏沉满闷痛胀的感觉。眼部所发的疼痛也是由内向外的，不是目自眦或眼睑而是眼内。那么这时眼科主要用药就是蔓荆子，清热止痛除胀的效果很好。在方剂当中配合蔓荆子，症状就能够得到解决，同时解决眼部和头部的症状。

另外视网膜脱落的患者属于中焦湿热。所谓中焦湿热就是脾胃肝胆湿热。症显多食多饮，口干腹胀，便黏溲浑，舌苔黄腻。对于眼症要多用重用车前子以清热利湿，利水消肿，达到明目固脱的作用，同时患者中焦湿热的症状也能减轻。

另外决明子，很多患者由于内外眼病造成视力不佳，同时大便干燥，三五天才能大便一次，每次排便也会感觉非常困难。这种情况加用决明子，可以清除肠胃的积热从而通便，待到大便通畅，眼部的症状和燥热的症状都会轻松很多。很多时候临床观察患者，大便通下后自我感觉视力能够比原来提高不少，视物的感觉也逐渐清晰。决明子是比较常用的。

另外临床常见很多眼病患者眼部的精气耗散，瞳孔散大，就可以加用决明子和覆盆子，有收敛的作用，对于瞳孔散大的一些个别症状有作用。又比如遇到青光眼病的时候，希望患者瞳孔能够缩小一些，就可以应用固涩剂治疗。

8. 用药禁忌

几个通常用药的禁忌或者值得注意的地方，简单地讲解一下。

第一个：肝肾阴虚所造成的眼压增高，非特殊情况下最好不使用青葙子。因为在眼压升高的过程中，青葙子有一定使瞳孔扩大的作用，对于青光眼患者不利。

第二个：外眼病兼有表证的时候，不论表热证或表寒证，比如结膜炎，角膜炎的初发期，患者伴随发生发热头痛咽痛等表证时，不可以使用类如五味子、金樱子、覆盆子等药物。这些药物具有收敛固涩的作用，可以敛滞外邪的发散，最好不用。同时有些内眼病，即便需要收敛也要慎用。

第三个：热性眼病发生时，青葙子、女贞子虽然很好，但脾胃虚弱的患者最好避免使用。如果必须应用的话，则要注意调理脾胃，补益脾胃，防止脾胃受损。

四、眼科疾病之外眼病

（一）风弦赤烂

风弦赤烂，也叫作睑弦赤烂，是中医文献中的病名，现代西医眼科学称作睑缘炎。发病部位在眼睑的边缘，即眼睑部长睫毛的上眼边和下眼边。在其他文献当中也有称为睑弦赤烂或烂弦风，在民间俗称烂眼边，是临床比较常见的外眼病之一。

发病的主要症状，一是多发于双眼，左眼和右眼双眼同时起病。特点是眼睑的边缘红赤、湿烂，外观上看眼睑缘红赤，同时很潮润，甚至有少量的黏湿分泌物在眼睑周边附着。更为严重者，表面皮肤会脱落出现糜烂的现象，而后使得睫毛从根部脱落。如果未损及睫毛的毛根，还可以经过治疗后再生。而如果侵犯破损的程度比较深，损及毛囊层次而造成的脱落，以后就可能不再生长睫毛。

从患者主观症状方面会叙述痒感明显，而且伴随疼痛。如果反复发作多次，每次持续时间很长，就可能出现眼睑肥厚甚至眼睑变形的情况，颜色形状比原来正常更厚，甚至于出现由于毛囊部位和瘢痕的影响，发生睫毛内翻和乱向生长。

睫毛的排列是很整齐有序的，睁眼向前方，闭眼向下方，但是眼睑肥厚的患者往往都是睫毛乱生，如果向里倒冲就会扫及角膜，出现其他的一系列症状。

所以临床常见有些患者，由于睑缘上的一些疾病发展影响到角膜，就会出现畏光，目不欲睁，不能久视等角膜刺激症状。这时候患者是很痛苦的，因为迁延时间也比较长，就医时会告诉医生患病的时间很长，感觉非常难受，特别强烈地想摆脱病态。一般这类患者有些许全身症状，但是大部分没有特别明显的不良体征，有些患者可以在舌苔上出现湿热的表现，比如舌苔薄黄，舌尖红。除非全身体质特别不好可能会需要照顾有些兼症，一般情况都要将治疗重点放在眼部。

在临床辨证方面，睑弦赤烂病首先考虑脾的问题。因为胞睑归属于脾经的位置，不论按照五轮定位或是按照眼睛与内脏关系定位，眼睑和脾经的关系最为密切。

所以在辨证的时候，审证求因首先要考虑脏腑中的脾，从内因角度上考虑是否由于脾经湿热，脾不运湿。另外要观看病位表面除湿黏还会伴有糜烂，颜色比较红赤则多为湿热。内因属于脾不化湿，湿邪瘀久化热，上攻于目发为睑弦赤烂，这是从内因分析。从外因分析，有外感风热之邪侵及于目，抑或者在大气交运时感湿热之邪等因素。内外合邪，外有风热，内有脾经湿热蕴结，共发为睑弦赤烂病。通过分析病因病机，可以确定与湿热之邪相关。

强调一点，外邪当中湿为阴邪，最易敛滞黏滞脾胃阳气，束缚阳气的运行，束缚脾胃的功能，而且极不容易去除。因为不论体质或饮食习惯、环境等各种因素，一旦涉及湿邪就容易黏滞。人体本身引起湿邪的机遇就比较多，而且脾胃化湿的功能一旦不足，再想要恢复脾胃功能，就不是短暂之间能够将脾气重新调动起来令其化去湿气的。而且饮食习惯、外界环境造成的湿邪很难完全避免。所以湿邪引起的疾病往往黏滞不去，患者迁延时间也比较长。因此在遇到风弦赤烂患者的时候，要对患者说明不可能三五剂药就能恢复。

由于湿邪为害所以会迁延的时间较长，但会逐渐减轻会好转，所以应当坚持治疗。

另外睑弦赤烂如果发病时间过长，症状在逐渐加重的情况下会侵袭两侧眼角，内外两眦也会出现红湿甚至溃烂、分泌黏性物。这时因为两侧目眦属于中医辨证心经范畴，所以在辨证考虑脾湿的同时，要考虑到心经的火热，治疗的时候也要考虑清心火，泻心热。

另外临床有患者是确定有过敏因素的，是过敏引起的发病。包括接触到的一些环境、空气、物品、化妆品、水等因素，从而造成睑缘部皮肤和黏膜交汇翻转的地方出现过敏的症状和睑弦赤烂的发生。中医治疗的过程中同样要考虑到风邪，要运用祛风的方法。如果红赤严重，内睑结膜黏膜充血比较厉害，则应该考虑加入凉血的治则，同时针对不同过敏疾病的本源进行相应的脱敏治疗。

风弦赤烂病另有一类，因现代医学已尽可能地做足小儿传染病的预防，所以现在临床比较少见。但是在以前，包括现在一些卫生条件不足落后的偏远地区，有些小儿出痘或者出麻疹，甚至一些疱疹出现的时候，引发的赤烂眼也时有发生。虽然比较少见，但作为医生是要知道的，如果遇到这一情况，应该用清热解毒，解疱疹之毒的药物将毒气宣散出去。还有个别的新生儿，短时间内就会出现眼眵，睁开眼以后发现眼边有红赤湿烂。中医认为是由于胎中湿热，患儿在胎中的时候母体蕴结湿热侵袭。一般要用清湿利湿和清解胎毒的药物对母子同时治疗，过一段时间就会好转。

所以临床上这些情况都应当仔细辨证治疗。但总体上，临床比较多见的还是脾经湿热为内因，风热泛目为外因的种类。因此治疗的总则都应该遵守祛风、清热、燥湿、解毒、健脾的法则和过程。症状出现痒赤，很可能由外风之邪所侵袭，因此祛风一方面祛除外因可以止痒；另一方面风能胜湿，祛风药的应用对于祛湿药发挥有助加之能，能够帮助化湿去湿，所以健脾利湿的效果更加明显。

清热不必多言，眼红充血肯定有热，具体来讲，如果对风弦赤烂的单一病看，应该是清脾热和清心热为主，特别是脾热最为常见，如果涉及两侧眼角，则一定要加用清心热的药物。

特殊病例要用解毒药，比如麻疹、水痘、天疱疮等，本病方面虽然好了，但是睑弦赤烂一直存在，那一定是余邪余毒未尽，所以要用解毒药。另有一些新生儿，睁开眼睛后短时间内就出现睑弦赤烂，中医认为胎中湿热，胎毒随来，要用解毒的药。当然用量要充分考虑，因为毕竟是新生儿，在治法上也应考虑到这一层。

健脾的目的实际上是利湿，如果脾的功能能够快速恢复，重新运转起来，湿邪就不至停留，而会变化为水谷之精气，邪气来泛并停滞的机会就会减少。同时加用燥湿药物，有些药既健脾又燥湿，之后方剂治疗中方解和加减用药会提到。

简单介绍一下睑弦赤烂的临床常用基本处方主体，依照临证不同，进行加减。药用：苍白术、云茯苓、炒黄芩、川黄连、忍冬花、青连翘、防风、川羌活、生甘草。

本方健脾清热、利湿祛风。临床上比较多用。方中白术健脾利湿，苍术健脾燥湿，茯苓健脾利湿，炒黄芩清上焦热，能够清心肺火热及脾胃热，是常用药。黄连清火泄热，特别出现双眼角赤烂的情况时可以加大用量以清热燥湿，属于苦寒。忍冬花祛风清热，功在祛风泻热。另外全身外感风热表证，忍冬花、连翘两味协同应用，发挥祛风清热的作用。防风祛风止痒，能够胜湿，羌活亦是如此，羌活用到两钱、防风用到三钱。防风从功用上祛风，但是药性不热也不偏燥，羌活属偏于性温比较烈性的祛风寒药，因此眼科上应用的时候，通常剂量不宜很大，同时还要伴随着银花、连翘等性凉解表的疏风药物一起使用。在临床上，温性和凉性药一起应用，是常态。以感冒举例，分为风寒外感、风热外感，暑湿外感，气虚外感，阴虚外感，当患者来就诊，症状兼杂既有风热也有风寒还有湿。这种情况一般抓主要矛盾，但是有可能事与愿违，这就需要慢慢临床体会，方才知道有些时候性温药和性凉药是可以在一起同时应用的。

从处方的主体方面讲，方中羌活所占位置并不很重，而且伴用银花、连翘、黄连、黄芩一起使用，主要发挥祛风、止痒、燥湿的作用，而其所谓的温热之性已经被其他苦寒清凉的药物所抑制了，所以不会有太大的副作用，而主要用到其有利的一方面。生甘草清热解毒，缓中理脾，调和众药，属于使药。这张处方整体讲，对于各个类型的睑弦赤烂都可以调和应用。

如同所有病症一样，证型分为风重、热重、湿重，阴虚、阳虚，阴阳两虚，分别有相对应的处方。而实际在临床把握住主体治疗思路方向后，通过加减化裁，不一定要更换很多方子。这个方仅供参考，简单讲解一下加减。

如果风邪偏重出现眼痒不欲睁开，流泪不止等症状，为典型风象，那么平时在临床一般选择加入牛蒡子清热祛风，另外白蒺藜、白芷、蝉蜕这些祛风药合到方中，就是以祛风为主，能够止痒止泪。实际原方就是祛风为主兼有清热利湿作用。

如果热邪偏重型，临床表现睑弦赤烂，但是红赤严重，甚至翻开眼皮整体眼睑都呈现鲜红，另外患者自觉症状疼痛感明显加重，眼泪热泪如汤，畏光，不欲睁眼。同时热重的患者可能都会出现一些口渴、口干、心烦的内在状况，舌红或者舌尖边红，苔薄黄或者黄腻。这一类患者，常在方中加用生地、赤芍、炒栀子，重一点可以加酒大黄。大黄荡涤脏腑，特别是配伍芒硝、厚朴，即大承气汤，可以把肠中沉积之宿便及脏腑滞热都排除清理出去。古人形容大黄好像将军，因此就简称为军，所以有的时候处方上写到酒军、制军、军炭，实际都是用炮制过的大黄。大黄的制法很多，用酒炒一炒只是其中一种，主要是为减少其峻烈之性又增加清热通便的作用。通常有热重的患者，只要大便一通，肠中宿便燥结一除，患者马上倍感轻松，热象配合其他药物，症状就明显的减轻。

如果湿邪偏重造成的睑弦赤烂，外观红赤，眼边溃烂严重，糜烂明显，且分泌物黏滞量大。在眼缘边用裂隙灯观察，可以看到眼睑边缘有很多小水珠样或油珠状的颗粒物质在毛囊表面附着，有的可以擦拭掉，有的不可以，甚至擦拭时出血，一般理解为湿重伴热。如果更加严重的情况，可以出现眼分泌物黄色的脓样改变，在眼睛睑缘将上下眼睑黏合在一起。

患者因为湿热邪重，往往都伴随有一些类如胸闷喜呕，不思饮食，尿黄便黏的症状。另外舌苔黄腻，脉也有相应的变化，比如会出现数脉或者滑脉的表现。这种情况下为了加大处方利湿的作用，常会加用滑石粉，一般可以用到五钱（大约十五克）属于中等剂量。这类药的煎出率很低，本身质地较沉，可以清热利湿、利尿解暑，在暑天时候使用更为适合，还可以再加大用量。也可以加车前子，量用到四钱亦是包煎。车前子和滑石粉的包煎是不同的。车前子包煎是为不散，因为车前子一煎就黏糊，特别有的患者比较讲究用砂锅煎药，车前子沉到砂锅底，火大时间长就糊锅，甚至有时候出现烧焦的情况，用布包煎就不会出现这一问题。而滑石粉不同，包煎是为了既满足倾出率同时防止粉样粘锅。但是南方有些地方，滑石不用粉用块，就不包煎，特别用六一散时，喜欢用凉白开搅匀以后直接服用。原来韦老告诉我这样给患者服完以后比入药煎的效果更好，南方医家喜欢这么使用，后来我在临床中应用，确实是这样。

另外如果小便很黄，可加木通。分泌物很多，眵多如脓，眼屎很多好似黄脓，可加蒲公英、紫花地丁。食纳不佳，头目不清利，加藿香、佩兰。这两味药如同姐妹一般，基本情况下都是相配伍同用，醒脾化湿，芳香化浊，调动脾胃的功能将湿浊之气化解。如果赤烂剧痒不忍，可加苦参清热燥湿止痒，加地肤子、百部杀虫燥湿。严重者加土茯苓、蛇床子利湿解毒。根据病情轻重和患者的个人情况，这些药物都可以选用。

还有不常见但是偶尔起疱疹所引起的睑弦赤烂。比如带状疱疹、天疱疮或者出麻疹水痘之后出现的睑弦赤烂。必须要清透余毒，用药就常选择加用马勃、野菊、绿豆皮、谷精草等清肝热解火毒，加香薷化湿解表散毒。通常马勃用三钱包煎。野菊、绿豆衣、谷精草、香薷一般用两钱。

强调一点，如果小儿患病，一定注意剂量要减，用三分之一或更少。比如初生的小孩，胎毒未尽之湿热，剂量就需要更小。

从保护小儿的角度讲，小儿是纯阳之体，天地给予的自身恢复能力很强，不需要过多过量的用药，过量反而会影响其自身体质的发展，儿科非常讲究这些。眼科见到婴儿、幼儿的时候也要注意保护脾胃，保护正气，要格外的小心谨慎。

虽然患儿有湿热湿毒，却也应药到则止。病去几分后，很多时候依靠自身正气恢复，再可以逐渐用一些其他方式进行调理，比如外洗的方法，注意饮食的方法相配合，令眼病缓慢的自行恢复，而不要用过量苦寒直折的药物，避免伤及小儿的阳气。

如果发病位置涉及两个眼角，边缘向两侧红赤湿烂，则考虑除脾经之外，可能会有心火亢盛，所以治疗过程中要加清心热的药物，比如木通、莲心、知母、灯心草、紫草都有清心热解毒的作用。而原方中黄连、栀子可以稍微加重剂量。灯心草注意质量很轻，剂量一定不要过大，一两克就足够了。

一般情况下用药得当，睑弦赤烂这个病通过中医眼科治疗，坚持维持一段时间后，都能取得很满意的效果。特别注意嘱咐患者，不要到空气不好的环境去，比如沙尘、烟尘、油烟太多的地方，外界的因素特别会影响治疗并加重症状。

再一点注意，最好不吃或者尽量少吃辛辣，肥甘厚腻，油炸烧烤类食物，专业讲辛辣炙煿肥厚之品，很简单六个字。辛辣包括辣椒、胡椒、生葱、生蒜，甚至韭菜、咖喱都属于其中。炙煿包括煎、炒、炸、烘、熏、烤制作的食品及坚果类的瓜子、花生、腰果、杏仁等物。按中医学来看，这些都是上火的食品对眼睛不利。肥甘厚味一般指代肥厚的肉类和滋味浓厚油腻食物。因为患体本身就有湿热，脾胃功能负担已经很大，再摄入肥甘厚味的食物，根本就消化不了，更加重生湿化热，容易催化病情。

最后也是最重要一点，告知患者少熬夜多休息。熬夜不论干什么，看电脑打麻将玩游戏，对于眼睛，不光睑弦赤烂病，其他各类眼病都是极其不利的。还是应当闭目养神，得到最好的休息，保持充足的睡眠。嘱咐所有眼病患者在注意养生保健的时候将睡眠永远要作为一项重要的内容和任务。

（二）针眼

针眼是中医眼科很多文献中都提到的病名，西医称为睑腺炎，也叫麦粒肿。为什么中医叫作针眼？有些文献就此做过一些说明。古代很多文献里面称该病为偷针，隋朝的巢元方著《诸病源候论》中录"世呼偷针"，就是定这个病名的时候，世人都称为偷针。

《证治准绳·七窍门》中有这样一种小的解释，说"出生小胞，观其背上有细红点如疮，以针刺破既锉，故名偷针"。现代话就是说如果患有该眼病的患者，仔细观察眼睑背部有很多红的小泡好像疮样，如果用针将泡刺破病就好了，所以叫偷针。但是后来也没有详细讨论命名方面的问题。

从针的角度追索古代文献，主要还是根据《证治准绳》和《诸病源候论》的解释为标准。有的文献上也称为土疳，疳就是硬结，因为长在眼睑部位所以称为土疳。

其实偷针是一个音误，本身是一个字"覣"。《说文》解"覣：

目蔽垢也"。意思是，目眦眼睑生疮，而过去苏北方言管针叫眶，后来就传为偷针了，也没人考证了，其实就是一个简单读音方言的问题。

现在俗称为麦粒肿，是眼病中的小疾。虽为小疾，但如果误治或失治也可能酿成大病。就是说如果治疗不及时，或者任由之发展，就可能发生化脓性的扩大，甚至反复发作后产生变性。亦可以造成永久性的瘢痕，瘢痕一方面影响外观，过去老北京叫疤瘌眼，很不好看；另一方面，反复瘢痕以后会造成眼睑变形，收缩内翻，内翻后继而造成睫毛内翻，扫触角膜很不舒服，日久易成角膜炎，发展成溃疡，所以要及早及时的治疗。

虽然一般睑腺炎的病灶不大，有些自行溃破出脓后很快就能够吸收。但是作为眼科医生，还是要给予重视避免其反复发作，或者衍变为其他严重眼部疾患。

针眼的主症，从外观上初起时候，眼睑周边有红肿热痛痒的感觉，患者感觉睁眼、闭眼、眨眼的时候很不舒服，随之微肿部分加重，疼痛红肿也会加重，最后形成一个硬结就像麦粒一样有压痛感，检查时候触碰按压患者感觉疼痛，病灶中心有黄白色的脓点。

如果状况加重，可以伴有耳根、耳后的淋巴疼痛肿胀，一般情况下比较少有全身症状。但是临床也见过重症的，如果遇到儿童或有些年老针眼的患者伴随着全身的发热恶寒、头疼甚至满脸肿胀，一定要立刻引起重视。因为针眼如果出现全身症状则说明情况重、病灶大、病灶多，患者本人一定也存在有某些基础病，比如糖尿病，血管病等，一定要充分地了解病史并给予重视，切不可大意，因小病而致大祸。

对于针眼的中医辨证，通常认为风热上攻、脾胃湿热。从外邪来讲，是风邪和热邪攻于上；从内因来讲，是脾胃湿热内蕴，内外合邪造成针眼发作。

治疗方面，一般轻症用清热疏风，化湿健脾，如果重症应当清热解毒、泻火通腹、消肿止痛。临床遇到针眼患者基本常用疏风清热、健脾、化湿散结的处方，以忍冬花、青连翘、淡竹叶、防风、香白芷、干藿香、新会陈皮、生甘草、浙贝母、当归尾为主。对于早期和中期针眼都适用。初起小硬结小疙瘩，自觉不舒服可以用，或已经肿起，触摸有疼痛感，外观甚至能看到已经拱出脓头的时候也可以用。如果红肿且质地坚硬，黄脓出尖马上要破或者已经破溃，兼有便秘、发热、头身疼痛等症状者，可以加用制军通腹泻热，另加决明子、蒲公英、野菊清热解毒，消肿散结。如果大便干燥异常，可加元明粉，更能帮助大黄增加通便泄热的作用。如属于反复发作的情况，要在原方基础上加苦参、薄荷、荆芥、天花粉。确实有些患者的体质是容易反复发作睑腺炎，那么加这类清热凉血、祛风燥湿的药物，治疗一段时间能够根本上解决问题，令很多反复发作的患者很有希望不再反复发作。

如果患者体质较差，针眼并伴随着食少、便溏、脉弱，全身表现倦怠无力、面色萎黄、少气懒言等症状，认为多属虚证针眼，虽然是局部的火邪，但是很大一部分是犯上灼烧之虚火。此时可于原方基础上加用人参或党参、炒白术、云茯苓、生黄芪等健脾护里托里的药物，因患者体质很差，要助其将毒和脓液托透出来。

当然也有很特殊的病例，临床遇到有的患者都已经出现四肢不温的症状了，他还能长很大很红的针眼。这时候方中甚至可以加用附子、肉桂。一般这类辛热药物，眼科医生特别少用，但是如果有患者全身症状属阳气不足，脾胃阳虚，肾阳虚衰，作为医生还得会使用热药，不要因为不常用而不会用、害怕用。

特别用肉桂的时候，处方写上肉桂，或者企边桂、紫油桂。肉桂品种有几类，要选用上好品质的肉桂温润内脏，温补下元，温阳而不燥。而如果将质量不好的像桂皮调料的那一类肉桂当成处方药使用，就会很燥烈，不但不能够从内温补元阳，反而促成燥热。

像针眼病，本身就是一种小而红的阳热之疮，如果错用了燥热的次品，只可能加重病情而不能得到治疗。体虚针眼患者，加少量的肉桂，可以使得阳气来复，一方面护本扶正，另一方面祛邪。因为方中本身以清热疏风利湿祛邪为主，但是由于患者体质问题，没有身体的正气，就配合不了药物发挥作用，所以加些补脾益气温阳的药物，会有利于该病的治疗和恢复。

另外针眼可以适当配合一些外用的治疗方法。比如湿热敷就很好，因为湿热敷可以疏通气血，并有散热的功用，可以一天两到三次。还有如果针眼脓头表面已经溃脓欲出，可以在消毒的情况下切开排脓，用很小的切口将脓液排出来，会好的更快。

必须强调一点，切勿挤压。绝对不能用手挤，排脓后需要外包扎，用消毒的棉纱，轻轻地在外包上，只要等到结疤后，洗脸的时候不容易掉下和破损就可以不包了，很多时候干燥包扎反而比敷药包扎结痂后期效果更好。

饮食宜忌方面，在生病期间最好少食或不食用辛辣、炙煿、肥厚的制品，这类食物对于针眼疮是不利的，而且平时也需要嘱咐患者最好避免食用，防止其复发。因为针眼病的发作本身就有体质因素，所以饮食方面如果不注意，造成复发的机会就会更多一些。同理如能够饮食清淡，心情欢愉，那么患病和复发的机会也都会较低。

（三）胞生痰核

胞生痰核是中医眼科学中的疾病名称。文献中记载首见《眼科易知》，有的文献称为目疣，《审视瑶函》中称为胞睑肿核。西医称该病为睑板腺囊肿，或者俗称霰粒肿。西医认为是由于睑板腺分泌物排出不畅或者堵塞而造成分泌物潴留引起睑板腺本身的一种慢性、炎性肉芽肿。不是细菌性或者急性的炎症，而是脂类物质在睑板腺内堆积，挤压临近组织潴留之后刺激引发的一种慢性炎性肉芽肿性病变。这种病变消散起来比较慢，因此疗程也比较长。中医认为是由于痰湿凝聚不能疏散，所以造成小的痰核多发于眼睑上。

本病的主症往往没有特别的疼痛或者不适的感觉。如果有的患者眼部坠物肿得比较大，或者是生长数量比较多，可能会感觉眼皮有一些重坠。病程进展都比较缓慢，甚至一发数年。医生用手轻触眼睑，可以触摸到质地较硬，大小不一，边界较清楚的肿块。肿块可以移动不与睑板相连，与表层皮肤也不粘连，没有红肿压痛的表现。有些时候在病程整个过程当中可以自愈，自行消失缓解。但很少有自行破溃的现象，针眼（睑腺炎）通常会破溃，睑板腺囊肿很少有自行破溃的。

所以如果临床诊断时遇到类似胞生痰核之形态，却发生破溃且经久不愈不收口，甚至于流出异样物质，比如像黏稠的很有气味的脓或者如干酪一样的物质时，就要特别引起注意恐生他变，有些可能变为内腺炎也有些可能是癌变。

临床观察患者基本在饮食方面有滋食辛辣厚味，喜酒不羁的习惯。辛辣的食品包括辣椒、胡椒、花椒、咖喱、韭菜，葱姜等。这些食物都容易生湿、化热、成痰。另外酗酒，不论啤酒、白酒、甜酒、色酒，假令患者本来肝热脾湿，再饮酒过度造成湿聚，脾脏运化水湿增加负担不能及时疏散开，而特别有些人容易循经上眼，凝聚而成为痰核。

肥甘厚味更是如此，生湿、生热、生痰。《内经》讲膏粱之变足生大疔。各家学说根据不同的临床经验对这句话的解释不同，比如足是不是就特指脚，而疔是不是也肯定就特指为疔疮。所以也可以理解为足上生疔，也可以理解为足以生疔。而疔也可以理解为疮、疖、痈、痰核、痰湿凝聚。《内经》文字非常简练，但是包含的意思和内容非常丰富，需要慢慢体会。

中医眼科认为由于脾胃积热生湿成痰，痰湿瘀热互结，如果又遇气血阻碍于经络，邪气蓄积于眼睑就会造成眼睑痰聚，所以从辨证总结，一是痰聚，一是湿聚。

因此治疗通常用化痰、散结、清热、除湿的思路。已经成形的痰核必须要化痰，用软坚散结的方式将之化散开来。另外从根源上清热、除湿，健脾，要使得脾胃健壮起来，蓄积的热邪才能够清理。标本同治，前者直接针对症状治标，后者根除其病根源治本。

临床用二陈汤作为底方加减药物运用，法半夏、陈皮、茯苓、生甘草。二陈汤化痰散结之基本方另加象贝、青连翘、昆布、归尾、乳没、牛蒡子、莪术。方中半夏化痰去湿；陈皮理气化痰、疏通经络；茯苓健脾利湿；甘草缓中化痰调和诸药，共为二陈基本方。加象贝清热软坚、散结化痰。通常运用贝母的时候分为川贝母和浙贝母，川贝以补肺润肺、止咳化痰为主要治疗功效。象贝或者叫浙贝原产地在浙江，象贝是指外观为白色，背满如大象的样子，因此称象贝。医生书写处方无论写那一种，药房都给浙贝母。浙贝母清热散结的能力较川贝母更好，但从治咳的角度能力不如川贝母。而且川贝母的药性不凉，对于伴有肺经的多型咳嗽不论寒热温凉都可以在配伍中使用。而有偏热象的症状一般就选用象贝母。浙贝母在眼科主要是化痰软坚、散结清热的作用。加用连翘疏风、清热、散结，用其清散作用，对外散结对内清消。加用昆布软坚、散结。当归尾入血分，凉血通经脉。当归分为全当归、当归头、当归身、当归尾。当归身一般用于补血。如果重点用于活血通络，当归尾应用较多，能于补中有通有活，对于疏通经络效用良好。加制乳香、制没药两味，理气化痰、消肿散结。加牛蒡子疏风清热，散风通络。对于痰核之凝聚有散结作用。如遇症状较重或反复发作的患者可以少量加用莪术。莪术化结散结之必用药物，可消痞块。眼科主要用于眼睑上时间较长性质较顽固的痰核。这味药通常在内科妇科上用于治疗一些占位性的病变，比如身体各处的囊肿、肿瘤。例如子宫肌瘤，消化道的息肉，乳腺的肿块等，可能用量稍大，但在眼科中一般不常用且剂量不可以过大。

那么本张处方实际上就是以二陈汤做基本方加入化痰散结、清热除湿药物共组的一张新方。在临床中应对于各种类型的胞生痰核（霰粒肿），且不论年龄偏差，基本都可以使用。进一步加减，比如患者热重，病灶局部红赤明显，同时表现口渴便秘，体质比较茁壮者，通常可以加用黄连、黄芩；大便干加用决明子、制军。通过加强清热与通腑的作用，使邪热从肠道排出，对于散结会更有益处。

另外胞生痰核病外用湿热敷很重要，湿热敷可以增加消散的速度，因此一定要嘱咐患者，起床洗脸的时候，或中午晚间休息之前用稍微温热的、能忍受热度的毛巾在眼睛周边敷二十分钟左右，当然时间长一些会更好。但毛巾不可以过烫，因其会刺激病灶溃破反而不利。

热敷可以增助口服药的药力，也就是服药后，发挥的药物作用更好。且外敷本身具有温散的作用，对于气血和经络的舒畅都有益处。

另有一张小方是外用药，比较安全有效。用 10∶1 的南星和冰片，如果能够把比例掌握好，调制技术也过关，就可以配多一些。基本就是十份南星用一份冰片。将两味药共同研磨成比较细的粉末，每次取用小部分用醋调糊敷到眼皮病灶上，但注意不要进到眼睑里面。调后的糨糊要稍浓，用器具在眼睑生成胞核的部位轻轻敷上后待干，最好能够维持的时间尽量长些，最后再用清水洗掉。每天坚持一到两次，可以起到散结的作用。这是一个比较有效用的验方提出来供大家参考。

过去中医眼科对于胞生痰核等赘生物眼病也做手术，可以服药和外用消下的通常不做。现代西医手术器械，麻醉方法都比较好，剥时打麻药也不疼。所以如果病灶较大的情况下，西医一般都建议手术，可是很多时候手术做完过一段时间还会有复发。客观的讲，如果病灶过大且影响到上睑功能时，也不能排出手术的方法。假如不是很大，尽量还是用消散的方法治疗更为积极主动。

　　总之睑板腺囊肿提倡早发现，早治疗，早痊愈。临床上一般较小的初期病灶，患者自己已经能摸到并及时找医生，吃药加热敷，很快就能消掉。而如果非要等到病灶已经成熟增大，甚至于从外观上皮肤都有突出表现时，这样的情况说明时间较长，用药消散也就会比较困难，就需要考虑手术清除。

　　同时该病在饮食宜忌方面，必须忌辛辣，忌饮酒，忌肥甘厚味。因为在讲病因的时候，已经提及这些食物都生湿生热造成痰湿凝聚，那么饮食上就不要再火上添油，所以还是少吃不吃，对于治疗效果和痊愈的时间都会有帮助和益处。

（四）眼上睑下垂

　　眼上睑下垂症，中医眼科学称为上胞下垂，有些中医文献也称该病为睑废，寓意眼睑废而不用，或者抛废不用。还有称作睑倦，也就是疲劳倦怠拉下的意思。西医眼科学认为是由于提上睑肌功能不全或消失所造成的眼睑失用性下垂。一般如果患者正坐位正视前方，眼上睑下垂遮盖角膜超过五分之一的情况以上就可以诊断为眼上睑下垂。但临床所见的患者多数情况更为严重，大多患者眼下垂遮挡角膜在三分之一至二分之一，严重者会超过二分之一甚至全部。

　　所以诊断眼睑下垂患者并不困难，从患者进入诊室的时候就能直观观察，当患者平视前方的时候，上眼睑向下遮盖的角膜超过五分之一，这是其一。另外眼睑下垂患者还有一种习惯性的视姿用以维持其正常视物，就是仰视。因为仰视状态下相对瞳孔正对位就会向下，此时向前方视野就相对不至于遮挡，从而成为这一习惯视姿动作。还有一些患者的习惯视姿是上提额肌，因为眼睑废而不用，不能很好地提举，那么额肌便作为代偿来提举眼睑。这类患者额纹非常深，还有因为长时间的提额肌紧张会使得眉毛也相对多的脱落。这几种伴随特象就形成了上眼睑下垂的特有面容。

临床还有一类症状最重的睑下垂患者，仰视，提高额肌都不能解决目视问题，而是直接用手把眼睑上提起来，必须要用手提才能正视前方，临床并不少见。患者每天行动就要提起上眼睑，不然眼睑全部的遮挡，甚至把下眼睑都能包裹起来，走路看不清楚前方，经常碰撞。这些都算比较重的。

眼睑下垂症在临床上既可以见到单眼发作，也可以出现双眼同时发作，既可以是先天由来，也可以是后天新发，这些类型都可以见到。

如果先天发病，西医眼科认为由于动眼神经或提上睑肌发育不良，问题在于胚胎期发育的时候没有完善发育所以造成眼睑下垂，自始并逐渐加重。如果后天发病，也称作获得性发病，患者会因为各种原因引起的动眼神经麻痹或提上睑肌损伤。比如外伤或药物原因引起的损伤，还有影响交感神经的疾病引起的提上睑肌无力，比如一些免疫病。

另外重症肌无力患者在眼睛上的表现也会出现这种情况，当然重症肌无力明显的全身症状更为严重。还有一些患者是由于上睑的炎性肿物，或者增生的占位性病变都可以造成眼睑向前向下拥挤，由于肿物或增生的物质使之拥挤而且阻碍眼睑的皱折和上提的功能，所以出现眼睑下垂症状，这时需要求助于神经外科联合会诊。

临床中出现的特殊情况，比如重症肌无力、炎性或占位性肿物等非单纯性眼睑下垂症，应该在治疗主要疾病方面下更多的工夫和心思。虽然很多眼科书也不把这些列为睑下垂，但是作为医生，一定要知道这些特殊的情况，了解特殊情况可以减少误诊。

所以总结下来，眼睑下垂患者的主症是单眼或双眼上睑下垂，并不同程度的遮盖角膜。按比例超过角膜五分之一，按尺寸遮盖角膜上缘超过三毫米以上，重者超过角膜二分之一或遮盖全部角膜影响视能力。并且由于提上睑肌提举无力，伴发昂首仰头视物、提额提眉等特殊面容以补偿上睑功能的状态。

在中医辨证方面会考虑到几个方面。首先应考虑气血不足，提举失力。气血不足则血不能荣筋。筋的概念不光指代四肢，中医学认为凡是能够活动的地方都会有筋，眼睑亦是如此，故眼睑提举不力就是血不荣筋的表现。

另外也有由于体虚表虚受到风邪侵袭，而风邪客居于胞睑所致。也就是外来之风邪之所以能够侵袭到眼睑这一部位并且能够停留，就说明本部位的气血、正气一定是不足的。因为如果一个部位的正气气血很充沛，一般都可以抵抗外邪的侵犯，并且有能力将外邪排出在外。

邪之所凑，其气必虚的基本观点，在这里是讲眼睑部位的气血虚弱匮乏，血不荣筋，外再加以风邪侵袭不能抵抗的意义。内因是气血不足，外因由风邪干扰从而成病。

第二考虑脾肾两虚所致。脾为后天之本，肾为先天之本。脾化生水谷之精微营养全身，而肾主藏精，在得到水谷之精气濡养后将肾经所藏之精华疏通到全身，并使其发挥营养全身的作用。如果脾肾两脏都出现不足的情况，先天和后天便会显出虚弱之处，造成气血、精津、阴精不能够很好地输送而出现症状。往往是指全身的症状，包括类似重症肌无力。

第三考虑由于先天禀赋不足，胚胎发育不良。先天的不足，遗传和畸形造成的属于另外一种类型，而且在治疗方面先天小睑裂也不大容易通过后天的药物治疗取得理想的效果，最终如果在不影响视功能的前提下多以手术解决问题。

总之在全面的辨证思维及辨证思考指导之下，现在对于本病某些情况所最适宜的治则是益气、养血、升阳，通过补气补血将人体之阳气进行提升。

中医学认为人体诸多的提举功能与阳气的强弱相关系，比如胃下垂，中医认为胃气下陷，脾气下陷。比如妇科病中子宫脱垂也与阳气提举不利有关。

在治则方面，若想增加提举之力，首先要从物质基础上补气养血。第二要活血、通络、化痰。由于气血不足造成提举不动，所以除补气养血以外还要活血通络，使得气血在经脉中能够舒畅地流动，才能够解决提举无力的根本问题。由于血气不畅郁结造成的增生结块，可能还要加用化痰散结的方法进行消除。根据辨证的结果，总的治则应当采取益气、养血、升阳、活血、通络、化痰。

临床常用效验基础方：生黄芪、全当归、炒白术、川升麻、醋柴胡、炙甘草、紫丹参、整全虫、白僵蚕、宣木瓜、伸筋草、潞党参、口防风。

本方以益气养血为基础，黄芪是最常用的托里药，在本方中为君药。当归补血和血。炒白术健脾益气补养后天，从健脾的角度令气机能够充实。升麻、柴胡两味合用取提摄之意，补气时一定要在提举方面充分地用药，加用升麻和柴胡可以将所补之气向上输送，发挥其提举和升阳的作用。炙甘草和胃益气、调和众味。丹参活血调血，有话云：一味丹参散，功同四物汤。四物汤由当归、生地或熟地、川芎、白芍或赤芍四味药所组成，是治血家调血方面最常应用也是最基本的一张方剂，可以补血和血调血，甚至稍加配伍就能够有活血止血的作用，临床上被运用的方法很多也很灵活，一方面是剂量的调整，另一方面是药物的调整，比如原方四物不加减，只变化生地和熟地，用生地就凉血、止血、活血，用熟地重点就在补血、益肾、养精。所以单独的四物汤原方是四味药，而实际涉及六味药。由于临床生地和熟地的选择不同，因此也称为生地四物汤或熟地四物汤。另外赤芍和白芍亦可以选择运用，用白芍酸甘化阴，敛阴养血柔肝。但用赤芍就活血凉血，如果赤芍配生地就成为一张加大活血凉血作用的处方。当归可以用全当归、当归身或当归尾。补血用全当归或当归身，活血通经用归尾。过去医家形容丹参的功劳甚至可以功同于四物汤，就说明它一味的功效作用类似于四物汤之合方。一味丹参既可以活血，又可以凉血和血以一代四，是一味绝品良药。

尤其在眼科临床当中，是眼科血症最为常用也最为重要的一味药品。木瓜通络、祛风兼以除湿。伸筋草祛风解痉并增加提举的功效。党参补气补血，防风祛风。全虫、僵蚕通络祛风。临床遇到眼睑下垂的患者，除去肿物型与先天型，基本上都可以进行应用。有些特殊情况或者患者的症状在某一方面比较明显时还要进行加减。

加减方面有几种情况。第一种：如果患者眼睑下垂属脾阳虚弱或命门火衰。脾阳虚的相关症状表现，患者除来求医眼症，眼睑下垂严重的同时会叙述诸如消化不良的症状，比如不能进食冷物，稍微食入凉物就会腹泻。另外心窝部及腹部感觉畏寒，亦是稍微受凉便会腹泻，甚至有个别患者可能存在五更泄泻的情况。五更泄泻是老年人常见内科病，属脾肾阳虚，特点是年龄稍长者除之前所讲消化症状以外，在天蒙蒙亮鸡鸣时分，现在凌晨三点到五点之间一定要起床大便，而且腹脐疼痛，大便稀溏，大便量并不多，泄后觉身体疲软无力。而其余时段均无异于常人，白天及前半夜都不会出现任何症状。因为这一时间段属于阳初起而阴气尚且偏盛，但由于患者阳气虚弱，阳兴起时又不能制阴，阴气扰脾，脾气滞在中腹就会泻下。按照经验用四神丸对应治疗是内科医生的基本常识。

然而眼科不同，上睑下垂有时候也伴腹泻兼症，同时还可能会有腰膝酸冷四肢不温的兼症。当全身表现出现眼睑下垂症的同时，医生要考虑患者脾肾阳虚，脾阳不足，命火衰微的情况。所以应以上述处方作为基础加减变化。可加用大熟地、炒杜仲。另外可以加用制附子，附子是补阳药，效用很好。一般情况下，中医眼科极少应用性温大热之品，但如遇脾阳不足、肾阳不足、脾肾衰微患者，就一定要酌情加用附子，往往患者立时阳气兴起，诸症轻佳。附子要先煎，文献记载附子久煎降毒。现代药理研究显示，附子中乌头碱可以在高温久煎下转换为去乌头碱，药理效能增强同时也不会有毒性作用，所以一定要先煎。

第二种情况患者会叙述症状晨起轻，午后则逐渐加重。从中医辨证角度分析属偏阳虚，因上午阳升，天之阳盛，人得天阳之气助则症状不明显；下午阴气盛，而患者本身阳气不足，阴得阴助，症状也就会加重。可以将党参改为人参，人参补气的力量比党参更大。另外可加藕节通气，助使人参补气作用能够通达全身。

第三种情况是有时患者叙述突然出现上眼睑下垂。这种情况的眼睑下垂与前面所讲的逐渐下垂不同。平常没有任何不适，没有任何征兆的突然下垂，而且可能会伴随有面部皮肤麻木感，甚至出现或轻或重的口眼歪斜症状。一般分析属风痰壅盛，是中弱程度的小中风情况。如果体质素强的人，在处方中加用白附子、秦艽、胆南星、川芎，可以尽早地祛风通络，效果还是很好的。南星化痰搜络、软坚散结，但是有毒性。古人研究用猪胆汁将南星炮制，继续还能发挥其有效有利的作用，同时大大降低毒性。

第四种情况是由于外伤严重所造成的眼睑下垂或出现眼睑下垂并伴随肢体外伤的情况。要在本方基础上加用桃仁、川牛膝、赤芍、红花、地龙等药物，目的是尽快活血通脉，让患者迅速恢复功能。

第五种情况是眼睑下垂久治无效的重症患者。可以适当地加用马钱子粉。通常一天的用量，也就上午和下午的两煎药配伍，一共一剂药可以用到 0.15 ~ 0.3 g，绝对不可以超过剂量，这一点必须特别强调，并且严格的注意，细心的审查。马钱子毒性较大，但是其提举能力很强，使得筋膜收缩力提高是有明显的效果。从药物成分学讲，马钱子所含士的宁类成分具有这一方面功效。但是马钱子属于中药的剧毒麻药，临床应用要双签字，要求医生的职务职称比较高的才能处方这味药，属于限制药品。一般医生如果不到高级职称没有权力使用这味药。

而大毒必有大用，马钱子提睑的功效确实非常的好，尤其是久治多治都不见效的患者。所以临床一定要用之适合，用之适量，也要注意不宜久用。一般情况下重症眼睑下垂的患者在三五天之内就会起效，只要能稍微有所恢复就应当停用，用其他药来继续巩固治疗效果就可以，属于大毒治病十去其八者，不可为效求速而伤害患者出现危险或医疗事故。

（五）暴风客热

暴风客热是中医眼科病名，很多眼科文献上都曾记载出现，也称为风火眼，暴风火眼。相当于现代西医眼科所讲急性细菌性结膜炎或过敏性结膜炎一类眼病。

从该病的命名中就可以了解到其性质，往往是眼部的症状来势凶猛。暴风就形容像风暴来临一般来势汹涌而且发展迅急。很多时候患者叙述前一天晚间还没感觉，第二天清早睁眼感觉眼睛磨涩红赤不适，待到午间眼睛已经红赤加重，疼痛得也越发严重，不能睁眼，再发展至晚间甚至会出现视物模糊的情况。

这种病具有传染性，文献中也有记载，特别是人群集中的地方更容易广泛流行。按中医眼科分析该病，成因责于肺经。因为白睛属肺，五行归金，眼白睛部位按古人定位为肺，而且本病表现症状首要便是眼睛红，来势如风般急速。所以中医在考虑其辨证或分析病情的时候，率先考虑肺热不宣、风热外袭为主。一方面由于肺经存热，身体内部有热，另外再受外感风热之邪，从而内外合邪，上发于眼。

这种病的主要症状很明显，白睛红赤甚者出现血赤，血脉充胀。睑下丝络也会肿起充血，翻过来眼皮内部也表现为来势急骤的红肿充血状态。这一部位解剖学名称为眼睑下结膜。发病时间多在于春秋之季。患者也常叙述有病体接触史，但也有个别情况没有明显的接触史。

初期轻症的情况多为眼睛涩痒、疼痛不适且有异物感，好似眼睛里有外物沙粒进入，实际没有东西，是炎性刺激的结果。逐渐变为重症，红赤的非常厉害，疼痛和肿胀的情况也会加重，而且眼睛会出现灼热感，甚至畏光。阳光及强光刺激下都会发生疼痛和烧灼感，流泪增多且眼睑沉重。也有患者眼分泌物增多，眼眵如脓，黄稠腥臭。晨起睡醒的时候，甚至眼屎将上下眼睑或睫毛都黏在一起，要缓慢才能睁开，或需要点水睁开，或湿巾润擦才能睁开，不然就很困难睁眼，用力睁眼甚至可能将睫毛都拔落掉或加重眼睑的充血出血。

有些比较重的情况，裂隙灯下仔细观察，眼睑部及上下眼睑内黏膜部分会发现充血明显，甚至出现像点状出血的表现。更重者病邪能侵袭黑睛角膜，西医归属于角结膜炎范围，这时用荧光染色，可发现角膜表面有点状浅层着色。此时说明就不单纯是结膜炎了，而是已经侵袭角膜，令角膜上也有炎症。病重的患者可以出现眼部不同程度或轻或剧烈的摩擦痛并伴有全身症状，比如发热，口渴，心情烦躁。这种烦躁一方面是由于内热炽盛，心火上炎，同时是由于眼睛疼痛不适的关系，另外出现大便较干燥等热盛的症状。舌苔往往薄黄或薄腻，也有见黄腻之苔，舌质红或舌尖边红。出现这一系列眼症及一系列身体的症状，中医眼科称为暴风客热。但是西医眼科对结膜炎分类很详细，各种不同类的结膜炎。而从中医辨证角度，不管西医是如何分类的，只要中医辨证所见是证便用是药，只要症状符合辨证原则，从治疗方向上就可以统筹用同样的办法来进行治疗。所以中医对此类急性的眼病，不论暴发火眼或是暴风客热都归为一类。

其来势急猛，症状明显，往往是由于风热侵目，也就是外有热邪，内部肺热不宣，内外合邪造成眼科疾病。要看发病机制，既有外因又有内因，内外因都凑到一起造成发病。邪之所凑，其气必虚，正气存内，邪不可干是有连带关系的，是中医认识疾病，认识病机的一种基本观点，是内因和外因关系的问题。而一般内部身体的机能和谐、平稳，气血脏腑功能很好，即使有外邪侵犯也不会发病。

那么根据对该病的辨证原则，治疗上应当清热、疏风、宣肺、退翳。翳不光是指角膜上的翳，结膜上的红色突起或赘生物在于眼科学中也可以广泛地称为翳。治疗既要清热又要疏风这是治外，同时考虑到肺热的问题这是治内。

临床常用的基本方：银花、连翘、菊花、野菊、羌活、防风、荆芥穗、黄芩、黄连、桔梗、桑白皮、决明子、钩藤、生石膏。方中银花、连翘辛凉解表，清热解毒，发散风热。野菊清热清肝、明目退翳。菊花通常分为四种出现在一般的处方上，亳菊，滁菊，贡菊，杭菊。最常情况下处方写菊花，药房会给杭菊，杭菊分为杭白菊和杭黄菊。杭菊花清热、疏风、明目，专入阳分。杭白菊通肺气止咳，清三焦郁火，入气分。而杭黄菊明目驱风，搜肝气治头晕目眩，入血分。野菊属于菊科但不是菊花类，凉性更重，清热力量更强，能够解毒排脓。外科学治疗疮疡类病野菊都是在热象较重的情况下应用，眼科同样如此。暴风客热应属于热象比较明显的病证，单用菊花不足以清热，力量显然不足，所以选择加用野菊，特别是眼屎较黄稠，眼异物感明显的情况下，加用野菊更为合适。羌活性温，但祛风能力很强，用之目的在于祛风止痒。然而又不希望其热性助阳，所以在组方当中，还需要加有苦寒清热药物以抑制羌活之热性而发挥其祛风的作用。所以羌活用量一般都比较小。防风祛风要药，荆芥穗辛温解表，发散力较强。因为方中会有一些苦寒药抑制，所以其热性也不至于过量。炒黄芩清热偏于苦寒，黄连清热苦寒直折。除了用于清其热象，除其热邪，同时在方剂当中有佐治羌活和荆芥穗辛温之性的作用，从而令之只发挥其发散除风的特性。桔梗和桑白皮两味药归于肺经，白睛属肺，桔梗有形容为舟楫之官，船如果要逆水行舟没有桨助力是行不通的，而楫就是摇的桨。桔梗这味药可以将诸药物之性提升，乘风破浪。如果从三焦角度讲，桔梗属上焦肺经药，可以将诸药性提升到肺，再助肺布散。用桔梗一是能够使得处方的综合力量向上发挥清利头目，清利上方之热，同时可以引诸药性入肺经。桑白皮亦清除肺中之热，达到内外合治之功，既清理肺热使得肺气清肃下降，同时治眼中之热，对眼睛症状的缓解同样非常有益且立竿见影。钩藤同是祛风要药，如痒涩明显者用钩藤效果很好。决明子既清肝火又退肝热，同清上下两焦之热，还具通便作用，在很多热性眼病的治疗方中应用决明子的机会是很多的。生石膏清肺胃之热，著名的白虎汤方就是以大量生石膏清热。诸药共凑构成本方，整体作用为清热、疏风、退赤、消翳，最终达到清解明目之效。

古人所讲明目不只是提高视力，提高视力是现代医学的说法。古人认为能够通过用药使得目赤退掉，目翳消除都是明目作用的范畴。

有些眼科书将暴风客热分热重型、风重型，湿重型。其实没有必要，这就是一个辨证分型，实质过程当中把握分寸的问题。当然作为参考也行，但不可以思维固死在上面。

比如以本方为基础用方，在临床中如遇患者双目红赤非常严重，大便异常干燥，心情急躁甚至面红耳赤，烦渴引饮，感觉整个头目都热的情况时，就要把方剂中药物的比例进行调整。黄连、黄芩、石膏、决明子就要加大用量，而相对来讲祛风药就要适量的减少，实质上对所谓的热重型就很适用了。

如果风重者，患者眼泪特别多，眼睛剧痒，按教材讲风象比较明显，那么祛风药物，金银花、连翘、钩藤，防风可以适当地加重用量。如果热性并没特别明显，黄连、黄芩、石膏就减少。通过对配方比例的调整，就可以适用于风重型。

临床处方配药是很讲究的，药物剂量比例的变动会将原方变成为一张适应证大不相同的新方，从而对不同症状起到治疗作用。这点不详细讲了，但是要提醒，绝不可以拘泥于分类分析，教材所讲和临床所见不能生搬硬套。

加减方面，如大便异常干燥，热象重极者，可加龙胆草、制军，甚至元明粉，也只是把大便通畅以后，就可以减少或者停用，不能让患者过度的泻下。如果眼眵特别多，眵多如脓者，眼屎多而黄的像脓一样，可以加清热解毒力量较强之败酱草，同时加大野菊用量。如果患者体质较弱，或者已有热重伤阴之象，适当地可以加用生地、天冬、麦冬等养阴生津药。

若伤耗肺阴者加用沙参，一般用北沙参养阴力量较强。心肾不交者加用玄参，养阴清火，下启肾水，上交于心。因为心为火脏在上，肾为水脏在下。水火不济多由于肾水不能够上济于心，所以心肾不交要重用元参，一方面补足阴分之伤，另一方面启迪肾水上交。这样可以使得热盛伤阴的患者能够及时得到滋养，不至于日久伤损过重。如有见症畏风羞明，流泪不止者要注意检查黑睛角膜。结膜炎较重的时候会可能侵袭到角膜，出现浅层点状着色，那就要给患者进行荧光染色，一旦出现阳性反应就要注意及时保护和治疗角膜，通常加用谷精草凉肝明目退翳，对角膜点染初期效果很好，另外加用密蒙花，蒙花同样凉肝清热，同时能够退翳，密蒙花和谷精草退翳实际上主要运用在角膜出现问题时，如果是结膜、球结膜和睑结膜上一般不用蒙花。

所以很多时候我们眼科医生看内科医生所开具的治眼处方确实

是有所隔膜，因为内科范围庞大，所以要做到有针对性地根据眼科病情选择用药也确属不易。有时候内科医生知道密蒙花、谷精草、木贼草等药，都是药书上记载的明目退翳之功用，但是实际上眼科医生是通过临床中真实所见并仔细地去分析眼科文献之后，才可以更详细、更有针对性地掌握选择用药的精准度。

举例来讲，畏光并生翳的时候，实际已经提示角膜受损，病气的能量聚集在肝。而单纯的眼红是结膜问题，病气在肺。古人见到畏光羞明用谷精草、密蒙花。虽然古人没有角膜的概念和说法，但是描述为黑睛银星独见或是星月、花翳、白翳等，实际上就是现代眼科说的角膜炎、角膜点状溃疡。出现黑睛上的类银星样物，也就是很小的银白色点，在光线照耀之下所显示的缺陷。古人发现用谷精草、密蒙花对治更有准确效用，所以专科医生在专业方面对文献参考研究的一定更仔细，分析的一定更精准到位，应用于临床的药物也一定更加准确。

如眼剧痒不忍，患者叙述用力挤揉仍不能缓解。方中钩藤量可稍微重用，另外可以加用白芷。如症状明显，同时患者身体体质较强且前药用后未得显效的情况下，可以加用全虫。

临床还有一种多见情况，逢春必发的患者。虽然现在有很多过敏因素的说法和测试，但朴素的中医学分析多是由于内外风邪之过盛所成，这种情况要祛风凉血。所以通常一定要重用防风，另外加大钩藤之剂量，同时将玄参增至一两。祛风的同时加强养阴益肾的药力，可以令一些所谓过敏原因引起的症状明显地减轻。

本病发于小儿患者需要强调几点。第一，小儿患者务必要慎重考虑剂量。第二，小儿患者需要预防干预。很多小孩春天闹眼，西医院眼科诊断多是季节性卡他性过敏性结膜炎，然后给予激素眼药水。很多患者家长一听激素眼药水，就很恐慌也比较排斥，觉得小孩子用不好，就不太愿意。找到中医眼科治疗一段时间就好转了。但是一定要对家长讲明，明年在小孩子发病前一个月左右，先带他来看诊，提前给予预防干预，使得春天不要发作，能够有两三年坚持不犯，孩子发育逐渐成熟，体质也逐步增强，免疫机能也都有调整，往往以后就不会再发病。在香港地区曾经连续几年治疗儿童季节性结膜炎，在北京这样的小患者更多，都可以得到比较理想的预期效果，也能够解除家长的烦恼和后顾之忧。小孩子本身并不在意这些事情，但是小孩子不会说谎，有病就揉眼，而且经常把眼睛揉得特别的红，还有揉破出血的。但是病好了就是好了，没有病就是没有病了，他不会欺骗大夫。当然这也和因考虑到其发病的季节性而提前采取措施进行预防性的治疗，比如祛风和调整体质有非常密切的关联。

另外提到一点，可能有些同仁会说眼科中还有一个天行赤眼，我想这里就不作为一个病去单独讲它了。因为天行赤眼的流行性更强，在《银海精微》中的描述"天地流行毒气，传染于人，一人害眼，传于一家"，是属中医认为的时令疫气之疾，造成很多人同时广泛性发病，相当于现在的红眼病。这个病主要的发病因素在于运气时，气为关键，而其内外之用药方面和暴风客热并没有本质区别，只是需要在流年运气上加以重视调整，加减一下就能够把问题解决。天行赤眼发病的特点就是广泛传染性，有较大面积的传染致病能力。

那么就要通过推算时年的运气掌握其发病的主病气及主病时天地所造成的疠疫之气和传染能力。通常用药时候会在解毒之品重用的前提下，择其大运之气再另外加一些对应的解疫除疠药物，包括除湿、清热、祛风、散寒、破毒等，这些药书上都有记载。比如黄连、龙胆草、马勃、连翘可以重用解毒，其实就是融合在暴风客热眼病治法当中而以此类推，没有什么太大的本质用药区别，都是风、热造成的，不论外来还是体内因素。所以依据原则进行辨证治疗没有问题。临床遇到暴风客热、天行赤眼，要注意询问患者大便情况。很多时候患者大便干，秘结不下，应用通泻法效果意想不到的快，只要大便泻出，患者立时就感觉眼睛症状减轻，眼部状态轻松得多，并且很快就能够痊愈。但是要注意适量，不要过度泻下，伤及正气。如果患者脾虚便溏、身寒肢冷，在治疗疾病的过程中既要用苦寒清热药祛风解毒，同时要注意护住脾胃之气。脾胃为后天之本，要保正气存精液，不要为求治眼速效而反使脾胃之受伤更加严重，然后再去调理脾胃就得不偿失了。也就是说在治疗过程当中方剂加减要注意，如果胃弱通常要加乌贼骨温胃，焦白术健脾，香砂仁芳香醒脾，起到保护脾胃的功用。如果腹胀加用厚朴，消化不良加焦三仙、神曲、山楂、麦芽护脾胃助消化。这些药物都是能够用于眼科的脾胃用药。

总而言之，暴风客热这一眼病在治疗过程当中，还是主要按照眼科的发病规律来进行辨证的，合理地处方用药，通常都会取得比较满意的疗效。

（六）目劄

目劄是指临床上患者突发的持续眼睑频繁眴动眨动甚至不能够自主控制的情况。中医文献中将该病症称为目劄。

本来眨眼的动作过程应当属于一种正常的生理机能，通过眼睑的开合能够使得眼睑内泪水含有一些有益成分的分泌物混合在一起，来反复有规律的覆盖结膜和角膜，从而起到柔润、清洁、保护结膜和角膜的作用。实际上，也是对于眼睛很短暂的简单临时的休息。

但是如果眨眼的频率不能被控制而失去节律，甚至于呈现较重的非正常状态，就属于病态眨眼。

《审视瑶函》一书中记载"目劄者，肝有风也"。简单明了，一语双关。说明该病或是因于风邪侵肝，或是因于肝风内动。风邪善行而数变，凡风之为病，风邪所成病，多表现为震颤，抽动，痉挛等症状。所以眼睑睑胞的频频眨动，在外因多责之于风邪。而肝开窍于目，肝主木，肝阴不足则风木性起，上越眼目则发目劄症，所以在内多责之于肝阴不足，肝风内动。

治疗往往考虑依肝从风而治。从虚证方面，因于风邪侵袭眼睑，邪之所凑，其气必虚，病位之正气不足，血不足以养精，不能够濡养经脉，使得风邪乘虚而入，治疗原则一方面养血，另一方面祛风。而实证方面，属肝胆实热，上扰于目者，当清肝利胆祛风。肝胆火热炽盛竭耗肝脾之阴而动风上扰者，因肝脾之各主眼部，是为湿热所致之目劄，治则清热祛湿，养阴息风。

另外从外眼病角度看，比如椒疮、暴风客热、赤脉传经、翼状胬肉等眼病发作的时候，由于当时风热上扰于眼，也会出现频繁眨眼的情况，但是与眼前节的疾病相关辨证比较明显的时候，就要以眼前节疾病的治疗为主，将目劄看作兼症。

另外常有患者由于情志不舒，肝气郁结或者悲恐惊吓等情志的过度变化影响到眼睛功能的时候，也表现为目劄。

现在提到是没有其他明显眼病，而患者单纯的反复眨眼情况。患者应当有相应的症状和病史，所以在临床辨证分析的时候，应该注意到这些情况并且能够进行正确的分辨。

目劄的主症是眼睑不自主频繁眨动，这是一个客观上很容易分辨的症状。患者可以眼睛不出现任何其他症状，而只是不由自主的频频眨眼。

所以在辨证过程中关键在于准确认识该疾病的虚实。因为目劄症所表现的一般主症只有眨眼，虽有兼症但也是身体所现，眼部并无很大异常别样表现。所以辨别虚实是最为关键之处，只有辨清虚实，才能决定主治的大方向。

在临床比较多见的几种类型。

血虚风燥型。血虚风燥不养目睛之精血。从外观整体上分析，患者体质偏于虚弱，多伴随失眠潮热，心慌头晕目眩等症状，特别在动作幅度增强增大时，比如下蹲或负重之后，出现无原因、无病理、无器质性的一过性眩目。外观面容方面，面色不华不红润，目劄主症的同时伴有眼干涩症状。脉象基于细弱，舌苔多见于少苔，舌质偏红，说明是以血虚为主。

脾气虚弱型。目劄主症之外常伴有全身症状，如少气懒言，不喜欢也不想说话，另外还有脾虚脾气不足的症状，如食少便溏。脉象表现为弱脉，舌苔少舌体胖大有齿痕，都是呈现气虚的表现。与以上之肝血不足血虚生风之型相合，这两种类型属于虚证。

肝胆火热型。目劄主症外伴有全身症状并伴随眼部红肿热痛，不一定同时出现，但一定具备。一般呈摩擦样热痛，外观上眼睑皮肤和眼睑结膜出血赤红，另外眨眼的特点有三个：频、急、紧。眨眼的频率很高，通常连续数次，发作很快而眨眼很有力度，紧张感很强。

实热炽盛型。体质比较强悍不虚弱，主症外伴随口干口苦，心烦易怒，个别患者可能会出现小便颜色改变，比如黄色赤色甚至浓茶颜色。大便干燥，脉象呈现弦而有力，舌苔薄黄或黄，舌质偏红。

肝气郁滞型。肝气本身应当舒达舒畅，如果因为任何原因造成肝气郁结不舒畅，那么在目劄类型中，也会发为一类患者。这些患者都或多或少，或轻或重的曾有过精神的刺激或情绪过于波动的一段历史。比如因为家人的不幸，或者亲人的亡故等原因，或突发的惊吓恐惧，哭泣的时间过长而伤阴耗气，情志极度的抑郁等。脉象呈现以弦结为主。在此要强调一点注意，肝郁可以造成其他脏腑的病变，所以临床要特别重视，可能眼症的发作并不是最重之病况。

根据以上情况的不同，治疗方法思路也各有所择。治则方面要用祛风止痉、养血益气为基础，主要对治第一个类型和第二个类型气血阴津不足。清肝胆热对治属肝胆火热型。清热宁心对治实热炽盛型，疏肝解郁止痉对治肝气郁滞型。

临床治疗目劄，有比较常用处方可以进行加减，非特殊情况下，不将每一类型都付于单方。本方应用得当，在临床上进行加减变通，能够足以适用于不同类型之目剳。方用：川羌活、口防风、双钩藤、野菊花、川黄连、野葛根、全虫、白僵蚕、生地黄、鸡血藤、杭白芍、全当归，生甘草。本方主旨祛风止痉，养血益气。防风、羌活、钩藤均以祛风为主，同时止痉缓急。野菊花清热解毒、止痒止痉。黄连清热清三焦之火毒，与不同药物配伍，清热力量和方向也有所不同。葛根解痉解肌，缓解痉挛。全虫、僵蚕祛风、止痉，两味配合使用，对治抽搐、牵拉等临床症状效用良佳。生地养阴补血，特别配合当归增强补血和血调血的作用。鸡血藤活血养血补血。白芍缓急解痉，配合当归、生地为四物汤方。甘草和中益气，调和诸药。因此本方比较平和，临床适用于目剳，效果是很不错的。加减方面，如果患者出现有明显气虚症状，少气懒言，倦怠无力，可在本方基础上加用党参、炙黄芪，祛风止痉的同时在能托气方面给予加强。如果肝胆热盛，可以考虑去掉羌活，因为羌偏性辛温。可加用龙胆草、炒栀子或决明子，龙胆草清肝胆火热。炒栀子清泻三焦火毒，上焦心肺、中焦脾胃、下焦肝肾之热都可以用栀子。如果大便干燥，用决明子更为合适，清肝热祛风，同时具有通便作用。

因有情绪波动的历史或因哭泣过度而出现的目剳症，多属肝气郁滞型。可以加用柴胡、郁金、制香附等理气解郁药物。柴胡疏肝清热，郁金疏肝理气，止痛活血。制香附理气解郁。加用理气药物后，本身祛风止痉为基础处方就可以在疏肝解郁方面发挥更好的作用，适合于情志抑郁，情绪激动，悲伤久泣而造成的目剳症。临床效果很好。

要说明一点，如果反复眨眼，一定要让患者检查排除眼前节的相关结膜疾患，或是否有急性传染的情况，都应该及时考虑并给予对症治疗。在急性病得到控制后，症状也会随之减轻和消失。同时还应注意考虑排除有无其他部位器官的疾病，比如头面部或脑部的问题。

在临床上经常提醒患者，特别是小患者，虽然症状基本痊愈，但是习惯性眨眼的问题就不是药物所能够解决的了，就需要告知患者，在用药后眼症轻松以后，假如没有症状也不需要眨眼的时候，要纠正眨眼的习惯。如此再经过一段时间的恢复，症状就会得到很好的控制并能够逐渐消失，达到痊愈。

（七）银星独见与聚星障

银星独见和聚星障相当于西医眼科角膜病。中医眼科文献所记载的银星独见和聚星障，从文献方面分析为两种病，但实际上，二者仅存在有轻重和发病现象之别，一是初期阶段发病较轻的时候，二是逐步发展较重的程度。比较现代眼科学症状后，均类似于角膜炎发病。

初期单纯角膜炎或浅层点状角膜炎阶段，通常类似中医眼科文献描述之银星独见。《张氏医通》记载，"乌珠上有星独自生也，为银星独见"，也就是在黑眼珠本应当是清澈透明的，但是上面有星出现并点状反光，虽然病灶只有一个，但是不断地扩大加深，就叫作银星独见。

逐渐加重已经形成角膜病变或者呈现点状连缀成条的炎性病状团聚，表现为疱疹性角膜炎，丝状或树枝状角膜炎或更为严重的角膜炎阶段。类似中医眼科之聚星障。聚是很多小星点病灶聚集在一起的意思。在黑睛角膜上，聚集并遮挡住视线称为障。《证治准绳》中载："乌珠上有细颗，或白或微黄，微黄者急而变重，或连缀，或团聚，或弥散，为聚星障。"

所以从实际情况分析，银星独见和聚星障两种病名的记载，其实是同一类眼病的不同阶段表现，程度有轻重之分。如果与现代医学进行症状对比，来理解古代文献记录的疾病名称，这两个病很类似于浅层点状角膜炎或者单纯疱疹病毒性角膜炎。如果进一步加重形成角膜溃疡，中医文献记录为花白翳陷，就属于很严重的情况，临床一定要尽量控制不发展到这一步。

病因病机方面中医眼科认为黑睛角膜之疾患属于肝主，五轮归于风轮，内因察于肝胆。

第一类型属肝胆炽热，外挟风热之邪合而为病，在临床上最为多见。

第二类型属脾经湿热，湿邪凝聚，反侮肝目的情况。按五行生克制化关系，木气克土，抑制土气不要过旺，如果脾土因湿热邪气而过盛便会反侮肝气。本来被克制的一方，反而因邪盛侮及其主克的一方，影响肝气的正常功能。因此脾经湿热，在反侮肝气的情况下，在肝目之位的黑睛风轮就会出现疾病。

第三类型属于肝肾阴虚，虚火上炎所造成的黑睛角膜病变。所以在临床中遇到发生在黑睛之眼病，首先要考虑一方面是外感风热之毒；另一方面是肝、胆、脾、肾四经的自发病况，也就是肝胆炽热，脾湿侮肝，肝肾阴亏。

该病由于症状比较明显，如果能够及时正确地进行治疗，后期效果都应当是比较乐观的。如果进入点状星系阶段，治疗得当既不影响视力，也不会留下瘢痕。已经连缀成团，发为聚星障的情况下，即便治疗能够及时，还是会留下轻薄的云翳在角膜上，但基本上不会影响视力。如果病情逐渐加重未得到治疗或失治误治，就会发展为花翳白陷，也就是角膜溃疡。古人也讲，如若此程度再不进行治疗，病情恶化持续不医，就会出现真睛破损、真水外流之重症，造成眼睛失明、致盲的情况。

　　即便现代西医眼科如此进步发达，严重的角膜溃疡，角膜白斑患者，可以在条件允许的情况下更换角膜。但是很多问题仍然是不可能避免的。第一，角膜来源很有限也很困难。第二，置换的角膜一定不如原有角膜顺畅自如。第三，移植的角膜是否能够成活。第四，更换角膜后出现的自体排异反应将如何克服。第五，更换角膜的次数不定，有些患者需要进行多次移植手术。诸如此类的很多问题都需要具体考虑。有的患者手术后稍微有点感冒，或者身体不适，就可能在移植的角膜上出现问题或反应，所以往往即使移植了角膜，手术成功，角膜成活，也还是可能会留下终身的疾患。

　　银星独见或聚星障发生在眼睛的主要症状为：第一，初期羞明热泪，羞明就是怕光睁不开眼。不单指阳光，人造灯光稍微增强也会影响眼睛的睁开。第二，畏风，风吹到眼睛非常不舒服，是属角膜刺激症状。继续仔细观察会发现黑睛生翳，黑眼珠出现有很小的星点样斑。裂隙灯下加荧光染色观察，可看到角膜的荧光点状着色。第三，疼痛，黑睛病的疼痛是难以忍受的剧烈摩擦痛。第四，视力障碍，表现为快速短时间内的明显视力下降和视物模糊。第五，眼红充血，中医眼科称为抱轮红赤，类似于现代眼科所讲睫状充血或混合充血。睫状充血的特点，是围绕着角膜边缘的血管根部充血，与结膜充血正好相反。结膜充血是从眼角、内外眦发起，根部位于眼角，慢慢如树枝一样向中间延伸，称为结膜充血。而睫状充血根部围绕在角膜边缘，是从角膜和结膜交界处向四周发散充血。如果将角膜形容为太阳轮，也就是一个圆轮，那红赤就是以轮为根本出发并围绕着角膜中央发生的，所以称为抱轮红赤。

必须要强调一点，临床遇到抱轮红赤的患者，一定要考虑到相对于西医眼科所讲的混合充血，要特别引起注意。混合充血的出现所反应的是很多重症内眼病的情况，而且是很多复杂内眼病都会出现的情况，因为睫状充血的血管来源方向是从眼球里面向外充血。葡萄膜炎、青光眼高眼压症、角膜炎症、巩膜炎或眼肿瘤都有可能出现混合充血，所以临床要辨别诊断。

那么如果在这一阶段能够治疗得当，使病情及时控制，角膜尚且可能不留痕迹，也就是黑睛病变恢复以后，依旧清澈透明，不影响视力。

但若是误治或治疗不及时，病情继续加重，连点成线，连线成树枝状，再连成片，边缘曲折形成地图状，这种情况就会留下黑睛云翳，轻微的影响视力和美观，外观上可以直观看到角膜有白色云雾状的遮挡。

假若继续加重失去治疗的最佳时期，黑睛表面上出现凹陷，甚至似有油脂层覆裹，中医眼科称作凝脂翳，凝脂就是凝固的白色脂肪，表面凹凸不平，那么这种翳障，即便控制住压制住，黑睛病变能够逐渐恢复，将来也一定会形成白斑，白斑不是云翳，会完全遮挡黑睛，对视力影响严重的病理性斑痕。

临床最严重的情况是出现眼角膜溃烂，形成眼漏，也就是角膜穿孔。黑睛里面内容物，房水外流出来，眼压突然间降低。真出现这种情况特别难治，恢复起来就非常慢。所以银星独见或聚星障的发生，一定要尽早治疗。

对于该病的辨证方面，病因病机方面实际已经进行了分析，临床最为多见的是内为肝胆火旺自生，外为风热之邪侵犯，两者合邪发病。除眼症外，兼症见心烦焦躁、口渴口苦、头晕目眩，初期还有发烧身痛，脉多呈现浮弦，舌质多红，苔黄或腻。

属脾湿热郁者，由于脾湿不能化津，郁久化热，湿热相搏的患者，临床上会兼见有眼泡浮肿，是湿结滞留之表现，眼分泌物增多，眵多黄稠、热泪焦灼、胶黏，患者自觉眼泪很热，黏稠黏眼。全身兼见有胸闷不适，气闷憋胀，舌苔白腻，脉滑濡，呈现一个湿邪抑阳的表现。

属肝肾不足者，虚热上扰类型之患者，除眼部症状以外，特点在于病程迁延时间较长，经久不愈，而且反复发作。全身伴随有五心烦热、盗汗潮热、口干唇燥、心烦易怒等症状。脉象多呈现细数。舌苔较少或无，舌尖边红赤。

总体讲银星独见或聚星障基本归类为以上三种类型。但是临床遇病，主要治疗原则还应当是以清热祛风，明目退翳，急则治标为关键。清热主要清肝胆之热，祛风要同时祛内外之风，退翳则是要将翳障尽快消除退去。

临床中常用的对治基础处方如下：龙胆草、忍冬花、青连翘、密蒙花、谷精草、野菊花、川黄连、炒黄芩、青葙子、木贼草、牛蒡子、车前子、生甘草。这主要是针对肝胆湿热与内外风邪合和类型的黑睛病方。龙胆草、密蒙花、黄连主清肝胆湿热，青葙子清肝凉肝。连翘、银花、木贼草清热疏风，祛外邪。炒黄芩苦寒、清肺肝膀胱火热，配伍车前子利水，对治黑睛水肿导邪外出。生甘草解毒益气、调和诸药。本方作为临床治角膜炎的基础用方。对于各种类型均可以加减应用。

加减方面简单介绍，如果湿热偏重，脾湿胃热反侮于肝，土气反侮于木气，可能会出现胞睑肿起，目眵增多，颜色深黄，热泪胶黏，胸闷不舒等症状。那么本方基础上可以加用苍术、黄柏、薏苡仁、藿香、佩兰、砂仁、滑石、竹叶、法半夏。去掉甘草不用，湿重之患者不用甘草。其他药味，也还是要以清肝胆热为要点，在剂量上可以适当地进行调整。

如果属肝肾不足类型，经久不愈，反复发作，同时全身可见五心烦热、口干唇燥、腰膝酸软等一些肝肾阴虚之虚热症状，通常将方中龙胆草、黄连、黄芩、决明子、青葙子等清肝药缩小剂量或直接减去，加用如生地、石斛、天冬、麦冬、丹皮等补阴清虚热类的药物。如果后期病灶稳定，病情安稳，逐渐加用补肝肾药，比如熟地、山药、山萸肉等。但是早期症状还明显的时候，还是以祛风为要务。

在临床还有一种很常见的类型，是疱疹后角膜病。面部的带状疱疹侵犯到眼部，出现黑睛疱疹病毒感染，周围部分疱疹控制后眼部仍继续加重或不能治愈，属于疱疹治疗的余毒未清，一定要引起重视，作为眼科医生要知道，虽然同是疱疹病毒，但是发病在皮肤和角膜不是一回事。那么在本基础方上稍微减去苦寒药，比如龙胆草、黄芩可以适当去掉，或是改为小剂量。但是要加大银花、连翘的用量，并加用板蓝根、大青叶、马勃、柴胡等清热解毒药，对于疱疹后角膜炎，临床疗效还是很乐观的，当然个人用药习惯不同，参考法同就可以了。

（八）瞳神紧小

瞳神紧小是中医眼科文献的记载病名，类似于现代眼科学的虹膜睫状体炎或全葡萄膜炎。在临床上是比较常见的中重度型眼病。因为古人常以外观来名病，而该病有一特别病变特点就是瞳孔缩小，所以以主要外观症状命名，称为瞳神紧小。当然瞳孔缩小在很多疾病都会显现，但是眼科病症中，以虹膜睫状体炎最为常见。

从西医眼科学角度简单地讲一讲，有助理解。本病归属于葡萄膜炎范畴，葡萄膜炎又细分为前葡萄膜炎、中间葡萄膜炎和后葡萄膜炎。前葡萄膜炎是虹膜炎和虹膜睫状体炎总称，该病患病率最高，属于外眼病范畴。中间葡萄膜炎比较轻，炎症发病部位在睫状体平坦部，比较好治疗，也比较容易忽视诊断。后葡萄膜炎病情最重，炎症发生在脉络膜视网膜，属于重症内眼病范畴。

虹膜病在各年龄段均可以发病，但以中年男女且女性比较常见。可以分为内源性、外源性和继发性，比如细菌、病毒、真菌、寄生虫感染后引起的自身抗原和免疫反应，又比如自身免疫病的诱发原因。也有因为外部感染或手术引起的感染。由于葡萄膜本身的血供特点，往往引起供血血管的扩张，来自全身血液中的各种有害物质，特别是较大分子的致病因子特别容易在此部位滞留。

中医眼科学在很多文献中都有记载过此病。最多称作瞳神紧小，也有的记载为瞳仁紧小。或者是在后期发生虹膜萎缩或粘连等其他变化情况，变为慢性或反复发作之病情，有些书籍也记载为瞳神干缺，瞳神缺陷。

本病病因病机方面分析，在病症过程中主要当辨肝胆，但是也有一部分类属于肾，肝肾阴亏也可能。同样也要分虚证和实证，一般情况起病均是实证，迁延日久反复发作者为虚证。主症方面起病很急，基本没有缓发过程，眼睛发病开始已经疼痛，剧烈程度可以形容为痛如锥刺，连击不止。同时勾引起眼眶部、头部的牵发疼痛。怕光多泪，最关键在于视力下降非常明显和迅速。外观上除瞳神紧小，应参考裂隙灯下观察表现及血常规和免疫学检查。可以直观观察到抱轮红赤症状也就是西医眼科之混合充血，睫状充血。严重的情况可见白睛水肿，也就是球结膜水肿隆起。角膜上可观察到角膜内壁下方出现有灰白色附着物，一般为尖状、细点状或羊脂状，中医眼科学称作神水不清，对比现代眼科，神水指为前房及房水，是由于虹膜血管壁的血—房屏障破坏，造成蛋白数量增加，出现的房水闪辉症。另外还有晶状体，玻璃体的改变，都不属于主要症状，不一一提出。

注意一点，本病的严重并发症是其引起的黄液上冲症，也就是前房积脓。另外还会引起血灌瞳神，也就是睫状血管破裂后炎性中含有出血造成的前房积血。裂隙灯下可观察到前房下脓平面或血平面。

中医辨证方面首先考虑肝胆火旺。另外中医眼科也有学说认为：热入血分，烧灼肝阴；湿热过盛，内蕴烁脾；肾阴亏耗，虚火上炎；都会引起该病的发作。临床中也有个别患者是由于外伤损及目睛，造成单眼或双眼气滞血瘀而出现虹膜睫状体的炎症，导致瞳神紧小的发生。

在临床中遇到疑似患者，要及时通过肉眼和裂隙灯检查，观察患者瞳仁形态的改变，前房是否出现房水浑浊，浮游细胞，角膜KP表现等现象。通过患者主诉基本上就可以对本病做出诊断。

同时一定要结合现代医学免疫学，放射学各项检查，系统分析患者病因，做出更为准确和细致的判断，有利于高效诊断与精准治疗，减少患者治疗时间和减轻患者痛苦。

这些检查对于中医眼科都应作为参考，而后辨证定型依旧按照肝胆湿热，肝胆火旺，湿热内蕴，肝肾阴虚，跌打损伤致使气血瘀滞来进行分辨。

具体到某种类型，还需要四诊合参，仔细辨别，化分清楚。总体治则方面，根据不同的情况可以定为清利肝胆，燥湿健脾，活血化瘀，补益肝肾，不同类型治则不同。

最常见之急症，瞳孔紧缩明显，发病势急，一般多属肝胆火盛，主要清利肝胆，凉血清热。属湿热蕴结，则应健脾燥湿，健脾利湿。如久病，肝肾阴亏，则应补益肝肾为主。而属于明确外伤史，目测检查可见前房积血，或者明显气滞瘀血症状，治疗就以活血行气化瘀为主。

临床常用的对治基础处方：龙胆草、炒栀子、川黄连、忍冬花、口防风、川羌活、乌玄参、双钩藤、羚羊粉、霜桑叶、杭菊花、赤芍药、生地黄、青竹茹，生甘草。清肝凉血、祛风解毒。本方适用于虹膜睫状体炎初期，活动期症状较重的情况。当然临床要依患者个别体质而定。通常发病者中年人居多，全身身体情况一般并无特别虚弱，而且相对都是实热起病，所以都可以用本方作为基础方。龙胆草、栀子、黄连清肝胆热，银花、防风、羌活、钩藤祛风疏风，清热解毒，玄参养阴清热解毒，羚羊粉平肝佳品，随症加减。竹茹清解胃热，生甘草调和诸药兼有解毒和中作用，生地黄滋养阴分。所以本方对于虹膜睫状体炎活动期，在临床上作为基础方应用。

加减使用有几种情况，如湿邪较重，患者出现有上下睑浮肿，同时发生有胸闷、大便溏等情况，在原方基础上适当减苦寒药，比如龙胆草、黄连、黄芩要减量，或减去两味只择一味使用。用苍术、黄柏、藿香、佩兰替换。苍术燥湿健脾，缓肝明目，去除湿邪效用很好。黄柏燥湿健脾，清利湿热，这两味药是很好的搭配。藿香、佩兰，属芳香醒脾药，有挥发成分，所以后入使有效成分保留更多。两药合用芳香去秽，醒脾化湿。所谓醒脾就是调动脾的功能，因脾主湿而恶湿，将湿邪用芳香化浊药物化掉，令脾之负担减轻，等于将功能唤醒，脱离困滞状态。一旦功能恢复，脾自身利湿化湿的功能就会重新加强。

如果有明显外伤史的患者，除对清利肝胆之热的药物选用可以减少，剂量可以减轻之外，还可以加用活血化瘀行气的药物。比如桃仁、红花、归尾、制军。这里要说明一点，加用活血药的前提是患者受伤时间已经较长，瘀血不能自行吸收的情况下，才能加用活血化瘀药。假如是初受伤时或受伤时间很短，出血状态尚没有完全得到控制，或者没有很稳定的时候，就要注意应用活血药的原则，既要考虑止血，又要兼顾活血，止血的目的是不要再继续出血，活血的目的则是将已经瘀滞之血化散吸收。

中医学对于血证的认识，应该说从知识和临床经验方面都是非常丰富的。医生经过一段时间临床的摸索和训练，逐渐应该会有自身的体会，运用的时候就会得心应手。也就是掌握活血时兼顾化瘀，不再造成新出血，止血时注意不造成已出血的滞留，从而不易化散的原则。同时掌握陈旧性出血以化瘀为主，新鲜出血或短暂外伤出血则注意活血与止血用药相互结合应用的原则。

如果患者病情反复发作，且已经出现肝肾不足的表象症状，比如眼睛干涩，腰酸膝软，心烦失眠，而且混合充血的状态并不明显。在这一阶段就可以加用补肝肾清虚热的药物，比如枸杞子、知母、黄柏、熟地等药。并可以将苦寒清热药适当减少药味药量，比如龙胆草、黄连、栀子可以减少剂量，或择其一二味留用，其他均可以去掉。肝肾不足久病反复的患者，热属于虚，只留少量清热药就足够了。重点在于缓慢的补生正气和补足阴液，达到正气充足，肝肾精满的状态。能够逐渐令本脏维持自身正常的生理功能，帮助患者痊愈并减少再次复发的机会。

提示一点，虹膜病在临床治疗当中，一定要考虑中西医结合，不要排斥借用西药的散瞳药。因为在治疗进程当中积极快速的散瞳，一方面可以避免虹膜后粘连的发生；另一方面对于睫状体是一个休息的过程，对于疾病炎症恢复和中药效用在病变部位发生作用都是有益处的。所以很多时候，这一类病的患者在中药治疗的过程中，会强调连续应用散瞳类药物。在整个疾病治疗过程当中散瞳对虹膜疾病的恢复是绝对有益处的。

（九）眼干燥症

眼干燥症，也称为干眼病、角结膜干燥症，类似于中医眼科文献所记载之神水将枯症，是由于泪水减少甚至枯竭，造成白睛黑睛无以润泽，甚至于黑睛出现浑浊的病症。中医认为泪属津液之一，唾液、汗液、鼻腔中润泽之液，都属于津液范畴，而泪液的枯竭或缺少亦是与津液不足相关。

肝开窍于目，泪为肝液。肾为水之下源，肺为水之上源。全身的津液由脾气通过水谷之精微吸收。肾与膀胱化气行水，通过肺气推动，使得津液能够疏布于全身，其中包括泪液。所以中医眼科对于干眼、眼干涩、泪液缺少一类的疾病，多属阴虚精少，津液不足，从肺、肾、肝、脾四脏失调方面考虑。

眼干燥症的临床主症是患者感觉眼睛异常干涩，酸胀疼痛有异物感和烧灼感。由于眼干不适，眨眼会比正常情况频繁，畏光明显且不耐久视。如果眼干燥症情况比较严重，可以引起黑睛暗淡不润，也就是角膜层出现干燥的情况，早期轻度影响视力，后可渐变为角膜炎，角膜穿孔并严重影响视力。全身症状有口干鼻干，更严重时身体各部位黏膜干燥。舌苔脉象方面不一定有明显的症状。

从辨证论治角度分析，可以分成三种类型。

第一型：风热客肺，上乘于目。风热之外邪，侵及肺，使得肺脏之气布津、推动津液运行之功能受到影响。而白睛气轮内应于肺，津液不能正常疏布于此，故而出现干涩之象。另除目睛干涩以外常伴有热烁感觉，并出现面赤，目赤，口渴，身热，舌苔薄干，脉浮数等症状。

第二型：脾湿化热，湿热上泛。津无所源，目睛干涩，脾脏运化水湿之功能受到湿邪困滞，或脾脏本身运化水湿的能力下降，正常的水分津液不能够化生，失去津液的来源。又因脾胃作用运化，从水谷精气中提炼出有益的物质，一方面化为津液，另一方面要作为营养五脏及各器官的后天成分。如果其中有一部分水液化变津液之能力不足，使津液之源受到影响变为湿气。患者除眼红眼干涩以外，还会出现眼睑、红、黏、肥厚的表现，以及舌苔黄腻，脉滑濡或滑数。这是由于湿热之邪困于脾土，津液之源缺乏不足，所以眼干的同时表现湿热之征象。

治则方面两种情况不同。前者属风热客肺，上乘于目，应祛风清热，养阴生津。后者属湿困脾土，化热上壅，应燥湿健脾，清热养阴。湿邪应燥去，津液还需滋养。

临床适用于风热客肺之基本方：忍冬花、青连翘、北沙参、麦冬、乌元参、川羌活、口防风、炒栀子、苦桔梗、霜桑叶、杭菊花。疏风清热，养阴生津。银花、连翘、羌活、防风、菊花疏风清热。防风、羌活性微偏热，但与银花、连翘、桑叶、菊花一共使用，可以抑制其辛热之性。沙参、麦冬、元参养阴生津。沙参、麦冬主养肺胃之阴，元参补肾阴，下启肾水，上交于心。炒栀子苦寒清三焦之热。桔梗归肺经引药上行，将一方之诸药各所能用，上提至肺，作用于眼睛。

临床适用于湿热蕴脾之基本方：桑白皮、麦冬、藿香、佩兰、云茯苓、建泽泻、乌元参、炒白术，炒栀子。本方清热利湿，醒脾化滞。桑白皮养阴清肺，配合麦冬养阴生津。藿香佩兰，芳香化浊，醒脾利湿。茯苓健脾利湿，泽泻健脾利湿行水。元参养阴生津，能够下启肾水，上交于心。炒白术健脾利湿，炒栀子清心除烦祛热。全方针对脾湿制定，具有醒脾利湿的能力，能够使得脾经的功能，生津布津的作用恢复。如果有眼痒眨眼，可以加钩藤、白芷。病情较重者畏光，不意睁眼，可以加谷精草；便秘加决明子。

第三型：肝肾阴虚诸阴不足。肝开窍于目，肾精上润于目。肾为水之下源，肝肾不足一定会造成眼干涩不适。这类患者一般年龄较大，伴随症状多为腰膝酸软，睡眠轻浅多梦。当然现在临床中也有很多中年人属于该种类型，多是由于生活作息不规律所造成肝肾之阴亏耗，相火上攻之象。

治则方面应补益肝肾，生津润目。补益肝肾，以养肝肾之阴为主，润目是养阴生津润目。临床常用基本适用方：生熟地、山药、云茯苓、杭菊花、枸杞子、天、麦冬、沙参、乌元参、川羌活、口防风、炙黄芪、紫丹参、全当归、杭白芍。方以补肝肾之阴，养血润目为主要作用。生地和熟地，熟地填补肾阴，养津生髓，生地偏于养阴生精，清热凉血。山药补脾肾气，养脾肾阴，茯苓健脾利湿。菊花、枸杞子祛风明目。天、麦冬、沙参、元参养阴生津，分别滋养肺、胃、肾中之阴。羌活、防风祛风之主药。炙黄芪主要助行气机，在一派补阴药处方中应用行气药，补阴效果会更好，所谓阳中有阴，阴中有阳，气中有血，血中有气。丹参活血凉血。当归、白芍配伍熟地、川芎为四物汤方，养血、补血、调血之名方。加减方面，眼痒畏光，加钩藤、白芷；畏光重加谷精草；大便干燥加决明子。

总体来讲眼干燥症的情况比较复杂，有些很轻，有些由于他病所生则非常严重。辨证上肝郁，气虚，血虚，阴虚都可以始为病因。而以阴虚表现为主症的更为多见。

所以在临床遇到眼干燥症患者，一定要细致查眼，不可疏漏也不可以轻视。同时要注意全身脉证结合，给予正确的辨证论治。加减用药方面，要广泛且有针对性地去思考分析。临床中这类患者数量众多，情况千变万化，但是如果能把握正确的辨证原则，就可以针对每一独立个体患者不同的情况，给予恰当的治疗，取得良好的效果。

（十）老年性白内障

老年性白内障，又称为年龄相关性白内障，属于中医眼病文献中的"圆翳内障"，或者称作"如银内障"。

白内障是眼科非常常见的一种疾病，性质和病因非常复杂。比如先天性白内障，是指小儿出生前即存在或出生后逐渐形成的先天遗传或发育障碍的白内障。外伤性白内障是由于顿挫、化学、辐射、重击等诱因损伤到眼部，后发现视力逐渐下降，检查为白内障。诊断时医生一般就会告知为外伤性白内障。另外，很多眼病也可以引起晶体的浑浊，发展为代谢性和并发性白内障。比如糖尿病视网膜病变，和一些免疫病引起的代谢性白内障，以及原发青光眼，虹膜睫状体炎，视网膜脱落，高度近视退行性眼底病变等眼病对晶体的混浊度造成不同程度的影响，从而引起的并发性白内障，以及临床一些药物应用后引起的中毒性白内障。先天性、外伤性、代谢性、并发性及药物中毒性白内障都不作为本章讨论内容。今重点只谈一谈临床最常见的老年性白内障。

白内障病并不是人类独有的眼病，很多哺乳动物都会患有白内障。人类随着年龄增长，根据临床统计，45周岁以后年龄越大发病率越高。通常50～60周岁年龄阶段，普遍可以达到60%～70%不同程度的白内障，70岁以上的占80%，80岁以上患病率在95%以上。多在普查时发现，各年龄段患者多数自不知情。因为轻度内障影响视力不大，但并不等同于没有，所以目前白内障仍然是临床主要致盲眼病之一。

当然由于现代医疗条件、卫生条件的提高，人们的保健意识、养生概念也都相对提升。白内障病的发展能够在临床得到合理的控制，发病率也有所下降。

这里要提到一点，白内障在现代有一种通常实行的治疗手段叫作超声乳化吸除术合并人工晶状体植入术。这应该是现今阶段比较成熟和理想的手术，如果眼睛没有其他疾病，患者在术后视力可以有明显的提高，且一般情况下也不会发生并发症或后遗症，是一个很好的治疗方法，很值得提倡。如果早期白内障且身体又有不适，特别是老年人对于手术不愿意接受，可以通过中药进行治疗。但是一旦白内障成熟且比较严重影响视力的情况，中药的效果就会较差，不如做手术解决问题更好。一千多年前，我国就有金针拨障术的记载，也是手法手术，由此可以客观地说明药物不如手法清除效果更好。

因此，临床对患者进行病情分析的时候，如果早期视力下降不很明显，但已经出现白内障，老人有视力下降的症状且检查后确定晶体有不同程度混浊，而患者拒绝手术，那么用药还是可以维持的。根据不同的情况通过治疗后视力会有提高，并可以延缓白内障晶体混浊的发展速度。

通常在临床上通过裂隙灯检查，按照理论可以分为皮质性、核性、后囊膜下白内障三种。皮质性白内障分为四期，初发期在裂隙灯下显示皮质中有空泡和水隙形成，水隙从周边向中央扩大形成轮辐状混浊，晶体周边前后皮质出现楔形混浊，早期一般不影响视力和视功能。膨胀期晶体混浊加重，皮质肿胀，整个晶体膨胀体积增大使得前房周边变窄。视力明显下降，有高眼压或青光眼的患者很可能出现急性发作。当白内障进入成熟期，反而晶体比膨胀期缩小而前房加深恢复如常。但是晶体变为完全混浊，并有可能和虹膜发生脱离，所以可以检查到虹膜震颤症状，视力可下降至手动或光感，检查眼底已经不能窥入。再进一步进入过熟期，会造成非常严重的后果，所以必须尽早治疗。

中医眼科对于早期和中期晶体混浊有控制、延缓和减轻的效果。如果来诊患者已经属于晚期，一般都会被动员去做手术。特别是进入成熟期以后，视力下降会非常严重，如果眼底没有问题，做完手术的效果是很好的，绝对不可以耽误治疗，固执的不进行手术。

中医对于老年性白内障的病因、病机分析，多归于肝肾阴虚、脾肾阳虚、气血不足、肝热上扰这四种病机。如果进行归类是可以分为这四类的，因为涉及辨证治疗的时候，治则也会对应不同的类型。比如滋补肝肾针对肝肾阴虚，温补脾肾针对脾肾阳虚，气血不足用补益气血，肝热上扰用清热平肝。这四种类型是从临床归纳总结而出，很多时候会相互穿插、错综复杂。所以在选方用药的时候，可以互相参合的使用。

第一，属于肝肾阴虚，治宜滋补肝肾。代表方剂杞菊地黄丸加味。虽是很普通的方，但使用率很高。枸杞子、杭菊花、大熟地、淮山药、山萸肉、炒丹皮、云茯苓、建泽泻、菟丝子、楮实子、女贞子、当归、柴胡。方不细讲，熟地、山药、山萸肉、茯苓以补肝肾之阴为主，柴胡疏肝解郁，明目生津。对肝肾不足、肝肾阴虚患者，杞菊地黄丸加味非常好用，不要小瞧这个方，效果非常好。

我的老师焦树德先生，现在已经作古了，在七十多岁检查出有白内障。他拒绝手术，就坚持早间服用杞菊地黄汤，晚间服用石斛夜光丸补肝肾明目。持续服用了一年，视力有明显提高，能看《人民日报》，而且检查眼睛白内障的情况确实减轻很多。后来临床我就按照这一方法治疗早期的老年性白内障效果都很好。由此而见，早期老年性白内障是能够依靠药物得到治疗和恢复的，同时对老年人身体的调整也有益处。

第二，属于脾肾阳虚、治当补脾益肾。代表方剂明目大补丸作基本方加减使用。生熟地、生白术、云茯苓、路党参、杭白芍、生或炙甘草、生或炙黄芪、上肉桂、炒扁豆、生或炒薏仁，是补益脾肾之阳的方子。方中二地、茯苓补益脾肾，白术、甘草、扁豆、薏苡仁主健脾利湿，肉桂温脾肾之阳，黄芪益气健脾。

第三，属于气血不足，治则补益气血。代表方剂东垣益气聪明汤加味。炙黄芪、路党参、野葛根、蔓荆子、炙甘草、全当归、枸杞子、杭菊花、北五味子。本方可以服汤液，待稳定后或者无不良反应，亦可以制成丸药，相当于益气聪明加味丸，对于老年性白内障初发期有治疗恢复，延缓和控制发展的作用。

第四，属于肝热上扰，治当平肝清热。患者情绪急躁，全身可能伴随高血压，高眼压等情况。另外经常会出现头晕、口渴、两胁窜痛等肝气不舒，肝热上扰之症状。这类老年性白内障有一典型特点，即随情绪波动而症状严重。平常比较缓解，一旦生气发怒，立时视物不清，转而朦胧感加重。对于本类肝热上扰、熏蒸于目之白内障，治则当用清热平肝，代表方剂石决明散加味，对于肝热上扰有平肝清热、调整阴阳的作用。方用生石决明、决明子、赤芍药、青葙子、木贼草、麦冬、炒栀子、炒黄芩、酒大黄、川羌活。大便干加大决明子用量，大便溏薄或消化功能差可以去掉酒大黄。

以上四种类型的白内障，早期如能坚持服用药物，往往对患者的眼睛和身体会起到双重调节的作用，视力也会有意想不到的恢复和好转，而不是理论化的持续下降，这一点是特别要强调的。

附：老年性白内障药膳治疗方

1. 膳食宜忌

（1）提倡多吃蔬菜类食物

研究表明老年性白内障患者的房水中维生素 C 含量降低，维生

素 B_2 在老年性白内障患者体内水平明显降低，维生素 E 为晶状体内抗氧化剂。因此，老年性白内障患者应进食富含维生素 C、B_2 及 E 的蔬菜类食物，有益于本病的预防，如西红柿、黄瓜、白菜、洋葱、菠菜、芹菜等。

（2）少食高脂肪和煎炸之品

老年性白内障患者往往伴有高血压病、动脉粥样硬化、冠心病等，均不宜多食动物脂肪较高的食物及动物脏器，如肠、肝、肺、胃等，同时少食油炸、炙、烘烤、硬脆、黏滞等难于消化之食物，以免助湿、生热、生痰。

（3）少吃辛辣、助火、升阳之食物

如生姜、胡椒、韭菜、酒、狗肉、辣椒、大蒜等，以免损伤真阴而助火升阳。

2．辨证施膳

（1）肝肾亏虚

主证：视物模糊，晶珠部分混浊，眼底正常，头晕健忘，耳鸣乏力，腰膝酸软，或面色苍白，四肢畏冷，小便清长，舌淡脉细，脉沉弱。

治法：补益肝肾。

膳方举例：

杞子萸肉粥。

枸杞子 15 g，山萸肉 15 g，糯米 100 g，白糖适量。将山萸肉洗净去核，与枸杞子、糯米同煮成稀粥。枸杞子甘平，滋补肾精，养肝明目；山萸肉酸而微温，具有补肝肾，涩精气之效；糯米补中养气，以助上药之功。三者合用，具有补益肝肾，滋阴养血，益精明目之效。可作早晚配餐。

（2）脾气虚弱

主证：视物模糊，晶体部分混浊，视物不能持久，久则目珠酸痛，常有单眼复视现象，伴肢体倦怠，精神不振，面色萎黄，食少便溏，苔薄白，脉细。

治法：补中益气，健脾和中。

膳方举例：

① 参芪鸡。

生晒参20 g（或党参30 g），黄芪60 g，母鸡1只，佐料适量。将生晒参、黄芪装入纱布袋内，放入鸡腹中，置于砂锅内炖至熟烂，弃药袋。方中生晒参大补元气；黄芪甘而微温，补气升阳；再配以鸡肉甘润温中养气。三者合用，对老年人白内障气虚者适宜。每日适量，用于佐餐食用。

② 山药羹。

山药50 g，白糖适量。山药切成小块，加水煮熟，加白糖少许，略煮片刻即成。山药健脾胃、益肾气，配以白糖甘润补中，共奏健脾益肾明目之功。可作汤羹，作为主餐佐食，每日1次。

（3）肝阳偏亢

主证：视物昏朦，如隔轻烟雾或眼前黑花飞舞，或灯光明月如有数个，兼见眼胀，目赤，口苦咽干，心烦，易怒，苔薄黄、脉弦。

治法：清热平肝。

膳方举例：

① 决明茶。

决明子 30 g。将决明子洗净。除去杂质，晒干后微火炒黄色，以水适量，煮成浓茶，弃渣，加入白糖，加盖待冷却代茶。决明子味苦甘性微寒，清肝明目，是一味清热之中带补性的药，以共炒用煎茶，可用于肝阳偏亢，睛珠胀痛，大便干燥者。代茶饮用。

② 菊粳粥。

甘菊新鲜嫩苗或幼苗 15 ~ 30 g，粳米 60 g，冰糖适量。摘取甘菊嫩苗洗净切细，同粳米、冰糖常法煮粥。菊苗味甘微苦，有良好清肝明目作用，配以粳米，冰糖养胃和中，可起到清肝明目而不伤中之作用。早、中、晚餐温服。

（4）气血不足

主证：视物昏花，晶珠部分混浊，头晕健忘，眼底如常，面色苍白或萎黄，唇色淡白，神疲乏力，心慌失眠，舌质淡苔白，脉细弱。

治法：补气养血。

膳方举例：

参芪大枣粥。

党参 30 g，黄芪 30 g，大枣 10 枚，粳米 100 g。党参、黄芪、大枣放入砂锅内，加水煎煮 20 分钟，去掉黄芪、党参，入粳米熬成粥。党参补气健脾；黄芪甘微温，补气升阳；大枣甘温，补气养血；粳米养胃和中，共奏补气健脾，养血和中之效。供早、晚温服，每日 2 次。

3. 药膳列举

（1）粥类

① 枸杞羊肾粥。

将新鲜的羊肾1具剖洗干净，去内膜，细切，羊肉60 g，洗净切碎，枸杞叶250 g，水煎，取汁去渣，与羊肾、羊肉、粳米60 ~ 90 g、葱白2茎一起煮粥，待粥成后，加细盐少许，稍煮即成，功效益肾壮阳，聪耳明目，适用于肾阳亏虚证之老年性白内障初期患者冬季食用。

② 芡实粥。

芡实30 g，粳米50 g。将芡实先煮沸，然后放入粳米，煮成稀粥，功效益肾涩精，补中健脾。适用于老人脾肾两虚，内障目昏，大便溏泄，小便频数者。

③ 夜明砂粥。

夜明砂9 g，山药30 g，菟丝子9 g，粳米60 g，红糖适量，将夜明砂、山药、菟丝子用纱布包好，加水5碗煎成3碗，去渣后入粳米、红糖煮粥。每日1剂，连服15~20剂，具补肾健脾，清热明目之效，用于脾气虚弱之老年性白内障。

（2）膏类

① 人参膏。

人参(去芦)250 g，炼蜜250 g。将人参水煎3次，分次过滤去渣，合并滤液，用文火煎熬，浓缩至膏状，以不渗纸为度，兑炼蜜成膏。具有大补元气，和胃健脾之功，用于老年性白内障未熟期体虚、倦怠、乏力、纳差患者的辅助治疗。

②桑椹膏。

取新鲜桑椹色紫熟透者，不拘多少，洗净，捣汁，取汁500 mL水煎，以适量蜂蜜收膏，每服2匙，每日2次，有滋阴补血之功效，适用于肝肾不足，精血亏虚之老年性白内障患者。

（3）汤羹类

①珍珠母汤。

珍珠母60 g，苍术24 g，人参3 g。上方水煎服，日服2次。具有益气健脾，明目退翳之功，适用脾虚型老年性白内障患者初发期的辅助治疗。

②仙灵脾鸡汤。

仙灵脾60 g，豆豉30 g，母鸡1只，调料适量，将仙灵脾捣杵为末，放入纱布袋内，与鸡肉及调味品等置于砂锅中，炖至八熟，加入豆豉及调料，再炖至烂熟，去仙灵脾，分5日食用。温阳补肾，明目生光，适用于早期老年性白内障阳虚证。

③ 羊肾羹。

羊肾1具，菟丝子30 g，羊肾剖开后去内部筋膜，切成边片腰花；菟丝子煎汤取煎合并约100 mL，将羊肾爆炒，放入佐料，再将菟丝子加入作羹。功效滋养肝肾，生精明目，适用于肝肾不足之老年性白内障初期。

④ 鸡肝明目汤。

水发银耳15 g，鸡肝100 g，枸杞子5 g，茉莉花24朵。鸡肝洗净切片，放碗内，加水淀粉、料酒、姜汁、食盐拌匀待用，将银耳、茉莉花、枸杞子分别去杂质，洗净待用。汤锅置火上，放入清汤，加入料酒、姜汁、食盐和味精，随下银耳、鸡肝及枸杞子烧沸，打去浮沫，等鸡肝刚熟，倒入碗内，撒入茉莉花即成，功效滋补肝肾，适用于肝肾不足，视物模糊之白内障初期。

（4）酒类

①桑椹酒。

桑椹 250 g，低度白酒 500 g，将桑椹置于酒中，浸泡 30 天，每日睡前饮用一小盅。功效补肾益肝，滋液明目，适用于肝肾不足之白内障初期。

②五味子酒。

五味子 60 g，低度白酒 500 g。将五味子洗净晾干，浸泡在酒内封固，10 日后即可饮用，每晚睡前饮用一小盅，有滋肾敛肺，收汁涩精之功用。适用于老年人白内障，耳目不聪，兼有咳喘自汗、梦遗滑精者。

（5）茶类

① 蒺藜茶。

沙苑蒺藜适量，沙苑蒺藜洗净晾干，微火炒黄令香，每次用 10 g，沸水冲泡，代茶饮用，功效滋肝补肾明目，可作为老年性白内障者久服之品。

② 杞菊茶。

枸杞子 30 g，菊花、桑叶各 6 g，谷精草 3 g，诸品共研粗末，装入纱布袋内，沸水冲泡，代茶饮用。具有滋养肝肾，清热明目之功用，适用于老年性白内障表现两目昏花、干涩、头晕耳鸣、视力下降者。

五、眼科疾病之内眼病

通过多年的临床比对观察，我们发现在治疗一些内眼病方面，中医眼科较西医眼科有绝对的优势。

所谓内眼病就是在晶体之后的结构，包括玻璃体、视网膜、视神经、网膜血管、黄斑区等部位发生的疾病。

因为中医眼科是通过调理达到治疗的目的，不单纯治眼，且中医眼科又具有一套独特有效的对于眼底病的辨证论治规律总结，因此很多内眼病通过中医药治疗调理都能取得一定的疗效。

内眼病有很大一部分都属临床疑难眼病，目前只能说是可以取得一定的疗效，并不敢说治好，因为很多痊愈标准尚且很难达到。但是相比制定标准的西医眼科学，中医眼科在很多内眼病的治疗上具有独特的优势。

有些外眼病比如结膜病、角膜病，西医有很多治疗方法，然而在内眼病的治疗方面，中医确实有优势，能够直接解决患者的问题，能够改善症状、提高视力。很多内眼病患者都知道，到西医眼科看诊检查后在确实没有适当的手段和药物的情况下，医生会给患者开具中成药。所以一些患者就说还不如直接去找中医，而通过中医汤药针灸的治疗，会出现令人惊喜的效果。

（一）眼底出血及玻璃体积血

为什么要在内眼病篇突然以西医病名"眼底出血及玻璃体积血"来作为题目呢？因为客观地讲，在古代很多内眼病的情况中医是看不到的，没有眼底镜，没有眼底照相机，没有造影技术，也没有其他更多更先进的设备，只能是医生通过在最佳的光线角度下去观察患者的眼睛而获得，而大部分的内眼病症状是通过患者主观感觉告诉医生的，然后医生分析病情病因病机，完成辨证论治。

这里要强调一点，古代人所描写的内眼病症状与现代医学通过仪器检查直观看到的眼底病变的一些症状非常吻合，这一点是我们所不能理解的。比如视物变形弯曲、视一为二（一物视为二物）、视瞻有色等症状，古人记录分析得到的病机和现在通过仪器观察后再通过辨证确立的病机都在非常准确的层次上相符合。

但是中医眼科学的缺点在于，都是用症状来命名的。比如"暴盲"，"暴盲"就是突然看不见了，而看不见的原因有很多，同时说明相关病的可能就很多。又比如"视瞻昏渺"，实际上就是视力下降、视物模糊、变色变形，其原因也很多，病理因素更多。这就造成在讲解过程中不能够通过文字特别完善地进行说明，会让非专业读者或其他科医生在认知上出现误区。所以为了能够准确地与临床相衔接，内眼疾病就选用西医眼科的病名，并且会根据具体情况，依附于中医眼科学所讲内容进行比对讲解。因为很多时候西医眼科所说的一种眼病可能是中医眼科学所涉及的几种眼病，有时中医眼科学所说的一种眼病是西医眼科学所涉及的几种眼病。在这里做简单的说明。中医和西医眼科专业性的内容只做简单的解释和辅助讲解，详细内容请学习专业眼科学教材和文献。

眼底出血及玻璃体积血，是眼科学中诸多眼病的临床表现之一，不单发于某一种眼病，既属于疾病也属于症状，既属于病理因素也归于病理结果。眼底出血简单讲就是眼底的血管由于各种原因而破裂，从而导致血液弥散分布到视网膜各个部分造成视力下降。如果出血量很多，血液从眼底向前方渗入玻璃体腔，就成为玻璃体积血。眼底出血在西医眼科学中被认为与多种眼病及相关身体疾病有关系，比如视网膜静脉血管阻塞、视网膜血管硬化、一些血管炎症、血压血糖类疾病，以及免疫或基因问题等。而中医眼科在辨证论治时要按照中医学的理论体系分析研究问题。

从西医角度分析，可以造成眼底出血和玻璃体积血的原因大致可归为五种。

第一，视网膜血管病变。比如视网膜静脉阻塞、视网膜静脉周围炎、视网膜血管瘤等内眼病。静脉的作用是收集血液返回心脏，一旦血栓或者其他因素发生阻塞，血液不能回流，血管张力增大就会导致血管破裂，形成大范围的火焰状出血。

第二，视网膜炎症性出血。比如视网膜血管炎症、视盘炎等眼病。血管一旦发炎，其通透性、弹性及血液流变都会发生改变，也可以造成血管的破裂，导致眼底出血。

第三，眼外伤。由于外力作用造成的眼底血管破裂出血亦是临床眼底出血的主要原因之一。这种出血还常常会合并玻璃体积血。

第四，黄斑变性。黄斑变性会造成黄斑区血管改变使得血管破裂，不但会引起出血问题，还会出现渗出或色素变化的情况。

第五，视网膜撕裂或裂孔可导致视网膜小血管破裂，眼底肿瘤或转移癌肿瘤附近可见出血。

一些常见病均可造成眼底出血，比如糖尿病、高血压病、动脉粥样硬化、血液黏稠度增高、肾病等。这些虽然都是全身性的疾病，但也会影响到视网膜血管，导致视网膜血管内皮受损，从而出现膨胀、渗出、破损、破裂，继而出现大规模出血。当然还有很多血液病比如恶性贫血，诸多免疫病比如结缔组织病都可能造成眼底出血。当眼底出血量达到一定程度时，便会侵犯进入到玻璃体引起玻璃体积血。以上是从西医的角度进行分析的。

那么中医眼科对眼底出血之病情如何分析？中医对眼底出血和玻璃体积血的病情、病因、病机的看法又是什么？

第一，中医眼科学认为眼底出血比较多见的病机是火热壅盛，由于热盛而导致气血运行不能循按常规，迫血妄行，血溢脉外而造成眼底出血。

第二，阴虚火旺。由于阴分亏损、虚火旺盛造成眼窍脉络被上炎之火邪扰动而受阻出血。这一点显然和前者不同，一者是实热，火热壅盛，一者是虚热，阴亏火旺，两者都可以造成出血。

第三，心脾两虚。中医讲脾主运化、主升、主湿以外还有一个很重要的功能就是主统血，就是令血能够均匀有规律地在脉内流动，因此，脾气虚弱、功能不足自然会引起很多症状。但是也有些患者脾不能够统摄血液，不能够将血液聚集控制在脉道内流动，血液就容易渗漏破出或流溢到脉外而发生出血症状。这种现象不仅存在于眼科，也存在于内科、妇科，以及诸多中医专科当中，其病机都是脾不统血、心脾两虚。因为心主血脉，脾统血液，脾不足心又不足，弱点集中在血脉部，因而出现各个部位的出血症，对于眼部来讲，首先会造成眼底出血及玻璃体积血症状。

第四，气滞瘀阻，流行不畅造成阻塞，由于血瘀血，气脉不能流通发生出血。

同为眼底出血和玻璃体积血，但其病因、病机不同，所以在这里就要谈谈同病异治的问题。在眼底镜下观察都是眼底出血表现，严重者有玻璃体积血，但是中医普遍通过望闻问切，分析选择不同的治疗思路和治疗方法，运用不同的方剂来治疗所谓的同一种疾病，这就是中医所讲的同病异治。同病异治特别考验医生分析病因病机的能力和辨证论治的准确性，分析所得的结果是不同类型，采取的方法就不相同。当然也有异病同治，看起来表面症状大不相同，但其病机本质是相同的，因此治疗方法也是一样的，即使处方用药有所不同，但大方向一定是一样的。比如眼底出血与妇科、内科、神经科、外科的一些有出血症状的疾病虽然病名不同病位不同，但病因病机可能是相同的，因此就应用相似的治疗方法，即异病同治。

回归到眼科，眼底出血主要症状究竟是怎么样的？首先眼底出血起病突然，特别是首次的出血非常突然，患者可能会在没有任何异常感觉的情况下，突然出现视力下降和不同程度的视力障碍，甚至在白天清醒的时候，眼中突然出现一团云烟样遮挡物遮住眼睛造成视力下降。也有的患者病发于清晨，睡觉起来视物感觉不正常，遮挡住健侧眼会发现另一只眼视力明显下降，起病很突然没有任何先兆。

一般情况下视力下降的程度与出血量的多少有直接关系。少量出血可能没有自觉症状或仅稍有黑影，视力下降不明显。当出血量较多时，就会严重影响视力，视力下降的程度就会增大，甚至于基本上不能视物。如果玻璃体出现大量积血，可以完全影响到前视觉和后视觉的功能，导致视网膜不能发挥其正常功能，引起瞬间失明。

有些患者在受到外力如暴力撞击、跌仆等伤及眼睛以后视力下降，进一步检查，发现眼底出血或玻璃体积血。也有一些患者是因为一些手术如内眼肿瘤的切除或血管畸形突然破裂等引起眼底出血和玻璃体积血，这些都属于有明显的外伤史。

另外，有全身陈旧性基础病包括持续多年的高血压、糖尿病、肾病、血管炎等的患者，突然出现视力下降症状，可能就要考虑眼底出血的问题。

在视力下降的过程中，轻者有像飞灰或者类似条、线、絮、片状的物质在眼前飞舞的感觉，这可能是由很少量的出血随着眼球的转动而动引起的。重者则严重影响视力，甚至仅存有光感。同样玻璃体积血亦有轻重，轻者眼前似有少量的红色烟雾，重者就会觉得视物发黑，甚至不能视物，但是从外面直观地观察瞳神也看不出什么问题。如果在裂隙灯照或者是光线很好的情况下观察玻璃体积血，可以看到瞳孔中有红色的反光甚至于殷红一片（中医古籍中称之为"血贯瞳神"），就能够确定有出血的情况。

在辨证的过程中，主要的依据究竟是火热壅盛，阴虚火旺，心脾两虚，还是瘀血阻络？从临床上体会总结看，因为主观的出血症状明显，所以在做出血原因分析的时候，主要依据的是眼部的兼症和全身的症状。当眼底出血或玻璃体积血发生时，作为医生我们已经了解患者出血的症状，在辨证时主要依据的就是眼部的局部症状和患者的全身症状结合。

眼的兼症，就是一些简单的热证、寒证、风象、瘀血等症状。而全身症状就要通过四诊仔细了解患者，通过望闻问切了解患者的症状，判断出究竟是何种深层的原因所造成血溢脉外的情况，那么就要准确找到并了解患者的主要或伴随症状，将这些依据整合，为下一步治疗血证提供参考。

如果患者平素体质比较康健，但是容易出现有一些阳热证表现，比如面赤、口干、多饮、烦躁、易怒，但体质从总体观察仍属比较强壮者。在已确定眼底出血病发的同时出现以上一系列症状，就要考虑是由于火热壅盛造成的热邪迫血妄行而出现血溢脉外。

如果患者平素显现出一些眼部热象，比如目赤、红肿，但同时伴随盗汗、腰膝酸软、口干不欲饮、心烦失眠等征象。在已确定为眼底出血病时，就要考虑是由于阴虚火旺，虚火上炎造成的血溢脉外。而与前两者不同，如果患者平素畏寒肢冷，消化不良，腹胀便溏，脉细弱尤其关脉不足少力，则要考虑脾气不足，脾不统血。对于有外伤史或手术史或其他对眼睛有破坏的创伤历史，都要考虑为瘀血阻滞。

所以对于眼的出血症状，特别是眼后眼底部位及玻璃体积血，要辨证具体的出血原因，详细参考眼部兼症及全身情况，最后定下结论和治疗依据，这是临床医生能够辨证准确的基础能力和必要要求。

必须值得一提的是，临床遇到复杂基础病时，比如糖尿病、肾病、高血压、动脉粥样硬化的患者发生眼底出血，在治疗血症的同时，一定要注意对其原发病的辅助治疗和联合用药，控制血糖、血压，对于相应病如肾病，免疫病的治疗，给予足够重视。同时要提示患者请相应的科室能够比较好地为其控制原发病且随时应对疾病的突发状况。因为眼底出血可能只是这些疾病其中之一的症状表现。患者因眼部症状到眼科来诊疗，我们从血证方面考虑，但是根本的基础病还是应当得到很好的控制，持之有效才能避免再度发生或者加重眼病病情，应当对患者嘱咐明确，提示其注意原发疾病方面的治疗，应在辨证用药中予以考虑。

眼底出血的治疗法则。因为眼底出血的原因与辨证分型不同，所以治则也不相同。

第一类：实热。热邪迫血妄行，造成血溢脉外，在治则上应当清热泻火，凉血止血，后期要活血化瘀。因为实热的治则是清热泻火。如果早期新发出血，同时有继续出血倾向，注意既要凉血还要止血，旨在防止继续出血的发生。当病情稳定时，血液虽未能吸收，却已无再出血成险之危象时，就要考虑逐步活血化瘀。对于辨证与治疗时间的把握能力是医师临床经验，反映在对病情详细了解分析和掌握方面的体现。

比如，在患者发病初期刚出现症状就能及时来诊，应当尚属初出血的阶段。那么观察眼底出血性质形态，出血层较厚，边缘整齐有张力感，就是新出血的镜下目视表现。这时处方要用凉血止血的方法，因为热一定会侵及血，热而迫血妄行，所以既要清热亦要凉血。同时要先一步适当地考虑到再出血和止血两个问题，能以最快的速度控制出血作为第一阶段的治疗目的。

如果患者来诊时已经辗转数家医院，进行或未进行治疗。这时候出现的情况很有可能已经止血，也可能尚未止血，亦有可能经止血后再次出血。镜下观察可以分辨出是否新鲜出血形态或吸收的状态或再次出血状态，或残存出血的程度。辨证处方除清热泻火外，要考虑活血化瘀。但是分寸必须要拿捏的非常精准，过早不行，过晚也不行。因为过早用活血化瘀，如果患者还有出血趋势或者前发出血没有完全稳定的情况下，用活血药可能造成二次出血，更严重的结果会促进玻璃体积血的形成，所以不能过早过猛的用。而如果过于谨慎，错过了活血化瘀的最佳时期，瘀血滞留的时间过长，对视网膜的损害就很难得以逆转，同时瘀血还会造成其他眼结构损伤。所以治疗时，观察审视把握止血的时机非常重要。

第二类：阴亏。辨证属于阴虚不制阳而虚阳上扰的情况，就应当考虑滋阴降火的方药进行治疗，要通过养阴补阴抑制火热。同时在凉血止血和活血化瘀的分寸掌握上，和第一类型是一致的。也就是说，早期仍有出血倾向的时候，先要用凉血止血的药将血止住，待稳定不再有二次出血危险后，入用活血化瘀药而后大剂量增阴降火。

关于这两种类型的眼底出血，在临床当中值得提醒注意的就是把握活血和止血的应用时间，特别是在后期还要着重考虑止血问题。止血的目的一方面是止已出，另一方面是防止再出血。因为很多出血性眼病在治疗后一段时期效果很好，眼底血液逐渐吸收，但是出血后所形成的新生血管并未稳定，加之原有的病因病机不能去除，不加以控制和修正，就可能反复地发生出血。所以西医主张用激光将新生血管封闭掉也是一种方法。那么中医治疗的时候，要注意出血在后期吸收的时候，即使瘀血吸收情况乐观，眼底观察也较原来干净很多，或者只是还有稍许残存出血斑，在这种情况下运用化瘀药在活血的过程当中一定要适当加用止血药防止再次出血。还可以选择具有双向调整性的治血药来治疗。

第三类：脾虚。患者平素会有脾虚的症状，治则应当补脾益气，摄血止血，或者摄血活血，也是要仔细判断区分出血的时间和情况，而后要以统摄血液为主要治则，并补脾益气帮助摄血。同样早期要考虑止血，中期要考虑活血化瘀，后期活血化瘀的同时兼顾防止再次出血。道理都是相同的，只不过处方中针对的对治重点不同，不摄血针对的脏腑是脾，用补脾摄血的方药对出血病情进行治疗，但同时仍需要考虑其整体。

第四类：外伤。因为外伤或因手术及其他原因导致的破坏型的眼底出血。主要是以行气活血，化瘀散结为法缓缓图之，使得瘀血能够逐渐化开，脉络能够逐渐通畅。临床以紧急处理，恢复视力为第一要务，必要时要以手术为主要快速治疗手段，治疗原则同样也要重视预防眼部再次损伤和继发眼病的出现。

眼底出血的病情，很多时候在于不同患者所表现出的情况不尽相同，错综复杂。所以在掌握止血、活血、防止再出血的分寸上，确实需要一段很长时间的临床磨炼和体会之后，才能够把握的相对更为准确。

另外临床患者的分型也绝对不是像理论上所说的这样清楚明了。脾不统血，实热壅盛，阴亏虚热，瘀血内停，人不可能按照理论，按照教材生病，大多数临床所见症状会很间杂地出现，作为医生就需要进行综合各方面考虑，中医看病需要有全面、整体、综合、系统的思维能力和眼界，最后形成的处方才能够取得更好的疗效。

介绍四个临床处方，是平时遇眼科血证，眼底出血或玻璃体积血较常应用的效用基础处方。

第一张方：生蒲黄汤加味。适用于实热证眼底出血，是清热，凉血，止血早期用效果较好的处方。方药组成：生蒲黄、旱莲草、紫丹参、荆芥炭、炒丹皮、黄芩炭、地榆炭、侧柏炭、三七粉（冲）、小蓟、制军。作为基础方可加减使用。如出血倾向已不甚明显并已经进入瘀血状态，就可以将碳类药物减少，适当保留一两味，避免再出血和存留瘀血。

临床眼科，生、炒蒲黄一般同用。认为生蒲黄活血而炒蒲黄止血，所以眼科常生炒并用，活血和止血相兼照顾，是去瘀防再出血的一种用法。荆芥炭通常两种情况下会进行使用，一种用于眼科血证，因为荆芥本身祛风，而炒黑成炭可以入血分祛血中之风。如果血中有风，血行容易紊乱，荆芥炭可以祛血中之风，稳血不妄行。炒炭见黑，血见黑则止，所以炒后有止血的作用，这是一方面。另一方面同是眼科，非眼底出血，而是眼睛抽搐原因阴分伏风，可以用荆芥炭祛血中之风，伴随祛风药一起用，可以将比较深层的风邪，滞留在血液中的风邪去掉。所以荆芥炭对治一些积年重症之瞤目眨眼，眼痒抽搐，效果很好。丹参、旱莲草、小蓟都有清热凉血，活血化瘀的作用。小蓟凉血止血，同时有活血作用。丹参亦是如此，既凉血活血，同时配加炭药能够止血调血。三七粉为最常用的双向药物，活血而不破血妄行，止血而不留瘀。临床中对治出血症必须要选择有双向作用的药物，包括小蓟、丹参、旱莲草、三七。制军行血中之气，也可以用军炭。军炭并不泄下，而是一清血中之热，二防留瘀成结，既不失药性又不峻猛，可以起到凉血止血的作用。

第二张方：临床对治阴虚阳亢，虚阳上扰，迫血妄行之眼底出血症。方药组成知母、黄柏、生地、丹皮、玄参、茯苓、泽泻、生炒蒲黄、珍珠母、青葙子、三七粉。本方中知母、黄柏清泄相火，除阴虚之火旺，如用盐炒，更入肾经。生地，丹皮养阴清热凉血。玄参下启肾水上交于心，养阴清热。茯苓健脾，泽泻利湿。生炒蒲黄活血止血。珍珠母平肝，青葙子清肝明目，三七粉活血止血。本方养阴清热，活血止血。早期出血，可以加大一些止血药的用量。而后期出血，可以加大活血化瘀药的用量。

第三张方：黑归脾汤。临床适用于脾虚气弱，脾不统血类型之眼底出血。方药组成：焦白术、党参、炙黄芪、当归身、茯苓、远志、炮姜炭、荆芥炭、侧柏炭、阿胶珠、三七粉、紫丹参。本方是在归脾汤基础上进行加减，将诸气归聚于脾，能够补脾养脾，使得脾脏摄血功能得以恢复，收摄血液并防止其继续流溢于脉外。方中加阿胶珠、荆芥炭、侧柏炭、炮姜炭，都有温化补血而止血的作用。三七止血活血双向调节。所以本张方的特点就是摄血止血补脾益气。用于脾虚不能统摄血液所造成的眼底出血和玻璃体积血。

第四张方：用于外伤或手术或其他外力原因所造成的眼底出血和玻璃体积血。方药组成：桃仁、红花、归尾、赤芍、生地黄、川芎、柴胡、川牛膝、郁金、桔梗、枳实、地龙、丹参、夏枯草。本方是在血府逐瘀汤基础上化裁而来，活血化瘀，调和止血。方中用夏枯草清肝凉肝，软坚散结。在出血后期，已经形成瘀血的部位还可能进一步形成瘢痕，而瘢痕会牵拉病灶发生再次出血或继发别种眼病。如能加用散结药物，对于活血化瘀的力量会有增助作用。方中其他用药基本属活血化瘀，理气通脉类药。最终目的是通过化瘀散结达到活血通调视路，血行能畅并能够恢复部分视力更防止变生他故的疗效及预防。

需要特别强调一下玻璃体积血。为什么是玻璃体积血而不是出血？因为玻璃体本身没有血管，自体不发生出血，玻璃体积血一定是眼内外血管病引起的，所以不论是何种原因，吸收过程都会非常缓慢，要经过很长一段时间。因为玻璃体与系统外、眼球外的联络都没有直接的交通渠道，即便能够用药，吸收血液也是比较缓慢的过程，所以西医一般就会建议进行玻璃体切割。

临床观察很多患者会在服药前自述眼前出血的感觉和自觉出血的位置，比如鼻侧、颞侧，并且在服药过程中叙述眼前变化，如消散、开裂、缝隙、视光能力等现象。这些陈述都能提示用药后治疗作用与变化。比如有患者口述，用药后出现眼前遮挡物有裂开的小缝隙，继续用药后缝隙逐步扩大，像拉开帘子。从完全不能分辨指数到可以看到视力表，但是需要在某一间隙时或某一角度才可以透光，便可以说明是逐渐向愈的现象。

虽然眼底出血症治疗过程复杂缓慢，但临床还是肯定可以取得一定疗效的，所以应当向患者说明病情，并鼓励坚持治疗，最终尽可能地达到最佳的治疗结果。

要客观看待的是，在实际临床当中，绝大多数眼底出血和玻璃体积血患者寻求中医眼科治疗时候，基本上发病时间都已经比较长，并且已经经过不同手段的治疗。出血情况多属于复杂的疾病类型，也基本是西医难以治疗并放弃的患者，所以要向患者尽量详细地说明解释病情病况。而早期已经接受过各种治疗方式的患者也要先令其知晓再出血的可能性，以及部分视力视野的难恢复性。

（二）中心性浆液性视网膜脉络膜病变

中心性浆液性视网膜脉络膜病变（简称"中浆"）。中医眼科文献中归为视瞻昏渺，视直如曲，也是以症状命名的眼病。因为古人观察不到眼底的变化，但是患者会表现出一些症状，最常见最直接的主诉就是视物变形，视直如曲，视正反斜，也就是直物视为曲线波浪样，正物视为歪斜样，还有患者出现视力下降，视物变色，中心暗影等其他多种症状描述。现在能够借助仪器清楚地观察到眼底的情况，直观地了解眼底的结构变化。所以题目的命名就可以用现代西医眼科学病名更为直观。

从现代医学分析，中浆属于黄斑病变中的一大病种。目前的发病原因尚不明确，但已知与激素水平及情绪波动有很大关联。从结构方面讲是由视网膜色素上皮连接复合体也就是视网膜外屏障功能的病变失常，造成视网膜黄斑部神经上皮脱离的一种病变。

临床上多发于中青年，从 20～50 岁年龄段比较多见，而且男性发病率高于女性，可以是单眼发病，也可以是双眼同时发作。该病本身从临床观察有自愈倾向。但是视物变形和物体大小视改变的情况可能并不消失，且又有复发的倾向，反复发作，逐次加重，变为其他类型黄斑病。通过临床观察，中医药治疗后对复发有很好的控制和降低作用。

从现代医学角度对于本病的病因尚且不很明确，主要是根据病史的统计分析，如视网膜黄斑部供血不足，各项内外源性的感染或免疫类疾病影响和代谢障碍等一些说法。但是都缺乏足够的证据，只不过是从临床统计和病史分析后发现的几种现象的暂时归类。

那么中医眼科如何进行分析？中医认为首先与脏腑失调、津液精气不能上输于目相关。但是脏腑失调本身也有很多原因，具体是何脏何腑的失调，证型分析会进行具体介绍。

第一，脾湿不运。脾主湿，全身的血液及水分，绝大部分都要依赖脾的运化，变为水谷精气。但由于脾气不足，脾主湿的功能不佳，会使得水分停聚，由好的有用的物质变为坏的没有用的多余的浊物，也就是所谓的湿。由于湿邪不运，便可能上达于目，侵扰眼目之清明。

因为近代中西医结合眼科研究中很多学者认为黄斑区应当归属脾土。黄斑区位置在视网膜后极部上下血管之间，整体位置趋于后视网膜中央，按照五方位置分属性质，应当归属脾土，归于脾位。所以当脾不能运化水液时，一部分横逆上目，就会影响到黄斑，使得水湿停聚在黄斑区，造成视直如曲，视正反斜等病症表现的发生。

第二，肾气虚弱。肾为水脏，肾主水行，肾阳化气行水，如果肾的化气行水功能下降，水湿停聚于水轮之瞳仁便可能发生症状。

第三，肝气郁结。肝开窍于目，若肝气郁结情志不舒则玄府窍闭，失去视物正常能力，就可以造成本病的发生。

所以在临床遇到该病的时候，要首先考虑到脾、肾、肝三脏的功能失调。

古人对于本病的认识有很多文献记载，但因为当时条件所限，都是基于病患所描述的症状进行记录。比如视直如曲，视物变形，视正反斜，视大如小。基本也都是以虚论道，也就是说古人见到症状，大多会依照全身的表现，结合症状考虑为精血不足，气虚气滞。

然而从现在来看，中医眼科学充分利用现代医学检查仪器，能够进行散瞳，能直接观察到眼底，观察到黄斑区，看到黄斑的生理结构和病理变化，比如黄斑水肿渗出或黄斑隆起的直观表现，再结合症状之后发现，从前基于以虚为主的辨证诊断思路不完全都是正确的。

通过现代直观观察后，医生能够直观地看到虚实相兼，甚至于单纯之实证。比如水肿变化，属于湿气停留，治疗的手段就可以将过去的补气健脾更换为更有针对性地利水化湿，运用攻补兼施的方法。甚至有急性期，病情严重的情况，更可以是以攻为主，达到意想不到的满意效果。这就是科学的进步为中医所用的很好证明。那么最受益的就是患者，能够更明确病因病象，更高效快速的得以治疗，预期也就更好。

所以现在遇到中浆患者，因为眼部的症状，主要表现为视力下降，视直如曲，视物变形，甚至中心视野前有相对的或绝对的黄色暗影，眼睛症状基本上是非常明确可以判断的。那么辨别虚实的时候，一方面一定要看眼底的情况，比如是否水肿、出血、隆起。同时要结合全身情况进行辨证，这一点在眼科教学过程中必须要反复地强调，一定要分析全身，通过全身脉诊合参来定证型、定性质、定虚实。很多时候既要针对眼病施法用药，也要按照全身状态进行调整，比如健脾利湿，补益肝肾，软坚散结，活血祛瘀，止血行血等。这样才能够有针对性的，在用药之前就提高准确性和预估治疗效果，取得更好的临床疗效。

中浆的主症，第一，突然出现的单侧或双侧眼的视力下降，视物模糊。但是视力下降一般降低不大于视力表三排，也就是说不是完全丧失视力，还是能够看得到，不像有些眼科急症，视力骤然下降到很差，仅存光感或甚至完全丧失视力。中浆通常只是视物模糊的像一层纱朦的感觉，视物感光能力变弱，颜色变暗色调变黄。第二，视物变形。变形情况很多，比如视大如小，视直如曲，视正反斜。有的患者可能是初发，有的是复发，复发患者多数会出现视中央区黄斑相对暗影区。这里强调一点，中浆在临床上观察，虽然有自愈性，但是如果反复发作，一定都会留下一些永久性的视力损伤和障碍，这是不可避免的。绝对不是自愈了就不留根，换句话说就是每发作一次，视力就会下降一次，发作一次中央区暗影就会加重一次，不会恢复到原来发病之前的视力。如果反复发作不重视不治疗，视力损失就会非常严重，甚至继发为别类黄斑病。

观察眼底可以看到出现在黄斑部的水肿，隆起，黄斑中心区周围出现反光圈称作弧形光晕，如果水肿明显，黄斑中心凹反光就会消失。有的病例则出现黄白色点状渗出物。治疗或自行恢复以后，黄斑区水肿逐渐消失，中心光尚可以恢复出现。但是往往留下轻度的黄斑区色素不均匀，甚至于黄白色点状渗出残留。

中医眼科遇到中浆如何进行辨证论治，每位医生的临床体验不同，按照古书记载或现代讲义会分为很多类。其实如果经过多年临床后，将其进行融合，会发现不用归划得那么复杂。通常在临床上会分为比较常见的三种类型。

第一类是脾湿不运化，湿浊上犯。临床患者属于此种类型者最为多见。已经确定眼部的主症后，全身表现有头如裹巾，昏朦不清，胸闷少力，食少腹胀纳呆，大便黏腻不成形。有些患者伴随下肢浮肿，晨起眼睑浮肿。都是由于脾湿不运，湿阻中焦，清阳不升，水道不利造成的水邪停滞，从而出现这些全身和眼部的症状。

治疗方面通常应用健脾利湿化浊的原则。临床常用对治基础处方如下：茯苓、猪苓、生白术、建泽泻、法半夏、桂枝、车前子、藿香、佩兰、砂仁、薏仁、夏枯草、杏仁、桔梗、陈皮、紫丹参。实际是二陈汤合五苓散加减。茯苓、猪苓、白术、泽泻属于健脾利湿类药物，综合应用主要还是能够将脾的功能调动起来，同时祛除湿邪来增强脾的功能。法半夏、茯苓合用祛湿化痰。桂枝鼓动阳气，因为要想化湿，利水行水，没有阳气的推动不行，所以桂枝实际用在化气行水，通过化通阳气来结合茯苓猪苓行水、利水、消肿。车前子淡渗利湿，藿香、佩兰芳香开窍，化湿醒脾。砂仁醒脾健脾、芳香化湿化浊。薏仁健脾利湿，夏枯草软坚散结，临床用夏枯草的量是随症变动的，有时用量很大。针对黄斑区点状渗出，可以转换剂量和更改所相配伍的药物，从而加大软坚散结的力量。杏仁、桔梗宣开肺气，类似于桂枝化气的原理，但这两味药主要是开肺气。中医利水化湿的时候有一种方法叫作提壶揭盖法。肺为水之上源，主一身之气。所谓提壶揭盖，是倒水时将水壶提起来，把盖子轻轻揭开一点儿，空气进入一点儿，再倒水就很顺畅。就是形容用杏仁、桔梗开利肺气，肺气功能宣动起来，则对于行水化湿利湿，将湿邪从小便中导排出来增加尿量，帮助全身水邪排泄是非常有利的状态。丹参活血清热利湿解毒，虽然好像此类病不是血证，与血没有什么关联，但是加用血分药像归尾、丹参、赤芍药，是因为活血药物有利于气行也有助于利湿，气行则水泄，活血行血能帮助水邪排出。所以很多湿证，把血药最后作为佐使应用，在临床上可以取得更好的疗效。

本方加减有几种情况。如果患者口渴。为什么湿重的患者还口渴呢？很多湿重的患者反而口渴重，但口渴而不欲饮，不像真正热证的大渴。湿重的人是稍微沾水、润唇，而不愿意饮入。因为正常的水分，没有化为津液润养全身，反而变成湿浊之邪，所以缺少真正有用的津液，而多了没用的湿邪，就会出现口渴不饮的现象。在本方中加炒栀子清化湿热，湿邪去掉，微消热邪，口渴症状就会缓解。有些患者心烦失眠，则加用石菖蒲、黄连清心开窍安神。如果情志郁结明显者，加用柴胡、郁金、玫瑰花疏肝理气解郁。

需要注意的是，在中浆的发病和治疗过程当中，如果患者出现口渴咽干失眠的症状，一定要注意在加减用药的时候，暂时不用滋腻养阴类药物。湿邪很重，湿困脾土，应以疏导清利为主。滋腻碍胃敛滞的一些药物，比如熟地、山药能不用尽量暂时不用。如果一定要用，注意在配补方面要加用芳香理气药，并且稍微将剂量调大，一方面体现出辨证匠心，用心良苦，另外同行阅方时会知道，前一位医生是因为患者可能有些明显的阴虚症状，不得不加用养阴之品，采取一些措施而择用的此类药物。

在临床中比较常见的第二类是肝气郁结、邪伏于里。这一类型的患者，除有之前讲过的眼部主症以外，往往精神在眼睛发病之前有一段紧张或者刺激的波动历史。比如影响情绪的突发事件、感情问题、工作压力问题等情况。这类患者的伴随症状多见胸胁苦满，两胁窜痛，郁闷悲伤，心情不愉，烦躁易怒，口苦咽干，失眠不寐，食纳不佳等。

　　属于肝气郁结证型的中浆，脾的症状并不明显，主要表现为肝气不疏。所以治疗原则应当疏肝解郁、清热活血、利水消肿为主。虽然在脏腑失调归属于肝气郁结，但是局部病灶往往有热，会有血流不畅或有水肿的可能，所以需要用利水消肿药。临床常用基本方为逍遥散加减：炒丹皮、炒栀子、柴胡、当归尾、杭白芍、云茯苓、炒白术、薄荷叶、夏枯草、炒苍术、制香附、紫丹参、车前子、赤小豆、郁金。本方前半部基本为丹栀逍遥散，疏肝解郁，理血活血，加入夏枯草、炒苍术、车前子、赤小豆用以软坚散结、利水祛湿。同时加制香附理气解郁。加丹参活血和血调血，有益于利水药能够充分发挥作用。另外行气，气行则血行，血行则水利，都是有连带关系的。但是由于病因之根本在于肝郁，所以主方调整脏腑功能是以疏肝解郁为主。加用清热活血，利水消肿的药物，都是针对检眼镜下所见的主观病变之黄斑区水肿渗出和隆起而考虑的。

　　如果患者除以上症状外，同时有纳差便溏等脾虚证，则应考虑到肝克脾气。方中可以加用焦白术健脾益气。如大便溏薄比较严重，可加诃子收敛涩肠。消化不良可以加焦三仙（神曲、山楂、麦芽）。

　　白术在临床处方中应用通常有三种：生白术主用补气利水，常配伍化痰逐水药物同行使用，利水作用要比健脾作用更强；炒白术，要土炒或麸炒，可以健脾益气，如以四君子汤为代表的补气健脾方中，都以土炒白术为主，因为本身白术归脾经，再以土炒则能够更有益于归脾，加强补脾益气的作用；而如果消化不良，存食积滞，或者患者体质较弱，则应选用焦白术。焦白术就是在炮制过程中炒的时间更长，火候更猛，干锅炒出烟，这时候白术的性就比较温和了，健脾止泻方面效果更加突出，所以日久便溏的患者，加用焦白术比较合适。

临床中第三种比较常见的类型是肾失主水，水邪上泛。肾为水脏，肾阳化气行水，所谓肾主水，就是通过肾阳化气的功能，使得水液能够化为养分物质滋养其余四脏。如果肾阳不足，化气行水之力不足，就会使得水邪停滞。而眼之瞳孔归属水轮内应于肾，肾水不利时，引动湿邪上泛就会造成眼睛受到来源由内部的损伤。水邪停滞除眼睛的主症之外，会相对前两种类型的视物变形，视力下降的程度更为严重。眼底视网膜黄斑区会出现水肿或者渗出，甚至充血。

患者周身可能会伴随下肢浮肿，面色㿠白，胖而失润，白而发亮。另外肢冷畏寒，手足不温，小便清长，少腹冷痛，膝冷而酸软少力。中青年男性患者可能出现阳痿的症状，女性则性欲低下冷淡，带下清冷，都是比较典型的肾阳不足，不能化气行水的表现。

而在肾虚的分型中，还有另外一种不同于上述表现症状，其伴随眼睛干涩，头晕耳鸣，目中昏沉，梦交遗精，潮热盗汗等症。此类型属于肾阴不足，与前一类属于肾阳不足者相互比较，前者由肾阳不足不能化气行水，后者由阴血伤耗不能滋养润目。两者均造成目失所养以致眼病的发生，所以在治疗方面、处方用药也完全不同。前者就应当温肾助阳，化气行水。后者则应该填精补血，利水明目。临床常用方剂亦不相同，肾阳不足常用方：企边桂、制附子、大熟地、鹿角胶、山萸肉、淮山药、真川芎、川续断、炒杜仲、女贞子、柴胡、云茯苓、建泽泻、夏枯草、紫丹参。本方基本功能在于温补肾阳，但均是根据具体的病情进行配伍，比如夏枯草清肝软坚散结，对于眼底的渗出水肿有一定利水消肿，软坚散结的作用。柴胡归肝经，疏肝化水。茯苓、泽泻补脾利水消肿，丹参活血，有利于视网膜水肿渗出充血症状的改善。而肾阴不足者，精血不足不能上养于目。临床用方就要以补肾阴为主，但在补肾阴的同时，也要加用软坚散结，不能因为补肾阴而造成滋腻。常用基本用方四物五子汤加减：大熟地、全当归、五味子、车前子、枸杞子、女贞子、杭白芍、真川芎、乌玄参、干昆布、香砂仁、生山楂。方中昆布软坚散结，车前子利水消肿化湿，砂仁、山楂用于眼底水肿渗出和防止应用滋腻补品如熟地而造成的腻滞碍胃。如虚热明显，出现遗精盗汗，午后潮热的明显现象，可以加盐知柏；骨蒸潮热可以用丹皮、地骨皮。

中浆的临床治疗过程中，在辨证准确的基础上都可以考虑四方面用药，以适用于包括脾经湿热，肝胆湿热，肝肾不足，肝气郁结，肾之阴阳两虚其中无论属何种类型者，四方面用药都可以充分考虑运用。

第一应考虑使用益气类药品。因为中浆从眼底局部黄斑区结构观察是有水肿隆起甚至渗出样改变。应用益气类药品使气充足，能消肿、软坚、散结，对于尽快恢复视力有很大帮助。代表用药为生黄芪，利水消肿，托里排脓。另外白术健脾益气，党参、白扁豆都比较常用。

第二考虑应用利水类药物。比如茯苓、泽泻、车前子、猪苓，不论何种类型中浆都应当加用，因为利水对于黄斑水肿是有利于其尽快的消失和恢复的。

第三考虑应用活血类药物。活血实际是以更利于理气行气、利水消肿为目的，但用量要少，选味也要少，如丹参、泽兰、归尾、桃仁、红花、三七这类活血药，其中精选一两味就可以。在临床当中考虑，是以活血药辅助益气及行水消肿药物更好地达到效果。

第四考虑应用软坚散结类药物。如夏枯草、昆布、连翘、山楂等可以促进病灶化散，起到使得水肿和渗出能够化开散开的作用，而且越快越早的消散，对长久的视力影响因素作用就越小。

强调一点，中浆的治疗处方中要尽量避免滋腻药的使用。当然必要时滋补肾阴是要用生熟地的，应用滋腻药味的时候一定要配伍芳香化湿，健脾理气，软坚散结的药物来辅佐，来抑制其滋腻之性，从而充分地发挥其填补肾精，补肝肾益精髓及补血的作用。有些患者确实是属肝肾不足，而且阴虚阳亢，补阴药的应用还是必须所在。那么在全方剂当中，在组织方剂的时候一定要考虑到充分发挥药物有利的一面，而抑制不利的一面。

（三）青光眼

原发性青光眼是现代医学眼科学的命名，中医眼科文献归为五风内障范畴，比较多见者是绿风内障，逐渐加重变为黄风内障。

简单地介绍一下青光眼。青光眼这一病名很多人都听说过，无论是非眼科医生还是患者，对本病都不太真正了解。其实在临床上青光眼是很常见的眼病，特别是原发性青光眼在临床中寻求中医眼科帮助和治疗的病例是非常多的。

　　青光眼是一大类眼病的统称，不是单一的病名。简单讲就是凡是能造成病理性眼压升高的临床症候群或眼病；眼压超过了眼球内组织尤其是视网膜视神经所能承受的限度，将给眼球内各组织，尤其是视神经带来极大损害，造成视神经萎缩和视野缺少缺损最终导致失明的一类眼病。

　　一般正常人眼压在 11～22 mmHg 之间，超过 22mmHg 便可称为临床高眼压，眼压的升高必然会对视神经造成影响。当然有特殊情况，个别人的视神经耐受能力比较差，即便正常眼压值范围内，视神经也可以受到损伤而出现青光眼症状，同样可以诊断为青光眼，称为正常眼压性青光眼，属于特殊类型青光眼。虽然定病方面尚待商榷，但是根据症状，治疗仍需要依照常规对待青光眼的方法。也就是说虽然眼压并不高，但是由于患者本身视网膜和视神经耐受压力的能力极差，所以即便在正常眼压范畴内，患者都可以出现青光眼的症状和对眼底的损伤，所以这种情况仍需要按照青光眼病进行治疗。

　　西医将青光眼分为三大类型。

　　第一类叫作原发性青光眼。原发性青光眼又分为原发性闭角型青光眼和原发性开角型青光眼。闭角型青光眼又分成急性闭角型青光眼和慢性闭角型青光眼。而开角型青光眼，一般来说都属于慢性青光眼。通常将正常眼压性青光眼也归属于原发性青光眼的开角型青光眼范畴之内。

第二类叫作继发性青光眼，所谓继发青光眼，就是由于某些眼病或全身疾病干扰正常的房水循环，阻碍房水外流，增加房水生成而出现眼压升高的眼部综合征。也可以分为开角型和闭角型两类，临床上比较常见的有几种，比如炎症相关性青光眼，多由虹膜睫状体炎诱发。眼顿挫伤青光眼与外伤相关。晶状体相关青光眼比较少见，个别患者在白内障膨胀期眼压升高，手术后房角通畅，眼压马上也能恢复正常。而后血管疾病相关青光眼则以新生血管性青光眼为代表，很多疾病可以造成虹膜和房角部位的新生血管增生占位，阻塞造成前后房交通不利。还有比较少见的，角膜病理改变造成的青光眼，以及药物类诱发青光眼，基本为免疫病患者应用药物后发生的眼压升高。以上都属于继发性青光眼。

第三类称为发育性青光眼，也叫作先天性青光眼。婴儿期发作的称为婴幼儿型青光眼，患者除典型症状外，有一个特别现象，就是眼球和角膜的增大，黑眼珠特别大。少儿期发作的称为少儿型青光眼，这一类型临床比较难辨别，需要特别仔细地了解病史，因为有的小儿并不是以眼压高和出现视力下降视神经萎缩为症状来就诊，而是以斜视来诊，所以特别容易误诊。

临床中对于青光眼的辨证和治疗，中医眼科学具有独到的思维方法，急症有急症的办法，缓症有缓症的思路。中医眼科学虽然没有开角、闭角、血管、炎症等种种细化的说法，却都有行之有效的控降眼压的方法，并有恢复一部分视神经能力的用药办法。

在中医眼科文献记载中，古人有很多关于类似青光眼症状的描述。在病名方面如果对文献进行仔细的分析研究，绿风内障是最接近青光眼描述的一类病症病情。绿风内障属五风内障之一，中医眼科将内障分为五风内障：青风内障、绿风内障、黄风内障、黑风内障和乌风内障。描述类似于现代眼科青光眼的不同类型和不同时期。五风内障在历代中医文献当中有很多记载。在症状上也都有比较详尽的描述。我们将之依程度层次进行简单的梳理。

五风内障起始发作为青风内障，眼部主症常因劳倦过度或抑郁发怒之后发作。初起时候出现眼部目睛酸胀，伴随偏头痛或全头痛，继而出现视灯光或视光源、光点的时候周边出现有彩虹样的环绕光晕，此时表明可能已出现一些角膜水肿和角膜浑浊的情况。角膜本来应该是清澈透明的，如果出现水肿浑浊，患者感觉视物朦胧，好似眼前有一层薄纱遮盖而且逐日加重，就要考虑眼压变化。另外可见抱轮红赤症，即现代医学所讲之睫状充血或混合充血。以前讲过，由于眼压升高，充血由后方向前发展，所以抱轮红赤与一般目赤充血是不同的。一般目赤是从目内外眦向心分布，血管根部在目眦边缘，呈树枝状渐向内发展。而抱轮红赤充血的血管根部是在白睛和黑睛，即角膜与结膜交界处，走形是向外伸展，细枝部分位于四边，成为圆形充血，所以才称为抱轮红赤。一旦临床见到睫状充血的患者，眼科医生应当立时给予足够的重视，说明内眼出现问题，提示角膜炎，虹膜炎，青光眼等多种复杂眼病的发生，是一个信号的表达。同时如果指触眼球，会体察到目珠微硬的感觉但尚且并不严重。另外瞳孔可见中等程度散大，比正常人稍大。正常光线下，瞳孔直径应在两到三毫米，青风内障初起的患者可能到四五毫米。如果能够及时治疗，将眼压短时间内控制住，使症状得到缓解，也比较容易恢复正常，一般眼睛也不会产生永久性的损伤。

相反情况，如果治疗不及时或失治误治，病情加剧就会转发为绿风内障，眼胀头痛逐渐加重或突然间来势凶猛，如劈如裂，就好像眼睛要炸裂开一样的痛，头部也像用斧子劈开似的痛，甚至疼痛连及眼眶、鼻子、额头。所以也有古籍将之归为头痛之雷头风病，就是形容疼痛程度如雷劈头般剧烈。全身症状出现恶心甚至呕吐。此时视力迅速下降，眼睑红肿胀满，抱轮红赤加重。另外黑睛失泽，就是角膜水肿加重失去光泽。本来黑睛应该清澈乌黑透明，黑白眼珠对比明显。现在黑睛混浊，失去光泽甚至出现灰污，就说明角膜水肿的加剧，眼压升高。同时瞳孔更加扩大，可以达到六毫米以上。瞳孔内颜色隐隐呈现绿色，指触眼珠可以感觉目珠坚硬如石，很硬像石头球嵌在眼眶当中。到这种程度必须要紧急的接受治疗，必须要注意如果进一步加重，非常有可能造成失明。实际上按照现代眼科学分析，这种情况就是青光眼的急性发作。古人对这种危象和其后果都有比较明显的具体生动的描述。

如果此时仍然未能及时干预，则会变发为黄风内障。主要症状是极度的视力下降，古人将之称为不睹三光，白睛上则显现粗蟠丝脉，色赤而紫暗，黑睛上可成翳泡，黄仁（虹膜）与黑睛之间的距离越来越近，瞳神极度的散大，睛珠内显现黄色。这类的青光眼一般是青风内障和绿风内障失治造成的，如果真到这一地步，视力恐怕难以挽回。

黑风内障和乌风内障不细讲解，但是有一点在临床上比较特殊一定要警惕，就是临床上遇到青光眼和虹膜睫状体炎的时候有一个共同症状，即出现抱轮红赤，而这两种病的区别在于青光眼表现为瞳孔散大，虹膜睫状体炎表现为瞳孔缩小。在治疗方面也正好相反，所以虹膜睫状体炎要注意散瞳，青光眼则是缩瞳，这一区别是原则性的鉴别。还有一种类型的青光眼会出现瞳神紧小的情况，但不常见，这就一定要综合分析，千万不可以疏忽。另外天行赤眼，暴风客热，也就是现代眼科所讲急性结膜炎，红眼病。如果到严重的程度也可能出现抱轮红赤的症状，它涉及角膜的时候也会出现睫状混合充血。但无论天行赤眼还是暴风客热都是结膜病，因此一般来讲，指触眼球目珠不硬，眼压不高。第二方面分泌物较多，炎症性的结膜病会有炎性分泌物，但是青光眼睫状充血虽然严重，分泌物却几乎不见。第三方面结膜病，结膜炎症一般情况下瞳孔大小是正常的，虹膜睫状肌自如，对光反射敏感且伸缩自由。而青光眼瞳孔不同程度散大，对光反射不敏，伸缩不灵，迟钝或僵强，这都可以作为临床鉴别的方法。

临床见到青光眼患者要知道有几个诊断要点，简单的讲解一下。第一，青光眼充血一定会伴有抱轮红赤，也就是混合充血。第二，青光眼患者的瞳孔往往不同程度的散大，遇到瞳孔散大的患者要触摸眼压，同时根据情况考虑多种复杂眼病的发生。如果目珠比较坚硬，就要考虑眼压的升高，通常临床医生指测就能感觉正常、偏低和偏高的不同眼压变化，也可以用现代仪器测量眼压。第三，青光眼患者角膜往往有程度不同的水肿，观察起来不清亮，比较污浊。第四，青光眼患者在熄灭灯火后观察其周边前房，也就是说角膜周边和虹膜根部的距离有所减小时，也要考虑眼压升高的相关疾病。第五，青光眼发病骤急，来势凶猛，在辨证方面一定要首先考虑到高眼压相关病的可能。

青光眼在临床上比较高发和多见，特别是单纯性青光眼，原发性青光眼，寻求中医眼科治疗的患者很多，那么在中医辨证方面通常可以分成四种类型。

第一类肝胆风热。除去眼部主要症状以外，患者素体肝胆火旺。又因情志激动或者过于劳累而激发阳热之火过于亢盛。中医学讲五志皆可化火，便是情绪过度对阳热的激发，而劳累过度竭伤阴液而使得阳气更亢。所以不管是五志化火，肝胆火旺，还是阳气亢进，都是引起火热生风导致五风内障发作的诱因。通常这一类型患者伴有的全身症状，如心烦易怒，面目赤红，口渴大饮，两胁肋下胀满窜痛。

此类型的风内障在治则方面应当清热泻火，平肝息风。清肝胆之热，泻肝胆之火。由于热急成风，那么同时要将已转之风平息，未转之风抑制于清热之后。所以肝胆火热类型的风内障以清热泻火，平肝息风为主要治疗原则。

遇到这类典型患者，方中要用羚羊角或水牛角。过去都是用犀牛角，现在不让用所以用这两种替代。另临床常用基础对治处方如下：生石决明、炒黄芩、炒栀子、盐知母、制大黄、决明子、夏枯草、川羌活、口防风、车前子、双钩藤、明天麻、紫丹参、龙胆草、川黄连。本方平肝息风、利水软坚。方中羚羊角、生石决明清肝降气；

炒黄芩、炒栀子、盐知母苦寒清热，清上焦之火毒；制大黄泄热通腑，通常高眼压和青光眼急性发作期患者，主张令其大便宁稀勿干，也就是稍泻最好，但是绝对不可以干燥不下。因为大便的干燥，按中医讲燥屎结肠可以化热上冲于肺，上扬于目。现在医学认为，如果肠道内粪便不能及时排出便会进行水分重回收，通过肠系膜绒毛在回收水分过程中，将一些本来应排出的毒素，人体所不需要的有害物质，重新进行逆向吸收，实际对于整体病情及全身的机能是不利的，所以火热之症，使大便通畅是很必要和很重要的。决明子清肝祛风、明目通便；夏枯草软坚散结；羌活、防风祛风；车前子利水；钩藤、天麻主要对治上风之头痛目痛；紫丹参活血清热；龙胆草、黄连清肝胆热。如果是头痛剧烈发作时临床中前额痛重用羌活，巅顶疼痛用藁本，如果全头痛用荆芥穗散风止痛。

第二类痰火上壅，挟风扰目。除绿风内障主症以外，患者素质多痰体胖，湿盛气虚。表现症状如困倦疲累，痰多壅盛，甚至有胞睑浮肿等现象，都足以说明痰湿凝聚，日久化热，挟风上扰于目，所以脉常见滑数，舌苔厚腻，舌质偏红。这一类风内障在治疗方面通常要从痰论治，治则应当降火涤痰，软坚散结。涤痰的力量就比较大了，不是清痰，化痰。半夏、陈皮应用在这种类型力量就比较弱，通常临床常用涤痰的基础方如下：制大黄、生黄芩、法半夏、白僵蚕、香白芷、胆南星、枳实、浙贝母、紫丹参、醋莪术、车前子、防风、夏枯草、礞石。方中制大黄清热通利，荡涤脏腑，通便泻火。黄芩清上焦火，半夏化痰止咳。僵蚕止痛止痉定风，白芷清利头目而止痛。礞石涤痰之重剂，豁痰开窍，痰散结开则风气必除。胆南星豁痰涤痰之缓品，用猪胆汁制南星。枳实通利肠道，软坚去结。浙贝母软坚散结，破痰除风，清热化滞。方中加入象贝，协助涤痰，同时软坚散结。贝母主要分为两种，一种为川贝个头较小，产量也比较低。另一种为浙贝也叫象贝，因为外观上很像鼓起的灰白色大象，也因为个头比川贝更大，所以又叫大贝。两种贝母功效基本相同，但是大贝清热软坚散结力量更大，川贝软坚也很有力，止咳效果更好，但是性质较平和，清热之能力不强。通常临床处方如何选用川贝和浙贝，区分就在于此。如果见到热痰之象，需要清热豁痰和软坚散结就选用浙贝。如果重点以止咳化痰为主，软坚散结为辅，同时合用补肺阴和补肺气药物一起组方，则选用川贝。夏枯草软坚散结，平肝清热，对于眼球坚硬，眼压高比较常用。

本方需要说明一点，南星、礞石和莪术都是比较剧猛的药物，涤痰，破瘀，散结力量都比较强。所以像这一类药使用的时候，不要在初始方中剂量使用过重，一般先开两三剂药量小一些。患者服用后将情况反馈回来，再次处方中就可以酌情加减。因为剧猛药物，处方时并不能知道患者服用后有何反应。人体很复杂，有些药力量很强，有的人比较容易接受且效果很好，有的人则可能会因之引起各种不适的反应，就需要在探方反馈中适当地给予调整。

第三类肝气郁结，急火上逆。肝郁日久必然郁而化火，急火上逆，出现突发性的眼睛痛胀，眼压升高，瞳孔散大，黑睛水肿，目珠生硬。除眼部主症之外，患者既往性格抑郁焦虑，情志不能得以宣发和疏解，伴有失眠、胸闷、胁肋胀痛等情况。而后在某些外因之作用下，比如因辛辣、热烈的饮食或饮酒过多导致的饮食成热。或者因情绪的波动，激发肝气上逆而损及目精，发起本病。这种风内障往往不单一发作，严重者会伴有青盲、视瞻昏渺、出血等症状同时发生。

治疗方面要以疏肝解郁为主，祛风降逆，平肝镇风为辅。临床常用基本处方如下：炒丹皮、炒栀子、全当归、杭白芍、茯苓、车前子、川郁金、玫瑰花、制香附、夏枯草、龙胆草。要重夏枯草和龙胆草的用量，目的在于能够尽快平肝而软散目结，缓解眼球坚硬，眼压暴高的急况。如大便干燥，有实热盛状，加用决明子和大黄，希望能够通下大便，使症状能够快速缓解下来。

第四类阴虚阳亢，虚热挟风上扰。除眼睛之主症表现以外，平素患者属肝肾阴虚之质，出现潮热口渴，盗汗失眠，腰膝酸软，心悸懒言，同时可能有些患者出现皮肤干燥，毛发枯焦的情况。年龄稍长的患者会伴有手足震颤、手足麻木等症状，都是阴虚肝肾不足之表现，其精血不能上注于目，脉多见沉而细弱。

治则应当滋阴养血，平肝息风。治疗思路常用补肝肾养阴为主，但是要佐平肝息风。临床常用基础对治处方如下：大熟地、淮山药、东阿胶、鸡子黄、白芍药、细生地、生牡蛎、生石决明、茯神、钩藤、夏枯草、车前子、炒杜仲、全当归、五味子。注意鸡子黄生用，不要蛋清，只用鸡子黄。

本类患者往往在青光眼的症状表现上并没有特别强烈。没有严重的症状表现，但确实又肯定是青光眼病。所以用养阴祛风，软坚散结，平肝的药物来干预和治疗。同时本类型患者会有虚风内动的倾向，比如出现手足蠕动，震颤麻木。尤其部分年龄较大的患者，都可能会伴随有这些症状。本方养阴清热，平肝息风，所以即使不在发作期，服用后也有很好的保健和预防发作的作用，因此无论作为治疗或是预防，都可以较长时间的服用。

五风内障（青光眼）大概可以归总为四种类型，但在临床所见不仅只四种。而且也不会区分得很清楚，一定会错综复杂的出现，所以在辨证过程当中，可以参合考虑。方剂和用药也是如此，因为没有特别的忌讳，所以在使用当中，可以有是证用是药，加减的时候灵活变通。

讲课一定要举纲，分成四型是为能够条理更加清晰，但真正在临床中所遇，典型单一的患者并不多见，一定都会错综复杂的出现，那么在辨证用药的时候，就需要有重新的组合才能更切合患者当时的具体情况，给予更准确的处方，取得更好的预期治疗效果。

临床遇到青光眼患者常用四法。所谓法就是用药习惯，仅供大家参考。

第一，凉肝清热法。青光眼病发作来势凶猛往往令人措手不及。在该病辨证的时候一定会提到风热，肝热，肝胆火盛为主因，所以治疗绝对不能离开凉肝和清热。用药上如生石决明、羚羊角、龙胆草、生栀子、生黄芩、黄连、丹皮、制军，这些药物都已经在之前的处方中出现过很多次。而治疗青光眼的四法，不论属于何种类型，都会在一定程度上选择应用这些药物。

第二，祛风止痛法。因为青光眼发作的时候，来势急起病快，出现明显的头痛眼胀，眉骨剧痛的症状。那么祛风止痛药物一定不可缺少，常用羌活、防风、荆芥穗、藁本、元胡、钩藤等。羌活偏于性温，止痛效果非常好，所以应用的时候，不要因为病因是肝胆热而有所顾忌，黄连、龙胆草与之相配伍，可以抑制掉其辛热之性，而充分的发挥止痛和祛风的作用。

第三，利水消胀法。五风内障的发作，一定有水不归道和上逆阻窍的原因，所以利水消胀能够很快缓解眼部的症状。西医眼科在降眼压的时候，最快速的方法就是应用高渗药物利水和消胀。中医眼科选药的时候，可以选择车前子、茯苓、泽泻、桑白皮利水排湿，消肿消胀。

第四，软坚散结法。患者眼球坚硬，目珠如石，临床中严重的眼压可以升高到 70 ~ 80 mmHg 甚至更高，有报道至 90 mmHg，非常严重，属于恶性高眼压，如果不能及时降下，会在瞬间对视神经造成永不可逆的损伤。这时候应当要把软坚散结药物考虑周全，在处方成分中，用量应当依据情况而增加。比如夏枯草、生龙骨、生牡蛎、象贝、连翘、山楂、昆布、海藻等药物都可以根据情况的不同进行选用。剂量掌握要略大于临床要求量，除去夏枯草不可以长期使用以外，其他药物都没有特别的副作用，也没有毒性。所以适当的金石类、蛤壳类都可以用到一至二两，而且效果明显，能够保住患者的视力。

临床接诊青光眼患者，必须要做一些详细的医嘱，要求患者有严格的注意事项。

第一，保持大便的通畅。宿便燥结于肠中化热成毒，逆上反攻眼目。只有大便通畅，才不至于蓄积毒火。

第二，在紧急情况下要中西医结合急降眼压。尤其眼压暴高，目珠如石，眼压达到 40 ~ 50 mmHg 甚至更高的情况下，一定要考虑中西医结合，迅速的控制眼压。西药有一套非常快速的方法，比如缩瞳，高渗，抑制睫状体腺体分泌等，一是引导排出，一是减少分泌，使得眼压能够快速降下，保护视神经。这是作为急症处理的，不要不接受西药。中药降压是很好很快，但是从挂号到就诊再到处方煎药，会耽误很多治疗的时间和错过很多治疗的机会。而如果确定准确，能够诊断的情况下，及时控制眼压，对患者视神经的保护是非常有益处的。

临床上见到过眼压升到 60 ~ 80 mmHg 的患者，这种眼压如果持续时间过长应缓慢降压，而不是给予迅速控制，就极有可能导致不能恢复的视神经萎缩，造成失明。

所以本着对患者负责的精神，一定要提醒患者，同时去给予降眼压药，或采取有些措施，主要目的是及时地控制眼压。之后再逐渐应用中药替换并减掉西药就可以了。

第三，药物的选择禁忌。不论是急性发作抑或是慢性发作，或反复发作的青光眼患者，在临床和生活当中，要注意补气升阳燥烈类药品或食品的摄入，能不选用尽量不选用。按中医眼科辨证，五风内障多由肝胆火旺，风火相煽所致。而升阳燥烈的药品及食物会加剧火热，所以尽量不用。

还有青葙子不宜在青光眼病中使用。这味药用于瞳神紧小比较合适，因为有扩瞳的作用，药理研究显示有促进瞳孔散大的能力。而青光眼瞳神散大是其症状，若再用之就会增加这一方面的副作用，所以通常青葙子会用于虹膜睫状体炎的某些治疗阶段，瞳神紧小更为符合，而青光眼一定不要用。

另外有些患者因为视力下降，便会想到应用一些食补的方法，比如服用枸杞子、桂圆、生姜、大枣等物，这都会促进眼压升高，所以也要提醒注意。

（四）年龄相关性黄斑病变

现代医学称老年性黄斑变性即年龄相关性黄斑变性（后简称为"老黄"），在中医眼科文献中通过查阅对比，与之相似度较高的症状为视瞻昏渺或视直如曲，另外在暴盲症状中也有相关方面的论述。

因为古人不具备观察眼底的条件，所以主要是通过患者自述症状的反应告知医生，然后医者进行综合的记录并得出相对应的治疗经验，而后命名该病。所以本篇中会分别不同类型与中医眼科文献各方面看法进行相互结合，因为双方不好确定等同或相对等同的关系和联系。

现代医学研究老黄是黄斑部组织结构衰老的改变，所以也称为年龄相关性黄斑变性，年龄越大发病率越高。过去很多文献记载白种人的患病率较高，是白种老年人最常见的致盲眼病之一。但是通过近年来一些病历统计和调研普查的结果，黄种人特别是中日韩三国，每年发病率都有上升的趋势。

症状方面视力下降明显，视物变形，视直如曲。另外有颜色上的改变，患者叙述视白色物体会有发灰或发淡黄的颜色改变。眼前中心部位有暗点，暗点可以分两种。视物虽然模糊但还能够看到相对的部位。比如看一个人的面目时，正中间面目会看得不是很清楚但尚且可以看到的情况称为相对性暗点。如果严重的情况，遮盖中心视野区完全不能够观察到的时候就称为绝对中心暗点。

老黄是现今比较常见的一种进行性眼病，所谓进行性就是随年龄增长病情逐渐加重，是一种退化、退行性表现的眼病。不及时治疗则会导致视力下降到很低的程度或基本消失不能见物，严重发展最终会导致失明。

简单介绍一下西医眼科对老年性黄斑变性的分型。萎缩性及渗出性，也就是临床上最为常见的干性或湿性两种。干性的特点是脉络膜毛细血管萎缩，也就是视网膜黄斑区视觉细胞的退行性改变，病变以萎缩为主。湿性则是因为脉络膜毛细血管从裂缝中显露出来，进入色素上皮或神经上皮下，形成脉络膜新生血管。而新生血管由于其结构特点必然会发生渗漏和出血。一旦破裂就表现为黄斑区出血，如果由于渗透性改变，血液当中的一些蛋白、血浆物质从血管中渗透出来附着在黄斑区，就表现为黄白色渗出。

临床中如果患者干性老黄，往往多是双眼黄斑区的病变同步进行，也就是两眼同时发病的概率更大且比较多，当然也并不绝对。而如果湿性老黄，往往多是单眼首发病，之后逐渐会累及另眼。

另外干性老黄患者病情发展比较缓慢，从初始视力下降，视物模糊，中心相对暗影，缓慢发展逐渐加重。而湿性老黄患者发病非常突然，多是瞬间的单侧眼视力下降，患者基本会清楚地记住视力下降的具体时间并能够告知医生。所以在中医文献中有时将此类症状归为暴盲病属当中。临床中要知道突然的视力下降往往都是由于血管破裂、眼底出血或黄斑区比较量大的渗出影响到黄斑区的视功能所出现的症状。

临床观察一般情况下，干性老黄的发病率高于湿性老黄，大概发病比例约为 10 ∶ 1。治疗方面从临床上观察，干性老黄的治疗较湿性老黄要容易些，疗效亦比较乐观。而湿性老黄相对更慢，治疗更困难。

主症方面，也按照干性和湿性分不同情况进行介绍。干性老黄即现代眼科之萎缩性或非渗出性老年性黄斑变性。主要特点是多发于 50 岁以上，双眼同时发病，当然也有个别单发病者，但较多的是双眼发病。起病缓慢但进行性视力下降，逐渐发展时间越长，视力下降越明显，出现视物变形情况。用检眼镜检查眼底，会发现患者由于黄斑区色素上皮的萎缩，色素脱落或增生，造成的眼底通常以色素不匀来进行描述的直观情况。另外可见由于玻璃膜增厚而出现的黄白色类圆形玻璃膜疣，黄斑中心光消失和进一步的后极部地图样萎缩区及更为严重的脉络膜大血管表现。

通常西医又可以将之细分为萎缩前期和萎缩期，萎缩前期出现患者反映视力轻度损害及视物变形，出现比较淡的中心相对暗影，眼底可见黄斑区色素紊乱，中心光反射消失，少量玻璃膜疣，称为萎缩前期。一旦出现视力下降非常明显，视野受损严重，出现绝对性中心暗点，眼底见密集的玻璃膜疣和萎缩斑，萎缩斑中可见细小点状金属样或结晶样反光，则正式进入萎缩期。

湿性老年性黄斑变性也称为盘状黄斑变性或渗出型老年性黄斑变性。同样的多发于 60 岁以上人群，常表现为突然单眼发病，病程较长，并可能在多年以后累及另侧眼发病。其特点是视网膜神经上皮下或色素上皮下有活跃的新生血管。由于新生血管膜的通透性和正常血管不同，所以常有渗出甚至出血，后期可以出现极化瘢痕，时间久以后在视网膜黄斑区形成瘢痕。

通常也分成三期。早期称为盘变前期，一开始出现程度不同的中心性视力下降，眼底可见软性玻璃膜疣。进入中期称为盘变期，黄斑区会出现出血。黄斑区在视网膜是很敏感的一个区域，人类视物正前方视野是要依靠黄斑区摄取信号传达给中心。光线较弱时黄斑区的锥状视觉细胞能够在微弱光线下充分发挥作用以辨清所看物质。另外辨识细小的物体，比如小字精细的工作都需要黄斑区发挥作用。由于其本身有很活跃的新生血管，所以发病时可能造成大量的渗出和出血，使黄斑区色素上皮脱落脱离，或神经上皮层盘状剥离。通过检眼镜检查可以观察到在视网膜黄斑区出现有山冈状的盘形隆起，如果持续加重则可能出现有黄白色渗出或是火焰状局部出血，视力会非常明显的下降。湿性老黄发展到晚期后，也就是瘢痕期，渗出和出血可以逐渐被吸收，但是在病灶区会形成一个以新生血管和色素细胞化生的纤维组织层，形成一片极化的、盘状的瘢痕。很多时候患者因为新生血管的再出血、再渗出，反复吸收极化而病情加重，从而造成永久性视力损伤。如果期求在这一段提高视力，相对来说难度较大。

从西医眼科病因学分析，第一，认为和遗传有关系。在遗传基因方面，黄斑病患者有携带病理基因的可能。有时候患者会告知医生，老一辈人晚年时视力很差甚至失明，所见症状如黄斑病表现。因为过去就医条件不是很好，回跨六七十年，没有现在的先进检查技术，所以西医眼科认为其实很多老人当时发病也可能与遗传相关，但是这是西医的看法，中医不太认同。

第二，认为与患者所处环境影响有关。视网膜慢性光损害，现代科技的光污染，对黄斑区的恶性刺激。比如长期在高照明下工作的电焊工人，还有在海上、沙漠、雪地工作时间过长，对黄斑区视觉神经细胞都是慢性的损害。

第三，认为与营养不良、代谢障碍等多种原因造成黄斑区血供不足或缺乏某种营养元素造成黄斑区过早出现退化、变性的改变相关。

第四，认为与某些化学品和药品中毒相关。一些化学物质对于眼底视觉细胞、视神经细胞有损害。

第五，认为与部分免疫异常疾病相关。免疫机能下降，免疫病造成黄斑区的病变。

第六，认为与血管病相关。比较常见的是高血压动脉硬化，血管细动脉血管腔狭窄，造成黄斑区供血不足，长期供血不足造成局部组织产生一系列病变。

以上是西医眼科方面简单的六个方面分析。

中医眼科对本病的认识，由于古人不具备直观观察眼底的条件，所以主要从症状上分析。如果干性老黄视力下降，多应考虑中医文献中记载属于视瞻昏渺范畴。如果湿性老黄应参考暴盲的记录范畴。这里要注意暴盲的描述当然不是绝对的也不是单一的，因为不同眼病眼底出血的性质都不一样，但是都有突然视力下降的表现，如果是老年患者且有中心暗影病史，视力突然下降就可能和湿性老年性黄斑变性相对应。

中医眼科对于本病的病因、病机分析。

第一，肝肾亏损。因为肾精肝血不足，且肝开窍于目，眼睛要有肾精和肝血的濡养，精血不足，日久必然使得双目失养造成视力的损伤和下降。

第二，脾虚不足，中气虚弱。脾为后天之本，肾为先天之本，肝肾不足会表现为先天精血对眼睛的濡养不够，如果再有脾虚水谷精气不足，不能上注于眼，去濡润涵养双眼。那么先天不足，后天也不足，眼睛的失养情况就会更加严重，从而出现视力下降，视物变形的症状。所以总体来讲，中医眼科对老黄的病因病机分析是以虚为主的。但是虚中有实，气血精津不足而引起的疾病，局部病灶一旦再进一步的出血、渗出，这些情况按中医眼科来讲又属于实证，治疗需要活血化瘀，软坚散结，利水消肿。本病之源是因于虚起于虚，但发为实证，这叫虚中夹实或本虚标实。

在辨证论治方面，老黄首先是老年病在眼部的表现，是与衰老相关性的眼病，所以在辨证时以肝脾肾虚弱为主，治疗也是以补法为主。但临床需根据具体情况，因为存在虚中夹实的情况，补虚的同时还要涉及凉血、活血、祛湿，软坚散结甚至化痰、利水消肿等综合治疗方法一起应用。

临床最多见的是肝肾亏损型或肝肾亏虚型。该类型在眼部的表现多符合于西医眼科所讲老黄之后期，眼底出现玻璃膜疣，黄斑区色素不匀、色素紊乱甚至萎缩斑极化瘀痕。患者主诉症状视物模糊，视力下降明显，视物变形遮挡，眼干涩、头晕、耳鸣、视疲劳不耐久视。同时全身出现腰膝酸软乏力、失眠多梦、四肢冰凉、尿频夜多等症状。

瞳仁五轮属水，开窍于肝，内应于肾且以肾为主。如果肾精不足、肝血不足便会使得瞳仁失去濡养。所以治疗要滋养肝肾，活血明目。滋补时应加用活血药，使得滋补药不至过于滋腻，同时补肾养阴、益精都必须要有气血的带动才能够将所补有益之精血输送达到眼中，所以临床上要加用活血药。

临床对治肝肾亏虚型老黄通常有两个基本处方，第一个是四物五子汤加味：全当归、杭白芍、大熟地、真川芎、五味子、车前子、枸杞子、女贞子、覆盆子、紫丹参、炙黄芪、茺蔚子、白蒺藜。补肾养肝、活血明目。方中炙黄芪补阴同时补气，在方剂上用作阴阳相调会起到更好的作用。第二个是自制方"老黄复明一号"：大熟地、淮山药、枸杞子、上肉桂、生黄芪、全当归、杭白芍、潞党参、野葛根、紫丹参、茺蔚子、杭菊花、决明子、柴胡。"老黄复明一号"在临床观察应用有效后可以作为干性黄斑变性的基本方而进行加减。如果眼底存在明显渗出甚至极化，加用夏枯草和昆布清肝明目，软坚散结。如果有陈旧性渗出可以加用鸡内金、山楂消散固结。

临床第二种常见类型老黄为脾气虚弱型。肝开窍于目，肝血肾精必须要营养目部，但有些患者脾气虚弱，后天之本相对较差，水谷精微不足，亦可以影响目视功能。该类型老年性黄斑变性的眼底反应基本上和前一类型相似，视物模糊、视物变形、眼前暗影都基本相同。但是相对暗影或视物变色偏于黄色或者橙黄色，伴有明显的视疲劳，泪多现象。眼底检查可以见到后极部渗出，视网膜浅脱等表现，黄斑部有时会反复出血。因为脾主统摄血液，脾的功能低下不能够统摄血液，使血液妄行于脉外，从血管中不按照正常规律流动，就会出现反复的眼底出血。患者全身会伴有头昏乏力、倦怠疲劳，不欲言语，不愿活动，食欲不振，另外经常出现便溏腹胀，甚至下肢水肿等状况。

治疗应以健脾益气，升清明目为思路。健脾益气，而且要将轻扬水谷之气提升到上位，在眼部发挥作用。这种情况如果与西医眼科相联络，应归属于渗出型或湿性老年黄斑变性情况较多。

临床亦是较常择用三个处方，有时单独应用，有时掺杂应用。一方是补中益气汤加味，东垣先师健脾益气升清的名方。路党参、生或炙黄芪、炒白术、川升麻、柴胡、当归尾、野葛根、紫丹参、决明子、枸杞子、杭菊花。如果便溏决明子可以去掉。二方是益气聪明汤加减：人参、生或炙甘草、升麻、蔓荆子、野葛根、杭白芍、黄柏。这两张方常会加减掺和使用。另外，第三个是自制方"老黄复明二号"，通过进行多年的临床科研观察后，可以主要对应治疗湿性老年性黄斑变性。潞党参、炒白术、生黄芪、云茯苓、建泽泻、夏枯草、车前子、三七粉、广木香、猪苓、枸杞子、杭菊花、桑白皮，对于脾虚湿盛的水肿渗出型老年黄斑变性比较常用。

第三个类型阴虚火旺型，年老肾虚的很多患者是以肾阴虚为主，阴虚而阴阳不平衡，阴不制阳而阳旺。临床特点在眼部中心暗影非常明显，中间段黑圈范围内根本没有视野，所以视物是斜偏的，视力检查差距很大，侧视力很好，正视力却很差。检查时甚至可以查两个视力，一个侧视一个正视，在视力点上反映有很大的差别。另外视物变形，视瞻有色，中心视野和周边视野颜色不同。往往患者都有视力突然下降的历史，起病较急。眼底黄斑区可能会看到有较多出血，如果视力下降开始后及时来诊可能还能看到新鲜出血，出血颜色比较鲜红，边缘非常清晰饱满。全身伴随手足心热、心烦口渴、午后潮热、两颧潮红、盗汗多梦、舌少苔或薄白苔，舌红或尖边红，脉细数或沉细数等肾阴亏虚火旺之症状。

这一类型老黄治则要滋阴降火，凉血散血，坚阴明目。需要说明一点，治血的应用要参考热邪迫血妄行的时间。如果患病时间较长就要活血散血，如果出血时间较短则要凉血止血。方用滋阴降火汤加味：大熟地、全当归、杭白芍、真川芎、细生地、麦冬、黄芩、柴胡、生甘草、杭菊花、紫丹参。如阴虚火旺之症状明显，加盐知柏。如患者短时间内视力突然下降，检查眼底出血新鲜，加仙鹤草、生白及、白茅根、三七粉诸药凉血止血。这几种药共用止血不留瘀，特别是三七粉、白芨止血但不会造成日后瘀血难化，没有副作用，另外如果继续出血还有止血的作用，双相调节。

如果时间较久，数月前甚至半年前视力曾经突然下降，观察眼底见出血边缘已经不清晰，则说明是陈旧性瘀血斑的表现。一般情况下黄斑出血有一个固定的区域，如果边缘非常清楚说明出血时间短，血液向外蔓延会形成非常清楚的界限。但如果出血时间比较长，吸收的时候再观察眼底边缘就不清楚，甚至有些毛糙，说明边缘部分不再出血或已经吸收，这时候描述为可以见到陈旧性残存出血斑或出血斑边缘欠清。可以放心去应用活血类药物，比如桃仁、红花、三七、丹皮、地龙、郁金、枳壳等。在原方滋阴降火凉血的基础上，开始逐渐加大活血的力量。

值得一提的是，治疗老年黄斑变性，湿性渗出型如果伴有出血，那么活血化瘀的同时不要忘记加用止血药，比如侧柏炭、地榆炭以防止再次出血。很多患者有反复出血的倾向，西医眼科学认为新生血管比较脆弱会造成再次出血，所以要用激光手段将新生血管封闭。而中医眼科遇到这种情况，在辨证时既要考虑活血化瘀，又要考虑止血不破，所以要加用侧柏炭、炒蒲黄、地榆炭等药物，起到防止再次出血的作用。

总体来讲，老黄在西医眼科学中认为属于退行性眼底病变，目前尚没有行之有效的治疗和提高眼功能并恢复视功能的方法。现在临床常用的有光动力和准分子技术，可以对玻璃膜疣和新生血管进行清扫式、弥漫的激光治疗，通过激光使得玻璃膜疣减轻并封闭新生血管。但是医生会与患者说明其治疗过程中一定的危险性。因为黄斑区的治疗可能不会提高视力反而损伤视网膜，所以很多患者感觉既然又有危险，还不提高视力，也就干脆不做治疗，去请中医眼科看诊，帮忙医治。另外还有一些类型的老年性黄斑变性，病变到达一定程度后甚至不可能再有光动力治疗的机会。

我在香港工作时，香港特区政府赞助过一个课题，是关于中医药对老黄治疗的临床观察。病种病例都是由香港的公立西医医院进行挑选，在制订方案的时候，待治疗对象都是已经失去机会或不适于进行光动力治疗的老黄患者。

课题研究是双盲的，我们只负责治疗，所有的患者做治疗前后的各项对比检查，包括眼底照相、电生理、荧光造影等都由香港东华东院眼科中心进行收集总结。所以科研结果是非常客观的。通过中医药治疗以后得出的结论：视力提高视力表两行或更高的患者能够占达 30% 以上，提高一行约占 40%，即总有效率能够达到

70%。所以当地西医医院眼科很是佩服和满意，认同通过中医治疗后得到的客观观察结果。

因为从西医眼科学对老黄病的看法，认为是进行性不可逆的发展持续下降类眼病。当时针对这类患者观察持续了将近两年，后来又做过随访。事实证明对疾病的疗效很好，控制亦很稳定。

西医眼科学一贯认为进行性眼病，没有进展本身就已经说明控制了病程的趋势，达到了预期的要求。因为视力进步的幅度是西医认定效果的硬性的指标。而通过统计得到的 70% 的疗效，对于老黄病来讲是对患者的福音，所以他们肯定了中医药的治疗效果。

当时进行课题研究应用的方剂就是"老黄复明一号"和"老黄复明二号"。该课题观察要排列出常用的药物十九味，且在允许的加减范围，用基础方可进行药味加减从而保持治疗和研究的相对稳定性和观察对比性。

毕竟患者情况不同，个体差异较大，而且这种加减方法本身不太符合中医用方的规矩和规律，所以只能针对不同情况在一定范围内进行加减。然而观察结果显示仍能取得较好疗效，则说明如果按照中医自由拟方的原则，治疗效果会更好，这一点在我回到北京以后的临床治疗总结中得到了更充分的验证。

（五）视神经萎缩（附：儿童视神经萎缩）

视神经萎缩，中医文献中记载称作青盲，有一部分也归于视瞻昏渺。意思是从眼外部观察外观安好，没有明显的障碍，角膜、晶体都不能看到任何的障翳，但是患者发生视力快速下降或持续性的逐渐下降，通过描述与现代眼科一些症状进行对照，相当于现代眼科所讲视神经萎缩。

视神经萎缩在眼科属于疑难眼病之一，因为按照西医眼科的观点，一旦发生视神经萎缩，视觉神经细胞不可能再生，西医眼科就认为失去治疗价值，所以常常只是做一些检查后得出结论，而后告知患者视神经萎缩的诊断但没有有效的治疗方法。

但是中医眼科对视神经萎缩病客观来讲在视力提高和视野改善方面还是有好转的可能。我从 20 世纪 70 年代末跟随韦文贵先生在广安门中医院眼科参与视神经萎缩病方面的学习和临床研究。当时韦老对视神经萎缩病的治疗很擅长，有独特的治疗思路，在全国眼科界也比较有名，因此全国各地的视神经萎缩患者都会到北京找他看诊，所以可对比的病例就非常多。尤其儿童视神经萎缩更多，在这个过程中我确实也见过太多不同类型的患者，也学到了不少经验。

在西医眼科学看来，视神经萎缩是一个结果。视神经萎缩可以是由很多种病因导致的视神经纤维神经节细胞及其轴索广泛地损害，传导功能障碍而出现的萎缩变性，以视功能损害和视神经乳头苍白并伴有视力下降为主要特征。眼底观察视盘颜色或者全淡或者以颞侧淡为主，视神经萎缩可以是很多种眼病的最终结局。

临床上比较常见的，比如视神经炎症或者退变，另有缺血、外伤、中毒（比如饮酒，化学类物质）、遗传因素及由于眶内或者颅内的占位性病变压迫视神经导致视神经盘水肿而造成萎缩。当然也有由于青光眼眼压升高，高眼压对视神经超过正常压力的压迫所造成，尤其是急性爆发性青光眼眼压突然达到 60 ~ 80 mmHg，对视神经的损害是非常严重的，如果不能及时控制，最后也可以导致视神经萎缩。

西医眼科临床中将视神经萎缩分成为三大类，即原发性视神经萎缩、继发性视神经萎缩和上行性视神经萎缩。所谓原发和继发是指眼科病的角度和位置，并不指是否由原有眼底造成的视神经萎缩。

症状特点之前讲过，眼睛的外观方面，瞳孔瞳神均无有翳障可查，但是视力下降，视野改变缺损。从病因病机角度中医眼科学认为视神经萎缩的发生主要是由于目系失去气血精液的濡养导致萎闭。从治疗角度也可以反映出这一问题。一方面是真正的不够不足，气虚、血虚、精虚等物质不足，另外一方面是目窍经络阻闭。也就是一方面不足，另外一方面是阻力。所以在治疗过程中两大原则，一方面是补，另一方面是活血通络开窍，这是根据病因病机而得来的。当然也有一些因高热或传染病致病的情况，在高热疫毒未退净的时候，也会有清热、开窍、凉肝的治疗成分。但是从病因病机总的方面强调的应该是虚和闭两个重点。

《内经》讲五脏六腑之经气，皆上注于目而为之精。最直接最简单的说法就是五脏六腑之精气都要通过经络上注到眼睛，保持体现出眼的视功能，眼目才能够很清晰地看东西。假如五脏六腑之精气虚弱不足或者上注于目的通道路径出现问题便都会影响到视功能，中医眼科是这样来分析并寻找解决途径的。

从病因上总结可以分成五大类。

第一，由于先天禀赋不足所致。很多小患者是在胚胎时，母体妊娠期间因为受到一些药物、外感病、内伤病、情绪波动等刺激而影响到胎儿的发育，使得患儿先天禀赋不足，造成肝肾虚损、经血虚少、目系失养而导致青盲病。西医亦有视神经乳头发育不全的说法，认为是在胚胎视网膜神经节细胞层分化障碍。与中医所讲非是一类但可以互参。

第二，由于脾虚气弱，即后天消化、吸收、运化之功能较差所致。而且脾虚往往更耗心血，心者主血，心脾两虚，气血不足。脾主一身气，为水谷精气之源，心主一身血，为血液运行之基础，气血不足导致目系失养而成青盲。

第三，由于肾气不足导致。久病伤及于肾，或者由房事过度损伤肾精，肾阳肾阴亏耗虚衰，不能够上温脾阳，再造成心脾同虚，精血匮乏、血运乏力。血液运行周流不畅，肾精不能上荣于目系，造成目失所养，而出现视瞻昏渺、青盲之病。

第四，因于情志抑郁，情志不畅造成。肝开窍于目，喜调达而恶抑郁。如果情绪抑郁，肝气郁结不能调达，经络之运行和气血之运行都会受损，最后一定影响目系，造成失养性的青盲病。

第五，由于外伤破坏导致，是临床除内因外最常见到的缘由。眼部或头部遭受外伤，血脉受损，络脉瘀阻，直接破坏或间接影响精气对于双目的上达和营养，造成视神经萎缩。这一类型往往治疗比较困难。

临床表现方面，不论是何原因所造成之视神经萎缩，症状特点第一是视力下降，视物不清。当然下降程度不同，有的并不严重，视力缓慢下降，有的非常严重可以致盲，有些仅存在光感或指数，不能生活自理，这些情况的发生都足以称本病为致盲性的眼病。第二特点是视野缺损，在患者的视野当中会发生有很多样改变的视野缺损。第三特点是瞳孔对光反射消失或迟钝、减弱。第四特点是眼底结构改变。眼科发展至今日，不论中西医都会使用现代眼科仪器进行常规检查观察眼底。

眼底通常会有三大类改变。

第一，原发性视神经萎缩，因为筛板以后的视神经交叉，视束及外侧膝状体以前的视路损害病变导致视神经萎缩，因此也称作下行性视神经萎缩。特点就是视盘色淡或灰白，但是边界尚且清楚，生理凹陷稍有加深，筛板仍可见到，而且黄斑区、视网膜血管都没有明显的变化，或者仅个别存在动脉变细，但没有特别明显的变化。

第二，由于长期视神经炎症或视盘水肿所造成的继发性视神经萎缩，通常表现视盘的颜色淡或者是苍白，而且由于长期视盘水肿，边界也模糊不清且生理凹陷消失，筛板不可见，视网膜动脉变细，血管旁可能出现血管白鞘，往往患者的视力就非常差。

第三，由于严重的视网膜或脉络膜广泛病变引起的视网膜神经节细胞损害而造成的视神经萎缩，称为上行性的视神经萎缩，会出现视盘颜色灰或淡白甚至蜡黄色，这种视神经萎缩恢复起来比较困难，同时又存在视网膜、脉络膜原发病灶的体征，反映出视网膜、脉络膜原发病灶的一些表现。

再总结一下视神经萎缩在视力障碍方面主要的特点。

第一，视力下降。严重者可以降到很低甚至没有光感直至为黑蒙的程度。

第二，明显的视野缺损。最常见为向心性视野缩小比较居多，但是患者显现中心暗点，或鼻侧颞侧的岛状视野或管状视野，或鼻颞侧偏盲，也有可能见到象限视野。多种的现象改变，但缺损是肯定的，也就是说如果出现视神经萎缩肯定会出现视野缺损，但是可以出现多种多样视野缺损的情况。

第三，暗适应障碍或色觉障碍。有很多患者暗适应很差，遇到黑色、光线较暗的环境，视物能力下降。但这种下降不同于夜盲症的表现，患者依旧还有色觉，有时候可以通过色觉表发现患者也并没有明显的辨色力下降。眼底检查可以观察到视盘淡、苍白或者蜡黄。如果做 CT 或者 MRI 等检查，应当排除脑及眼球后的占位性病变。尤其原发视神经萎缩更应该考虑注意是否有颅内或球后障碍病变的问题。

中医眼科病因病机方面，理法方药是有连贯性的，从辨证论治角度中医定名该病为青盲，是诸多眼病发展演变而来。所以病情比较严重，属于难治型眼病，病机也比较复杂，很难快速取得疗效。所以对治该病医生要有耐心，也要同患者讲明。一般情况下，临床所见患者很多都是已经由西医医院眼科诊断后，确认为难以治疗的，如果到中医来，可能还会给予一线希望。

但作为医生要有思想准备，视神经萎缩病很多时候需要经过长年累月的治疗，才能够有一点缓慢的或者是微弱的进步，就已属不易了。其主要治疗目的还是以保障视力不再下降作为第一要务而非提升视力。

由于视神经萎缩是很多眼病的一个结果，所以病程一定较长，而久病多虚、久病多瘀，患病时间越长，人从情志上就越会造成郁结，心情很不舒畅，压力很大，尤其是成年人会因该眼病情志不舒，思虑加重，出现抑郁、失眠。另外久病气血流畅不利，所以有的书上记载久病多郁，这个郁既指情志，又指气血。上述这些特点都是青盲病病机的特点。

所以论治方面，应该有比较长时间治疗的思想准备，同时要重视补养，补气、补血、补精。亦要结合通络、开窍、解郁、除湿等方法。因为病情复杂，个体患者的情况不一，所以治则也相对需要多样化，综合一下梳理出条绪。

第一种类型肝肾阴虚。肝肾阴虚青盲的主症首先视力下降，没有其他明显的翳障，没有遮挡，单纯的视力下降，视野缺损且病程较长。全身症状方面可能会伴随眼睛干涩、头晕耳鸣、失眠多梦、腰膝酸软，男子会出现梦遗，女子会出现月经量减少，后期不至；同时会伴有盗汗、口干、潮热等症状；舌红或尖边红，苔少或无，脉细数。这些情况均反映是肝肾不足的表现。

应当以滋补肝肾、通络解郁为主要对治原则，方剂用四物五子汤加味。四物可以用生地也可以熟地，生、熟地共用也可，依照情况而定。如果患者年龄较大，发病时间较久，生地就不可用。体质较虚弱，可以用熟地。如果患者病程不长，但伴有虚热的情况，生、熟地可以同用。方中其余药味为全当归、杭白芍、真川芎、枸杞子、菟丝子、覆盆子、车前子、鸡血藤、石菖蒲、茺蔚子、白蒺藜、野葛根、老苏木。有明显郁闭现象可以加用龙脑樟。而伴有五心烦热、咽干口燥等症，可以加知母黄柏清泻相火，这是针对肝肾阴虚类型。

第二种类型心脾两虚。在病机内容中谈到过，心主一身血，脾为后天之本，主一身之气，所以心脾两虚实际上就是气血不足。该类型往往病程较长，或者是由其他疾病先发之后再出现眼睛问题的病久不愈。视神经萎缩的症状为视力下降，视野缺损，视盘苍白，全身可见面色苍白或无华，没有红润感。同时可见心悸失眠，头晕健忘，食欲不振，神疲乏力，妇女经少色淡等症状，属心脾两虚，气血不足型。

治疗宜归脾汤加味，归脾汤对治心脾两虚各症，针对眼科的一些独有症状，往往须做一些药物调整。方用炙黄芪、路党参、全当归、炒白术、云茯神、淮山药、野葛根、鸡血藤、丝瓜络、酸枣仁、枸杞子、蔓荆子、苦桔梗补脾养心，加用丝瓜络、鸡血藤，旨在补气血基础上要加入活络药物。也可以加石菖蒲豁痰开窍，目的在于开玄腑目窍之闭塞。

第三种类型肝气郁结。在临床最为多见，肝开窍于目，郁则气闭，影响眼睛会出现眼科症状。主症方面仍然是视力下降、视物模糊，眼目无神，眼光呆滞。病程较久，神情忧郁，思想压力很大，是属抑郁。还有表现为烦躁易怒，则属于内热狂躁。都是肝郁不舒的表现。妇女多伴有乳房胀痛、月经不调、口苦咽干、两胁作痛等症状。舌苔薄白或薄黄，脉弦滑或弦数。提示一点这一类型青盲，小儿患者较多且多发生在热病以后，韦老有韦氏逍遥散，主要针对小儿热病后气血不足、肝郁气虚之青盲，疗效很好。现在中医眼科教材和很多眼科书籍上都会引用这张方，用于治疗肝郁气结型青盲。

治疗原则为疏肝解郁、活血明目，用疏肝解郁活血以达到明目的作用。验方逍遥散加减：柴胡、全当归、杭白芍、生白术、云茯苓、苏薄荷、紫丹参、生桃仁、茺蔚子、枸杞子、五味子、菊花。热甚者加炒栀子，另加用石菖蒲。逍遥散的变方加味，特色一是丹皮栀子，不单针对眼科的，对肝热之郁有清解之作用，即所谓丹栀逍遥散。二是加用石菖蒲，石菖蒲眼科常用药，豁痰开窍宁神，但在于眼科，韦老讲过，石菖蒲可以开玄腑目窍，对治视神经萎缩效果很好。本方加减，眠差可以加夜交藤、合欢皮以安神。阴虚可以加麦冬、知母。饮食不良加健脾消食之神曲、山楂、麦芽。这些都不起主要治疗作用，但都可以帮助舒肝、解郁、养血、明目。

第四种类型脾肾阳虚。脾肾阳虚型青盲除眼部症状没有区别，主要表现在全身症状。阳虚患者往往有暗适应差的现象，古书描写叫夜视妄见，就是晚间视物更差。因为阳虚在晚间由于天之阴气盛，压制阳气，视力更加明显下降。除此之外，出现形寒肢冷，面色㿠白等典型阳气不足的症状。另有腰膝冷痛，少气乏力，浮肿便溏等既有肾阳不足又兼有脾阳不足之症状。舌色多淡舌体胖，脉多见沉细，由于阳气虚弱鼓动不力，因此脉象往往都是弱、细、沉一类比较多见。

治疗方面，要温补脾肾，益气通络。温补脾肾使得脾肾之阳气运动起来，同时要益气通络，虽然运转起来，还要将通道打开，才能够将脾阳肾阳之精上布于眼目发挥作用。

临床常用方：大熟地、上肉桂、淮山药、枸杞子、菟丝子、炙黄芪、全当归、西洋参（或者西洋参用党参代替）、丝瓜络、鸡血藤、生白术、石菖蒲、五味子、野葛根。温脾阳、温肾阳，有右归丸的意思，石菖蒲开窍，丝瓜络、鸡血藤通脉络。

第五种类型血瘀阻络。瘀血导致血流不畅，使得眼中之络脉、经脉循行受阻或塞闭。眼部症状亦是视力下降、视野缺损。头部或眼临近部有明显的外伤史，或者也可能有过颅内、框内占位病变。占位病变在早期或病情初段，患者视力变化缓慢或无变化，但也有视力下降。在颅内手术后，将占位物质取出后反而视力下降，在临床上比较多见。这一类型，眼底呈现视神经萎缩典型的眼底样改变，特点为动脉血管变细，说明血脉的环流在眼底不是很好的状态。全身伴有头痛、健忘、失眠，有些患者可以见到胸中刺痛，妇人多见闭经或者行经血块多且痛经，舌多紫斑，颜色暗滞，仔细品脉多见涩滞不利，脉下不畅。治疗方面：活血化瘀，通窍明目，尽量使经脉能够血流通畅。

方中用桃仁、红花、苏地龙、全当归、赤芍药、真川芎、炙黄芪、石菖蒲、蜜蒙花、川牛膝、苦桔梗、枸杞子、柴胡、蔓荆子活血化瘀通络。苦桔梗提升诸药性，石菖蒲开窍，另加用龙脑醒脑。

视神经萎缩在眼科学中属于难治眼病，简单地介绍了在临床上比较多见的五种类型。但用药时可根据患者的具体情况来选择用药，而且一定要坚持治疗。临床观察，很多患者坚持数年后视力还是能够有一部分提升，视野也维持或恢复一定的状态，可能不会恢复完全正常，但是可以保持日后的稳定，而且一旦维持稳定，在没有再次损伤的前提下，视神经萎缩不会反复，恢复后得良好视力可以保持数十年。临床多年的科研证明视神经萎缩不是不可治之症，更不是绝对致盲之症，临床上大量的病例事实足以说明这一问题。

在治疗视神经萎缩的病例当中，韦文贵先生比较擅长应用开窍药，在几十年的临床过程当中，我个人也对此进行一些摸索。这里谈谈个人的一些小小体会，希望同道们指正。在治疗视神经萎缩疾病中出现视力极度下降和视野缺损的发生过程中，开窍药在病的初期如能及时应用，比在后期延误很久再加入，效果会好很多。

关于开窍药，有几个概念，应该说是眼科借鉴了内科的经验。内科所谓在神志昏迷，窍闭不醒的情况，会常用开窍药，使得神志能够恢复。在眼科学中，有开九窍的记载，九窍中包括目窍。特别是韦文贵先生曾经提过，开窍药就像启发机关一样，通俗一点说，就像扣扳机一样。火药、瞄准器、枪膛都很重要，但关键在于扣机的操作。

玄机启关是非常关键的，所以开窍药在方剂中虽然用量并不大，但是能起到通窍闭，通血脉并使得不论补血，通经，益气，祛湿各品诸药能够更好地发挥效用的作用。并且在视力恢复，视野恢复上也有一定的作用。

第一个石菖蒲，辛、苦、温，归心、脾、胃三经。开窍除痰、醒神健脾、化湿开胃。在眼科中应用主要是开窍，醒神和化湿、化痰。化湿、化痰也是对气血通道，经络的通畅十分有利的。

第二个龙脑，辛、苦、微寒，归心经和脾经。心主神明，很多开窍药比如安宫、至宝、紫雪都加用龙脑开窍醒神、明目退翳。内眼病主要用在开窍；外眼病用于退翳。最早是由龙脑树的树脂中提炼出来，现在很多都是从龙脑科的植物树叶或者一些樟和桉类树叶中提取、升华出来的白色结晶总称为龙脑香片。

第三个麝香。犀角不让用以后，麝香就是最好的开窍药。通行十二经，走窜穿透的力量很强，开窍，醒神，通经，活络。但是价钱比较昂贵，如果经济条件不允许，长时间应用患者的负担会比较重。

根据临床观察，治疗急性青盲的开窍药中麝香的效果是除犀角外最好的也是最快的。很多神经萎缩患者及中央动脉阻塞的患者在初发病比较早期且来诊及时的情况下，马上应用麝香一段时间，视力恢复得很好有的甚至能达到意想不到的治疗效果。所以一定要提到这个药，补充在视神经萎缩中供大家讨论。本草上虽记载有很多药物通过组合配伍可以替代麝香，所以几十年来我都一一使用和验证过，有的却有疗效，有的却无疗效，但若说替代也实属牵强。

附：儿童视神经萎缩

儿童视神经萎缩的病因病机与成人有别，儿童因情志不舒致肝气郁结者虽少，但患儿郁热内闭，阴血被耗，气机阻滞，可使肝气疏泄失常，玄府闭塞，目失涵养而致本病。

发于急性热病之后，风热之象未解，症见双目青盲而上视，瞳神散大，身热神烦，肢体强直或屈伸不利，或项强口噤，手足震颤，舌红苔薄黄，脉细数，指纹青紫。为风热未息，扰动肝风之象，治以息风平肝，清热解毒之法，方用钩藤熄风饮加减。热甚神昏者，佐以开窍之法，合用安宫牛黄丸或局方至宝丹。项强抽搐，寒热往来，低热不退者，为邪在少阳，热动肝风，宜和解清透息风，方用小柴胡汤加钩藤、僵蚕、全蝎。

虽发于热病后，但风热之象已解，症见双眼青盲或视瞻昏朦，瞳神散大，神烦，肢体震颤或偏瘫，时见患儿用手打头，舌红苔薄，脉弦细或细数。属余邪未尽郁于肝经，玄府郁闭目失所养所致。治以舒肝解郁养血明目之法，方用逍遥散验方为主。肢体震颤或偏瘫是为肝肾不足，常加杜仲、怀牛膝、桑寄生、伸筋草等，亦可酌情选健步虎潜丸、石斛夜光丸、杞菊地黄丸等并用。

若无明显热病史，或病程已久，平素脾胃虚弱，症见青盲或视瞻昏朦，眼睫无力或睑废，脸色萎黄，毛发不华，少气懒动，食少便溏，舌胖而淡，脉细弱或指纹色淡。属脾虚气弱，中土不足，治以补益中气，方用补中益气汤或益气聪明汤加石菖蒲。睑废者重用党参、黄芪，目偏视选全蝎、僵蚕、伸筋草等。

热病后日久，风热已息而见双目青盲或视瞻昏朦，双眼干涩，手足震颤，步迟齿迟，智力差，脉细无力或指纹色淡，为热病伤阴，肝肾不足，治以补益肝肾，养血活血，方用四物五子汤、明目地黄汤、杞菊地黄汤等加减。

头部外伤之后昏厥或眼部出血，清醒后患儿视力减退，甚至青盲，常兼偏头痛，食欲不振，神情呆滞，肢体不灵等，为髓海受损，玄府郁滞，目无所养之故，治以舒肝养血，补益肝肾，活血化瘀之法，方用逍遥散验方加丹参、熟地。外伤后经久不愈，兼见脑积水者，治以益肾活血利水，方用四物五子汤加丹参、丹皮、党参、泽泻、白蒺藜等。体弱气虚，神疲乏力者，治以益气升阳，滋阴补肾，方用补中益气汤加五味子、怀牛膝、石决明等。小儿肾气未充，脑为髓海，肾精化髓，脑与肾关系密切，"肝开窍于目"辨治此类外伤疾病不可忽视补益肝肾，这是与一般外伤的治法不同之处，故临证治疗中多以补益肝肾为主（眼底有出血者除外），以活血化瘀为辅，往往取得满意的效果。

（六）原发性视网膜色素变性

原发性视网膜色素变性（后简称为"色变"），中医眼科文献中记载为高风雀目，雀目是雀鸟的雀。鸟类中有很多品种一到晚间眼睛就看不清，所以古人用雀目来比喻命名这种病症。雀目又分为两种，一种肝虚雀目，一种高风雀目。在文献中两种病区分得非常清楚，所谓肝虚雀目类似现在有些维生素缺乏症所表现的轻度夜盲。比较容易纠正，补充维生素 A、维生素 E，很快就能够恢复，包括在饮食结构注意调整，多食用肝类、胡萝卜等富有维生素的食品就可以恢复。但高风雀目全然不同，高风雀目在现代眼科类似于色素性视网膜营养不良，是一种遗传性的视网膜感官细胞及色素上皮功能丧失性的病变，特点是双眼同时发病，极少有单眼单发，文献中虽有记载，但个人数十年临床没有见过。

而且色变是慢性的进行性视功能损坏和伴有眼底色素变化的一种疾病，直白地讲就是一直走下坡路。据个人所知，西医眼科现在对色变病在各方面仍然不断地进行研究，但是一直没有取得具体有效的治疗方法。临床上用药一般是给予维生素或扩张血管类药物，实际上也不是主要治疗该病的药物，另外会开中成药比如石斛夜光丸等，但是从根本上，现代西医眼科对应视网膜色素变性认为没有临床的治疗意义，会对患者直接讲这个病没有治疗的可能，等着进一步的科学不断地发展，生物医学不断地进展，将来从遗传学基因学能否治疗，但目前尚无有效办法。所以患者很多时候情绪就受到很大的影响。

然而中医眼科学对高风雀目这一疾病可以说有上千年的治疗经验，在唐代以前的一些眼科文献中就已经有所记载，虽然现在也不能完全治愈，但是可以尽量延缓视力下降和视野缺损，使得患者有效的视力能够长时间的控制和延长，并使得疾病发展进行的缓慢，甚至有一些患者能够有视力的提高和部分视野缺损的恢复。

　　现代西医眼科学认为色变属于遗传性病变，致病基因数十种，以细胞凋亡为共同途径，具体内容请参看眼科教材，不在这里详谈。

　　色变的临床表现特点描述，各年龄段均可能发病，早期往往从进行性夜盲症开始。由于病情轻重不一，遗传性不同，所以有些患者发病的年龄很早。门诊所见最小的患者两岁出现夜盲，由家长发现，当地西医医院检查后确诊为视网膜色素变性。没有解决方法，后寻求中医治疗，到现在治疗有几年，还能够维持原有的视力不下降，视野方面也没有明显的不良变化，这已经非常乐观了。也有的患者四五十岁才开始出现症状。通常来讲发病时间的早晚对于本病的发展速度趋势和治疗有直接的影响，年龄相对晚些开始出现症状的患者，维持和治疗的效果比较年龄相对越早发病的患者更好。发病时间过早的往往症状重，发展速度也比较快，因为患者的生命延续时间更长，视力又在进行式下降，所以往往都是一个很遗憾的后果，也就是最后视力下降很严重甚至致盲。

　　该病的主诉症状最早出现是夜盲，进行性夜盲。患者发病进展的比较缓慢，经过很长时间逐渐的加重并越发明显。若干年以后就会出现视野狭窄，向心性的视野缩小，最后形成管状视野。早期时候由于中心视力没有明显变化所以不容易发现，但并不是疾病不进展，也不是进展慢。一旦达到一定程度，患者就会突然发现视野狭窄，周边视物范围看不清楚，平时生活中碰撞东西的机会比较多，结果检查眼底，发现是视网膜色素变性。色变晚期会并发白内障、视神经萎缩、玻璃体混浊等其他眼病。很多晚期患者要进行白内障手术，实际上患者是并发白内障，将白内障除去以后只是暂时缓解，对根本的原发视网膜色素变性的眼底病灶并没有任何益处。但是患者会感觉好些，为什么？因为两种眼病影响视力，除掉一个，也就是病在晚期时候晶体浑浊，白内障严重，换人工晶体一定会感觉到比原来视物清晰。但是作为医生要知道原发性白内障本身与视网膜色素变性没有关系，重度白内障也一定会导致中心视力的下降。将白内障去除掉并更换人工晶体，中心视力虽然会略有提高但只是暂时的，眼底情况依旧会继续恶化。

色变的诊断不困难，因为最显著的眼底特征，早期时出现视网膜色素紊乱眼底不净，网膜有种灰污的感觉。另外有典型的骨细胞样色素沉着，一块一块的色素，从赤道部向心和周边向后极部逐渐扩展。视网膜呈青灰色，血管细，动脉尤其明显变细。后期影响到视神经，出现视神经萎缩样病变，视盘颜色不是苍白，而是蜡黄。个别视网膜色素变性的眼底也有金箔样反应，金属样反光，就更加能明确诊断。所以色变的临床表现从症状和眼底的外显现象来进行诊断并不困难，应该都能有明确的诊断依据和结论。

中医眼科从辨证论治，将高风雀目病分为三种类型。

第一种类型是肝肾阴虚。除有视网膜色素变性的症状之外，伴有眼干涩、头晕目眩，耳聋，腰膝酸软、潮热盗汗、手足心热等症。

脉多见细尺弱，个别也有细数，存在明显热象的情况。总体讲，有眼科症状的同时夹杂有肝肾阴虚的全身症状。治疗方面要补益肝肾同时活血明目。与一般常见的肝肾阴虚治疗方法不太相同。临床常用效用处方明目地黄丸加减：生熟地、山萸肉、淮山药、炒丹皮、紫丹参、醋柴胡、当归尾、五味子、枸杞子、三七粉、何首乌、炒枳壳、茺蔚子、夜明砂。因为病机在肝肾阴虚，所以方中以补阴为主，如果有阴虚发热，可以加用清虚热药物。方中丹参、三七活血，血脉能够流畅对病情的缓解有益处。

第二种类型是脾气虚弱。除视网膜色素变性的一些眼部症状，夜盲视野向心性缩小最后成为管状视野，另外可能并发白内障、视神经萎缩、视力极度下降以外，还会有神疲乏力，精神疲困，懒言食少，乏力便溏，下肢浮肿等症状。舌色较淡苔薄白，脉微弱或者芤大，所谓芤就是虚大中空之脉，或很细弱或虚大无根。脾气虚弱型色变治疗方面应补脾益气，活血明目。东垣补中益气汤加味：醋柴胡、生或炙黄芪、潞党参或西洋参、生或炒白术、当归尾、野葛根、草红花、蔓荆子、紫丹参、夜明砂、川郁金、三七粉、石菖蒲、炒苍术、补骨脂、益智仁、夜明砂。主要是从补脾益气的角度论治，方中红花、三七、丹参活血。临床不论何种类型的色变，都一定要用活血通脉的药物使得气血能够运行于上，达到目睛之中，要能够维持现状或者延缓其症状加剧，这一点对于视力的维持是有益处的。

第三种类型是肾阳虚微。这类视网膜色素变性在临床上多见，视网膜色素变性所有的症状，不重复论述，眼底表现亦基本相同。全身方面多伴有形寒肢冷，四肢不温，身体畏寒不论冬夏。面色㿠白，看似微肿发亮，是气虚阳虚的特点，同时可能出现腹冷腹痛，男子可有阳痿早泄，夜尿频多等气化不利，阳气不足的表现。治疗方面要温补肾阳，活血明目。前面强调过活血明目是视网膜色素变性的常规治疗原则。方用大熟地、枸杞子、肉苁蓉、菟丝子、山萸肉、炒杜仲、怀牛膝、当归尾、紫丹参、炒苍术、炙黄芪、上肉桂、西洋参、鹿角胶、紫河车、夜明砂、三七粉、石菖蒲。总体上熟地、枸杞子、肉苁蓉、菟丝子、山萸肉、杜仲、怀牛膝补肾壮腰膝，同时用丹参、三七活血通脉。石菖蒲开窍，特别是兼有视神经萎缩的情况者一定要用石菖蒲开窍。夜明砂属于文献记载之雀目专用药，凡有夜盲症状且属于肝虚之高风雀目者都应加用夜明砂。

以上所提到的几种类型高风雀目在临床中并不是按理论上清晰地划分。比如肝肾阴虚，可能又夹杂肾阳虚，所以用药物配伍的时候也要考虑在补肾阴的基础上同时补肾阳，阴阳配合来鼓动补阴药物能够充分地发挥作用的同时防止滋腻。

临床中很多时候患者到底属于何种类型，医生一时也很难辨别，那么就要抓住主要症状和主要矛盾，以及伴随症状，并在处方加减用药。

对于色变病的治疗，通常在临床中用药方面，采用汤药突击、丸药巩固的方式。汤者荡也，力量较大，但是该种眼病的患者需要长期服药，很可能有些患者坚持不下去，那么就要在得到效果后给予丸药。因为治疗过程较长，就一定要考虑调理脾胃，加用健脾护胃的药物进行保护不损伤脾胃。同时该病在治疗的过程中可以配合针灸、按摩及辅助性的食疗，并提示患者保持绝对的心情舒畅。而最重要的就是一定要坚持，坚持是有绝对益处的。

最后说一个题外话：在香港和台湾有一种学会是非医疗机构组织，类似于病友会也像资源组织，称作视网膜协会，是将视网膜病患者聚在一起交流体会心得，调整心情。当需要治疗的时候，分成不同的病组，比如黄斑组、色变组、老黄组，组队治疗。我在香港教书的时候，从台北、台中地区来香港看诊的色素组患者每次十余人，分为几批。后来我回到北京，他们还继续来诊，每年最少两次。

视网膜协会的主要负责人也做临床报告并分析数据进行总结。他们大多数患者的体会是服药相比不服药效果要明显很多。因为色变病患者非常注意和重视眼部的情况变化。可能有一段时间停药就会马上发现不好，及时恢复用药又感觉进步。总体说用药后视力视野下降的速度明显减缓。

我在临床上经常会和色变病的患者们聊一聊，把病情讲一讲，鼓励患者治疗的信心，几十年来经手的患者效果都很好，坚持治疗，各有所得。

（七）糖尿病视网膜病变

临床中关于常见全身疾病的眼部并发症表现有很多，比如高血压、肾病、白血病、免疫病、结核病等，在这里提出糖尿病眼病分析，是因为临床最为多见，影响最大。

在中医学文献当中，如果直接去查找对应糖尿病视网膜病变（简称糖网）的病或证，确实没有一个相应的病名能够与之相对。但是该病的一些表现和症状在中医眼科文献中的记录还是很多见的。

在讲本病之前要先简单说一下西医对于糖尿病的认识。糖尿病的发病率很高，而且现代社会呈现逐渐增多、高发的趋势，有观点认为与饮食结构的变化直接相关。同时有观点支持糖尿病与遗传因素所占比例很高，但不一定每个个体都会发病，往往有一些激发因素使得该病表现出来，当然也有些不一定是因为激发。

总体来看，糖尿病的发病率是持续增高的趋势，而且糖尿病的并发症很多且很重。比如常见的糖尿病肾病肾功能损伤，糖尿病末梢神经病变等。而糖尿病眼病并发症亦相对敏感且比较多见，比如结膜出现微血管瘤、角膜知觉的减退、虹膜睫状体并发炎症、迅速发展的晶状体混浊、玻璃体腔的积血、眼球运动神经麻痹、外展上提受限、较为严重的缺血性视神经病变、继发的新生血管性青光眼及最为常见的糖尿病视网膜病变等，这些都是糖尿病的眼科并发症。本节所分析的是从中医角度治疗糖尿病视网膜病变的内容，所以其他方面就不再涉及。

根据临床调查和统计，糖尿病患者患病八年以上的人群中，在糖尿病患者并发糖尿病视网膜病变的比例要占 50% 以上，是比较高的。因为糖尿病视网膜病变，只要一旦发病就非常麻烦，而且视力下降很快，是属于是最终可以致盲的一种眼病。

从中医文献症状角度分析，糖网应当包含在类似视瞻昏渺和暴盲的范畴当中。中医眼科学因为主要是从症状上描写病情，所以糖网发生的视力骤降黑蒙与视物变形类似于视瞻昏渺和暴盲的症状表现。

病因病机方面，第一肺胃阴虚，由于阴虚，阴不制阳而燥热，燥热烧灼消耗津液，分消三部之精津。第二脾运失职，湿邪凝滞导致眼底出现可见的白色渗出，中医学认为是湿邪凝滞化生为痰，积聚于眼底。第三肾阴不足，肾阴是人体阴分的根本，肾阴不足可能或一定会导致肺阴不足，同时脾阴也会受到影响，继而所有脏腑都会出现阴津亏虚，使得目睛当中的血络灼烁，破血妄行。虚热可以将血液逼迫到脉外而出现眼底出血。另外阴损及阳，阴虚到一定程度就会影响到阳气，而阳气更虚弱之后就呈现阴阳两虚，气阴两伤的状态。脾肾阳虚、脾阳不足，虚不能摄血，不能统摄拘束血液在脉道内的流动，使得血行脉外而造成出血。

综上所述，在分析病因、病机的时候，中医眼科多认为糖网是以阴虚为主体导致的运化失常，水湿停聚，血行脉外。所以会看到由于血管通透性改变而造成的灰白色渗出于眼底及血管性质改变之后容易出血的情况，不论是出现微血管瘤，还是点状出血、片状出血，都属于血行脉外的表现。

糖尿病视网膜病变，首先患者应当有较长时间的糖尿病病史。通常在五年之后发病，如果达到八年以后发病率就会更高。在临床又分为非增生期和增生期。眼底情况在早期尚未进入非增生期时，视网膜血管可以出现微血管瘤，此时视力可能还未受到影响，往往黄斑区亦未受累，也就是说视力没有影响，但并非等于轻症。有时患者虽然视力表现受到影响较大，但是从眼底观察，可能尚不属于病重，原因在于黄斑区的破坏程度尚未达到重度。

进入非增生期，视网膜静脉血管扩张，会出现深层或浅层出血，可以看到硬性渗出，棉绒斑，网膜水肿及较明显的黄斑水肿，进一步可以见到囊样黄斑水肿，视力在此时开始明显下降。黄斑区不论出血、渗出，视力都会影响。检眼镜检查眼底可见视网膜出血，初期是点状，病变加重可以变成出血斑，多位于视网膜深层部分，所以颜色比较深红。视网膜渗出多是白色或者黄白色点状硬性渗出，而后由于点状渗出不断地加大，可以融汇发展成片状的渗出，如果是在黄斑区看到棉絮状边沿不清的软性渗出和黄斑区的色素不匀情况，就可以确定病变已经累积到黄斑区。

下一步加重进入增生期，表现为视网膜静脉迂曲，管径大小不一。静脉被动脉压住以后出现腊肠样的静脉改变。再有就是视网膜发生新生血管，这种新生血管需要借助荧光造影进行判断，而新生血管如果发生破裂，就会造成大量的血液积于视网膜甚至玻璃体腔内。由于玻璃体腔内积血增多，形成极化，造成增生性视网膜改变，而后形成视网膜牵拉，最终导致牵拉性视网膜脱离，视力因此极度下降。而如果虹膜和房角部分新生血管形成并逐渐增生，还可以引起新生血管性青光眼，也就是糖尿病视网膜病变继发闭角型青光眼。因为虹膜根部如果形成数量众多的新生血管就会发生膨胀影响到前后房交通，后房房水不能到达前房导致后房压力增高，眼压必然随之增高造成新生血管性青光眼。

按中医辨证论治看待糖尿病视网膜病变。通常在临床上主要分为四型。第一类阴虚燥热型。在眼部症状表现为视力下降，视物模糊，闪光感频繁，充血目赤，眼分泌物增多，眼底在这一阶段可能出现微血管瘤。全身方面患者出现消渴证典型症状，如口渴多饮，疲劳少力，消谷善饥，舌尖边红，苔薄黄而燥，干燥甚至起刺，脉多细数。

治疗宜滋阴补肾、清热润燥，凉血活血。方用细生地、北沙参、麦冬、生石膏、肥知母、川牛膝、乌玄参、紫丹参、赤芍药、蒲黄炭、白粳米、女贞子、旱莲草、干藕节、太子参。全方养阴补肾、清热润燥、凉血活血。方中石膏、麦冬、北沙参、细生地养阴，乌玄参既可以养阴，又可以下启肾水上注于心。旱莲草、女贞子补肾，太子参补气，性较温和，不似党参燥烈。阴虚患者补气一定要选用不燥的药，因为燥性会助阳伤阴。蒲黄炭止已出而防再出之血。整体处方对于糖尿病视网膜病变的初期属阴虚发热型较为适合。

第二类脾肾阳虚型。这一类型在临床比较多见，如果从局部症状看，出现视力下降，已伴有轻度白内障，眼底可出现微血管瘤和少量渗出，病情基本尚属初期阶段。全身出现晨起明显的面目浮肿，同时见眩晕耳鸣、气短乏力、腰酸便溏等症，稍重者见形寒肢冷，四肢不温。舌胖而淡或嫩，颜色不深但舌体较大，舌苔薄白，脉象沉细。全身表现是属脾肾阳虚，在治疗时就应以温阳补肾、补益脾肾、软坚活血为重点。此时眼底已经有黄白色渗出，所以用软坚散结药物能够有效减少渗出，另外加用活血类药物对眼底微血管瘤和少量出血有益。临床常用效用方：大熟地、光山药、山萸肉、云茯苓、建泽泻、炒丹皮、制附子、上肉桂、炒白术、夏枯草、猪苓、紫丹参、花蕊石。方中夏枯草、猪苓软坚散结，利湿化痰。紫丹参、花蕊石活血化瘀，因为微血管瘤数量较轻型增多，所以要将活血化瘀药用量增加。

第三类肺肾阴虚型。亦是临床常见类型，糖尿病视网膜病变患者中，肺肾阴虚比例比较多。眼局部症状：眼底可见微血管瘤及硬性渗出，此时已出现棉絮状渗出和出血斑，病重者或出现有大范围片状出血。全身症状：烦躁口渴，心烦易怒，无明火起，眼干口燥，大渴引饮，尿多频数，倦怠乏力，舌瘦色红苔少且舌上少津，脉细而数。因属阴虚有热，治则滋阴清热，益气生津，活血止血，临床常用效用方：麦冬、天门冬、西洋参、天花粉、肥知母、炒黄芩、细生地、乌元参、三七粉、生牡蛎、天花粉、浙贝母、干藕节、北五味子、制黄精、夏枯草。方中天、麦冬、元参、生地、天花粉养阴润燥、清火凉血。三七粉活血止血，将已出之大片血或出血斑化散开来，且防止再次出血。因为这类患者往往有反复出血的可能，所以要加以预防。藕节凉血止血，五味子收敛津液。阴虚的患者在补阴的同时加用五味子可以使之收敛，能够将所补之阴分津液尽量参与到生理运用中。方中应用黄精而非黄芪，因黄精补气，有气阴两补且不升阳之用，如用黄芪也未尝不可，但有阴虚虚热者应用黄芪恐之升阳，而且患者有反复出血的倾向，如用黄精则柔和很多。夏枯草软坚散结，配合浙贝母能够促进将黄白色渗出吸收和化散。

第四类肾虚络阻型。肾虚同时脉络被瘀血阻滞。局部表现：从眼底可见静脉迂曲，腊肠样改变，同时微血管瘤，硬性渗出，絮状渗出及出血斑或大片状的出血，有些出血量大者，血液可以进入玻璃体腔，甚至裂隙灯下直观可见玻璃体血样细胞及血样团块。全身症状：口干口渴、腰膝酸软、尿少乏力、舌红少苔、脉细数等阴虚表象。但由于脉络瘀阻，眼底检查见静脉血管迂曲呈腊肠样反应。所以治疗方面既要滋阴活络，同时要注意活血止血并用，针对已出之血，已成为瘀血者要活血化瘀，而正在出血和欲再出血者则要止血和血，预防再次和反复的出血。

中药里有很多可供选择的具有双向性的药物。临床上首选三七，活而不破，止而不瘀，活血同时止血。另外再配合蒲黄炭、地榆炭、侧柏炭共成止血之作用，既要活血又要防止再次出血，在处方中要体现医生的匠心和为患者的治疗目的。

临床常用处方：大熟地、山萸肉、淮山药、建泽泻、云茯苓、生炒蒲黄、三七粉、生茜草、血余炭、干藕节、生鳖甲、炒丹皮、鸡血藤、紫丹参、真川芎、苏地龙。方中鳖甲软坚散结。生蒲黄活血，炒蒲黄止血，配伍运用活血化瘀，防止出血。苏地龙活血通脉，应用于视网膜静脉血流不畅，主要能够避免加重渗出同时避免再次出血。

临床中以上四种类型可能会在病症出现的时候有个别症状的间杂，无论是局部还是全身表现，都会有并发症的出现。因为每位患者的个体情况不同，所以在临床应用时要融会贯通后加减参和使用。

对糖网病在临床治疗当中有几点体会也同大家交流一下。糖网是一个本虚标实之证，本虚在肺脾肾的不足，标实是由出血、瘀血、痰浊等因素使得血凝滞于眼的邪实物质。所以治疗时要标本兼顾，补肺、补脾、补肾均以补虚为主。但对于出血、渗出、痰湿要以祛邪为主，一定要注意补正与祛邪的治疗关系。总之医生如果能够精心地为患者调治，并且能够维持视网膜尽量不再受到破坏，达到能够稳定病情的目的，再尽可能地将视力进行一定程度的提高。

另外糖尿病视网膜病变本身往往出现在糖尿病中晚期，因为时间较久且病情比较深入，所以治疗过程很可能存在一定的难度，因此从医生角度必须要耐下心来鼓励患者坚持治疗，并要告知短时间内不能达到满意的治疗目的。

在治疗糖网过程中，一定要强调控制血糖稳定，这是至关重要的。实际上糖网只是糖尿病在眼部的表现，根源还在于糖尿病。因此控制血糖，加强运动，保持心情的愉快和充分的休息，是患者必须要长期坚持的。如果控制不好基本血糖，则会前功尽弃，病情反复。

对于糖尿病眼病、糖尿病视网膜病变的治疗，针对邪实主要应抓住出血问题和渗出问题。按中医眼科学讲，调整好出血及瘀血的同时强调祛湿化痰、软坚散结的观念是非常重要的。实际上单纯从病灶方面来看，是属于血证并痰浊阻于目内之两方面情况。

对于早期出现微血管瘤情况要以凉血活血为主，改善血管情况，通过凉血活血使得微血管瘤不再增生，同时将原有微血管瘤能够和化开散或减少，最后消除。药物方面比较重用生地、元参和三七养阴凉血。生地还有活血的作用，三七既可以活血又可以止血，具有双向调节作用。糖网初期少量出血时以凉血止血为主，常用大蓟、茅根、蒺藜、槐花、三七粉。如果病程较长、出血日久可用活血化瘀之丹参、川牛膝、川郁金、茺蔚子。有反复出血情况者要注意同时加用炒蒲黄、侧柏炭、地榆炭、血余炭等止血药防止再次或多次的反复出血。

糖网中晚期一般都会有视网膜水肿和硬性渗出，最后连片形成棉絮状渗出，甚至于晚期还会出现一些极化条索样变，条索位于视网膜与玻璃体之间，一旦极化日久收缩，便会牵拉视网膜造成网脱。在中医属于水湿痰浊凝聚，常要应用利水消肿、化痰除湿、软坚散结作为治疗手段，药用茯苓、泽泻、猪苓、车前子等利水除湿，夏枯草、象贝、鸡内金、昆布化痰软坚散结，使得极化部分尽量柔软，尽可能地预防，避免最后造成视网膜脱落的不良后果。

现代眼科将糖网分为非增殖期和增殖期。特别在增殖期，出现新生血管、玻璃体积血、纤维增生和极化条的情况下，西医多以激光治疗、封闭新生血管及玻璃体切割手术，虽然迫不得已但至少可以减少再出血，另外对于新生血管性青光眼和视网膜脱落也有预防的作用。

总体来讲糖尿病视网膜病变属于眼科疑难病，纠缠患者的时间很久，患者也会相对情绪烦躁，而且随着视力的逐渐退步，心情越发沉重，所以在治疗过程当中可以与患者交换一些看法，尽量解除他们的一些忧虑，令之能够正确对待疾病。作为医生，治疗用药的同时给患者做思想工作，对取得疗效和控制病情都是有益处的。

作为个人在中医眼科专业从事临床和教学已经数十年。在这里尽可能地将从业几十年以来，包括先师教导的经验，文献中查阅学习的知识，个人的临床体会一并拿出来与同道们共同探讨。其中很多都属于个人观点，因为每位医生相临或者所接触的环境和患者都不相同，因此可能出现很多不同的体会和观点。所以如果有误之处，还请大家多多提出宝贵的意见。

第三部分

临床病案

说明：本部分所有处方中每味药品均以克为计量单位，正文中不再一一标注。

（一）结膜病

第一：苏 男 六岁

首诊：2009-08-15

双眼红赤两个月，痒干不耐久视，晚间加重，食纳二便可。双眼结膜充血（2+），滤泡（2+）。视力：R：1.0；L：1.0。眼底未查，脉细数，舌淡红苔薄白。诊断：过敏性结膜炎。

野菊花 3　金银花 4　霜桑叶 4　川石斛 4

太子参 6　夏枯草 6　牛蒡子 4　炒栀子 3

川羌活 3　双钩藤 4　乌玄参 6

麦冬 4　川黄连 3　透骨草 3

二诊：2009-08-22

眼干涩痒减，结膜水肿，滤泡大部分消失。脉细数，舌淡红苔薄白。

野菊花 3　金银花 4　霜桑叶 4　制远志 3

太子参 6　夏枯草 6　牛蒡子 4　炒栀子 3

川羌活 3　双钩藤 4　乌玄参 6

麦冬 4　川黄连 3　透骨草 3

三诊：2009-08-29

眼干涩好转，皮肤略痒，二便如常，饮食一般，脉细，舌淡红苔薄白。

川羌活 3　口防风 5　野菊花 4　金银花 4
青连翘 5　双钩藤 3　香桂枝 2　当归尾 4
紫丹参 6　焦三仙各 4　川石斛 4

四诊：2009-09-12

眼症全清，水肿（－），充血（－）脉细，舌淡红苔薄白。

野菊花 3　金银花 4　霜桑叶 3　口防风 3
炒白术 6　太子参 9　川羌活 3
乌玄参 6　川黄连 3　透骨草 3
焦三仙各 3　枸杞子 4　炒扁豆 4

五诊：2010-05-29

近日眼红赤干痒，有分泌物，纳呆，结膜充血水肿（＋），双眼底未见异常，脉细，舌淡红苔薄白。

野菊花 4　金银花 6　霜桑叶 6　口防风 4
太子参 9　川羌活 3　乌玄参 9　川黄连 3
透骨草 6　炒艾叶 5　焦三仙各 5

焦槟榔 5　香砂仁 3　决明子 3

六诊：2011-04-23

一周前外感，双眼红略肿，眼分泌物多，略有咳嗽，食纳差，便干，结膜水肿充血（＋）。脉细，舌红苔薄白。视力：R：1.0；L：1.2。

野菊花 3　金银花 3　青连翘 3　口防风 3
川贝母 3　炒栀子 3　淡竹叶 3　川黄连 3
生甘草 3　苦桔梗 3　胖大海 3

七诊：2011-05-07

眼症减轻，脉细，舌淡红苔薄白腻，结膜充血水肿（－），滤泡（－）。

野菊花 4　金银花 6　决明子 3　炒白术 3
太子参 6　川羌活 3　乌玄参 6　炒薏米 6
口防风 3　双钩藤 3　炒黄芩 3　生甘草 6
蒲公英 6　青连翘 6　焦三仙各 6　香砂仁 3

八诊：2012-04-13

眼症两周左右，视物久觉干涩胀痛，双眼红赤，分泌物晨起多，便日一行，早餐食欲不佳，脉细，舌淡红苔薄白。双眼充血（＋），水肿（＋），滤泡（＋）。

金银花 6　青连翘 6　淡竹叶 3　口防风 6

川羌活 5　醋柴胡 6　双钩藤 5

野菊花 3　川黄连 3　决明子 3

焦三仙各 3　炒莱菔子 3　焦槟榔 3

九诊：2013-03-02

眼症稍有发作，脉细，舌淡红苔薄白。视力：R：1.2；L：1.2。

金银花 4　青连翘 4　苏薄荷 3　口防风 4

乌玄参 6　细生地 6　透骨草 5　太子参 5

焦白术 4　炒扁豆 5　怀山药 5　香砂仁 3

炒莱菔子 4　焦槟榔 4　焦三仙各 3

第二：缪 女　七十岁

首诊：2013-11-12

左眼内眦至白睛泡状隆起四个月，曾刺开放泡水两次，诊为"左眼结膜淋巴滤泡""双眼老年性白内障"。血压血脂血糖（－），入睡较慢，眠中多梦。视力：R：0.4（裸），0.6（矫）；L：0.6（裸），0.8（矫）。脉弦细，舌淡红苔薄白有齿痕。

香桂枝 6　云茯苓 12　炒车前子 15　川黄连 6

炒黄芩 6　生石膏 40　决明子 6

赤芍药 9　当归尾 12　川郁金 9

炒枣仁 30　生龙齿 40　焦三仙各 6

二诊：2013-11-26

药后觉眼轻松舒适，左眼滤泡有所减小，白睛稍红赤。脉弦细数，舌淡红有齿痕苔薄白。

香桂枝 6　云茯苓 12　炒车前子 15　川黄连 9

炒黄芩 6　生石膏 40　海螵蛸 15　荆芥炭 12

赤芍药 9　当归尾 12　川郁金 9

炒枣仁 30　生龙齿 40　焦三仙各 6

三诊：2014-11-18

近日视物略有重影，尤以看书时加重，左眼球向下活动受限，脉弦细，舌淡红苔薄白。

生石决明 30　双钩藤 9　口防风 9　醋柴胡 9

伸筋草 12　全干蝎 6　白僵蚕 6　川羌活 6

杭菊花 9　枸杞子 9　焦三仙各 6

四诊：2014-12-09

药后视物重影较前好转，前外出游玩回京后稍觉头疼，时流泪。

脉弦细，舌暗红有齿痕苔薄腻。

香桂枝 9　云茯苓 12　生石膏 40　川黄连 9

当归尾 12　炒黄芩 9　川羌活 6　口防风 9

紫丹参 20　法半夏 6　建泽泻 9　金银花 9

炒车前子 15　青连翘 9　炒蔓荆子 9

五诊：2014-12-23

视力进步，眼前清亮。近发湿疹（右手背），脉弦细，舌淡红苔薄白。视力：R：0.5；L：0.8。

香桂枝 9　云茯苓 12　醋柴胡 9　夏枯草 20

川羌活 6　口防风 9　金银花 9　青连翘 9

炒蔓荆子 9　枸杞子 9　杭菊花 9　焦三仙各 6

炒黄芩 9　乌玄参 20　炒艾叶 9

六诊：2015-01-06

视物如前有增，视力：R：0.6（裸），0.8（矫）；L：0.8（裸），0.8（矫）。脉沉弦，舌暗红苔薄白。

香桂枝 9　云茯苓 12　醋柴胡 9　夏枯草 20

川羌活 6　口防风 9　金银花 9　青连翘 9

炒蔓荆子 9　枸杞子 9　杭菊花 9　焦三仙各 6

炒黄芩 9　乌玄参 20　炒艾叶 9

野葛根 12　焦白术 12　补骨脂 9

第三：刘 女 五十八岁

首诊：2010-08-27

2008 年 3 月诊为"过敏性结膜炎"，点眼药水后干涩加重，现分泌物多，质地黏滞，眼痒涩，畏光畏风，灼热感，不耐久视。胸口热，腰冷，短气少力，盗汗烘热，食纳眠可，偶有头晕眩，口干舌燥。视力：R：0.8；L：0.6。脉弦细，舌暗苔中裂。诊断：慢性结膜炎，白内障，眼底动脉硬化。

金银花 12　青连翘 12　川羌活 6　口防风 9

川黄连 9　干姜 6　野菊花 6

炒丹皮 9　地骨皮 9　明天麻 9

乌玄参 15　北沙参 12　细生地 15

二诊：2010-09-10

药后眼部症状均有减轻，大便不成形。脉弦细数，舌暗中裂苔少。视力：R：1.0；L：0.8。

蒲公英 20　败酱草 20　金银花 12　野菊花 6

川黄连 6　青连翘 9　乌玄参 15　炒丹皮 9

香白芷 9　川羌活 6　口防风 9

枸杞子 9　醋柴胡 9　川郁金 9

龙胆草 6　生甘草 9　双钩藤 9

三诊：2010-09-24

晨起眼症减轻，畏风畏光减轻，盗汗烘热减轻，头晕眩偶作，小便急。双眼结膜充血水肿减，仍有脓性分泌物，脉弦细，舌淡红苔略少。

蒲公英 20　金银花 12　野菊花 6　川黄连 6

青连翘 9　乌玄参 15　川羌活 6　口防风 9

醋柴胡 9　龙胆草 6　双钩藤 9　生石膏 30

决明子 6　炒栀子 9　紫丹参 15

四诊：2010-11-05

能睁眼，诸症好。脉沉弦，舌淡红苔少。

蒲公英 20　金银花 12　野菊花 8　川黄连 8

青连翘 9　乌玄参 30　川羌活 6　口防风 9

醋柴胡 9　龙胆草 6　双钩藤 9　生石膏 30

决明子 8　当归尾 12　浙贝母 9　炒栀子 9

五诊：2010-12-03

睁眼较前好，分泌物净，视力：R：1.0；L：1.0。脉沉弦，舌淡红苔少。结膜充血（－），水肿（－）。

蒲公英20　金银花12　野菊花8　川黄连8

青连翘9　乌玄参30　川羌活6　口防风9

醋柴胡9　龙胆草6　双钩藤9　生石膏30

决明子6　当归尾12　炒栀子9　夏枯草15

第四：朱　男　七十九岁

首诊：2015-05-30

近一年眼觉黏滞摩擦感，近一周黑影飘动。2月份因胆结石穿孔施手术治疗，平素血压高，下肢静脉瓣关闭不全，午后腿肿。脉弦，舌有裂痕苔中心灰腻。视力：R：0.8；L：0.6。眼底：A/V=1/3，反光强。诊断：双眼结膜炎，玻璃体浑浊，老年白内障。

大熟地20　生山药12　枸杞子9　杭菊花9

盐知柏各6　生磁石40　川郁金9　紫丹参20

三七粉6　乌玄参30　川羌活6

口防风9　炒黄芩6　金银花9

二诊：2015-06-30

药后觉眼前黑影飘动有所好转，腿肿之症状明显减轻。脉弦缓，舌淡红苔厚腻。

大熟地 20　生山药 12　枸杞子 9　杭菊花 9
盐知柏各 6　生磁石 40　川郁金 9　紫丹参 20
三七粉 6　乌玄参 30　川羌活 6　制黄精 15
口防风 9　炒黄芩 6　金银花 9　石菖蒲 12

三诊：2015-08-11

眼症减，大便可。脉弦劲，舌暗苔白腻。

大熟地 20　生山药 12　枸杞子 9　杭菊花 9
盐知柏各 6　生磁石 40　川郁金 9　紫丹参 20
三七粉 6　乌玄参 30　川羌活 6　制黄精 15
口防风 9　炒黄芩 6　金银花 9
石菖蒲 12　焦白术 9　灶心土 15

四诊：2015-09-22

黑影飘动有所好转，眼部灼热感消失。腿肿已安，疲累亦有好转，双眼结膜水肿基本消失。脉弦细劲，舌尖红苔根厚腻。

大熟地 20　生山药 12　枸杞子 9　杭菊花 9

盐知柏各 6　生磁石 40　川郁金 9　紫丹参 20

三七粉 6　乌玄参 30　川羌活 6　制黄精 15

口防风 9　金银花 9　炙黄芪 20

诃子肉 9　石菖蒲 12　灶心土 20

五诊：2015-11-28

眼前黑影飘动好转，眼前黏滞感消失。夜尿有减，脉弦，舌淡红苔中心腻。

大熟地 20　生山药 12　枸杞子 9　杭菊花 9

盐知柏各 6　生磁石 40　川郁金 9　紫丹参 20

三七粉 6　乌玄参 30　川羌活 6　制黄精 15

口防风 9　金银花 9　炙黄芪 20　茯苓、神各 12

诃子肉 9　石菖蒲 12　灶心土 20　焦白术 12

第五，葛 女　六岁

首诊：2013-08-31

每逢春秋季节双眼红赤痒涩，迎风流泪，畏光，如上三年余，外院诊为"过敏性结膜炎"给眼药治疗，效果不佳，不耐久视，素易便秘，眠中磨牙。脉细，舌尖红苔白。

野菊花 3　口防风 3　川羌活 3　白鲜皮 3

双钩藤 4　　白僵蚕 3　　苏薄荷 4　　焦槟榔 4

决明子 4　　炒艾叶 4　　透骨草 4

乌玄参 6　　谷精草 4　　焦三仙各 3

二诊：2014-09-16

过敏性结膜炎一周，双眼红赤睑肿，干痒欲揉，眼症时合并外感，流涕鼻干，便可。脉细，舌尖红苔薄白。

野菊花 3　　口防风 3　　川羌活 3　　白鲜皮 3

双钩藤 4　　白僵蚕 3　　苏薄荷 4　　焦槟榔 4

决明子 4　　炒艾叶 4　　透骨草 4

乌玄参 6　　谷精草 4　　焦三仙各 3

荆芥穗 4　　炒杏仁 4　　川贝母 3

三诊：2014-10-11

药后眼症有减轻，外感后眼有分泌物，大便三日一行，指缝偶起小疹，脉细，舌尖红苔薄白。

太子参 3　　云茯苓 4　　炒白术 3　　枸杞子 3

杭菊花 3　　炒扁豆 3　　炒山药 3　　莲子肉 4

苦桔梗 3　　生薏米 5　　炒苍术 3

青葙子 3　　炒蔓荆子 3　　焦三仙各 3

四诊：2015-03-31

眼症稳定，虽无明显不适，但恐近春月又反复发作，眠欠安磨牙踢被，便干二三日一行，便下有血。脉细，舌尖红苔薄白。

金银花 4 　青连翘 4 　野菊花 4 　口防风 4

双钩藤 3 　白僵蚕 3 　苏薄荷 3 　炒艾叶 3

透骨草 5 　太子参 5 　焦白术 4

炒山药 4 　香砂仁 3 　焦三仙各 3

五诊：2015-04-14

眼症稳定，未觉明显不适，食纳有增。脉细，舌尖红苔薄白。

金银花 4 　青连翘 4 　野菊花 4 　口防风 4

双钩藤 4 　白僵蚕 3 　苏薄荷 3 　炒艾叶 3

透骨草 5 　太子参 5 　生白术 5

炒山药 4 　香砂仁 3 　焦三仙各 3

第六：刘 女　四十二岁

首诊：2012-11-13

双眼红肿，泪多二十日，发病初始以左眼为重，后发为双眼，外院诊为"接触性过敏""双眼上睑皮炎"，给激素眼药治疗，眼症至今未缓解。眠中多梦，睡轻易醒，便下可。脉沉弦细，舌淡红苔薄白。眼底未见异常。诊断：结膜炎，睑缘炎。

川羌活 6　口防风 9　金银花 9　青连翘 9

北沙参 12　乌玄参 15　野菊花 6　双钩藤 6

牛蒡子 9　苏薄荷 6　赤芍药 9　当归尾 9

二诊：2012-11-27

药后双眼红肿，异物感及分泌物均减轻大半，睡眠如前，睡轻
易醒。舌淡红苔薄白。

川羌活 6　口防风 9　金银花 12　青连翘 12

北沙参 12　野菊花 9　双钩藤 9　川黄连 6

牛蒡子 9　苏薄荷 9　赤芍药 9

当归尾 12　炒枣仁 30　茯苓、神各 12

三诊：2012-12-18

双眼红肿及异物感已好转。脉沉弦细，舌淡红苔白。

川羌活 6　口防风 9　金银花 12　青连翘 12

北沙参 12　野菊花 9　双钩藤 9

川黄连 6　赤芍药 12　白僵蚕 6

当归尾 12　炒枣仁 30　茯苓、神各 12

（二）角膜病

第一：杨 女 十五岁

首诊：2013-05-25

双目红赤畏光疼痛多年，当地医院诊为"病毒性角膜炎"，现畏光畏风，眼热刺痛难忍，分泌物如结块状黏硬。大便秘结，唇色赤红，心慌急躁，鼻起疱疹，此起彼伏，额头扁平疣。初潮三年，月经后期量少。视力：R：0.2（裸），0.8（矫）；L：0.2（裸），0.8（矫）。脉弦细，舌尖红苔白。今前节检查：球结膜充血水肿（2+），双眼角膜中央白斑溃烂，Fe（+），双眼底探查不清，诊断：双眼病毒性角结膜炎，角膜白斑。

龙胆草 6　炒栀子 6　姜黄连 9　炒黄芩 6
谷精草 9　密蒙花 12　木贼草 9　川羌活 6
口防风 9　大青叶 15　当归尾 12　乌玄参 30
决明子 9　生白及 15　赤芍药 12　艾叶炭 9
三剂急服。

二诊：2013-05-28

药后眼红赤症较前好转，视物较前清晰，畏光畏风均较前好转，额头及鼻尖部易出油脂，偶有口气，大便药后日二三次，此经行已后期十余日。曾见经行二日自止，逾数日又行之症状。视力：R：0.4；

L：0.5（裸）。脉弦细，舌淡红苔薄白。

龙胆草 6　炒栀子 6　姜黄连 9　炒黄芩 6
谷精草 9　密蒙花 12　木贼草 9　川羌活 6
口防风 9　大青叶 15　当归尾 12　乌玄参 30
决明子 9　生白及 15　赤芍药 12
艾叶炭 9　野菊花 6　金银花 9
七剂。

三诊：2013-06-04

左眼白睛红赤，后逐渐消退，现红赤未净。大便略稀，晨起觉腹胀，次月经已逾二十日未行，右眼感分泌物多。脉弦细，舌暗红苔黄腻。

龙胆草 6　炒栀子 6　姜黄连 9　炒黄芩 6
谷精草 9　密蒙花 12　木贼草 9　川羌活 6
口防风 9　大青叶 15　当归尾 12　乌玄参 30
决明子 9　生白及 15　赤芍药 12　蒲公英 30
艾叶炭 9　野菊花 6　金银花 9　板蓝根 15
七剂。

四诊：2013-06-11

眼症减下，眠差，手足热，不适寒温，晨起口气浊重，脉沉弦，舌淡红苔薄白。

龙胆草 6　姜黄连 9　谷精草 9　密蒙花 12

木贼草 9　川羌活 6　口防风 9　当归尾 12

生白及 15　乌玄参 30　决明子 9　野菊花 6

金银花 9　蒲公英 30　板蓝根 15　香桂枝 3

炒枣仁 20　茯苓、神各 12　家葛花 12

五诊：2013-07-13

眼症好转后却仍作反复，回四川后加重，现见右眼内眦红赤，痤疮及额部油脂较前好转未彻，近日小便略黄，Lmp 6～11，脉弦细，舌淡红苔薄白。

龙胆草 6　姜黄连 9　谷精草 9　密蒙花 12

木贼草 9　川羌活 6　口防风 9　当归尾 12

生白及 12　乌玄参 30　决明子 9　野菊花 6

金银花 9　蒲公英 30　板蓝根 15

炒枣仁 20　杭菊花 12　苦桔梗 9

胖大海 9　野葛根 9　生石膏 30

三剂。

六诊：2013-07-16

左眼角膜边缘红赤，视力明显提高：R：0.5（裸），0.8（矫）；L：0.3（裸），1.0（矫）。脉弦细，舌淡红苔薄白。

龙胆草 6　姜黄连 9　谷精草 9　密蒙花 12

木贼草 9　川羌活 6　口防风 9　当归尾 12

生白及 12　乌玄参 30　决明子 9　野菊花 9

蒲公英 30　板蓝根 15　炒枣仁 20

野葛根 9　生石膏 30　炒黄芩 9

四剂

七诊：2013-07-20

面疮及鼻赤减轻，左眼视力续增，月经延后九天。脉弦细，舌淡红苔薄白。视力：R：0.5（裸），1.0（矫）；L：0.6（裸），1.0（矫）。

生桃仁 6　草红花 6　赤芍药 9　当归尾 12

紫丹参 20　谷精草 9　木贼草 9　密蒙花 9

野菊花 9　银花炭 12　决明子 9　白蒺藜 9

龙胆草 6　川黄连 9　生甘草 9

第二：王　男　八岁

首诊：2015-07-31

双眼角膜炎反复发作三年，2014 年冬季发作频率增加，持续激素眼药治疗，现右眼角膜炎发作期，Fe（＋），疼痛难忍，赤痒畏光。大便欠畅，视力：R：1.0；L：0.8。脉细数，舌尖红苔薄白。眼底未见异常，诊断：右眼倒睫，双眼角膜炎。

川羌活 3　口防风 4　野菊花 3　密蒙花 4

炒黄芩 4　木贼草 3　生甘草 4

生秦皮 3　老秦艽 4　蒲公英 9

太子参 6　焦三仙各 3　双钩藤 4

七剂，尽服再七剂。

二诊：2015-09-05

痛痒感均减轻，揉眼减少。余不记。

川羌活 3　口防风 4　野菊花 3　密蒙花 4

炒黄芩 4　木贼草 3　生甘草 4　生白及 6

生秦皮 3　老秦艽 4　蒲公英 9　轻马勃 6

太子参 6　焦三仙各 3　双钩藤 4　败酱草 6

七剂，尽服再七剂。

三诊：2015-09-26

疼痒感基本消失，近用眼较多，大便次数药后增多。脉细，舌淡红苔薄白。

川羌活 3　口防风 4　密蒙花 4　白僵蚕 4

炒黄芩 4　木贼草 3　生甘草 4

生白及 6　生秦皮 3　蒲公英 9

太子参 6　焦三仙各 3　双钩藤 4

七剂，尽服再七剂。

四诊：2015-10-31

眼症基本消失，每日大便两次。脉细，舌尖红苔白。双 Fe（－），结膜充血（＋），水肿（＋），分泌物。

川羌活 3　口防风 4　密蒙花 4　白僵蚕 4
炒黄芩 4　生甘草 4　蒲公英 9
太子参 6　焦三仙各 3　双钩藤 4
金银花 4　青连翘 4　野菊花 3
七剂，尽服再七剂。

五诊：2015-11-28

眼症稳定，患儿揉眼减少。脉弦细，舌尖红苔薄白。

川羌活 3　口防风 4　密蒙花 4　白僵蚕 4
炒黄芩 4　生甘草 4　蒲公英 9　木贼草 4
太子参 6　焦三仙各 3　双钩藤 4　炒栀子 3
金银花 4　青连翘 4　野菊花 3
七剂，尽服再七剂。

六诊：2015-12-26

红赤未再发，痛痒均安，左眼屈光不正。脉细数，舌尖红苔薄白。

视力：R：1.0；L：0.5。

太子参 6　云茯苓 6　炒白术 4　炒扁豆 4
生山药 6　莲子肉 4　枸杞子 4
杭菊花 4　炒蔓荆子 4　口防风 4
野菊花 3　双钩藤 3　焦三仙各 4

第三：田 女 五岁

首诊：2014-12-06
畏光流泪三个月，外院检查后见 Fe(＋)，诊为"左病毒性角膜炎"，点激素眼药治疗并口服抗生素，便二三日一行，晨起口气重。视力：R：0.8；L：0.8。脉指纹风关，舌淡红苔薄白。诊断：左眼角膜炎。

野菊花 3　口防风 4　木贼草 4　决明子 4
川羌活 3　金银花 3　青连翘 4　密蒙花 3
双钩藤 3　皂角刺 3　生秦皮 3
七剂。

二诊：2014-12-13

药后畏光流泪有所减轻，所点眼药已停。便二日一行。脉指纹风关，舌淡红苔白腻。

野菊花 3　口防风 4　木贼草 4　决明子 4

川羌活 3　金银花 3　青连翘 4　密蒙花 3

双钩藤 3　皂角刺 3　生秦皮 3　川贝母 3

太子参 3　干藿佩各 3　生鸡内金 3

七剂。

三诊：2015-01-03

畏光流泪基本好转，今查 Fe（－），近日外感咳嗽，鼻塞，便下仍欠畅。脉指纹风关，舌红苔薄白。

野菊花 3　口防风 4　木贼草 4　决明子 4

川羌活 3　金银花 3　青连翘 4　双钩藤 3

皂角刺 3　生秦皮 3　川贝母 3

太子参 3　生鸡内金 3　炒苍耳子 2

第四：兰　男　四十三岁

首诊：2013-01-22

一年前因"双角膜炎"给激素药物治疗，四个月前诊断为"双干眼症""双角膜炎发作"继续给激素治疗，现双眼干涩泪少，异物感明显，畏光。小便频多，夜尿甚至七八次，大便急。频繁性生活后有头痛症状。脉弦细，舌淡红浅齿痕苔薄白。视力：R：1.2；L：1.2。前节检查双眼角膜 Fe（＋），结膜充血水肿（2+），双眼眼底未见异常。诊断：双角结膜炎，干眼症。

川羌活 6　　口防风 9　　炒蔓荆子 9　　金银花 12

青连翘 9　　野菊花 6　　天、麦冬各 12　　北沙参 15

上肉桂 6　　川黄连 6　　白茅根 9

香砂仁 6　　益智仁 12　　五味子 6

二诊：2013-02-23

药后眼干涩异物感明显好转，眼泪仍少，小便仍多，夜尿五六次。检查双眼结膜充血水肿退下，Fe（-）。脉弦细，舌略暗苔薄白。

川羌活 6　　口防风 9　　炒蔓荆子 9　　金银花 12

青连翘 9　　野菊花 6　　天、麦冬各 12　　北沙参 15

上肉桂 6　　川黄连 6　　五味子 6　　干藿草 12

怀山药 12　　乌玄参 15　　车前草 15

（三）睑板腺病

第一：闪　女　十七个月

首诊：2011-07-01

右眼下睑突发肿红，外院诊为"霰粒肿"，点眼药治疗，建议手术，大便干如球，指纹风关，舌淡红苔薄白。眼底未查，诊断：右眼下睑睑板腺囊肿。

金银花 3　青连翘 4　川黄连 3　香白芷 3
生甘草 4　决明子 3　天花粉 4　浙贝母 4
制乳香 3　制没药 3　干葶草 3

二诊：2011-07-08
右眼下睑红肿突起药后始消，便先干后软，脉指纹风关。

金银花 3　青连翘 4　川黄连 3　香白芷 3
生甘草 4　决明子 4　天花粉 4
浙贝母 4　制乳香 3　制没药 3
干葶草 3　蒲公英 6　真川芎 3

三诊：2011-07-15
右眼下睑红肿减轻，便先干后稀，舌淡红苔白，指纹风关。

金银花 3　青连翘 4　川黄连 3　香白芷 3
生甘草 4　决明子 4　天花粉 4　野菊花 3
浙贝母 4　制乳香 3　制没药 3　皂角刺 3
干葶草 3　蒲公英 6　真川芎 3

四诊：2011-07-30

药后右眼下睑溃破流脓，红肿退下，便可，指纹青，舌淡红苔白。

金银花 3　青连翘 4　川黄连 3　香白芷 3
生甘草 4　决明子 4　天花粉 4　浙贝母 4
蒲公英 6　野菊花 3　败酱草 3

五诊：2011-08-09

药后仍有脓流出，疖肿较前明显减小，小便略黄，脉指纹风关，舌淡红苔厚。

金银花 3　青连翘 4　川黄连 2　香白芷 3
生甘草 4　决明子 4　天花粉 4
浙贝母 4　蒲公英 6　野菊花 3
败酱草 3　全当归 3　干葳草 3

六诊：2011-08-19

疖肿较前明显减小，红肿退下，脉指纹紧，舌淡红苔腻。

金银花 3　青连翘 4　川黄连 2　香白芷 3
生甘草 4　决明子 4　浙贝母 4　蒲公英 6
野菊花 3　败酱草 3　全当归 3
干葳草 3　双钩藤 3　口防风 3

焦三仙各 3　焦槟榔 3　夏枯草 4

七诊：2011-08-30

观察赘物软小，基本消失，指纹风关，舌淡红苔薄白。

金银花 3　青连翘 4　川黄连 2　香白芷 3
生甘草 3　决明子 4　浙贝母 4　蒲公英 6
野菊花 3　败酱草 3　全当归 3
生石膏 9　双钩藤 3　口防风 3
焦三仙各 3　焦槟榔 3　夏枯草 4

八诊：2011-09-11

右下睑红肿消去，外感五日咳嗽流涕，脉指纹风关，舌红苔腻。

金银花 3　青连翘 4　川黄连 3　香白芷 3
天花粉 4　浙贝母 4　蒲公英 6　野菊花 3
败酱草 3　荆芥穗 3　口防风 3　川贝母 3

九诊：2011-10-04

右眼下睑睑板腺囊肿只存有一小红点，指纹稍青，舌淡红苔厚腻。

金银花 3　青连翘 3　荆芥穗 3　口防风 3
川贝母 3　苦桔梗 2　蜜前胡 4　法半夏 3

生薏米 4　夏枯草 5　焦三仙各 3

鸡内金 3　醋柴胡 3　炒栀子 3

十诊：2011-11-01

右眼下睑睑板腺囊肿全部吸收，脉指纹风关，舌尖红苔薄白。

金银花 3　青连翘 3　荆芥穗 3　口防风 3

川贝母 3　苦桔梗 2　蜜前胡 4　法半夏 3

生薏米 4　夏枯草 8　焦三仙各 3　鸡内金 3

醋柴胡 3　炒栀子 3　决明子 3

第二：胡　男　三十一岁

首诊：2013-01-05

双眼屈光不正，双 -3D 十五年，左眼外眦分泌白色泡沫样物质，双眼沙涩异物感，同样症状左眼相对较重，飞蚊飘动，当地医院诊为"睑腺炎""结膜炎"，平素便溏而黏。脉弦细，舌淡红苔白腻。视力：R：0.25（裸），1.2（矫）；L：0.2（裸），1.2（矫）。眼底未见明显异常。诊断：双眼睑炎。

炒苍术 9　盐黄柏 9　醋柴胡 9　炒车前子 12

焦白术 12　枸杞子 9　罂粟壳 6　杭菊花 9

生磁石 40　金银花 9　青连翘 9　生甘草 9

二诊：2013-01-08

眼外眦分泌物减半，眼前"飞蚊"仍重，便下可成形，眠中多梦，口干。视力：R：0.4（裸），1.2（矫）；L：0.3（裸），1.2（矫）。脉弦细，舌淡红苔略黄。

炒苍术 9　盐黄柏 9　醋柴胡 9　炒车前子 12

焦白术 12　枸杞子 9　罂粟壳 6　杭菊花 9

生磁石 40　金银花 9　青连翘 9

生甘草 9　野菊花 6　败酱草 15

炒枣仁 30　茯苓、神各 12　生龙齿 40

三诊：

分泌物全清，眼前"飞蚊"如网状蕴开。脉弦细，舌淡红苔略黄。

金银花 12　青连翘 12　盐知柏各 9　蒲公英 30

生磁石 40　炒枣仁 30　生龙齿 30　龙胆草 9

川黄连 6　生薏米 30　醋柴胡 9

第三：宋 女 两岁

首诊：2014-12-30

双眼睑板腺囊肿"右上、左下"，西医建议手术治疗，患儿揉眼，眠中偶惊，脉指纹气关，舌红苔白。诊断：睑板腺囊肿。

金银花3　青连翘3　口防风3　夏枯草5

太子参3　云茯苓3　焦白术3　赤芍药3

生薏米4　苦桔梗3　双钩藤3

炒枳壳3　焦三仙各3　香砂仁3

二诊：2015-01-13

右上左下均消下，指触只存基点，便先干后软，舌尖红苔薄白。

金银花3　青连翘3　口防风3　夏枯草5

太子参3　云茯苓3　焦白术3　赤芍药3

生薏米4　双钩藤3　焦三仙各3　决明子2

香砂仁3　炙黄芪3　焦栀子1　当归尾3

（四）眼睑抽搐病

第一：王 男 三岁

首诊：2010-07-06

2009年10月开始双眼痉挛，睡时肢体亦有抽搐，患儿足月剖腹产，否认家族史，外院诊断为"小儿抽动症"。脉指纹气关，舌淡红苔薄白，眼底未查。诊断：眼睑痉挛。

双钩藤4　口防风3　荆芥炭6　川羌活3

金银花 4　伸筋草 6　鸡内金 6　焦槟榔 3

焦山楂 6　白僵蚕 3　太子参 6

炒扁豆 6　炒山药 6　莲子心 3

二诊：2010-07-27

药后抽搐减轻，夜间较白日重，脉细，舌淡红苔少。

双钩藤 4　口防风 3　荆芥炭 6　川羌活 3

金银花 4　伸筋草 6　鸡内金 6　白僵蚕 3

太子参 6　炒扁豆 6　炒山药 6　莲子心 3

野葛根 6　伸筋草 6　焦三仙各 3

川黄连 3　全干蝎 1　炙黄芪 6

三诊：2010-08-31

眼症及全身症状均好转，眼痒。脉指纹风关，舌淡红苔白腻。

金银花 3　青连翘 3　双钩藤 3　口防风 3

白僵蚕 3　苏薄荷 3　炒扁豆 6　炒山药 6

太子参 6　炙黄芪 6　香白芷 4　生甘草 6

四诊：2010-10-05

服药眼睑痉挛及全身肢体抽搐基本不发作，外感两周，咳嗽有痰黄涕，近日便稍干，脉细，舌红苔薄黄。

金银花 3　青连翘 3　双钩藤 3　口防风 3

白僵蚕 3　苏薄荷 3　炒扁豆 6　炒山药 6

太子参 6　炙黄芪 6　香白芷 4　生甘草 6

淡竹叶 2　炒黄芩 2　川贝母 2　炙紫菀 3

五诊：2010-11-12

眼抽搐基本消失，只情绪激动时偶发，今晨鼻血，脉指纹风关，舌淡红苔薄白。

金银花 3　青连翘 3　双钩藤 3　口防风 3

白僵蚕 3　炒扁豆 6　炒山药 6　太子参 6

炙黄芪 6　香白芷 4　伸筋草 4　白附子 2

川羌活 3　生龙齿 6　焦三仙各 5

白茅根 3　大蓟 4　姜黄连 3

六诊：2010-12-14

低烧一周后高热至 40℃（热时手足抽动）三日，后持续低热，于近日退热。现咳嗽痰多，涕黄稠，便干，脉细，舌淡红苔薄白。扁桃体红肿（2+）。

金银花 3　青连翘 3　淡竹叶 2　牛蒡子 3

川贝粉 3　苦桔梗 3　蜜前胡 3　法半夏 3

炒栀子 3　生甘草 3　白僵蚕 3

荆芥穗 3 口防风 3 生山楂 4

七诊：2011-01-21

近眼部未作抽搐，但平时手足略有抽动，胸闷减轻，略有咳嗽，便可，脉指纹风关，舌淡红苔薄白。

川羌活 2 口防风 3 双钩藤 3 白僵蚕 3
川黄连 3 朱茯苓 3 炒枳实 15 醋柴胡 3
麦冬 4 北沙参 6 苦桔梗 3
焦三仙各 3 生山楂 3 太子参 3

八诊：2011-02-11

近日眼部又作抽搐，平日不定时四肢及头部抽动，梦中咬牙，早醒。脉细，舌尖边红苔薄白。

川羌活 3 口防风 4 双钩藤 3 白僵蚕 3
川黄连 3 茯苓 4 枳实 1.5 柴胡 3
麦冬 4 北沙参 6 焦三仙各 3
山楂 3 太子参 3 荆芥炭 6

九诊：2011-05-10

近一直未作眼部抽搐，仍于情绪波动时稍有四肢抽动，烦躁易怒，大便时干，脉细，舌尖红苔腻。

金银花 4　青连翘 4　淡竹叶 3　双钩藤 3

炒黄芩 3　炒栀子 3　白僵蚕 3　伸筋草 3

苏薄荷 3　芦、茅根各 4　焦三仙各 3

川黄连 3　焦槟榔 4　生龙牡各 6

第二：金　男　六岁

首诊：2014-06-27

双眼抽动一年余，后逐渐波及颈部、双臂、腰身腿部，精力差，注意力不集中，每时发作，外院诊为"多动症"，给中西结合治疗。患儿紧张时症状加重，伴随呕吐，放松时症状减轻，睡眠时抽动。脉细，舌尖红苔薄白。眼底未见明显异常。诊断：小儿多动症。

太子参 4　茯苓、神各 6　焦白术 5　炒扁豆 5

双钩藤 4　全干蝎 1　口防风 4　杭白芍 5

炙甘草 3　荆芥炭 6　伸筋草 6

二诊：2014-07-04

重发一次，脉细，舌尖红苔黄。

太子参 4　茯苓、神各 6　焦白术 5　炒扁豆 5

双钩藤 4　全干蝎 1　口防风 4　杭白芍 5

炙甘草 3　荆芥炭 6　伸筋草 6　川黄连 4

三诊：2014-07-11

日常抽动较前缓解，晚间发惊恐状，多言恐惧，伴有恶心呕吐。脉细，舌尖红苔薄白。

羚羊粉 0.15　双钩藤 4　霜桑叶 4　杭菊花 4

茯苓 6　细生地 6　白僵蚕 3　全干蝎 1.5

伸筋草 6　杭白芍 6　炙甘草 4　焦三仙各 4

川羌活 3　口防风 4　荆芥炭 6

四诊：2014-07-18

面部发作较前明显减缓，身体抽动仍有，但较前减轻，仍易急躁恐惧，脉细，舌红苔少。

太子参 4　茯神 6　生龙齿 12　全蝉蜕 6

荆芥炭 3　杭白芍 4　炙甘草 4　朱远志 4

炒丹皮 6　地骨皮 6　川黄连 3

野葛根 4　焦栀子 4　淡豆豉 6

五诊：2014-08-01

近症状明显减轻。面部基本不抽动，脉弦细数，舌尖红苔薄白。

太子参 4　茯苓、神各 6　炒白术 3　炒扁豆 3

双钩藤 4   全干蝎 1   杭白芍 5   口防风 4

炙甘草 3   荆芥炭 6   伸筋草 6   川黄连 4

白僵蚕 3   鲜生姜 3   法半夏 3   焦三仙各 3

六诊：2014-08-08

症状缓解，呕溢之象已安，脉细，舌红苔薄白。

太子参 6   茯苓、神各 6   炒白术 3   炒扁豆 3

双钩藤 4   全干蝎 1   杭白芍 5   口防风 4

炙甘草 3   荆芥炭 6   伸筋草 6   白僵蚕 3

鲜生姜 3   法半夏 3   焦三仙各 3

炒黄芩 4   鸡内金 6   炒莱菔子 6

七诊：2014-08-29

症状稳定，无呕吐，身体抽搐基本稳定不每日发作，脉细，舌
尖红苔薄白。

川羌活 3   双钩藤 4   杭白芍 4   炙甘草 3

野葛根 6   醋柴胡 4   白僵蚕 4   全干蝎 1

鲜生姜 4   青竹茹 4   茯苓、神各 6

焦三仙各 3   鸡内金 3   法半夏 4

决明子 3   太子参 4   炒苍术 3

八诊：2014-09-13

症状维持稳定，面部症状不发作，全身症状基本不发。脉细，舌淡红苔薄白。

川羌活 3　双钩藤 4　炙甘草 3　制黄精 6

野葛根 6　醋柴胡 4　白僵蚕 4　全干蝎 1

鲜生姜 4　青竹茹 4　茯苓、神各 6　炙黄芪 6

焦三仙各 3　鸡内金 3　法半夏 4　荆芥穗 3

决明子 3　太子参 4　炒苍术 3　生磁石 9

第三：刘 男 十岁

首诊：2015-09-19

左眼睑下垂两个月，当地医院诊断为"左侧动眼神经麻痹"，给激素 60mg/ 日冲击治疗，效果不明显，西医建议换药并考虑手术。左眼上睑下垂基本遮挡全部角膜。视力：R：0.5；L：0.3。脉细，舌尖红苔白。诊断：左眼动眼神经麻痹。

口防风 4　双钩藤 5　伸筋草 6　全干蝎 3

白僵蚕 4　全蝉蜕 4　醋柴胡 6　川升麻 4

炒蔓荆子 6　白附子 3　太子参 5

大青叶 6　建泽泻 4　焦三仙各 3

二诊：2015-09-22

病案大致如前所记，左上睑下垂。

口防风 4　双钩藤 5　伸筋草 6　全干蝎 3
白僵蚕 4　全蝉蜕 4　醋柴胡 6　川升麻 4
炒蔓荆子 6　白附子 3　太子参 5　醋莪术 4
大青叶 6　建泽泻 4　焦三仙各 3　汉防己 4

三诊：2015-10-13

左眼上睑下垂较前好转，目视遮挡角膜 2/3。脉细，舌淡红苔白腻。

口防风 4　双钩藤 5　伸筋草 6　全干蝎 3
白僵蚕 4　全蝉蜕 4　醋柴胡 6　川升麻 4
炒蔓荆子 6　白附子 3　太子参 5　醋莪术 4
大青叶 6　建泽泻 4　焦三仙各 3
汉防己 4　苏地龙 3　蒲公英 6

四诊：2015-11-03

上睑下垂明显好转，遮挡角膜 1/3，近左眼又被撞击，略有外斜，脉弦细，舌尖红苔薄白。视力：R：0.6；L：0.3。

口防风 4　双钩藤 5　伸筋草 6　全干蝎 3

白僵蚕 4　全蝉蜕 4　醋柴胡 6　川升麻 4

炒蔓荆子 6　白附子 3　太子参 5　醋莪术 4

大青叶 6　建泽泻 4　焦三仙各 3　汉防己 4

五诊：2015-11-24

上睑下垂遮挡角膜 1/3，口服激素检为 30mg/ 日。便二日一行，稍有外感。脉细，舌尖红苔薄白。

口防风 4　双钩藤 5　伸筋草 6　白僵蚕 4

全蝉蜕 4　醋柴胡 6　川升麻 4　炒蔓荆子 6

白附子 3　太子参 5　大青叶 6

建泽泻 4　焦三仙各 3　汉防己 4

苏地龙 3　路路通 4　真川芎 3

六诊：2015-12-22

上睑下垂好转，但左眼上视受限。视力提高：R：0.8；L：0.4。脉细，舌淡红苔薄白。

口防风 4　双钩藤 5　伸筋草 6　白僵蚕 4

全蝉蜕 4　醋柴胡 6　川升麻 4　炒蔓荆子 6

白附子 3　太子参 5　焦三仙各 3

汉防己 4　苏地龙 3　路路通 4

真川芎 3　炙甘草 6　杭白芍 6

七诊：2016-01-12

眼睑下垂基本恢复，眼球向上仍有受限，激素减为 5mg/ 日。

防风、己各 6　炙黄芪 10　炒白术 6　川升麻 4

醋柴胡 6　太子参 6　全当归 6

双钩藤 4　全干蝎 3　苏地龙 3

苏薄荷 3　炙甘草 4　伸筋草 6

第四：张 男 四岁

首诊：2014-12-23

患儿出生后发现左眼上睑下垂，基本覆盖全部角膜，足月顺产，吐字欠清，学语迟。时有面部及手臂颈背抽动，食纳二便尚可。视力 R：0.3；L：0.3，脉指纹气关，舌淡红苔少。眼底未查，诊断：左眼睑下垂，斜视，抽动。

太子参 4　焦白术 4　新会皮 3　川升麻 3

醋柴胡 3　全当归 4　云茯苓 4　炒车前子 4

炒苍术 4　双钩藤 3　白僵蚕 3

口防风 3　汉防己 3　焦三仙各 3

二诊：2015-01-06

皆如前记叙，眼上睑略提，覆盖角膜 3/4。脉细，舌淡红苔薄白。

太子参 4　焦白术 4　新会皮 3　川升麻 3

醋柴胡 3　全当归 4　云茯苓 4　炒车前子 4

炒苍术 4　双钩藤 3　白僵蚕 3　炙黄芪 4

口防风 3　汉防己 3　焦三仙各 3

三诊：2015-04-21

春节前高热抽搐住院停药，今查视力：R：0.5；L：0.6。脉细，舌略红苔薄白。

太子参 4　焦白术 4　新会皮 3　川升麻 3

醋柴胡 4　全当归 4　云茯苓 4　炒车前子 4

炒苍术 4　双钩藤 3　白僵蚕 3　炙黄芪 4

口防风 3　汉防己 3　焦三仙各 3　苦桔梗 3

四诊：2015-06-09

左眼睑下垂有较明显好转，覆盖角膜 1/2，食纳二便可。脉指纹风关，舌淡红苔薄白。

太子参 4　焦白术 4　新会皮 3　川升麻 3

醋柴胡 4　全当归 4　云茯苓 4　炒车前子 4

炒苍术 4　双钩藤 3　白僵蚕 3　炙黄芪 4

口防风 3　汉防己 3　焦三仙各 3　苦桔梗 3

伸筋草 5　青竹茹 3　炒蔓荆子 3　炒杜仲 2

第五：张 女 六十六岁

首诊：2014-11-18

右眼周肌肉痉挛，双眼屈光参差，OD：-1D，OS：-6D。眼跳六年余，牵及口角，因于当时情绪波动明显。视力：R：0.5；L：0.12。脉沉弦，舌暗红苔薄白。眼底：A/V=1/3，动脉细反光强，左眼黄斑区色素欠均。诊断：右眼睑痉挛，双眼老年性白内障。

川羌活 6　口防风 9　双钩藤 9　白僵蚕 9

伸筋草 12　全干蝎 3　炒黄芩 9

醋柴胡 9　矾郁金 9　枸杞子 9

杭菊花 9　紫丹参 20　焦三仙各 6

二诊：2014-12-09

右眼肌肉痉挛逐渐减轻，现觉右眼外眦稍疼。脉弦细，舌暗红苔薄白。

川羌活 6　口防风 9　双钩藤 9　白僵蚕 9

伸筋草 12　全干蝎 6　炒黄芩 9　苏薄荷 8

醋柴胡 9　矾郁金 9　枸杞子 9　白附子 6

杭菊花 9　紫丹参 20　焦三仙各 6

苏地龙 9　生黄芪 15　潞党参 15

三诊：2015-01-03

右眼外眦疼减，右眼肌肉痉挛明显减轻，脉沉弦，舌暗红苔薄白。
视力：R：0.8；L：0.12。

川羌活 6　　口防风 9　　双钩藤 9　　白僵蚕 9
伸筋草 12　　全干蝎 6　　炒黄芩 9　　苏薄荷 9
醋柴胡 9　　川郁金 9　　枸杞子 9　　白附子 6
杭菊花 9　　紫丹参 20　　焦三仙各 6
醋元胡 9　　生黄芪 15　　潞党参 15
川续断 12　　姜黄连 6　　苏地龙 9

（五）干眼症

第一：刘　男　四十六岁

首诊：2015-09-26

双眼不耐久视，干涩痒赤数月，外院诊为"干眼症""结膜炎"，
给予眼药水治疗。视力 R：0.6（裸），1.2（矫）；L：0.25（裸），
1.2（矫）。双眼屈光不正。配镜 OD：-2D；OS：-4D。食纳欠馨，
烦躁易怒。脉弦细，舌淡红苔薄白。眼底检查未见明显异常。诊断：
干眼症，结膜炎，双眼屈光不正。

川羌活 6　　口防风 9　　忍冬花 12　　青连翘 12

枸杞子 9 杭菊花 9 乌玄参 30

北沙参 15 醋柴胡 9 焦栀子 9

焦三仙各 6 炒莱菔子 9 香砂仁 6

七剂，尽服再七剂。

二诊：2015-10-17

前药因事未尽服，眼症无有进退，烦躁易怒，二便可，脉弦细，舌淡白苔薄白。

川羌活 6 口防风 9 忍冬花 12 青连翘 9

龙胆草 9 乌玄参 30 北沙参 12 炒栀子 9

醋柴胡 9 川郁金 9 香砂仁 6

苦桔梗 9 野菊花 9 焦三仙各 6

七剂，尽服再七剂。

三诊：2015-11-14

前药后干眼减轻，耐视仍略欠，脉沉弦细左数，舌暗苔白。

川羌活 6 口防风 9 忍冬花 12 青连翘 9

龙胆草 9 乌玄参 30 北沙参 12 炒栀子 9

醋柴胡 9 川郁金 9 香砂仁 6 生黄芪 30

苦桔梗 9 野菊花 9 焦三仙各 6 制黄精 15

七剂，尽服再七剂。

四诊：2015-12-12

每多用眼不能自控，视久眼红，视疲劳。脉弦细，舌暗苔薄。

川羌活 6　　口防风 9　　忍冬花 12　　青连翘 9

龙胆草 9　　乌玄参 30　　北沙参 12　　炒栀子 9

醋柴胡 9　　川郁金 9　　香砂仁 6　　生黄芪 30

苦桔梗 9　　野菊花 9　　焦三仙各 6　　制黄精 15

潞党参 15　　炒杜仲 6　　野葛根 12

七剂，尽服再七剂。

五诊：2016-01-09

外出后外感，而后停药，视疲减轻，脉弦细，舌淡红苔白。

川羌活 6　　口防风 9　　忍冬花 12　　青连翘 9

龙胆草 9　　乌玄参 30　　北沙参 12　　炒栀子 9

醋柴胡 9　　川郁金 9　　香砂仁 6　　小川连 6

炒杜仲 6　　苦桔梗 9　　野菊花 9

焦三仙各 6　　制黄精 15　　潞党参 15

野葛根 12　　炒丹皮 9　　上肉桂 6

七剂，尽服再七剂。

六诊：2016-03-05

月余未服药，眼干已好转稳定，视物觉清晰。脉弦细，舌淡红苔薄白。

川羌活 6　口防风 9　忍冬花 9　青连翘 9

炒黄芩 6　醋柴胡 9　乌玄参 15　北沙参 12

生黄芪 15　潞党参 15　炒杜仲 6　川黄连 6

紫丹参 20　枸杞子 9　杭菊花 9

七剂，尽服再七剂。

七诊：2016-07-02

上药连服两个月，至今四个月未诊，眼症基本好转，泪出渐多，现已用眼较少，舌暗红有齿痕苔少，患者要求更换为丸药服用。

川羌活 40　口防风 60　忍冬花 80　青连翘 80

炒黄芩 60　醋柴胡 60　乌玄参 100　北沙参 80

生黄芪 80　炒杜仲 60　川黄连 60　紫丹参 80

枸杞子 60　杭菊花 80　制黄精 80　双钩藤 60

潞党参 80　野葛根 60　龙胆草 60　金狗脊 40

一料，上药共为细末水泛为丸，如绿豆大小，每日服 3 次，每次 9 克。

第二： 屈 女 三十一岁

首诊： 2013-11-09

双眼结膜炎反复发作数年，给"左氧氟沙星"后不能见效，后又诊为"干眼症"给玻璃酸钠滴眼液。月经素后期，甚六十日一行，眠欠安和。视力：R：1.0；L：1.2。脉沉弦细，舌略暗苔薄白。前节检查符合结膜炎表象，双眼底检查未见明显异常。诊断：结膜炎，干眼症。

川羌活 6　口防风 9　荆芥穗 9　北沙参 12

天冬 12　乌玄参 30　明天麻 6　炒黄芩 9

干荷叶 12　法半夏 6　焦白术 12　焦三仙各 9

七剂。

二诊： 2015-5-4

左眼下睑"麦粒肿"两个月，逐渐增大。西医建议切开排脓，面疹多生，咽部肿痛，月经后期现以激素类药物治疗。胆囊结石建议取胆治疗。脉沉弦，舌暗红苔薄白。前节检查左眼下睑睑腺炎，眼底未见明显异常。

银花炭 12　青连翘 9　淡竹叶 9　香白芷 9

川黄连 9　夏枯草 15　紫丹参 15　生甘草 12

苦桔梗 9　胖大海 9　炒杜仲 6　当归尾 12

炒枳壳9　净青黛9　干荷叶9

七剂。

三诊：2015-05-11

左眼下睑物如前未消，Lmp 4～17，大便日二行，脉弦细，舌尖红苔薄白。

忍冬花12　青连翘9　淡竹叶9　香白芷9

川黄连9　夏枯草15　紫丹参20　生甘草12

苦桔梗9　胖大海9　炒杜仲6　当归尾12

炒枳壳9　净青黛9　干荷叶9

七剂。

四诊：2015-05-19

左眼下睑内侧肿物消下大半，硬肿程度仍较强，面疹减少，未新见脓包，便日二次不成形，喉间有痰，脉沉细，舌淡红苔薄白。

忍冬花12　青连翘9　淡竹叶9　香白芷9

川黄连9　夏枯草15　紫丹参20　生甘草12

苦桔梗9　胖大海9　炒杜仲6

当归尾12　炒枳实9　净青黛9

干荷叶9　陈胆星6　乌玄参15

七剂。

五诊：2015-05-26

左眼下睑肿物基本全消，月经已至，脉弦细，舌尖略红苔薄白。

忍冬花 12　青连翘 9　淡竹叶 9　香白芷 9

川黄连 9　夏枯草 30　紫丹参 20　生甘草 12

苦桔梗 9　胖大海 9　炒杜仲 6　野菊花 6

当归尾 12　炒枳实 9　净青黛 9

干荷叶 30　陈胆星 6　乌玄参 15

七剂。

六诊：2015-08-08

现诊右眼新起红赤，左眼硬结已消，脉沉弦细，舌红苔薄。

川羌活 6　口防风 9　荆芥穗 9　北沙参 12

天门冬 12　乌玄参 30　明天麻 6　炒黄芩 9

干荷叶 12　法半夏 6　焦白术 12　焦三仙各 9

金银花 12　青连翘 9　决明子 9　川黄连 6

七剂。

第三：温 女 六十五岁

首诊：2014-12-02

双眼干涩流泪一年余，迎风加重，无论四季均红肿及流泪明显，外院诊为"干眼症""双白内障",给玻璃酸钠每日点眼治疗。现自觉痒涩不耐久视,牵带口鼻干燥。食纳尚可但觉胃脘胀满,入睡困难,多梦欠安,头晕口苦,尿频,夜尿2~5次,偶有心慌。脉弦细,舌红苔白厚腻。视力:R:0.8;L:0.6。前节检查泪膜薄,玻璃体混浊,晶状体轻度混浊,眼底未见明显异常。诊断:干眼症,结膜炎,老年性白内障初期。

忍冬花9　青连翘9　川羌活6　口防风9
乌玄参15　天、麦冬各12　北沙参15　生黄芪15
炒枳实6　法半夏6　广木香6　苦桔梗6
香砂仁6　茯苓、神各12　炒枣仁30　北五味子9
七剂,尽服再七剂。

二诊:2014-12-16

药后眼部症状好转,自点眼药次数减少,入睡仍困难,耳音不利,胃部胀满有所缓解。脉弦细,舌暗红苔薄白。

忍冬花9　青连翘9　川羌活6　口防风9
乌玄参15　天、麦冬各12　北沙参15　生黄芪15
炒枳实6　法半夏6　广木香6　苦桔梗6
香砂仁6　茯苓、神各12　炒枣仁30
北五味子9　上肉桂6　川黄连6
七剂,尽服再七剂。

三诊：2015-01-06

眼干眼酸缓解，但仍时觉不适，目赤，泪多。脘胀减轻，夜尿减少，偶有头晕，畏寒。脉弦细，舌暗红苔薄白。

忍冬花9　青连翘9　川羌活6　口防风9

乌玄参15　天、麦冬各12　北沙参15　法半夏6

苦桔梗6　香砂仁6　茯苓、神各12　明天麻9

炒枣仁30　上肉桂6　川黄连6

醋柴胡9　炙黄芪20　升麻尖6

七剂，尽服再七剂。

四诊：2015-05-16

因近日流泪较多，右眼更甚来就诊。偶发胸闷，夜尿3～4次，眠欠安和，头肩背部疲累，膝关节无力畏风。视力：R：0.8；L：1.0。脉弦细，舌淡红苔白腻。

川羌活6　口防风9　野葛根12　香桂枝6

茯苓、神各12　忍冬花9　青连翘9　焦白术12

灶心土30　炒枣仁30　全瓜蒌30　酒薤白12

川郁金9　枸杞子9　杭菊花9

七剂。

五诊：2015-05-23

药后泪减，余症亦缓，再治。

炙黄芪 15　生、熟地各 15　柴胡 9　紫丹参 15

川郁金 9　枸杞子 9　杭菊花 9　湖丹皮 9

夏枯草 15　建泽泻 9　炒车前子 12　潞党参 15

第四：谷 男　三十岁

首诊：2015-05-30

双眼干涩酸痛不能忍，不耐久视，异物感五年，外院诊为"干眼症"，给玻璃酸钠、氧氟沙星治疗，反复发作，平素使用电子产品较多。食纳二便睡眠尚可，脉沉弦细，舌淡红苔薄白。视力：R：0.4（裸），0.6（矫）；L：0.4（裸），0.8（矫）。前节检查双眼睑结膜球结膜充血水肿（++），泪膜薄，玻璃体点样混浊，角膜、晶体、虹膜未见明显异常。眼底检查符合近视眼底，余未见明显异常。诊断：干眼症，结膜炎，双眼屈光不正。

忍冬花 9　青连翘 9　川羌活 6　口防风 9

野菊花 9　乌玄参 20　生黄芪 20　北沙参 15

当归尾 12　双钩藤 9　白僵蚕 6　苦桔梗 6

七剂，尽服再七剂。

二诊：2015-07-07

前药后眼症皆得缓解，患者自述眼干涩明显减轻，但使用电子产品后仍有酸胀感。夜尿较频，性功能弱，脉沉弦细，舌淡红苔薄白。

忍冬花 9　青连翘 9　川羌活 6　口防风 9

野菊花 9　乌玄参 20　生黄芪 20　北沙参 15

当归尾 12　双钩藤 9　白僵蚕 6

苦桔梗 6　枯黄芩 15　全蝉蜕 6

七剂，尽服再七剂。

三诊：2015-08-11

患者叙述眼症较前有明显好转，酸胀干涩均消失，可延长用眼时间，泪液充足。脉弦细，舌淡红苔薄白。眼前节检查，结膜充血水肿消失，余基本同前。

忍冬花 9　青连翘 9　川羌活 6　口防风 9

野菊花 9　乌玄参 20　生黄芪 20　北沙参 15

当归尾 12　双钩藤 9　白僵蚕 6　枸杞子 9

杭菊花 9　苦桔梗 6　全蝉蜕 6　制黄精 12

七剂，尽服再七剂。

四诊：2015-09-05

上方十四剂，眼症基本消失，夜尿减为一次，睡眠安，脉弦细，舌淡红苔薄白。视力：R：0.4（裸），1.0（矫）；L：0.5（裸），0.8（矫）。

枸杞子 9　杭菊花 9　北沙参 12　乌玄参 20
苦桔梗 9　北五味子 9　香砂仁 6　益智仁 9
茯苓、神各 12　柏子仁 12　明天麻 9
口防风 9　川郁金 9　石菖蒲 12
七剂，尽服再七剂。

五诊：2015-09-26

眼症已安，脉弦细，舌淡红苔薄白，此方收功。

枸杞子 9　杭菊花 9　北沙参 12　乌玄参 20
苦桔梗 9　北五味子 9　香砂仁 6　益智仁 9
茯苓、神各 12　柏子仁 12　明天麻 9　潞党参 20
口防风 9　矾郁金 9　石菖蒲 12　鹿角胶 6

第五：张 女　三十一岁

首诊：2015-04-21

双眼干涩酸痛，不耐久视，兼伴头部作痛一个月，外院检查后诊为"干眼症"，给予眼药水滴眼治疗，同时服用中药。大便溏薄，心绪烦急，时有呃逆恶心。慢性咽炎病史，月经量少后期。视力：R：

0.6；L：0.6。脉弦细，舌尖红苔薄白。前节检查双眼球结膜充血水肿（＋＋），眼球正位，眼底检查未见明显异常。诊断：干眼症，结膜炎，视疲劳综合征。

　　川羌活6　口防风9　忍冬花9　青连翘9

　　焦白术9　乌玄参12　天、麦冬各9　生姜6

　　青竹茹6　胖大海9　川雅连6

　　当归尾9　北沙参12　真川芎9

　　七剂，尽服再七剂。

二诊：2015-05-23

　　眼症大致如前略有减轻，视物清晰，视力：R：0.8；L：0.8。月间曾感冒，睡眠质量差。月经后七日，量少色暗。脉弦细，舌淡红苔薄白。

　　忍冬花9　青连翘9　川羌活6　口防风9

　　紫丹参15　当归尾12　醋柴胡9

　　炒蔓荆子9　锦灯笼9　生甘草9

　　制黄精15　龙胆草9　乌玄参12

　　七剂，尽服再七剂。

三诊：2015-06-06

　　药后症状缓解，多事而眠欠安，心绪欠佳，胸闷压抑。右眼稍胀，易腹泻。脉弦细，舌红苔少。

忍冬花 9　青连翘 9　川羌活 6　口防风 9

紫丹参 15　当归尾 12　醋柴胡 9　川郁金 9

炒蔓荆子 9　锦灯笼 9　生甘草 9　嫩茵陈 9

制黄精 15　龙胆草 9　乌玄参 12

七剂，尽服再七剂。

四诊：2015-06-20

眼症更好，但仍以午后为显，多用眼后略酸胀。失眠好转，心烦胸闷减，便溏，日二三次，脉沉弦细，舌尖红苔薄白。

忍冬花 9　青连翘 9　川羌活 6　口防风 9

紫丹参 15　当归尾 12　醋柴胡 9　川郁金 9

炒蔓荆子 9　生甘草 9　嫩茵陈 9　香藁本 9

制黄精 15　龙胆草 9　乌玄参 12

七剂，尽服再七剂。

第六：顾 男 1991 年出生

首诊：2015-05-29

双眼屈光不正双 -2D，觉双眼干涩痒痛红赤四月有余，外院诊为"结膜炎""干眼症"。给予激素眼药治疗，后诊为"睑板腺阻塞性干眼症"。面疹泛生，食纳二便可。视力：R：0.15（裸），0.4（矫）；L：0.1（裸），0.3（矫）。脉弦细数，舌尖红苔薄白。前节检查双眼睑结膜球结膜充血水肿（++），泪膜薄破裂快，角膜、晶体、虹膜未见明显异常。诊断：干眼症，结膜炎。

川羌活 6　口防风 9　炒黄芩 9　忍冬花 12

青连翘 9 生地黄 15　乌玄参 15

苦桔梗 9　路路通 9　谷精草 9

北沙参 15　野菊花 9　生甘草 9

七剂，尽服再七剂。

二诊：2015-06-13

前药后症状缓解，自觉红赤干涩均有好转明显，泪水略增。脉弦细，舌尖红苔薄白。

川羌活 6　口防风 9　炒黄芩 9　忍冬花 12

青连翘 9　生地黄 15　乌玄参 15　苦桔梗 9

谷精草 9　北沙参 15　野菊花 9　生甘草 9

炒枳壳 6　蒲公英 15　炒丹皮 9

七剂，尽服再七剂。

三诊：2015-06-27

近日用眼较多，眼症稍覆，白睛红赤疼痛，久睁干痛明显，面

疹已减渐消，便可每日行，脉弦细缓，舌淡红苔少。结膜充血水肿
略重。

川羌活 6　口防风 9　炒黄芩 9　忍冬花 12

青连翘 9　生地黄 15　乌玄参 15　谷精草 9

北沙参 15　野菊花 9　生甘草 9　川黄连 6

蒲公英 15　炒丹皮 9　龙胆草 6　炙麻黄 6

七剂，尽服再七剂。

（六）青光眼

第一：王　男　六岁

首诊：2011-05-21

三岁半时家长发现视物前凑，当时西医检查诊断为"弱视""双
眼先天白内障"，实施双眼人工晶体置换术，当时双眼眼压均为
30 mmHg，后又诊为"双眼白内障术后青光眼"，给予眼药控制眼压。
每冬易发哮喘，大便二日一次，视力：R：0.12；L：0.20。脉细，
指纹略紫，舌淡红，口唇色青。检查眼底：双眼眼底视盘边清色苍白，
动脉细，双 C/D=0.6，中心光（－）。诊断：双眼先天性白内障术后，
双眼继发性青光眼视神经萎缩，左眼大角膜。

炒丹皮 3　炒栀子 3　当归尾 6　杭白芍 6

醋柴胡5　炒云茯苓6　炒白术6　石菖蒲6

生石决明12　车前子6　川续断5　双钩藤3

炒杜仲3　紫丹参9　焦三仙各3

二诊：2014-06-07

左眼视力飞跃提升，近日眼压：OD：12～13 mmHg；OS：30 mmHg，给予眼药治疗，派力明1/6，双C/D=0.6，视力：R：0.2；L：0.3。脉弦细数，舌淡红苔薄白。

生石决明12　炒黄芩3　霜桑叶5　杭菊花3

细生地9　炒车前子6　夏枯草5　川郁金3

建泽泻3　云茯苓4　炒白果3

炒杏仁4　决明子3　生赭石9

三诊：2014-06-21

视力略进，口腔溃疡，盗汗，视力：R：0.3；L：0.3。脉细，舌淡红苔薄白。

生石决明12　炒黄芩3　霜桑叶5　杭菊花3

细生地9　炒车前子6　夏枯草6　川郁金3

建泽泻3　云茯苓4　炒白果3

白茅根6　炒杏仁4　决明子4

生赭石9　川黄连3　紫丹参6

四诊：2014-07-05

视力增加，视物较前清晰，常身热汗出心烦，视力：R：0.4；L：0.5.脉细，舌尖红苔薄白。

生石决明 12　炒黄芩 5　霜桑叶 5　杭菊花 3

细生地 9　炒车前子 6　夏枯草 6　建泽泻 3

云茯苓 4　白茅根 6　决明子 4　青连翘 6

生赭石 9　川黄连 5　紫丹参 6

制黄精 6　地骨皮 6　金银花 6

五诊：2014-07-19

眼压：OD：14 mmHg；OS：28 mmHg。脉细，舌淡红苔薄白。

龙胆草 4　炒栀子 4　炒黄芩 4　醋柴胡 4

炒车前子 6　建泽泻 4　生石决明 12　川黄连 3

酒大黄 3　生石膏 20　枸杞子 3

杭菊花 3　紫丹参 12　决明子 3

六诊：2014-07-26

OD：12 mmHg；OS：24 mmHg。左眼球略突出，混合充血 3+，脉细，舌紫暗苔薄白。

龙胆草 4　炒栀子 4　炒黄芩 4　醋柴胡 4

炒车前子 6　建泽泻 4　生石决明 12　川黄连 3

酒大黄 3　生石膏 20　枸杞子 3

夏枯草 9　杭菊花 3　紫丹参 12

决明子 3　炒丹皮 6　生紫草 6

七诊：2014-08-02

眼压：OD：14 mmHg；OS：29 mmHg，身热，脉弦细，舌淡红苔薄白。

龙胆草 4　炒栀子 4　炒黄芩 4　醋柴胡 4

炒车前子 6　建泽泻 4　生石决明 12　川黄连 3

酒大黄 3　生石膏 20　枸杞子 3　生磁石 20

夏枯草 9　杭菊花 3　紫丹参 12　生赭石 20

决明子 3　炒丹皮 6　生紫草 6　醋莪术 2

八诊：2014-08-09

眼压：OD：16 mmHg；OS：22 mmHg，午后睡意浓，左眼充血减，突出略收，脉弦细，舌淡红苔薄白。

龙胆草 4　炒栀子 4　炒黄芩 4　醋柴胡 4

炒车前子 6　建泽泻 4　生石决明 15　川黄连 3

酒大黄 3　生石膏 20　枸杞子 3　生磁石 20

夏枯草 9　杭菊花 3　紫丹参 12

生赭石 20　决明子 3　炒丹皮 6

紫草 6　醋莪术 3　双钩藤 4

九诊：2014-08-16

眼压：OD：17 mmHg；OS：25 mmHg，视力增加，视力：R：0.5，L：0.5。脉细，舌尖红苔薄白。

龙胆草 4　炒黄芩 4　醋柴胡 4　旋覆花 6

炒车前子 6　建泽泻 4　生石决明 15　生石膏 20

枸杞子 3　生磁石 20　夏枯草 9　杭菊花 3

紫丹参 12　生赭石 20　决明子 3　炒丹皮 6

生紫草 6　醋莪术 3　双钩藤 4

十诊：2014-08-23

眼压 OD：12 mmHg；OS：20 mmHg，左大角膜充血（＋），右角膜轻度水肿，脉细，舌略暗苔薄略腻。

炒黄芩 4　醋柴胡 4　旋覆花 6　谷精草 6

炒车前子 6　建泽泻 4　生石决明 15　生石膏 20

枸杞子 3　生磁石 20　夏枯草 9　杭菊花 3

紫丹参 12　生赭石 20　决明子 3　炒丹皮 6

生紫草 6　醋莪术 3　双钩藤 4

十一诊：2014-09-06

检眼压 OD：21 mmHg；OS：27 mmHg。角膜平均值：OD：604，OS：597。喷嚏，流涕，左眼角膜薄弱，脉细，舌淡红苔薄白。

炒黄芩 4　醋柴胡 4　旋覆花 6　谷精草 6

炒车前子 6　建泽泻 4　生石决明 15　生石膏 20

枸杞子 3　生磁石 20　夏枯草 9　杭菊花 3

紫丹参 12　生赭石 20　决明子 3

炒丹皮 6　生紫草 6　醋莪术 3

双钩藤 4　密蒙花 6　炒苍耳子 6

十二诊：2014-09-20

眼压：OD：17 mmHg；OS：21 mmHg。眼症稳定，右眼视力进步，视力：R：0.6；L：0.5。脉弦，舌淡红苔白腻。

炒黄芩 4　醋柴胡 4　旋覆花 6　谷精草 6

炒车前子 6　生石决明 15　生石膏 20　炒黄芩 3

枸杞子 3　生磁石 20　夏枯草 9　杭菊花 3

紫丹参 12　生赭石 20　决明子 5

炒丹皮 6　生紫草 6　醋莪术 3

双钩藤 4　密蒙花 6　炒苍耳子 6

十三诊：2014-10-04

日前外感，哮喘又发，便时干时溏，脉弦细数，舌淡红苔白。
测眼压：OD：15 mmHg；OS：25 mmHg。视力：R：0.6；L：0.6。

炒黄芩4　醋柴胡4　炒车前子6　炒苍耳子6
生石决明15　生石膏20　枸杞子3　夏枯草9
龙胆草3　杭菊花3　紫丹参12　生磁石20
生赭石20　决明子5　炒丹皮6
生紫草6　旋覆花6　双钩藤4
谷精草6　密蒙花6　川黄连4

十四诊：2014-11-01

左眼混合充血（++），脉细，舌淡红苔薄白。

生石决明15　炒黄芩3　夏枯草12　生磁石20
双钩藤6　谷精草6　川黄连4　赤芍药6
紫丹参12　炒丹皮6　炒枣仁9
川贝母6　口防风6　荆芥穗6

十五诊：2014-11-29

眼压：OD：12 mmHg；OS：30 mmHg。近日心烦，脉弦细，
舌淡红苔薄白。

生石决明 15　炒黄芩 5　夏枯草 12　生磁石 20

双钩藤 6　谷精草 6　川黄连 5　赤芍药 6

紫丹参 12　炒丹皮 6　炒车前子 9

口防风 6　荆芥穗 6　焦栀子 4

十六诊：2014-12-13

眼压：OD：18 mmHg；OS：28 mmHg。眼红赤，左眼混合充血（++）。脉弦细，舌尖红苔薄白。

生石决明 20　双钩藤 6　羚羊角粉 0.3　霜桑叶 6

杭菊花 6　云茯苓皮 6　细生地 9　浙贝母 6

夏枯草 12　青竹茹 6　龙胆草 6

杭白芍 6　炒车前子 6　当归尾 6

十七诊：2014-12-27

测眼压 OD：16 mmHg；OS：22 mmHg。左眼充血减，脉弦细，舌淡红苔薄白。

生石决明 20　双钩藤 6　羚羊角粉 0.3　霜桑叶 6

杭菊花 6　云茯苓皮 6　细生地 9　浙贝母 6

夏枯草 12　青竹茹 6　龙胆草 6　口防风 6

炒车前子 6　当归尾 6　川黄连 3

十八诊：2015-01-17

指腹测眼压 OD：16 mmHg；OS：31 mmHg。脉细，舌淡红苔薄白。视力：R：0.6；L：0.5。

生石决明 20　双钩藤 6　杭菊花 6　云茯苓皮 6

细生地 9　夏枯草 12　青竹茹 6　龙胆草 6

炒车前子 6　当归尾 6　口防风 6

川黄连 3　炒蔓荆子 4　滑石粉 6

十九诊：2015-01-31

眼症尚稳定，脉细，舌暗苔白腻。

生石决明 20　双钩藤 6　杭菊花 6　云茯苓皮 6

细生地 9　夏枯草 12　青竹茹 6　龙胆草 6

炒车前子 6　当归尾 6　口防风 6　炒枣仁 6

川黄连 3　炒蔓荆子 4　滑石粉 6　夜交藤 6

二十诊：2015-02-14

眼压：OD：12 mmHg；OS：20 mmHg。左眼充血减，左眼底水肿消，脉细，舌淡红苔略腻。视力：R：0.8；L：0.5。

生石决明 20　双钩藤 6　杭菊花 6　云茯苓皮 6

细生地 9　夏枯草 12　青竹茹 6　龙胆草 6

炒车前子 6　当归尾 6　口防风 6　炒枣仁 6

川黄连 3　炒蔓荆子 4　滑石粉 6

夜交藤 6　生桑白皮 4　赤芍药 4

二十一诊：2015-03-14

前日检眼压：OD：16 mmHg；OS：25 mmHg。脉细，舌淡红苔薄白。

生石决明 20　双钩藤 6　杭菊花 6　云茯苓皮 6

细生地 9　夏枯草 12　青竹茹 6　龙胆草 6

炒车前子 6　当归尾 6　口防风 6　炒杏仁 4

川黄连 3　炒蔓荆子 4　滑石粉 6　苦桔梗 4

夜交藤 6　生桑白皮 4　赤芍药 4

二十二诊：2015-04-04

视力又增，眼症稳定，眼压 OD：16 mmHg；OS：18 mmHg。脉弦细，舌淡红苔薄白。视力：R：1.0；L：0.6。

生石决明 20　双钩藤 6　杭菊花 6　云茯苓皮 6

细生地 9　夏枯草 12　青竹茹 6　龙胆草 6

炒车前子 6　当归尾 6　口防风 6　川黄连 3

炒蔓荆子 4　生桑白皮 4　苦桔梗 4　太子参 6

第二：刘 女 二十一岁

首诊：2012-01-04

2011年3月始觉双眼胀痛，牵及齿部，西医检查可见双眼C/D：0.7，双眼视野周边略有缺损，房角B超可见多处睫状体囊肿。双眼眼压OD：19～24 mmHg；OS：18～24 mmHg。月经后期，甚两个月一行，色暗量少，烦躁气郁，面生多疹。脉沉弦数，舌暗红苔白腻。视力：R：0.1（裸），0.8（矫）；L：0.1（裸），0.6（矫），眼底：C/D：0.6～0.7，余（－）诊断：青光眼。

生石决明40　龙胆草6　夏枯草30　车前子15
醋柴胡9　川郁金9　炒枳壳9
当归尾12　紫丹参30　赤、白芍各12
朱茯神12　五味子12　决明子6

二诊：2012-02-11

眼压：OD：17.3 mmHg；OS：22.38 mmHg。每日连续学习八小时以上，眼胀，齿痛减轻，眠可，经期血块减少。脉弦细，舌尖红苔白。

生石决明40　龙胆草9　夏枯草30　车前子15
醋柴胡9　川郁金9　炒枳壳9　当归尾12
紫丹参30　赤、白芍各12　朱茯神12　五味子12

决明子 6　醋莪术 6　石菖蒲 12

三诊：2012-02-24

眼胀减轻，仍每日用眼较多，眼压：OD：22.38 mmHg；OS：24.34 mmHg。视久不适，脉沉弦细，舌尖红苔薄白。

生石决明 40　龙胆草 9　夏枯草 30　车前子 15
醋柴胡 9　川郁金 9　当归尾 12　紫丹参 30
赤、白芍各 12　朱茯神 12　决明子 6
醋莪术 6　石菖蒲 12　生磁石 40
生龙齿 40　川黄连 9　制黄精 12

四诊：2012-03-24

眼压：OD：21 mmHg；OS：20 mmHg。眼症减，脉弦细数，舌淡红苔白。

生石决明 40　龙胆草 9　夏枯草 30　车前子 15
醋柴胡 9　川郁金 9　当归尾 12　紫丹参 20
赤、白芍各 12　朱茯神 12　决明子 6　醋莪术 6
石菖蒲 12　生磁石 40　生龙齿 40　川黄连 9
制黄精 15　三七粉 5　醋元胡 9　炒枳壳 6

五诊：2012-07-07

眼部舒适，检查眼压：OD：19 mmHg；OS：17 mmHg。经期腹痛减，脉弦细数，舌尖红苔薄白。

生石决明 30　　龙胆草 6　　夏枯草 30　　车前子 15
醋柴胡 9　　川郁金 9　　当归尾 12　　紫丹参 20
赤芍药 12　　茯神 12　　决明子 6　　醋莪术 6
石菖蒲 12　　生磁石 40　　川黄连 9　　蔓荆子 6
制黄精 15　　三七粉 5　　醋元胡 9　　炒枳壳 6

六诊：2012-07-28

眼症稳可，脉弦细，舌尖边红苔中心黄腻。

生石决明 30　　龙胆草 6　　夏枯草 30　　车前子 15
醋柴胡 9　　川郁金 9　　当归尾 12　　紫丹参 20
赤芍药 12　　茯神 12　　决明子 6　　何首乌 15
石菖蒲 12　　生磁石 40　　川黄连 9
蔓荆子 6　　制黄精 15　　三七粉 5
醋元胡 9　　炒枳壳 6　　荆芥穗 9

七诊：2012-08-11

近未检查眼压，症状安稳，脉弦细数，舌尖边红苔薄白。

炒丹皮 9　炒栀子 9　当归尾 12　赤、白芍各 12

醋柴胡 9　茯苓 12　朱远志 9　炒白术 9

龙胆草 6　生石决明 30　川黄连 6　何首乌 10

决明子 6　川楝子 9　制香附 9

八诊：2013-01-22

近未检眼压，眼症平稳，备考国外，疲累时眼症略有发作，月经后期一周，脉弦细，舌淡红有齿痕苔薄白。

炒丹皮 9　炒栀子 9　全当归 12　赤、白芍各 12

川楝子 9　醋柴胡 9　云茯苓 12　川羌活 6

龙胆草 6　决明子 9　紫丹参 30　川黄连 6

焦山楂 12　何首乌 12　清阿胶 6　炒蔓荆子 9

九诊：2013-06-14

眼压稳 OD：18 mmHg; OS：18 mmHg。视力：R：0.12（裸）；L：0.15（裸）。脉沉弦细，舌尖红苔白腻。

生石决明 30　双钩藤 9　霜桑叶 9　杭菊花 9

云茯苓 12　细生地 15　紫丹参 20　龙胆草 9

浙贝母 12　青竹茹 9　赤芍药 12

炒丹皮 9　焦白术 12　干桃仁 9

草红花 9　当归尾 12　决明子 9

十诊：2014-06-21

出国学习一年，归来查 C/D=0.7，视野稳定未退，脉弦数，舌淡红苔薄白。

炒丹皮 9　紫丹参 15　炒栀子 9　当归尾 12

醋柴胡 9　炒白术 12　夏枯草 15　炒黄芩 6

广木香 6　何首乌 12　川黄连 6

生石决明 30　炒车前子 12　鲜生姜 6

十一诊：2014-07-05

前检眼压稳定，双眼压 17 ~ 18 mmHg，近日时有食后腹胀。脉弦细，舌尖红苔白腻。

炒丹皮 9　紫丹参 15　炒栀子 9　当归尾 12

醋柴胡 9　炒白术 12　夏枯草 15　广木香 6

何首乌 12　生石决明 30　炒车前子 12

鲜生姜 6　乌贼骨 12　焦三仙各 6

十二诊：2014-08-15

觉双眼裸视提高，视物清晰，眼压稳定。脉弦细，舌淡红苔薄白。视力：R：0.3（裸）；L：0.3（裸）。

炒丹皮 9　紫丹参 20　炒栀子 9　当归尾 12

醋柴胡 9　炒白术 12　夏枯草 15　广木香 6

何首乌 12　潞党参 15　制香附 12

生石决明 30　炒车前子 12　乌贼骨 12

焦三仙各 6　制黄精 15　炒山药 12

第三：许 女　四十七岁

首诊：2012-02-21

2011 年 10 月始觉右眼视物模糊，视力下降，部分视野缺损，偶有右侧头部胀感，工作压力较大，心情急躁，上周检查视力 R：0.06；L：0.3。眼压：OD：48mmHg；OS：18mmHg，诊断为"急性右眼闭角型青光眼"，给予点眼药并建议手术治疗。颈项强直，右侧手臂麻木。视力今查：R：0.04；L：0.4。脉弦细，舌淡红齿痕苔薄白。检查眼底：右眼底视盘边可，色略淡，C/D=0.8，A/V=1/3，诊断：右青光眼。

生石决明 30　霜桑叶 9　杭菊花 9　朱茯苓 12

细生地 15　龙胆草 9　浙贝母 9　青竹茹 6

羌、独活各 9　口防风 9　车前子 15

决明子 9　生赭石 30　川黄连 6

二诊：2012-02-28

昨日眼压检查 OD：28 mmHg；OS：14 mmHg，药后觉右

眼胀痛舒缓，腰腿沉重较前有所缓解，脉沉弦细，舌淡红苔薄白。

生石决明30　霜桑叶9　杭菊花9　茯苓12

细生地15　龙胆草9　浙贝母9　嫩桑枝9

羌、独活各9　口防风9　车前子15　香藁本9

决明子9　生赭石30　川黄连6

三诊：2012-03-13

施双眼激光开孔术，术后眼压OD：15 mmHg；OS：15 mmHg，后眼压逐渐升高，出现中心视野盲点，心烦急躁。脉沉弦，舌暗苔薄白。右眼虹膜根部未见激光孔，左眼虹膜根部11点处可见激光孔边缘毛糙。

生石决明30　霜桑叶9　杭菊花9　朱茯苓12

细生地15　龙胆草9　浙贝母9　羌、独活各9

口防风9　车前子15　决明子9

生赭石30　川黄连6　炒枣仁30

生龙齿40　全当归12　夏枯草20

四诊：2012-03-27

眼压降下，视力恢复，视物清晰，视力：R：0.3；L：0.4。脉弦细缓，舌淡红苔薄白。

生石决明 30　霜桑叶 9　杭菊花 9　朱茯苓 12

细生地 15　龙胆草 9　浙贝母 9　羌、独活各 9

口防风 9　车前子 15　决明子 9　生赭石 30

川黄连 6　炒枣仁 30　生龙齿 40

全当归 12　夏枯草 20　野葛根 15

五诊：2012-04-10

已停控压眼药，脉弦细，舌淡红齿痕苔薄白。

生石决明 30　霜桑叶 9　杭菊花 9　朱茯苓 12

细生地 15　龙胆草 9　浙贝母 9　羌、独活各 9

口防风 9　车前子 15　决明子 9　生赭石 30

川黄连 6　炒枣仁 30　生龙齿 40　制大黄 6

全当归 12　夏枯草 20　野葛根 15

六诊：2012-05-05

检眼压 OD：20 mmHg；OS：14 mmHg。酸胀感，脉弦细，舌淡红苔薄白。视力：R：0.3；L：0.4。

生石决明 30　霜桑叶 9　杭菊花 9　朱茯苓 12

细生地 15　龙胆草 9　浙贝母 9　羌、独活各 9

口防风 9　车前子 15　决明子 9　朱远志 12

川黄连 6　炒枣仁 30　生龙齿 40　制大黄 9

全当归 12   夏枯草 20   野葛根 15

七诊：2012-05-26

双眼视力略有提高，未觉酸胀症状，脉沉弦，舌淡红苔薄白。视力：R：0.4；L：0.5。

生石决明 30   双钩藤 9   霜桑叶 9   杭菊花 9

决明子 9   枸杞子 9   醋柴胡 9   车前子 12

制黄精 12   干藿佩各 9   猫爪草 12

紫丹参 15   当归尾 12   香砂仁 6

八诊：2012-06-19

近日多用眼，头后颈痛，脉弦细数，舌淡红苔薄白。视力：R：0.3；L：0.6。

羚羊粉 0.3   生石决明 30   蔓荆子 9   决明子 6

紫苏梗 9   杭菊花 9   茯神 12   紫丹参 20

枸杞子 9   制黄精 15   炒枣仁 15

炒莱菔子 9   车前子 12   夏枯草 15

九诊：2012-07-10

视物清晰，但仍时有右眼钝痛牵及右侧头部。脉弦细，舌淡红苔薄白。视力：R：0.4；L：0.6。

羚羊粉 0.3　　生石决明 30　　蔓荆子 9　　决明子 6

紫苏梗 9　　杭菊花 9　　茯神 12　　紫丹参 20

枸杞子 9　　炒枣仁 15　　龙胆草 6　　猫爪草 9

炒莱菔子 9　　车前子 12　　夏枯草 15　　荆防各 9

第四：张　男　十五岁

首诊：2012-06-30

双眼胀痛牵及头部疼痛，检眼压 OD：24 mmHg；OS：25 mmHg，诊断为"高眼压症"，现视力下降明显，视物模糊，发作时觉有视物缺损现象。自述食纳可，便略秘，外感易咳，每二十余日方得缓解，痰黄咽痛，偏食油腻。视力：R: 0.3（裸），0.6（矫）；L: 0.25（裸），0.5（矫）。脉弦细，舌淡红苔白腻。检查眼底双眼视盘未见明显颜色改变，右眼杯盘比 =0.5，左眼杯盘比 =0.6。诊断：高眼压青光眼待排除。

羚羊角粉 0.3　　生石决明 30　　夏枯草 15　　双钩藤 6

川羌活 6　　口防风 9　　蔓荆子 9　　醋柴胡 9

决明子 6　　车前子 9　　建泽泻 6

焦三仙各 6　　荆芥穗 6　　云茯苓 9

二诊：2012-07-14

药后双眼未作疼痛，视力有所提高，视物清晰。大便每日 1 次。

检眼压 OD：17.30 mmHg；OS：15.88 mmHg。脉弦细，舌淡红苔白腻。视力：R：0.4（裸）；L：0.3（裸）。

羚羊角粉 0.3　生石决明 30　夏枯草 15　双钩藤 6
川羌活 6　口防风 9　蔓荆子 9　醋柴胡 9
决明子 6　车前子 9　建泽泻 6　焦三仙各 6
荆芥穗 6　云茯苓 9　旋覆花 9　生赭石 20

三诊：2012-08-04

眼胀痛明显减轻。视力提高：R：0.5（裸）；L：0.4（裸）。脉弦细，舌淡红苔白。

羚羊角粉 0.3　生石决明 30　夏枯草 15　双钩藤 6
川羌活 6　口防风 9　蔓荆子 9　醋柴胡 9
决明子 6　车前子 9　建泽泻 6　焦三仙各 6
荆芥穗 6　云茯苓 9　旋覆花 9
生赭石 20　杭菊花 9　枸杞子 9

四诊：2012-11-17

双视力增加，近未检眼压，自觉偶有胀痛。眼压：OD：18.86 mmHg；OS：24.34 mmHg。脉细，舌淡红苔白腻。视力：R：0.4（裸），1.0（矫）；L：0.4（裸），1.0（矫）。

龙胆草 6　炒栀子 6　醋柴胡 9　车前子 9

建泽泻 9　决明子 6　川黄连 6

当归尾 9　猪、茯苓各 9　滑石粉 15

生石决明 20　生赭石 20　生白术 9

五诊：2012-11-24

视物清晰，未发生胀痛等情况，食纳二便可。视力：R：0.4（裸），
1.2（矫）；L：0.5（裸），1.0（矫）。脉弦细，舌尖红苔薄白。

龙胆草 6　炒栀子 6　醋柴胡 9　车前子 9

建泽泻 9　决明子 6　川黄连 6　当归尾 9

猪、茯苓各 9　滑石粉 15　生石决明 20　生赭石 20

焦白术 9　夏枯草 15　蔓荆子 6

六诊：2013-01-26

眼痛未复发，无明显不适，眼压稳定。脉弦细，舌淡红苔黄腻。
视力：R：0.5（裸）；L：0.5（裸）。

龙胆草 6　炒栀子 6　醋柴胡 9　车前子 9

决明子 6　川黄连 6　当归尾 9　焦三仙各 6

猪、茯苓各 9　滑石粉 15　生石决明 20　生赭石 20

焦白术 9　夏枯草 15　蔓荆子 6

七诊：2013-07-06

眼压维持稳定，未作胀痛等症。视力稳定，视物如前，食纳二便睡眠可。双眼杯盘比 0.3，脉弦细，舌淡红苔薄白。

生石决明 20　潞党参 15　枸杞子 9　杭菊花 9

炒蔓荆子 9　炒车前子 12　川石斛 9

醋柴胡 9　夏枯草 12　川黄连 6

龙胆草 6　川郁金 9　炒栀子 6

八诊：2013-07-30

视力进步，近期头痛眼胀不发。脉弦细，舌淡红苔薄白。视力：R：0.5（裸），1.2（矫）；L：0.5（裸），1.2（矫）。

龙胆草 6　焦栀子 6　醋柴胡 9　车前子 12

川黄连 6　当归尾 9　猪、茯苓各 9　生石决明 30

夏枯草 15　焦白术 9　党参 15

炒蔓荆子 9　焦三仙各 6　广木香 6

第五：胡 男 五十八岁

首诊：2010-09-14

2001 年开始视物模糊，迎风流泪，2008 年始觉右眼视野缩小，当地医院检查眼压高，诊为"双眼闭角型青光眼"，行双眼小梁切除术，术前眼压：OD：25 mmHg；OS：21 mmHg。术后眼压OD：6.1 mmHg；OS：6.2 mmHg。后诊为"青光眼继发视神经萎缩"。视力：R：0.15；L：0.15。脉弦细，舌红苔白水滑。检查眼底：右眼视盘边可全色苍白，A/V=1/3，黄斑中心光未见。左眼底大致同右。诊断：双眼青光眼继发视神经萎缩，双眼压低。

炙黄芪30　当归尾12　真川芎9　紫丹参30
醋柴胡9　川升麻6　三七粉6　潞党参15
枸杞子9　杭菊花9　炒白术12
青葙子6　石菖蒲12　冰片0.3

二诊：2010-10-08

2010年10月5日当地查眼压：OD：7.0 mmHg；OS：7.2 mmHg。脉沉细，舌淡红苔白腻。

炙黄芪30　当归尾12　真川芎9　紫丹参30
醋柴胡9　川升麻6　三七粉6　潞党参30
枸杞子9　杭菊花9　炒白术12　制黄精12
石菖蒲12　冰片0.3　五味子6

三诊：2010-11-02

自觉视力提高，眼压：OD：7.1 mmHg；OS：7.1 mmHg。近日外感喷嚏，脉沉弦，舌淡红苔白腻。视力：R：0.3；L：0.2。

炙黄芪 30　当归尾 12　真川芎 9　紫丹参 30

醋柴胡 9　川升麻 6　三七粉 6　潞党参 30

枸杞子 9　杭菊花 9　炒白术 12　制黄精 30

石菖蒲 12　冰片 0.3　五味子 6　川羌活 6

蔓荆子 9　干桃仁 9　草红花 9

四诊：2010-12-03

自觉视力提高，视物清晰，但视野缺损同前，双眼酸胀，眉骨酸重，按揉可缓，夜尿减少。舌淡红苔黄腻。

炙黄芪 30　当归尾 12　真川芎 9　紫丹参 30

醋柴胡 9　川升麻 6　三七粉 6　潞党参 30

枸杞子 9　杭菊花 9　焦白术 12

制黄精 30　石菖蒲 12　龙脑 0.3

五味子 6　川羌活 6　蔓荆子 9

五诊：2010-12-23

眉棱骨酸胀好转，视物清晰，脉弦细，舌淡红苔白腻。

炙黄芪 30　当归尾 12　真川芎 9　紫丹参 30

醋柴胡 9　川升麻 6　三七粉 6　潞党参 30

枸杞子 9　杭菊花 9　焦白术 12　制黄精 30

石菖蒲 12　川羌活 6　蔓荆子 9

川黄连 9　香砂仁 6　龙脑 0.3

六诊：2011-01-04

眉棱骨酸痛基本消失，眼可睁开，视物清晰，视野同前，脉弦细数，舌暗红有齿痕苔白腻。

炙黄芪 30　当归尾 12　真川芎 9　紫丹参 30
醋柴胡 9　川升麻 6　三七粉 6　潞党参 30
枸杞子 9　焦白术 12　制黄精 30　石菖蒲 12
龙脑 0.3　川羌活 6　川黄连 9　香砂仁 6
金银花 9　野菊花 6　生石膏 40

七诊：2011-02-18

服前药视力又有进步，觉视物清晰，视力：R：0.5；L：0.25。脉弦细，舌淡红苔黄腻。

炙黄芪 30　当归尾 12　真川芎 9　紫丹参 30
醋柴胡 9　川升麻 6　三七粉 6　潞党参 30
枸杞子 9　焦白术 12　制黄精 30　石菖蒲 12
龙脑 0.3　川羌活 6　川黄连 9　香砂仁 6
金银花 9　野菊花 6　生石膏 40

八诊: 2011-04-01

血压稳定 120/80 mmHg。自觉视力提高，视物清晰，视野未变，脉弦细，舌淡红苔黄腻。视力：R：0.6；L：0.3。

炙黄芪 30　炒白术 12　新会皮 9　炒枳壳 9

川升麻 9　醋柴胡 9　当归尾 12　干藿佩各 9

野葛根 15　蔓荆子 9　龙脑 0.3　桃红各 9

石菖蒲 12　紫丹参 15　三七粉 6

第六：赵 女　五十九岁

首诊：2012-11-27

青光眼视神经萎缩，否认家族史，2009 年双眼行青光眼手术，术前双眼压均 50 mmHg，术后眼压波动不稳定，未用眼药控制眼压。一周前觉视物模糊，视力下降，入院诊为"双青光眼继发性视神经萎缩"，给予鼠神经生长因子注射治疗。睡眠欠安，早醒难覆，每晚五小时左右，便秘二三日一行，干结。视力：R：0.2；L：0.5。脉沉弦细，舌淡红胖浅齿痕苔薄白。检查眼底：双眼视盘颞侧苍白，A/V=1/3，诊断：双青光眼继发性视神经萎缩，眼底动脉硬化阻塞。

生石决明 40　紫丹参 30　炒丹皮 9　车前子 15

羚羊粉 0.6　枸杞子 9　杭菊花 9

建泽泻 9　决明子 9　夏枯草 15

炒枣仁30　茯苓、神各12　三七粉6

二诊：2012-12-04

2012年12月3日测眼压R：11.2 mmHg；L：12.3 mmHg。现觉右眼微胀，睡眠可，便每日一行。脉沉弦细，舌淡红胖苔薄白。视力：R：0.2；L：0.6。

　　生石决明40　紫丹参30　炒丹皮9　车前子15
　　羚羊粉0.6　枸杞子9　杭菊花9　桃红各9
　　建泽泻9　决明子9　夏枯草15　石菖蒲12
　　炒枣仁30　茯苓、神各12　三七粉6　龙脑0.4

三诊：2012-12-18

2012年12月17日眼压OD：12.0 mmHg；OS：12.7 mmHg，右眼胀伴疼痛感消失。视物如前，太阳穴部位偶有酸痛，脉沉弦细，舌淡红苔薄白。视力：R：0.25；L：0.6。

　　生石决明40　紫丹参30　炒丹皮9　车前子15
　　羚羊粉0.6　枸杞子9　杭菊花9　桃红各9
　　决明子9　夏枯草15　石菖蒲12
　　川黄连6　炒枣仁30　茯苓、神各12
　　三七粉6　龙脑0.4　上肉桂6

四诊：2013-01-12

2013年1月8日眼压OD：13.5 mmHg；OS：12.5 mmHg。脉弦细，舌淡红苔薄白。

生石决明40　紫丹参30　炒丹皮9　车前子15
枸杞子9　杭菊花9　桃红各9　决明子9
夏枯草15　石菖蒲12　炒枣仁30　朱砂粉0.3
茯神12　三七粉6　龙脑0.4　上肉桂6

五诊：2013-02-23

2013年2月21日眼压OD：13.3 mmHg；OS：15.5 mmHg，双眼均未觉酸胀疼痛，便每日一行，夜尿二三次。脉沉弦细，舌淡红苔薄白浅齿痕。视力：R：0.3；L：0.6。

生石决明40　紫丹参30　炒丹皮9　车前子15
枸杞子9　杭菊花9　桃红各9　决明子9
夏枯草15　石菖蒲12　炒枣仁30　朱砂粉0.3
云茯神12　三七粉6　龙脑0.4
上肉桂6　夜交藤12　川黄连6

第七：高 女 二十三岁

首诊：2015-09-26

2013 年 12 月行开睑手术（美容），术后红肿，脓性分泌物居多，随后眼压升高至 OD：21 ~ 26 mmHg；OS：21 ~ 26 mmHg。外院诊断为"青光眼"，给眼药控压，现每发头痛，时伴恶心呕吐。今检查眼底：左 C/D=0.4，C/D=0.5。视盘边色未见明显异常。诊断：青光眼。

生石决明 30　双钩藤 9　羚羊角粉 0.6　霜桑叶 9
杭菊花 9　大熟地 15　乌玄参 30　金银花 12
青连翘 9　干萆草 9　炒车前子 12
炒蔓荆子 9　醋柴胡 9　紫丹参 15

二诊：2015-10-10

药后头疼已消，眼胀减轻，分泌物仍有，脉弦细，舌暗红苔根厚腻。指测眼压：OD：Tn+1；OS：Tn。

生石决明 30　双钩藤 9　霜桑叶 9　杭菊花 9
细生地 15　乌玄参 30　金银花 12　清连翘 9
干萆草 15　炒蔓荆子 9　醋柴胡 9　夏枯草 15
紫丹参 15　决明子 9　生紫草 9　北沙参 12

三诊：2015-10-24

眼症基安，但近日眠差入难。眼压 OD：19 mmHg；OS：19 mmHg。晚间学习，眼累不畅，脉沉弦滑，舌淡红苔薄黄腻。

生石决明 30　双钩藤 9　杭菊花 9　制黄精 15
细生地 15　乌玄参 30　金银花 12　青连翘 9
炒蔓荆子 9　醋柴胡 9　夏枯草 15
香藁本 9　紫丹参 15　决明子 9
生紫草 9　北沙参 12　荆芥穗 9

四诊：2015-11-07

眼症稳定，未检眼压，便畅，脉弦细，舌尖边红苔白腻。

生石决明 30　双钩藤 9　杭菊花 9　龙胆草 6
细生地 15　乌玄参 30　金银花 12　青连翘 9
炒蔓荆子 9　醋柴胡 9　夏枯草 15　川黄连 6
香藁本 9　紫丹参 30　决明子 9
蒲公英 20　北沙参 12　荆芥穗 9

五诊：2015-11-24

眼症稳定，未觉有头疼，检查眼压 OD：18 mmHg；OS：18 mmHg。脉弦细数，舌淡红苔白腻。

生石决明 30　　双钩藤 9　　杭菊花 9　　龙胆草 6

细生地 15　　乌玄参 30　　金银花 12　　青连翘 9

炒蔓荆子 9　　醋柴胡 9　　夏枯草 15　　川黄连 6

香藁本 9　　紫丹参 30　　决明子 9　　全当归 12

蒲公英 20　　北沙参 12　　荆芥穗 9　　天、麦冬各 12

第八：向　男　八十岁

首诊：2012-10-06

十年前患免疫系统疾病，给予激素及免疫制剂治疗。陈旧青光眼三十年，当时激光治疗，右眼出现视野缺损，使用降眼压药维持，至十年前免疫病后右眼视力逐渐下降而致黑蒙。糖尿病十年，胰岛素并口服降糖药治疗，易头晕头疼，烦急易怒，小便淋漓，尿后疼痛，大便二日一行。夜尿 4～5 次。视力：R：黑蒙；L：指数 /20cm。脉弦细数，舌尖边红苔黄腻。检查眼底：右眼底不入，左眼底朦胧中可见视盘边可色近苍白，血管走行不均，A/V=1/3，网膜不清，黄斑区窥视不清。诊断：青光眼视神经萎缩。

生石决明 30　　羚羊粉 0.6　　炒车前子 12　　石菖蒲 12

制黄精 12　　西洋参 5　　枸杞子 9　　杭菊花 9

海金沙 12　　醋柴胡 9　　当归尾 9　　野菊花 6

金银花 9　　赤芍药 9　　上肉桂 6　　川黄连 6

二诊：2012-10-13

觉眼前亮度有增，但仍视物模糊，自述可佩戴手表分辨时间，夜尿频急三四次，烦急易怒，脉弦细，舌淡红苔薄黄。

生石决明 30　羚羊粉 0.6　炒车前子 12　石菖蒲 12

制黄精 12　西洋参 5　枸杞子 9　杭菊花 9

海金沙 12　醋柴胡 9　当归尾 9　野菊花 6

金银花 9　赤芍药 9　上肉桂 6

川黄连 6　龙胆草 6　龙脑 0.4

三诊：2012-10-27

自觉视物清晰，可分辨家中时钟分针时针，偶有头晕，小腿部皮肤易痒易痛，夜尿三四次，今检视力：左眼指数 /70cm。脉弦细，舌淡红苔黄腻。

生石决明 30　羚羊粉 0.6　炒车前子 12　石菖蒲 12

制黄精 12　西洋参 5　枸杞子 9　杭菊花 9

海金沙 12　醋柴胡 9　当归尾 9　龙胆草 6

金银花 9　赤芍药 9　上肉桂 6　龙脑 0.4

川黄连 6　地肤子 9　香桂枝 6

四诊：2012-11-10

情绪不佳，近遇悲伤之事，激素继服。气短，双腿颤抖，脉弦细，舌淡红苔黄腻。

生石决明 30　羚羊粉 0.6　全当归 12　赤、白芍各 9

醋柴胡 9　茯苓、神各 9　焦白术 9　炒枣仁 20

柏子仁 12　石菖蒲 12　焦栀子 6　西洋参 6

龙脑 0.4　川郁金 9　川黄连 6

上肉桂 6　川续断 12　炒杜仲 6

五诊：2012-11-24

指数 80cm，自觉视物清晰，亦可于刹那间分辨清楚事物，夜尿六七次。脉弦细，舌淡红苔白腻。

生石决明 30　羚羊粉 0.6　石菖蒲 12　醋柴胡 9

制黄精 12　西洋参 3　枸杞子 9　杭菊花 9

当归尾 9　金银花 9　赤芍药 9　上肉桂 6

龙胆草 6　龙脑 0.4　地肤子 9　香桂枝 6

白鲜皮 9　潞党参 15　炙黄芪 15

（七）葡萄膜病

第一：刘 女 三十岁

首诊：2012-12-18

2012年11月突发剧烈头疼，两周后发现视力下降，外院诊为"小柳原田综合征"，给予激素冲击及阿托品点眼治疗。患者否认家族史，风湿病史。激素用量55 mg/日，持续三周，目前已减量为50 mg/日。产后一年，哺乳十一个月，月经已行。睡眠轻浅早醒，二便可。视力：R：0.15（裸），0.6（矫）；L：0.07（裸），0.3（矫）。脉弦细数，舌淡红苔薄白。检查前节符合虹膜炎诊断，眼底尚未见明显异常。血常规检查见医院报告。诊断：小柳原田综合征。

乌玄参15　羚羊角粉0.6　水牛角丝20　炒丹皮9
细生地15　麦冬12　金银花9　青连翘9
淡竹叶6　野菊花6　枸杞子9　川黄连6

二诊：2013-01-08

药后自觉视力有所恢复，阿托品停用，激素减为35 mg/日，停止哺乳。夜间早醒，醒后难覆。视力：R：0.12（裸），0.6（矫）；L：0.12（裸），0.6（矫）。脉沉弦细，舌淡红胖苔薄白。

乌玄参15　羚羊角粉0.6　水牛角丝20　炒丹皮9

细生地 15　麦冬 12　金银花 9

青连翘 9　淡竹叶 6　枸杞子 9

川黄连 6　炒枣仁 30　茯苓、神各 12

三诊：2013-01-22

检眼压 OD：18 mmHg；OS：19 mmHg。右眼颞侧偶见闪光，激素渐减为 25 mg/ 日。便略溏日一行，睡眠较前安稳。脉弦细，舌淡红苔薄白。视力：R：0.15（裸），0.8（矫）；L：0.15（裸），0.8（矫）。

乌玄参 15　羚羊角粉 0.6　水牛角丝 20　炒丹皮 9

细生地 15　麦冬 10　金银花 9　盐知柏各 6

青连翘 9　淡竹叶 6　枸杞子 9

川黄连 6　炒枣仁 30　茯苓、神各 12

四诊：2013-02-05

检眼压 OD：16 mmHg；OS：17 mmHg。激素减为 20 mg/ 日。眼症维持稳定。右眼颞侧仍偶有闪光。食纳二便可。脉弦细，舌尖红苔薄白。

乌玄参 15　羚羊角粉 0.6　炒丹皮 9　炒车前子 15

细生地 15　麦冬 10　金银花 9　盐知柏各 6

青连翘 9　淡竹叶 6　枸杞子 9　决明子 6

川黄连6　炒枣仁30　茯苓、神各12　生磁石40

五诊：2013-02-26

激素 20 mg/ 日，视物维持稳定。偶觉头晕耳背。便色略深溏薄，小便偏黄。眠中早醒，纳呆。脉沉细，舌淡红苔薄白。

玄参15　羚羊角粉0.6　丹皮9　炒车前子15
生地15　麦冬10　金银花9　盐知柏6
连翘9　竹叶6　枸杞子9　决明子6
黄连6　炒枣仁30　茯苓、神各12
生磁石40　泽泻9　葛根12

六诊：2013-03-26

激素 20 mg/ 日，视力维持稳定。眼症亦保持未有发作。大便正常略散，眠较前安稳。Lmp3 ～ 12。未闻及心脏杂音，淋巴（－）。脉弦细数，舌淡红苔薄白。

炒丹皮9　炒栀子9　当归尾12　赤芍药12
醋柴胡9　茯苓、神各12　焦白术12　紫丹参20
乌玄参15　柏子仁9　炒车前子12
盐知柏6　灶心土30　生龙齿40

七诊：2013-04-27

激素 20 mg/ 日，视力维持稳定，眼症未作。Lmp4 ～ 6。脉沉弦细，舌淡红齿痕苔薄白。

炒丹皮 9　炒栀子 9　当归尾 12　赤芍药 12
醋柴胡 9　茯苓、神各 12　焦白术 12　紫丹参 20
乌玄参 15　柏子仁 9　炒车前子 12　浙贝母 12
盐知柏各 6　灶心土 30　生龙齿 40　川黄连 6

八诊：2013-05-28

激素 15 mg/ 日，视力维持稳定，眼症近未发作，Lmp5 ～ 26。脉弦细，舌淡红苔薄黄。

炒丹皮 9　炒栀子 9　当归尾 12　赤芍药 12
醋柴胡 9　茯苓、神各 12　焦白术 12　紫丹参 20
乌玄参 15　炒车前子 12　川楝子 9
香藁本 9　盐知柏 6　灶心土 30
生龙齿 40　川黄连 6　生石膏 40

九诊：2013-06-25

眼症稳定，目前服激素 15 mg/ 日，月经周期 25 天。视力：R：0.2（裸），1.2（矫）；L：0.2（裸），1.2（矫）。脉弦细，舌胖有齿痕苔白。

炒丹皮9　炒栀子9　当归尾12　赤芍药12

醋柴胡9　茯苓、神各12　焦白术12　紫丹参20

乌玄参15　炒车前子12　川楝子9　炒蔓荆子9

香藁本9　盐知柏6　灶心土30

干荷叶9　生龙齿40　川黄连6

第二：张　女　二十六岁

首诊：2010-09-24

2009年6月始作眼红赤疼痛，视物模糊。外院诊为"双眼葡萄膜炎"，给予激素眼药治疗，至今多次复发，几近每月一次，否认风湿史、狼疮史。食纳二便可，经后期十余日半年余。脉沉弦细，舌尖红苔薄白。视力：R：0.4（裸），0.8（矫）；L：0.4（裸），1.0（矫）。眼底检查大致正常，左：C/D=0.5。诊断：双眼葡萄膜炎。

炒丹皮9　紫丹参20　当归尾12　乌玄参20

双钩藤6　口防风9　银花炭9　霜桑叶9

细生地20　炒艾叶9　透骨草9　赤芍药12

车前子15　醋柴胡9　矾郁金9　夏枯草15

二诊：2010-10-09

服药后觉眼前舒适，左眼仍略红赤畏光，此经行期准，未犯眼疾。脉弦细，舌尖红苔薄白。

炒丹皮 9　紫丹参 20　当归尾 12　乌玄参 30

双钩藤 6　口防风 9　银花炭 12　霜桑叶 9

细生地 30　炒艾叶 9　透骨草 9　赤芍药 12

车前子 15　醋柴胡 9　矾郁金 9

夏枯草 15　青连翘 12　生龙齿 30

三诊：2010-10-23

觉左眼红，转动时有磨痛感，工作后觉视物模糊，脉弦细，舌尖红苔薄白。

炒丹皮 9　紫丹参 20　当归尾 12　乌玄参 20

双钩藤 6　口防风 9　银花炭 12　霜桑叶 9

细生地 30　炒艾叶 9　透骨草 9　赤芍药 12

车前子 15　醋柴胡 9　矾郁金 9

夏枯草 15　川黄连 6　炒枣仁 30

香藁本 10　蔓荆子 9　生龙齿 30

四诊：2010-11-06

近日便欠畅，眠可，双眼底正常。脉弦细，舌尖红苔薄白。

炒丹皮 9　紫丹参 20　当归尾 12　乌玄参 30

双钩藤 6　口防风 9　银花炭 12　霜桑叶 9

细生地 30　炒艾叶 9　赤芍药 12　车前子 15

醋柴胡 9　矾郁金 9　川黄连 6

炒枣仁 30　香藁本 10　蔓荆子 9

生龙齿 30　决明子 9　野葛根 12

五诊：2010-11-20

视力视物可，左眼未觉明显不适，入冬四末欠温，月经后延，量少。脉弦细，舌尖红苔薄白。

炒丹皮 9　紫丹参 30　当归尾 12　乌玄参 30

双钩藤 6　口防风 9　银花炭 12　细生地 30

炒艾叶 9　赤芍药 12　车前子 15　醋柴胡 9

矾郁金 9　川黄连 6　炒枣仁 30

蔓荆子 9　生龙齿 30　决明子 6

野葛根 12　生薏米 15　西洋参 3

六诊：2010-12-04

眼症稳定，眠略欠安。脉数，舌尖红苔薄白。

金银花 9　青连翘 9　苦桔梗 6　胖大海 6

锦灯笼 6　淡竹叶 6　乌玄参 12

牛蒡子 9　苏薄荷 6　淡豆豉 9

野葛根 12　川羌活 6　生甘草 6

七诊：2010-12-07

双眼无酸胀感，无干涩异物感，二便饮食可，脉弦细，舌尖红苔薄白。

炒丹皮9   紫丹参30   当归尾12   乌玄参30
双钩藤6   口防风9   银花炭12   细生地30
炒艾叶9   赤芍药12   车前子15   醋柴胡9
矾郁金9   川黄连6   炒枣仁30   蔓荆子9
生龙齿30   野葛根12   生薏米15
夏枯草15   荆芥穗12   炒苍耳子9

八诊：2011-01-04

视物清晰，眼症稳定。视力：R：0.5（裸），1.0（矫）；L：0.5（裸），1.0（矫）。

炒丹皮9   紫丹参30   当归尾12   乌玄参30
双钩藤6   口防风9   银花炭12   细生地30
炒艾叶9   赤芍药12   车前子15   醋柴胡9
矾郁金9   炒枣仁30   生龙齿30
生薏米15   夏枯草15   荆芥穗12
野菊花9   三七粉5   上肉桂6

九诊：2011-01-15

眼症稳定未发，脉细，舌尖红苔薄白。视力：R：0.6（裸），1.0（矫）；L：0.6（裸），1.2（矫）。

炒丹皮 9　紫丹参 30　当归尾 12　乌玄参 30
双钩藤 6　口防风 9　金银花 12　细生地 30
炒艾叶 9　赤芍药 12　车前子 15　醋柴胡 9
矾郁金 9　生龙齿 30　夏枯草 15
荆芥穗 12　野菊花 9　三七粉 5
龙胆草 9　川黄连 6　野葛花 12

第三：陈 男 十七岁

首诊：2011-09-24

2006 年左眼外伤，2009 年突然左眼视力下降，外院诊为"左眼葡萄膜炎"给予激素治疗，后视力未有提高，又检为"左眼继发白内障"。食纳二便睡眠可。视力：R：0.5（裸），1.0（矫）；L：0.25（裸），0.25（矫）。左脉弦细，右脉弦数，舌暗红苔薄白。检查前节：左眼可见角膜 KP（＋），浮游细胞（＋），左眼虹膜部分粘连。检查眼底：右眼视盘边色可，A/V＝1/3，黄斑中心光（－）。左眼视盘边欠清，色可，黄斑中心光（－），诊断：左眼陈旧性虹膜炎，左并发白内障，屈光不正。

乌玄参 30　细生地 15　生石决明 30　紫丹参 30

云茯苓 12　夏枯草 15　炒栀子 6　川黄连 6

醋柴胡 9　枸杞子 9　杭菊花 9

双钩藤 6　金银花 12　盐知柏 6

二诊：2011-11-26

药后自觉视物较前明显清晰，前症维持稳定，脉弦细，舌尖红苔薄白。

乌玄参 30　细生地 15　生石决明 30　紫丹参 30

云茯苓 12　夏枯草 15　川黄连 6　醋柴胡 9

枸杞子 9　杭菊花 9　金银花 12　盐知柏 6

炒黄芩 9　野菊花 6　楮实子 9

三诊：2012-01-14

视力有所提高，自觉左眼视物较前清晰，停用西药，脉弦细，舌尖边红苔根黄。

乌玄参 20　细生地 30　生石决明 30　紫丹参 30

云茯苓 12　夏枯草 15　川黄连 9　醋柴胡 9

枸杞子 9　杭菊花 9　金银花 12

盐知柏各 6　炒黄芩 9　野菊花 6

楮实子 9　荆芥炭 12　口防风 9

四诊：2012-05-05

自觉视物清晰，眼症维持稳定，自觉肩胛部及脊椎处有痒感，需要按压方能缓解，呼吸不够顺畅，脉沉弦，舌略暗尖红苔薄白。

乌玄参 20　　细生地 30　　生石决明 30　　紫丹参 30

云茯苓 12　　夏枯草 15　　川黄连 9　　醋柴胡 9

枸杞子 9　　杭菊花 9　　金银花 12　　野葛根 12

盐知柏 6　　炒黄芩 9　　野菊花 6　　蛇床子 6

楮实子 9　　荆芥炭 12　　口防风 9

五诊：2012-08-28

视力维持稳定，肩胛部痒感减，脉弦细数，舌暗红苔薄白。

乌玄参 20　　细生地 30　　生石决明 30　　紫丹参 30

云茯苓 12　　夏枯草 15　　川黄连 9　　醋柴胡 9

枸杞子 9　　杭菊花 9　　炒黄芩 9　　野菊花 6

楮实子 9　　荆芥炭 12　　口防风 9　　制黄精 12

六诊：2013-02-02

视物较前清晰，但仍畏光，有雾朦之感，左眼晶体皮层轻度混浊。视力：R：0.5（裸），1.2（矫）；L：0.3（裸），0.5（矫）。脉弦数，舌尖边红苔薄白根略厚。

乌玄参 30　细生地 15　生石决明 30　紫丹参 30

云茯苓 12　夏枯草 15　川黄连 6　醋柴胡 9

枸杞子 9　杭菊花 9　炒黄芩 9　楮实子 9

荆芥炭 12　口防风 9　制黄精 12

龙胆草 6　炒蔓荆子 9　谷精草 9

第四：王　男　三十七岁

首诊：2009-09-11

1985-1996 年双眼反复发作全葡萄膜炎，后稳定十余年，散瞳眼药每日 2 次，口服激素隔日 5 mg。近年出现夜盲，视野管状缩小，否认家族史。便溏，胃胀，口干，夜尿频，脱发，冬日手冷干裂。脉弦，舌红苔少。视力：R：0.15（裸），0.5（矫）；L：0.4（裸），0.6（矫）。检查前节：左眼虹膜大部分后黏，双眼晶体混浊，玻璃体混浊。眼底：视盘边界欠清，色可，网膜后极部色素欠均，双眼均可见黄斑区金箔样反光及脉络膜萎缩斑，并可见大量骨样细胞。诊断：双眼全葡萄膜炎，视网膜色素变性，双黄斑病变，双眼玻璃体混浊，双眼白内障。

大熟地 30　乌玄参 30　炒丹皮 12　川黄连 6

麦冬 12　金银花 12　醋柴胡 9　夜明砂 12

上肉桂 6　生白及 15　紫丹参 20

三七粉 6　石菖蒲 12　夏枯草 20

二诊：2009-09-26

药后眼症稳定，无明显不适，激素隔日5 mg双眼结膜充血（＋），角膜清。双瞳孔部分后粘连，脉弦细，舌淡红苔薄白。

大熟地30　乌玄参30　炒丹皮12　川黄连6
麦冬12　金银花12　醋柴胡9　夜明砂12
上肉桂6　生白及15　紫丹参20　龙胆草6
三七粉6　石菖蒲12　夏枯草20　焦白术12

三诊：2009-10-10

服药后诸症转安，激素逐渐减量，尿沫减少，脉弦细，舌淡红苔少。

大熟地30　乌玄参30　川黄连6　羌防各6
麦冬12　金银花12　醋柴胡9　夜明砂12
上肉桂6　生白及15　紫丹参30　龙胆草6
三七粉6　石菖蒲12　夏枯草30

四诊：2009-11-21

眼药次数减少，觉有痰，眼底如前，脉弦细，舌淡红苔薄白。

大熟地30　乌玄参30　川黄连6　麦冬12
金银花12　醋柴胡9　夜明砂12　上肉桂6

紫丹参 20　龙胆草 6　三七粉 6

炒丹皮 12　石菖蒲 12　夏枯草 20

川厚朴 9　紫苏梗 9　焦白术 12

五诊：2009-12-26

自觉视物逐渐清晰，眼药次数减少，偶有白痰，腰部酸软。眼底检查大致同前：视盘边色可，网膜灰污，A/V=1/3，黄斑中心光隐约，周边偶见色素块。脉弦细，舌淡红苔薄白。

细生地 30　乌玄参 30　川黄连 6　麦冬 12

金银花 12　醋柴胡 9　夜明砂 15　紫丹参 20

龙胆草 6　三七粉 6　石菖蒲 12　夏枯草 20

焦白术 12　决明子 6　川贝粉 6

六诊：2010-02-23

今检查视力有所提高，自因停药时间超过二个月，近觉晨起视力模糊，皮肤干燥，大便干，夜尿多。检查前节：右眼结膜充血水肿（+），角膜清，前房浅，晶体中间丝状白色素块，后中心白团，玻璃体混浊，左眼晶体轻度混浊。脉弦细尺弱，舌淡红苔薄白。眼底大致同前：双眼底视盘色可边欠清，后基部色素块网膜灰污，黄斑区色素不均，中心光未见。视力：R：0.15（裸），0.8（矫）；L：0.5（裸），1.2（矫）。

大熟地 30　乌玄参 30　川黄连 6　醋柴胡 9

炒黄芩 9　生石决明 30　决明子 6　川羌活 6

口防风 9　生石膏 30　生白及 30　炒苍、白术各 12

夜明砂 15　石菖蒲 12　三七粉 6

第五：张　男　二十五岁

首诊：2009-06-09

2004 年左眼底出血，当时未及时治疗，后视力仅存鼻上余光。2009 年 3 月诊断"双眼葡萄膜炎"，口服激素治疗 70 mg/ 日，现减至 5 mg/ 日。否认病前外感劳累及情绪波动史，否认免疫病家族史。视力持续下降，伴随夜盲，造影显示大片血管渗漏，眼底可见色素块和瘢痕，大片萎缩斑。视力：R：0.12（裸），0.5（矫）；L：指数 30cm。脉弦细，舌紫红苔白，诊断：双眼葡萄膜炎，双眼视网膜色素变性。

羚羊粉 0.3　生石决明 30　乌玄参 20　天、麦冬各 12

细生地 20　川黄连 6　霜桑叶 9　杭菊花 12

浙贝母 9　青竹茹 9　炒丹皮 9　决明子 9

金银花 9　青连翘 12　醋柴胡 9

二诊：2009-07-14

自述右眼明亮。脉弦细，舌淡红苔薄白。

生石决明 40　乌玄参 30　细生地 30　天、麦冬各 12

金银花 12　川黄连 6　决明子 6　浙贝母 12

枸杞子 12　杭菊花 9　夏枯草 15

三七粉 6　紫丹参 30　石菖蒲 12

三诊：2009-11-03

视物清晰。视力有所提高，右眼前觉有白光闪烁。心情舒畅，脉弦细，舌淡红苔白。视力：R：0.4（裸），0.8（矫）；L：0.04（裸），0.06（矫）。

生石决明 40　乌玄参 30　细生地 30　天、麦冬各 12

金银花 12　青连翘 6　决明子 6　浙贝母 12

枸杞子 12　杭菊花 9　夏枯草 15　盐知柏各 9

三七粉 6　紫丹参 30　石菖蒲 12　煅龙齿 40

四诊：2010-02-23

视力提高，视物清晰。脉沉弦，舌淡红苔少。视力：R：0.4（裸）；1.2（矫）；L：0.08（裸），0.08（矫）。

生石决明 40　细生地 30　乌玄参 30　天、麦冬各 12

金银花 12　青连翘 6　决明子 3　浙贝母 12

枸杞子 12　杭菊花 9　夏枯草 15　盐知柏各 9

三七粉 6　紫丹参 30　石菖蒲 12　煅龙齿 40

大熟地 30　川楝子 9　醋元胡 9　炒枣仁 20

（八）视网膜病

第一：吴　男　五十二岁

首诊：2010-03-16

左眼幼年因"虹膜炎"治疗不当而失明。2007 年外院诊为"右眼视网膜坏死"，近一个月内视力骤降，现觉如有白雾蒙目，视物不清，心烦抑郁，精神紧张，便下量少，夜眠欠安，思忧烦多，视力：R：0.05（裸）；L：黑蒙（完全无光感）。脉弦细，舌淡红苔白黄腻。检查眼底：右：朦胧中见网膜隆起，血管爬行于上，可见黑色色素块，后极部血色渗出，其他组织结构不清。左：窥不满意。诊断：右视网膜病变（坏死），双眼陈旧性虹膜炎。

细生地 20　乌玄参 20　紫丹参 15　龙胆草 6

川黄连 6　生白及 15　生黄芪 15　川升麻 6

盐知柏 6　金银花 12　川郁金 9

醋柴胡 9　炒枣仁 15　炒白术 12

二诊：2010-03-30

药后觉视力进步，三天前突然视力下降，眼压降低，近日查右眼眼压 3 mmHg。视力：R：0.1（裸）；L：黑蒙。脉弦数，舌淡红苔白腻。

炙黄芪 20　　炒白术 12　　新会皮 6　　川升麻 6
醋柴胡 9　　西洋参 6　　当归尾 12
枸杞子 9　　杭菊花 9　　大熟地 20
车前子 15　　乌玄参 20　　石菖蒲 12

三诊：2010-04-20

眼压略增，视力略进，仍睡眠差。视力：R：0.15（裸）；L：黑蒙。脉弦细缓，舌淡红苔白腻。血压 120/100 mmHg。

炙黄芪 30　　炒白术 12　　新会皮 6　　川升麻 6
西洋参 6　　当归尾 12　　枸杞子 9　　杭菊花 9
炒丹皮 9　　紫丹参 20　　乌玄参 30　　川黄连 6
银花炭 9　　三七粉 6　　生白及 30　　朱茯苓 12
醋柴胡 9　　川郁金 9　　炒枣仁 30　　夜交藤 9

四诊：2010-05-18

眼压：OD：6 mmHg；OS：7 mmHg，视物模糊如有雾，视物觉有重叠，心情抑郁好转，紧张减轻，夜眠欠安，小便频急，口干，脉弦细，舌淡红苔腻。

炙黄芪30　炒白术12　川升麻6　西洋参6

当归尾12　枸杞子9　杭菊花9　炒丹皮9

紫丹参30　乌玄参30　银花炭9　三七粉6

生白及30　茯苓12　醋柴胡9

川郁金9　炒枣仁30　夜交藤9

炒栀子9　香砂仁6　石菖蒲12

五诊：2010-06-26

视力同前，自觉视物稍清晰，口中甜，脉弦细，舌淡红苔略腻。

炙黄芪30　炒白术12　川升麻6　西洋参6

当归尾12　枸杞子9　杭菊花9　炒丹皮9

紫丹参30　乌玄参30　三七粉6　夏枯草20

生白及30　朱茯苓12　醋柴胡9

川郁金9　炒枣仁30　夜交藤9

香砂仁6　石菖蒲12　浙贝母12

六诊：2010-12-17

自觉视物稍清晰，脉弦细，舌淡红苔薄黄。

炙黄芪30　炒白术12　川升麻6　西洋参6

当归尾12　枸杞子9　杭菊花9　炒丹皮9

紫丹参30　乌玄参30　三七粉6　生白及30

朱茯苓 12　　醋柴胡 9　　川郁金 9　　炒枣仁 30

夜交藤 9　　香砂仁 6　　石菖蒲 12　　醋莪术 9

七诊：2011-04-16

服前方药，觉视物清晰辨别能力较前提高，仍觉雾蒙，眠差入睡难且早醒。舌淡红苔白腻。

炙黄芪 30　　炒白术 12　　川升麻 6　　潞党参 15

当归尾 12　　枸杞子 9　　杭菊花 9　　炒丹皮 9

紫丹参 30　　乌玄参 30　　三七粉 6　　制黄精 12

朱茯苓 12　　醋柴胡 9　　川郁金 9　　炒枣仁 30

香砂仁 6　　石菖蒲 12　　醋莪术 9

八诊：2011-06-28

视物时清晰时模糊，有雾蒙感，睡眠二便尚可。脉沉弦细，舌暗红苔黄腻。

炙黄芪 30　　炒白术 12　　川升麻 6　　潞党参 15

当归尾 12　　枸杞子 9　　杭菊花 9　　川黄连 6

紫丹参 30　　乌玄参 30　　三七粉 6　　夏枯草 15

朱茯苓 12　　醋柴胡 9　　川郁金 9

炒枣仁 30　　香砂仁 6　　醋莪术 9

九诊：2011-10-22

视力保持稳定，脉沉弦，舌淡红苔根腻。晶体后可见条索样极化条。视力：R：0.12（裸），0.15（矫）；L：黑蒙。脉沉弦，舌淡红苔根腻。

大熟地 20　生山药 12　炙黄芪 15　炒白术 12
枸杞子 9　杭菊花 9　紫丹参 15　醋莪术 6
生龙齿 30　炒枣仁 30　石菖蒲 12
川郁金 9　浙贝母 9　赤芍药 12
金银花 12　野菊花 6　川黄连 6

十诊：2012-03-03

近日觉视物模糊如有雾蒙，烦急易怒，二便可。右眼视力下降0.05。脉弦细，舌暗红苔薄白。

大熟地 20　生山药 12　炙黄芪 15　炒白术 12
枸杞子 9　杭菊花 9　紫丹参 15　夏枯草 15
生龙齿 30　石菖蒲 12　龙胆草 9　野葛根 12
川郁金 9　浙贝母 9　赤芍药 12
金银花 12　野菊花 6　川黄连 9

十一诊：2012-06-26

视物模糊，自觉较前越发不清，右眼视力 0.05。脉弦，舌淡红苔薄白。

大熟地 30　真川芎 9　当归尾 12　紫丹参 20

三七粉 6　枸杞子 9　杭菊花 9

川黄连 6　醋柴胡 9　川郁金 9

川石斛 12　潞党参 15　琥珀粉 0.5

十二诊：2012-09-18

眼症同前，脉弦细数，舌淡红苔白。

大熟地 30　真川芎 9　当归尾 12　紫丹参 20

三七粉 6　枸杞子 9　杭菊花 9　侧柏炭 9

川黄连 6　醋柴胡 9　川郁金 9　乌玄参 15

川石斛 12　潞党参 15　炒丹皮 9

十三诊：2012-10-20

眼症同前，西医暂时不建议手术治疗。脉弦，舌暗红苔薄白。右眼底不入，人工晶体异位，左眼膜闭。

生熟地各 15　真川芎 9　当归尾 12　赤芍药 9

黄芪皮 15　建泽泻 9　朱茯苓 12　车前子 12

川黄连 6　醋柴胡 9　乌玄参 15

炒丹皮 9　夏枯草 15　石菖蒲 12

十四诊：2013-01-15

视力大致如前，心胸有压抑感，易烦郁多虑，脉沉弦，舌淡红齿痕苔薄白。

生、熟地各 15　真川芎 9　当归尾 12　赤芍药 9

生黄芪 30　建泽泻 9　朱茯苓 12　车前子 12

川黄连 6　醋柴胡 9　紫丹参 30　苏地龙 6

炒丹皮 9　夏枯草 15　石菖蒲 12

川郁金 9　全瓜蒌 30　酒薤白 9

十五诊：2013-05-10

于同仁医院行激光开后囊膜术，脉沉弦，舌淡红苔中心腻，右眼晶体囊膜孔窥入局限。

大熟地 30　真川芎 12　紫丹参 30　当归尾 12

醋柴胡 9　川郁金 9　枸杞子 9　杭菊花 9

炒车前子 15　茯苓神各 12　炒枣仁 30

石菖蒲 12　龙脑 1　焦三仙各 6

十六诊：2013-12-17

术后右眼视力有所提高，但仍觉视物模糊，空腹血糖 7.4 mmol/L。脉沉弦，舌淡红苔白腻。右眼后囊膜激光孔三层，小孔可通，眼底大致同前。右眼视力 0.25。

生、熟地各 20　当归尾 12　枸杞子 9　杭菊花 9

五味子 9　炒车前子 15　夏枯草 30　紫丹参 20

玉米须 30　醋柴胡 9　川黄连 6　焦三仙各 6

十七诊：2014-05-13

视力维持稳定，食纳二便可，眠多梦，脉细，舌暗红苔薄黄。

生、熟地各 20　当归尾 12　枸杞子 9　杭菊花 9

五味子 9　炒车前子 15　夏枯草 30　紫丹参 30

玉米须 30　醋柴胡 9　川黄连 6

焦三仙各 6　炙黄芪 15　潞党参 15

十八诊：2014-12-23

视力维持稳定，视物模糊，空腹血糖 7 mmol/L，脉弦细，舌暗红苔白腻。右眼视力 0.3。

生熟地各 20　当归尾 12　枸杞子 9　杭菊花 9

五味子 9　炒车前子 15　夏枯草 30　紫丹参 30

玉米须 30　醋柴胡 9　川黄连 6　制黄精 15

焦三仙各 6　炙黄芪 15　潞党参 15　石菖蒲 12

第二：张 男 六十九岁

首诊：2013-09-06

双眼高度近视、高度散光，1976 年左眼网脱手术后视力逐渐下降至黑蒙。1990 年右眼视力下降，视野缺损，诊断为"右眼高度近视退行性眼底病变""左眼球萎缩""右眼缺血性视神经病变"，给予多种眼药治疗。1999 年神经纤维瘤手术，同年肠梗阻。现视物不清，视力下降明显，视野右鼻下缺损，视力：R：0.1（裸），0.25（矫）；L：黑蒙。眼底检查：右眼视盘颢淡，动脉细，动静脉比例 1：3，可见激光斑及大面积脉络膜萎缩斑。左眼底膜闭不入。诊断：左眼球萎缩，双眼高度近视退行性眼底病变，右眼玻璃体后脱离，右眼视神经病变（萎缩？），右眼白内障。

大熟地 30　细生地 15　当归尾 12　真川芎 9
五味子 5　炒车前子 15　枸杞子 9　杭菊花 9
女贞子 9　北沙参 12　天、麦冬各 12
生磁石 40　紫丹参 30　三七粉 6
十四剂，效可再服。

二诊：2013-09-28

服药后可，入睡较好，视物略清晰，视力略进步，今查视力：R：0.12（裸），0.25（矫）。脉弦细，舌淡红苔薄白。

大熟地 30　细生地 15　当归尾 12　真川芎 9

五味子 5　炒车前子 15　枸杞子 9　杭菊花 9

女贞子 9　北沙参 12　天、麦冬各 12

生磁石 40　紫丹参 30　三七粉 6

石菖蒲 12　茯苓、神各 12　野菊花 6

十四剂。

三诊：2013-11-05

视力维持稳定,无明显变化,矢气频多,脉弦细数,舌淡红苔薄白。

大熟地 30　细生地 15　当归尾 12　真川芎 9

五味子 5　炒车前子 15　枸杞子 9　杭菊花 9

女贞子 9　北沙参 12　天、麦冬各 12　生磁石 40

紫丹参 30　三七粉 6　石菖蒲 12　野菊花 6

茯苓、神各 12　楮实子 9　川黄连 6

十四剂。

四诊：2013-11-26

视力维持稳定,未再下降,视野如前,夜尿 2～3 次,脉弦细,
舌略暗苔薄白。

大熟地 30　细生地 15　当归尾 12　真川芎 9

炒车前子 15　枸杞子 9　杭菊花 9　北沙参 12

生磁石 40　紫丹参 30　三七粉 6　野菊花 6

石菖蒲 12　茯苓、神各 12　楮实子 9

川黄连 9　香桂枝 6　炒枳壳 6

十四剂。

五诊：2013-12-24

服药可，视力同前，眼角干痛，右眼结膜水肿（++），分泌物多。脉弦细，舌边红苔薄白。

大熟地 30　细生地 15　当归尾 12　真川芎 9

炒车前子 15　枸杞子 9　杭菊花 9　生磁石 40

紫丹参 30　三七粉 6　石菖蒲 12　茯苓、神各 12

川黄连 9　炒枳壳 6　炒黄芩 6

龙胆草 9　决明子 6　野菊花 6

十四剂。

六诊：2014-01-14

视力维持稳定，药后眼干好转，仍易流泪，眠差，脉弦细，舌尖边红苔薄白。

紫丹参 30　炒栀子 9　当归尾 12　醋柴胡 9

茯苓、神各 12　石菖蒲 12　三七粉 6

口防风 9　川黄连 6　女贞子 9

楮实子 9　炒枣仁 30　野菊花 9

十四剂。

七诊：2014-02-11

视力维持稳定无明显变化，眼干减轻，仍易流泪，眠可却易早醒，脉弦细，舌淡红苔薄腻。

大熟地 30　细生地 15　当归尾 12　龙胆草 9

炒车前子 15　枸杞子 9　杭菊花 9　茯苓、神各 12

决明子 6　炒枳壳 6　石菖蒲 12　炙黄芪 15

生磁石 40　川黄连 9　紫丹参 30

三七粉 6　野菊花 6　潞党参 15

十四剂。

八诊：2014-03-11

视力视物稳定，觉眼干涩，分泌物较多，入睡欠安，矢气频多，偶有眩晕，脉沉弦细，舌略红苔薄白。

大熟地 30　细生地 15　当归尾 12　炒车前子 15

枸杞子 9　杭菊花 9　茯苓、神各 12　决明子 6

石菖蒲 12　炙黄芪 15　黄连 9　紫丹参 30

三七粉 6　野菊花 6　潞党参 30　炒杜仲 6

炒莱菔子 9　夜交藤 12　金银花 12

十四剂

九诊：2014-04-08

视力略增，视物如前，仍觉眼干涩，分泌物较多，眠早醒难再覆，偶有头晕，听力差，脉弦细，舌尖红苔薄少。视力：R：0.12（裸），0.3（矫）。

大熟地 30　当归尾 12　炒车前子 15　枸杞子 9
杭菊花 9　茯苓、神各 12　决明子 6　石菖蒲 12
炙黄芪 15　川黄连 6　紫丹参 30　三七粉 6
野菊花 6　炒杜仲 6　炒莱菔子 9　金银花 12
北沙参 12　双钩藤 9　明天麻 6
十四剂。

十诊：2014-05-20

近日牙痛，尿频急，尿痛，眼症稳定如前，脉弦细，舌暗苔薄白。

方一：
大熟地 30　当归尾 12　炒车前子 15　枸杞子 9
杭菊花 9　茯苓、神各 12　决明子 6　石菖蒲 12
炙黄芪 15　川黄连 6　紫丹参 30　三七粉 6
野菊花 6　炒莱菔子 9　金银花 12
北沙参 12　萹蓄 9　川木通 6

方二：

川木通 6　炒车前子 12　萹蓄 9　滑石粉 30

海金沙 12　淡竹叶 6　生甘草 9　香桂枝 6

第三：何 女 二十一岁

首诊：2012-10-09

幼年配镜，双 -6D 以上四年，现双 -8D。近自觉眼前闪光明显，偶有黑影飘动，视久疲劳，有干涩感。平素学习压力较大，入睡较晚每及凌晨，食纳二便尚可，月经素后期，甚时二个月一行。今查视力：R：0.12（裸），1.0（矫）；L：0.12（裸），1.0（矫）。舌尖红苔白，脉沉弦。双眼前节检查见玻璃体点状混浊，双眼眼底检查：豹纹状眼底，视盘，血管，黄斑区，周边网膜尚未见明显异常。诊断：双眼高度近视，玻璃体混浊。

大熟地 15　真川芎 9　杭白芍 9　全当归 12

五味子 6　车前子 12　枸杞子 9　杭菊花 9

紫丹参 15　决明子 6　干荷叶 9

川续断 9　炒杜仲 9　桑寄生 12

十四剂。

二诊：2012-12-28

自觉服药后无明显改变，睡眠仍晚且差，闪光感仍明显。食纳睡眠可，大便干燥。今查视力：R：0.15（裸），1.2（矫）；L：0.15（裸），1.2（矫）。脉沉弦细，舌淡红苔薄白。

大熟地 30　真川芎 9　赤杭白芍各 9　当归尾 12
五味子 9　炒车前子 12　紫丹参 15　生磁石 40
决明子 9　盐知柏 9　炒枣仁 30
川黄连 6　夜交藤 12　玉米须 30
十四剂。

三诊：2013-01-12

自觉视物渐渐清晰，视能力增强，但闪光感仍存。入睡晚，双侧肋下作痛。大便通畅。今查视力：R：0.2（裸），1.0（矫）；L：0.2（裸），1.2（矫）。脉沉细，舌尖红苔薄白。

大熟地 30　真川芎 9　赤、白芍各 9　当归尾 12
五味子 9　炒车前子 12　紫丹参 15　生磁石 40
决明子 9　盐知柏 9　炒枣仁 30
茯苓、神各 12　川黄连 6　玉米须 30
干荷叶 12　川楝子 9　生桃花 9
十四剂。

四诊：2013-01-25

自觉近两周闪光感较前明显减少，体力较前增强，肋下痛感减轻。

新会皮 9　桑白皮 12　大腹皮 12　生姜皮 9

茯苓皮 12　炒车前子 12　生磁石 40

建泽泻 9　黄芪皮 15　玉米须 30

干荷叶 12　盐知柏 6　怀牛膝 9

十四剂。

五诊：2013-02-22

近日休息差，久用电脑后眼觉干涩，闪光感已明显减轻。食可，尿黄，偶有呃逆，仍有肋下隐痛。脉沉弦，舌淡红苔薄黄。

新会皮 9　生桑白皮 12　大腹皮 12　生姜皮 9

茯苓皮 12　生车前子 12　生磁石 40　醋柴胡 9

建泽泻 9　黄芪皮 15　玉米须 30　川楝子 9

干荷叶 12　盐知柏 6　怀牛膝 9　决明子 6

十四剂。

六诊：2013-03-26

患者自述今次服药后诸症均明显减轻，闪光感已不见，余皆好。

新会皮 9　桑白皮 12　大腹皮 12　生姜皮 9

茯苓皮 12　炒车前子 12　生磁石 40　醋柴胡 9

建泽泻 9　黄芪皮 15　玉米须 30

川楝子9　干荷叶12　盐知柏6

怀牛膝9　决明子6　紫丹参15

十四剂。

七诊：2013-08-17

近月应用电子产品较多，每晚深夜两点入睡，月经量少。飞蚊及视疲劳发作。视力：R：0.2（裸），1.2（矫）；L：0.25（裸），1.5（矫）。脉沉弦，舌淡红苔薄白。

生、熟地各15　生山药12　山萸肉9　炙黄芪15

枸杞子9　杭菊花9　紫丹参15　三七粉6

生磁石40　干荷叶15　决明子6

盐知柏6　醋柴胡9　乌玄参15

十四剂。

第四：翁 女童　四岁

首诊：2014-05-17

2014年3月因视力突然下降入院，检查为"左眼视网膜血管瘤""后渗出性网脱"，患儿心烦急躁。脉细数，舌淡红苔薄白，视力：R：0.8；L：光感。检查眼底：检眼镜下左眼底结构隆起，不能窥见网膜结构，视盘血管及黄斑中心光均不可见。诊断：左眼视网膜血管瘤，左眼网脱。

紫丹参 60　　三七粉 30　　路路通 30　　苏地龙 20

赤芍药 40　　真川芎 40　　焦白术 60　　炒苍耳子 20

太子参 30　　炙黄芪 30　　焦三仙各 30

金银花 20　　枸杞子 30　　杭菊花 30

丸药一料，缓固之。

二诊：2014-09-27

八月十四日施"左眼巩膜贴敷术"，血管瘤未干预，术前左眼
视力：光感及手动，术后黑蒙。手术医院西医建议再诊，今查眼底：
左眼后巩膜加压术后，左眼底隆起略减，结构仍不能见。脉细，舌
淡红苔中腻。

紫丹参 4　　醋柴胡 3　　全当归 4　　云茯苓 4

炒车前子 5　　炒白术 4　　石菖蒲 3　　焦栀子 3

炒丹皮 3　　焦三仙各 3　　炒苍耳子 3

升麻尖 3　　枸杞子 3　　杭菊花 3　　双钩藤 3

七剂。

三诊：2014-10-11

鼻炎发作，食纳二便可。脉细，舌尖红苔白腻。

紫丹参 4　　醋柴胡 3　　全当归 4　　云茯苓 4

炒车前子5　炒白术4　石菖蒲3　焦栀子3

炒丹皮3　焦三仙各3　升麻尖3

枸杞子3　杭菊花3　双钩藤3

香桂枝3　建泽泻4　白僵蚕3

十四剂。

四诊：2014-10-25

左眼仍视无光感，近日略咳嗽，痰难出，眠躁动。脉细，舌暗红苔薄白。

紫丹参4　醋柴胡3　全当归4　云茯苓4

炒车前子5　炒白术4　石菖蒲3　焦栀子3

口防风3　炒丹皮3　焦三仙各3　炒苍耳子3

升麻尖3　枸杞子3　杭菊花3　双钩藤3

建泽泻3　夏枯草6　白僵蚕3

十四剂。

五诊：2014-12-06

患者回本阜，上药连服一个月三十剂，停药后手术医院复查见：左眼网脱改善，血管瘤瘤体减小1/3（6.9 mm缩至4.7 mm），左眼眼球外斜，视仍无光感，右眼底未见异常。脉指纹风关，舌淡红苔跟剥脱。

紫丹参4　醋柴胡3　全当归4　云茯苓4

炒车前子5　炒白术4　石菖蒲4　焦栀子3

炒丹皮3　焦三仙各3　升麻尖3　枸杞子3

杭菊花3　双钩藤3　香桂枝3　建泽泻4

白僵蚕3　生薏米6　焦白术4　焦槟榔3

十四剂。

六诊：2014-12-27

患儿仍无光感，眼转动较前灵活，脉细数，舌淡红苔薄白。患儿将赴美国进行手术，停药待手术复查后再定。

第五：周 女　三十八岁

首诊：2015-05-08

高度近视二十年，双－12D，眼前飞蚊，复视难聚光视，视力下降。焦虑失眠，月经后期。检查双眼前节结膜充血（＋）水肿（＋），玻璃体混浊（＋）。双眼眼底检查：双眼豹纹状眼底，双眼视盘边清色可，动静脉比例2：3，黄斑中心光（＋），后极部可见大片脉络膜萎缩斑。裸视力未查，矫正视力：R：0.6；L：0.8。脉弦细左尺弱，舌淡红苔薄白。诊断：高度近视退行性眼底病变。

大熟地30　生山药12　枸杞子9　杭菊花9

炒蔓荆子9　云茯神12　炒枣仁30　五味子9

女贞子 12　菟丝子 12　生磁石 40

醋柴胡 9　川郁金 9　当归尾 12

七剂，尽服再七剂。

二诊：2015-06-13

药后眼部症状有所好转，渐觉视物清晰，焦虑失眠减轻，此经行量少，乳胀增生。脉弦细，舌淡红苔薄白。

大熟地 30　生山药 12　枸杞子 9　杭菊花 9

炒蔓荆子 9　云茯神 12　炒枣仁 30　五味子 9

女贞子 12　菟丝子 12　生磁石 40　紫丹参 20

醋柴胡 9　川郁金 9　当归尾 12　制黄精 15

七剂，尽服再七剂。

三诊：2015-07-11

视力略有好转，畏光好转，视物较前清晰，经行量少色暗，眠症有佳，脉弦细，舌暗红苔薄白。矫正视力：R：0.8；L：0.8。

大熟地 30　生山药 12　枸杞子 9　杭菊花 9

炒蔓荆子 9　云茯神 12　炒枣仁 30　谷精草 9

女贞子 12　菟丝子 12　生磁石 40　紫丹参 20

醋柴胡 9　川郁金 9　当归尾 12

制黄精 15　生龙齿 40　川楝子 9

七剂，尽服再七剂。

四诊：2015-08-29

视力视物可，复视消失，此经行量可，略痛经。脉弦细，舌淡红苔薄白。

大熟地 30　生山药 12　枸杞子 9　杭菊花 9

炒蔓荆子 9　云茯神 12　炒枣仁 30　谷精草 9

女贞子 12　菟丝子 12　生磁石 40　紫丹参 20

醋柴胡 9　川郁金 9　当归尾 12　延胡索 9

制黄精 15　生龙齿 40　川楝子 9

七剂，尽服再七剂。

五诊：2015-09-26

近面疹多生，复视消失，食纳二便可。脉弦细，舌暗红苔薄白。

大熟地 30　生山药 12　枸杞子 9　杭菊花 9

炒蔓荆子 9　云茯神 12　炒枣仁 30　金银花 9

女贞子 12　菟丝子 12　生磁石 40　紫丹参 20

醋柴胡 9　川郁金 9　当归尾 12　元胡 9

制黄精 15　生龙齿 40　川楝子 9　黄连 6

七剂，尽服再七剂。

第六：曹 男 十九岁

首诊：2013-12-28

双眼屈光不正，双 -5.5D。2013 年 11 月因左眼前频发闪光入院检查，诊断为"左眼孔源性网脱"，施用激光治疗，但后未注意休息，12 月 4 日再施"左眼巩膜后加压手术"。自述未觉视物及视力明显变化。发病前长时间入睡较晚，大便略干二日一行。情绪易激动发怒。今次视力：R：0.2（裸），0.8（矫）；L：0.25（裸），0.6（矫）。舌暗有齿痕，脉弦细。今日前节不查，双眼眼底检查：-11D 看清眼底，双眼豹纹状眼底，右眼视神经、血管、黄斑区尚未见明显异常。左眼视盘边色可，血管未见异常，黄斑区颞侧可见小片淡色区，黄斑中心光不见，周边网膜未见明显异常。诊断：左眼孔源性网脱术后。

忍冬花 12　口防风 9　香白芷 9　新会皮 6
野菊花 6　盐知柏 9　夏枯草 15　紫丹参 15
生磁石 40　枸杞子 9　浙贝母 12
当归尾 12　炒黄芩 9　龙胆草 6
七剂。

二诊：2014-01-18

患者自述视物大致如前，外院复诊新检"左眼网膜牵拉"，食纳二便可，脉弦细，舌暗苔白。

大熟地 30　　当归尾 12　　赤芍药 12　　真川芎 9

五味子 9　　炒车前子 15　　枸杞子 9　　杭菊花 9

生山药 12　　紫丹参 20　　三七粉 6

盐知柏 9　　醋柴胡 9　　杭白芍 15

七剂。

三诊：2014-02-08

患者自觉眼前黑影飘动有所减少，视物较前略清晰，今查视力：R：0.25（裸），1.0（矫）；L：0.25（裸），0.8（矫）。仍易激动，脉弦细数，舌淡红苔薄白。

大熟地 30　　当归尾 12　　赤芍药 12　　真川芎 9

五味子 9　　炒车前子 15　　枸杞子 9　　杭菊花 9

生山药 12　　紫丹参 20　　三七粉 6　　焦栀子 9

盐知柏 6　　醋柴胡 9　　杭白芍 15　　川石斛 9

七剂。

四诊：2014-07-29

上药自服六十剂，后自觉视物视力可。近觉头晕，发在枕部为重，心悸怔忡，情绪波动时觉眼震颤。今查视力：R：0.3（裸），1.0（矫）；L：0.25（裸），1.0（矫）。脉弦细，舌淡红苔薄白。

大熟地 30　　当归尾 12　　赤芍药 12　　真川芎 9

双钩藤 9　五味子 9　炒车前子 15　枸杞子 9

杭菊花 9　白僵蚕 9　生山药 12　紫丹参 20

三七粉 6　焦栀子 9　盐知柏 9　醋柴胡 9

杭白芍 15　川石斛 9　茯苓、神各 12

炒枣仁 30　炒蔓荆子 9　香藁本 9

第七：蒋 女　六十八岁

首诊：2015-02-10

双眼视觉参差数年，右眼高度近视，−10D 以上，左眼 −2D。右眼视物变形，中心暗影，于 2014-12-18 行"双眼视网膜贴敷手术"，术后觉视物不清加重。头疼自额正中部牵带两侧，甚时伴随有咽痛，服用芬必得。心绪欠佳，偶有左胸憋痛，善太息。视力：R：0.1（裸），0.3（矫）；L：0.1（裸），0.2（矫）。脉弦细，舌暗红苔黄腻。眼底检查：右眼底符合高度近视退行性眼底病变，视盘未见明显异常，动静脉血管比例约 1：3，黄斑区色素不匀，黄斑中心光未见。左眼眼底未见明显异常。诊断：双高度近视退行性眼底病变，双眼后巩膜加固周边术后。

枸杞子 9　杭菊花 9　紫丹参 15　三七粉 6

炒车前子 12　云茯苓 9　炒蔓荆子 9　香藁本 9

赤芍药 12　荆芥穗 9　口防风 9　醋柴胡 9

川羌活 6　元胡索 9　炒黄芩 6

七剂，尽服再七剂。

二诊：2015-02-14

服药后觉视物明显清晰，今次视力：R：0.1（裸），0.6（矫）；
L：0.12（裸），0.8（矫）。眼部仍时有刺痛胀痛感，眼分泌物多，
头痛明显减轻。舌尖边红苔黄腻退下，脉沉弦。

忍冬花9　青连翘9　口防风9　川羌活6
赤芍药9　炒丹皮9　龙胆草6　决明子6
野菊花6　炒蔓荆子9　茯苓、神各12　元胡索9
炒枣仁30　香藁本9　生甘草9
七剂，尽服再七剂。

三诊：2015-02-24

视力更好，今查视力：R：0.15（裸），0.6（矫）；L：0.15（裸），
0.6（矫）。近又气郁头痛发作，脉沉弦，舌红赤苔白。

野菊花9　密蒙花9　木贼草9　炒黄芩6
决明子6　蒲公英15　板蓝根15　炒丹皮9
紫丹参15　龙胆草9　炒蔓荆子9　米壳6
元胡索9　生白及15　川黄连6
七剂，尽服再七剂。

（九）黄斑病

第一：徐 男 五十四岁

首诊：2011-05-10

2001 年突觉右眼视力下降，当时外院诊为"右眼底出血"。今年出现右眼中心暗影，黄斑边缘不清，OCT 检查右眼黄斑区神经上皮层隆起，视力：R：0.5；L：1.0。脉沉弦，舌暗苔薄黄腻。检查眼底：视盘边色可，A/V=1/3，双眼黄斑中心光不见，右眼底黄斑区色素不均。诊断：右眼陈旧性黄斑病变（神经上皮层浅脱）。

黄芪皮 30　炒白术 12　醋柴胡 9　朱茯神 12

朱茯苓 12　建泽泻 9　车前子 15　枸杞子 9

杭菊花 9　川郁金 9　决明子 6

当归尾 12　川黄连 6　炒枣仁 30

二诊：2011-05-28

药后视力略提升，自觉右眼视物较前清晰，仍不耐久视，眠早醒难再入睡，脉弦，舌略暗苔根腻。检查眼底：右眼黄斑区较前平坦。视力：R：0.8；L：1.0。

黄芪皮 30　炒白术 12　醋柴胡 9　朱茯神 12

朱茯苓 12　建泽泻 9　车前子 15　枸杞子 9

杭菊花 9　　川郁金 9　　决明子 6　　潞党参 15

当归尾 12　　川黄连 6　　炒枣仁 30　　生龙齿 40

三诊：2011-06-11

近日略觉视物模糊，有异物感。脉弦，舌略暗苔薄白。

黄芪皮 30　　炒白术 12　　醋柴胡 9　　朱茯神 12

朱茯苓 12　　建泽泻 9　　车前子 15　　枸杞子 9

杭菊花 9　　川郁金 9　　决明子 6

潞党参 15　　当归尾 12　　川黄连 9

炒枣仁 30　　生龙齿 40　　盐知柏 6

四诊：2011-06-25

左眼异物感，耳鸣阵发。脉弦细，舌暗胖苔薄白腻。

黄芪皮 30　　炒白术 12　　醋柴胡 9　　朱茯神 12

朱茯苓 12　　车前子 15　　枸杞子 9　　杭菊花 9

决明子 6　　当归尾 12　　川黄连 9　　炒枣仁 30

盐知柏 6　　龙胆草 9　　金银花 12

朱远志 9　　炒栀子 9　　夏枯草 20

五诊：2011-07-09

自觉视物清晰，异物感减轻，脉弦细数，舌淡红苔黄腻。检查眼底：右眼黄斑区水肿略减。

黄芪皮 30　炒白术 12　醋柴胡 9　朱茯神 12

朱茯苓 12　车前子 15　枸杞子 9　杭菊花 9

当归尾 12　川黄连 9　炒枣仁 30　盐知柏 6

金银花 12　炒栀子 9　夏枯草 20

生磁石 40　建泽泻 9　紫丹参 30

六诊：2011-07-23

控制饮酒，视物更为清晰，脉弦，舌暗苔根腻灰。检查眼底：右眼黄斑区较前平坦。

黄芪皮 30　炒白术 12　醋柴胡 9　朱茯神 12

朱茯苓 12　车前子 15　枸杞子 9　当归尾 12

川黄连 9　炒枣仁 30　盐知柏 6

金银花 12　炒栀子 9　夏枯草 20

生磁石 40　紫丹参 30　野菊花 9

七诊：2011-08-13

视物较前清晰，左眼前飞蚊，天热时双上睑有灼热感，脉弦细，舌暗红紫斑苔根腻。

黄芪皮 30　炒白术 12　醋柴胡 9　朱茯神 12

朱茯苓 12　车前子 15　枸杞子 9　当归尾 12

川黄连 9　炒枣仁 30　金银花 12　炒栀子 9

夏枯草 20　生磁石 40　紫丹参 30　野菊花 9

苏薄荷 9　决明子 6　建泽泻 9　杭菊花 9

八诊：2011-09-10

自觉视力右眼较前更清，左眼保持清晰，急躁时上睑胀痛，偶有眼珠痛，脉弦劲数，舌暗红苔白根腻。

黄芪皮 30　炒白术 12　醋柴胡 9　朱茯苓 12

车前子 15　枸杞子 9　当归尾 12　川黄连 9

炒枣仁 30　金银花 12　炒栀子 9　夏枯草 20

生磁石 40　紫丹参 30　野菊花 9　决明子 9

建泽泻 9　杭菊花 9　炒蔓荆子 9

九诊：2011-09-24

视物清晰，近咽干喑哑，夜间早醒，醒后难再入睡，大便干燥，昨日发热服西药退烧，脉弦细，舌暗红苔薄白。

潞党参 15　炒白术 9　枸杞子 9　杭菊花 9

醋柴胡 9　川黄连 6　上肉桂 6　决明子 6

夏枯草 15　炒枣仁 30　煅龙齿 40

胖大海 6　苦桔梗 6　生甘草 9

十诊：2011-10-07

视物清晰，咽干哑好转。脉弦细，舌暗齿痕苔根腻。视力：R：1.0；L：0.8。

潞党参 15　炒白术 9　枸杞子 9　杭菊花 9
醋柴胡 9　川黄连 6　上肉桂 6　决明子 6
夏枯草 15　炒枣仁 30　煅龙齿 40　生甘草 9
制黄精 15　香桂枝 6　生黄芪 15

十一诊：2011-10-22

近日觉视物模糊，目哆多，眼干涩，视物重影，视疲劳，便略干，眠早醒，右眼视物遮挡，右眼结膜充血（＋＋）水肿（＋），脉弦数，舌淡红苔根略腻。

潞党参 15　炒白术 9　枸杞子 9　杭菊花 9
醋柴胡 9　川黄连 6　决明子 8　夏枯草 15
炒枣仁 30　煅龙齿 40　生甘草 9
香桂枝 6　生黄芪 15　紫丹参 20
金银花 12　野菊花 9　龙胆草 6

十二诊：2011-11-19

视物清晰，重影减轻，右眼偶有酸痛，眼干涩，乏力。脉弦劲，舌淡红苔剥。

潞党参 15　炒白术 9　枸杞子 9　杭菊花 9

醋柴胡 9　川黄连 6　决明子 9　夏枯草 30

炒枣仁 30　煅龙齿 40　黄芪皮 15

紫丹参 20　金银花 12　野菊花 9

龙胆草 6　生石决明 30　香砂仁 6

十三诊：2011-12-17

近觉右眼异物感明显，视力稳定，大便略干燥，便下不畅。脉弦劲，舌暗红苔剥中心腻。

潞党参 15　杭菊花 9　川黄连 6　决明子 9

夏枯草 30　炒枣仁 30　煅龙齿 40　黄芪皮 15

紫丹参 20　金银花 12　野菊花 9　龙胆草 6

石决明 30　香砂仁 6　蔓荆子 9　口防风 9

十四诊：2011-12-31

右眼眉弓及上睑作痛，胀感明显，视物清晰，脉弦，舌暗红苔剥。

潞党参 15　杭菊花 9　川黄连 6　决明子 9

夏枯草 30　炒枣仁 30　煅龙齿 40　黄芪皮 15

紫丹参 20　金银花 12　野菊花 9　龙胆草 6

石决明 30　香砂仁 6　蔓荆子 9

口防风 9　香藁本 5　荆芥穗 5

十五诊：2012-01-14

视力稳定进步，但觉久视眼疼，视力：R：1.0；L：1.0，脉弦细，舌略暗苔根有剥。

川羌活 6　口防风 9　荆芥穗 9　蔓荆子 9

醋元胡 9　香藁本 9　夏枯草 15　枸杞子 9

杭菊花 9　炒枣仁 30　生磁石 40　炙黄芪 15

朱茯神 12　焦白术 12　制黄精 30

西洋参 6　决明子 6　焦槟榔 9

香桂枝 6　白茅根 12　川贝母 6

十六诊：2012-01-28

视力稳定，眼分泌物多，久视仍觉目涩胀痛，脉弦细，舌淡红苔薄黄。视力：R：1.0；L：1.2。

西洋参 6　炙黄芪 20　川羌活 6　口防风 9

蔓荆子 9　醋柴胡 9　双钩藤 9　枸杞子 9

杭菊花 9　乌玄参 20　金银花 12

野菊花 6　车前子 12　建泽泻 9

十七诊：2012-02-11

视力稳定，近阅读资料较多便觉眼疲累，右眼分泌物较多，脉弦细，舌淡红苔根腻。

西洋参 3　炙黄芪 30　焦白术 12　枸杞子 9
杭菊花 9　诃子肉 6　紫丹参 30　三七粉 3
朱茯神 12　炒枣仁 30　野菊花 6
龙胆草 6　蔓荆子 9　高良姜 6
制香附 9　生磁石 40　川黄连 6

十八诊：2012-03-04

视力稳定，暗影基本消失，视物略有模糊。脉弦细，舌淡红苔略腻。视力：R：1.2；L：1.0。

西洋参 3　炙黄芪 30　焦白术 12　枸杞子 9
杭菊花 9　诃子肉 6　紫丹参 30　三七粉 3
朱茯神 12　炒枣仁 30　灶心土 30　野菊花 6
龙胆草 6　蔓荆子 9　高良姜 6
制香附 9　生磁石 40　川黄连 6

十九诊：2012-03-18

视物清晰，暗影消失，但最近用眼较多，眼分泌物多，干涩不耐久视，视久则晕。脉细数，舌淡红略暗苔根略腻。

金银花 9　青连翘 9　口防风 9　川羌活 6

蔓荆子 9　川黄连 6　龙胆草 6　细生地 15

天、麦冬各 12　北沙参 15　生黄芪 15　赤芍药 12

炒枣仁 30　茯苓、神各 12　制黄精 15　乌玄参 15

二十诊：2012-04-01

视物清晰，视力进步，暗影基本全部消失，但觉双眼上睑眉骨部有酸痛感，仍不耐久视，脉弦劲，舌淡红胖苔薄白。视力：R：1.2；L：1.2。

金银花 12　青连翘 10　淡竹叶 6　炒蔓荆子 9

西洋参 6　香藁本 9　北沙参 15　乌玄参 15

醋柴胡 9　野菊花 6　枸杞子 9　口防风 9

杭菊花 9　制黄精 12　荆芥穗 9　川羌活 6

黄芪皮 30　海金沙 15　香桂枝 6

第二：靳　男　六十四岁

首诊：2009-11-03

双眼高度近视 -12D，视物变形，视物缺损四年，以右眼为显，弱光下加重。视力：R：0.12（裸），0.3（矫）；L：0.12（裸），1.0（矫）。脉弦细，舌暗苔薄白。检查眼底：右眼豹纹状眼底，视

盘边色可，C/D-0.3，近视弧（+），黄斑区色素不均，黄斑中心光
（-），其内侧可见白色极化条，黄斑区一大一小殷红斑。左：大致
正常，黄斑区色素不均。诊断：右眼黄斑变性，黄斑出血？黄斑裂孔？

生黄芪30　赤芍药12　真川芎9　苏地龙9

干桃仁9　草红花9　紫丹参30　三七粉6

川郁金9　猪、茯苓各12　谷精草9

杭菊花9　枸杞子9　车前子15

二诊：2009-11-17

视力上升，眼前云雾网格同前，中心区较清晰，脉沉细弦，舌暗
苔白略腻。视力：R：0.12（裸），0.5（矫）；L：0.2（裸），0.8（矫）。

黄芪皮30　赤芍药12　真川芎9　苏地龙9

干桃仁9　草红花9　紫丹参30　三七粉6

川郁金9　猪、茯苓各12　谷精草9　密蒙花12

杭菊花9　枸杞子9　车前子15

三诊：2009-12-08

自觉视力有所上升，晨起手胀，右脚面有麻木感，脉弦细，舌
淡红苔淡黄。

黄芪皮30　赤芍药12　真川芎9　干桃仁6

草红花 6　紫丹参 30　三七粉 6　川郁金 9

猪、茯苓各 12　谷精草 9　杭菊花 9

枸杞子 9　车前子 15　夏枯草 15

炒栀子 6　龙胆草 5　焦白术 12

四诊：2009-12-25

自觉视力同前，视横形波浪现象减轻，口腔溃疡，便稍溏，右眼结膜充血水肿（＋），脉沉弦，舌淡红苔白。

黄芪皮 30　赤芍药 12　真川芎 9　干桃仁 6

草红花 6　紫丹参 30　三七粉 6　川郁金 9

谷精草 9　杭菊花 9　茯苓皮 15　枸杞子 9

车前子 15　夏枯草 15　大腹皮 12

炒栀子 6　龙胆草 5　焦白术 12

五诊：2010-01-29

自觉视物变形有所减轻，视力无进退，脉弦细，左沉弦，舌暗有齿痕苔白。眼底检查：右眼视盘与黄斑间可见一横向菱形出血点。

黄芪皮 30　赤芍药 12　真川芎 9　干桃仁 6

草红花 6　紫丹参 30　三七粉 6　川郁金 9

杭菊花 9　茯苓皮 15　枸杞子 9　西洋参 4

车前子 15　夏枯草 30　大腹皮 12

龙胆草 6　焦白术 12　建泽泻 9

六诊：2010-02-09

自觉眼前闪光消失，视物较前清晰，右膝部偶有胀痛，脉弦细，舌淡红苔薄白。眼底检查：菱形出血斑右侧断开（吸收）。

黄芪皮 30　紫丹参 30　炒丹皮 10　桃红各 3
茯苓皮 12　建泽泻 9　车前子 15　焦白术 9
西洋参 4　当归尾 12　三七粉 6
夏枯草 30　浙贝母 12　怀牛膝 9
苏地龙 6　香砂仁 6　大腹皮 9

七诊：2010-03-02

自觉视力提高，腿部、腰部及颈肩诸症减轻，便下渐舒畅，脉弦细左沉，舌暗苔白。

黄芪皮 30　赤芍药 12　真川芎 9　干桃仁 6
草红花 6　紫丹参 30　三七粉 6　川郁金 9
杭菊花 9　茯苓皮 15　枸杞子 9　西洋参 4
车前子 15　夏枯草 30　大腹皮 12
炒栀子 6　焦白术 12　生磁石 40

八诊：2010-03-19

视力有进步，视物变形减轻，视力：R：0.15（裸）；0.5（矫），L：0.2（裸），1.2（矫）。脉弦细，舌淡红苔薄黄。

黄芪皮 30　赤芍药 12　真川芎 9　紫丹参 30
三七粉 6　川郁金 9　杭菊花 9　茯苓皮 15
枸杞子 9　西洋参 4　车前子 15
夏枯草 30　大腹皮 12　炒栀子 6
焦白术 12　苏地龙 6　滑石粉 15

九诊：2010-04-06

服上方药觉右眼较前视物清晰，脉右弦缓，左沉缓，舌胖有齿痕苔白。

黄芪皮 30　赤芍药 12　真川芎 9　紫丹参 30
三七粉 6　川郁金 9　杭菊花 9　枸杞子 9
车前子 15　夏枯草 30　茯苓皮 15　大腹皮 12
建泽泻 9　西洋参 4　苏地龙 9　滑石粉 15
桃红各 6　生白及 30　焦白术 12

十诊：2010-05-11

膝关节不适已解，左胸前偶有痛感。脉沉弦细，舌淡红有齿痕苔白。

炙黄芪 30　真川芎 9　紫丹参 30　当归尾 12

三七粉 6　川郁金 9　杭菊花 9　茯苓皮 15

枸杞子 9　西洋参 4　车前子 15　桃红各 6

夏枯草 30　生白及 30　炒杜仲 6　醋元胡 9

焦白术 12　苏地龙 9　滑石粉 15

十一诊：2010-05-28

视力稳定，腰背及小腹觉温暖，脉弦细，舌淡红苔薄白有齿痕。

炙黄芪 30　真川芎 9　紫丹参 30　当归尾 12

三七粉 6　川郁金 9　杭菊花 9　茯苓皮 15

枸杞子 9　西洋参 4　车前子 15　桃红各 6

夏枯草 30　生白及 30　炒杜仲 6

醋元胡 9　焦白术 12　苏地龙 9

滑石粉 15　浙贝母 9　大腹皮 12

十二诊：2010-06-18

视力进步，视物清晰，颜色分辨可，左眼视竖形断裂消失，腰背痛及小腹疼痛消失。脉沉弦，舌淡红苔薄白有齿痕。检查眼底：右眼底殷红斑基本消失。

炙黄芪 30　真川芎 9　紫丹参 30　当归尾 12

三七粉 6　川郁金 9　杭菊花 9　茯苓皮 15

枸杞子9　西洋参4　车前子15　桃红各6

夏枯草30　炒杜仲6　醋元胡9　焦白术12

六一散30　浙贝母9　川牛膝9

十三诊：2010-07-06

服前药后膝部有力，视物清晰，脉沉弦细，舌淡红有齿痕苔中心薄黄。

炙黄芪30　真川芎9　紫丹参30　当归尾12

三七粉6　川郁金9　杭菊花9　茯苓皮15

枸杞子9　西洋参4　车前子15　夏枯草30

炒杜仲6　醋元胡9　焦白术12　生薏米30

六一散30　川牛膝9　土茯苓15　龙胆草6

十四诊：2010-07-23

视物断裂消失，变形基本消失。脉弦细，舌淡红有齿痕苔薄白。

视力：R：0.2（裸），0.5（矫）；L：0.25（裸），1.2（矫）。

炙黄芪30　真川芎9　紫丹参30　当归尾12

三七粉6　川郁金9　杭菊花9　茯苓皮15

枸杞子9　西洋参4　车前子15　夏枯草30

炒杜仲6　焦白术12　生薏米30　口防风9

川牛膝9　土茯苓15　龙胆草6　醋柴胡9

第三：曲 男 五十八岁

首诊：2010-10-12

1975 年患"右眼全葡萄膜炎"，十年后视力逐渐下降，现觉眼干涩畏光，血压低，90/30 mmHg，食纳二便睡眠可，卧起急则头晕眼昏，脉弦细，舌淡红苔白腻。视力：R：0.25（裸），0.8（矫）；L：0.12（裸），0.25（矫）。检查眼底：右 -4D 看清，视盘边色可，A/V=1/3，后极部可见细小点状渗出，黄斑色素欠均，中心光（-）周边未见明显异常。左眼底视盘颞淡近苍白，后极部网膜轻度隆起，A/V=1/3，周边未见明显异常。诊断：双屈光不正，左眼视神经病变不除外，右眼陈旧性视网膜病变，双眼黄斑病变。

大熟地 30　当归尾 12　真川芎 9　赤芍药 9
五味子 6　车前子 15　枸杞子 9　杭菊花 9
夏枯草 15　猪、茯苓各 12　建泽泻 9
紫丹参 15　三七粉 6　生白术 12

二诊：2010-11-16

服前方药觉眼干涩痒畏光减轻，眼前飞蚊较少，未头晕，食纳二便睡眠可。双眼前节水肿充血较前减轻，脉弦细，舌略暗苔略腻。

大熟地 30　当归尾 12　真川芎 9　赤芍药 9
五味子 6　车前子 15　枸杞子 9　野菊花 9

夏枯草 15　猪、茯苓各 12　建泽泻 9　制黄精 20

紫丹参 20　三七粉 6　生白术 12　潞党参 15

三诊：2010-12-07

服前方药觉视物清晰，眼干涩畏光减轻，眼前飞蚊均有减轻。
左眼下睑外侧可见结膜囊肿。视力提高：R：0.3（裸），0.6（矫）；
L：0.12（裸），0.3（矫）。脉弦细，舌淡红苔腻。

大熟地 30　当归尾 12　真川芎 9　赤芍药 9

五味子 6　车前子 15　枸杞子 9　野菊花 9

夏枯草 15　猪、茯苓各 12　建泽泻 9　制黄精 20

紫丹参 20　三七粉 6　生白术 12

潞党参 15　炒苍术 10　灵磁石 40

四诊：2011-01-29

不赘。脉弦细，舌淡红苔根厚腻。

大熟地 30　当归尾 12　真川芎 9　赤芍药 9

车前子 15　枸杞子 9　野菊花 9　双钩藤 9

夏枯草 15　猪、茯苓各 12　制黄精 20　北沙参 15

紫丹参 20　三七粉 6　生白术 12

潞党参 30　炒苍术 10　灵磁石 40

五诊：2011-05-31

视物较前清晰，无疲累感，检查眼底：左眼视盘较前红润，脉沉细，舌略暗苔白腻。

大熟地 30　当归尾 12　真川芎 9　赤芍药 9

车前子 15　枸杞子 9　野菊花 9　双钩藤 9

夏枯草 15　猪、茯苓各 12　北沙参 15　炙黄芪 15

紫丹参 20　三七粉 3　生白术 12

潞党参 30　炒苍术 10　灵磁石 40

六诊：2011-07-22

视物如前较清晰，左眼底网膜较前清晰，血压 90/56 mmHg，脉沉弦细，舌暗红苔根腻。

大熟地 30　当归尾 12　真川芎 9　赤芍药 9

车前子 15　枸杞子 9　野菊花 9　双钩藤 9

夏枯草 15　猪、茯苓各 12　炙黄芪 30　灵磁石 40

紫丹参 20　三七粉 3　潞党参 30

决明子 6　川黄连 6　盐知柏各 6

七诊：2012-05-08

自觉视物较前清晰。近日小便黄，球结膜点状出血。脉弦细左尺沉，舌淡红苔薄白。

大熟地 30　当归尾 12　车前子 15　枸杞子 9

野菊花 9　夏枯草 30　紫丹参 30　三七粉 6

潞党参 30　生磁石 40　炙黄芪 30　金银花 12

决明子 6　川黄连 6　龙胆草 6

石菖蒲 12　炒枣仁 30　朱茯苓 12

八诊：2012-06-12

视物如前，口干苦，脉弦，舌淡红齿痕苔白厚腻。左眼黄斑区水肿减下。

大熟地 30　当归尾 12　车前子 15　枸杞子 9

野菊花 9　夏枯草 30　紫丹参 30　三七粉 6

潞党参 30　生磁石 40　炙黄芪 30　金银花 12

决明子 6　川黄连 6　生龙齿 30　川石斛 9

石菖蒲 12　炒枣仁 30　朱茯苓 12　制黄精 12

九诊：2013-03-23

视力维持稳定，视力：R：0.3（裸），0.8（矫）；L：0.12（裸），0.3（矫）。脉弦细，舌略暗苔根略厚。

大熟地 30　当归尾 12　车前子 15　枸杞子 9

野菊花 9　夏枯草 30　紫丹参 30　三七粉 6

潞党参 15　生磁石 40　炙黄芪 30　金银花 12

决明子 6　　川黄连 6　　生龙齿 30　　上肉桂 6

石菖蒲 12　　炒枣仁 30　　朱茯苓 12

十诊：2013-05-10

视力增长，视物清晰，脉弦细，舌淡红苔黄腻。视力：R：0.5（裸），0.8（矫）；L：0.15（裸），0.3（矫）。

大熟地 30　　当归尾 12　　车前子 15　　枸杞子 9

野菊花 9　　夏枯草 30　　紫丹参 30　　三七粉 6

潞党参 15　　生磁石 40　　炙黄芪 30　　金银花 12

决明子 6　　川黄连 6　　生龙齿 30

上肉桂 6　　石菖蒲 12　　炒枣仁 30

朱茯苓 12　　盐知柏各 6　　炒苍术 9

第四：彭　男　四十八岁

首诊：2011-10-25

自觉视物不清，中心视野缺损，尚无视物变形，外院诊为"双眼黄斑病变"。久视则痛，中心相对暗影。小腹坠胀，喜食厚味，视力：R：0.15（裸），1.0（矫）；L：0.15（裸），1.0（矫）。脉弦细，舌淡红苔根腻中裂。检查眼底：双眼黄斑区色素欠均，中心光极弱，未见明显出血及渗出。诊断：双眼陈旧性黄斑变性。

生黄芪 30　炒白术 12　醋柴胡 9　车前子 15

夏枯草 15　川黄连 6　生山药 12　金银花 9

青连翘 9　紫丹参 15　三七粉 6　口防风 9

炒杜仲 6　川续断 12　枸杞子 9　杭菊花 9

二诊：2011-11-08

视物模糊如前，中心视野遮挡部分较前色浅但范围扩大，中心相对暗影扩大，眼胀减，便通畅成形。脉沉弦细，舌淡红苔根腻中裂。

生黄芪 30　炒白术 12　醋柴胡 9　车前子 15

夏枯草 30　川黄连 6　生山药 12　金银花 9

紫丹参 30　三七粉 6　口防风 9　川楝子 9

炒杜仲 6　川续断 12　枸杞子 9　杭菊花 9

三诊：2011-11-26

自觉视物遮挡颜色较前浅，小腹坠胀及膝冷好转，脉弦左细数，舌尖边红苔中裂。

生黄芪 30　炒白术 12　醋柴胡 9　车前子 15

夏枯草 30　川黄连 6　生山药 12　金银花 9

紫丹参 30　三七粉 6　口防风 9　川楝子 9

炒杜仲 6　川续断 12　枸杞子 9

杭菊花 9　大熟地 20　建泽泻 9

四诊：2011-12-10

自觉视物遮挡范围较前减小变浅，二便可，脉弦细，舌淡红苔薄白。视力略有提高：R：0.25（裸），1.0（矫）；L：0.2（裸），0.8（矫）。

生黄芪30　炒白术12　醋柴胡9　车前子15
夏枯草30　川黄连9　生山药12　金银花9
紫丹参30　三七粉6　口防风9
枸杞子9　杭菊花9　大熟地20
建泽泻9　生磁石40　盐知柏各6

五诊：2011-12-27

视力视物可，近日左眼上睑跳动，小腹坠胀感减轻，夜间腹冷减，脉沉细，舌淡红苔中裂。

生黄芪30　炒白术12　醋柴胡9　车前子15
夏枯草30　川黄连9　生山药12　紫丹参30
三七粉6　口防风9　枸杞子9
杭菊花9　大熟地20　生磁石40
盐知柏各6　双钩藤9　上肉桂6

六诊：2012-02-18

视力稳定，脉弦细，舌淡红苔薄白。检查眼底：右眼底黄斑色素不均及点状渗出，左眼底黄斑灰黑色瘢痕。

生黄芪 30　炒白术 12　大熟地 30　夏枯草 15

炒车前子 15　炒苍术 12　川郁金 9　醋柴胡 9

紫丹参 20　野菊花 6　川羌活 6

双钩藤 9　上肉桂 6　诃子肉 9

盐知柏各 6　生赭石 40　香砂仁 6

七诊：2012-03-24

眼跳消失，双眼干涩甚，视力稳定，脉弦，舌淡红苔薄白。

生黄芪 30　炒白术 12　大熟地 30　夏枯草 15

炒车前子 15　炒苍术 12　川郁金 9　醋柴胡 9

紫丹参 20　野菊花 6　川羌活 6　生石膏 30

双钩藤 9　上肉桂 6　诃子肉 9

盐知柏各 9　生磁石 40　香砂仁 6

八诊：2012-05-19

视力如前，双黄斑色素不均，黄色渗出，中心光（－），脉弦细，舌中裂苔少。

生黄芪 40　炒白术 12　夏枯草 20　双钩藤 9

生石决明 30　天、麦冬各 12　北沙参 15　口防风 9

蔓荆子 9　野菊花 9　生磁石 40

盐知柏各 6　罂粟壳 6　紫丹参 20

九诊：2012-06-22

眼跳止，腹泻止，仍眼干涩，分泌物多，眼前飘絮，久视疲劳，行久则右腿酸胀，下犬齿松动，记忆差，易怒，脉弦细，舌胖苔薄白。

生黄芪 40　炒白术 12　夏枯草 20　双钩藤 9

石决明 30　天、麦冬各 12　北沙参 15　口防风 9

蔓荆子 9　野菊花 9　生磁石 40

盐知柏各 6　罂粟壳 9　紫丹参 20

龙胆草 6　络石藤 12　炙黄芪 15

十诊：2012-07-28

视物如前维持稳定，偶有眼干涩感，视力：R：0.25（裸），1.0（矫）；L：0.25（裸），1.0（矫）。脉弦细尺弱，舌淡红苔薄白。

生黄芪 40　生、熟地各 15　夏枯草 30　双钩藤 9

石决明 30　乌玄参 20　北沙参 15　野菊花 6

炒苍术 9　紫丹参 20　川黄连 6

诃子肉 9　怀牛膝 9　炒杜仲 6

川羌活 6　口防风 9　石菖蒲 12

第五：裴 女 十二岁

首诊：2014-05-20

视力持续下降四年，视野缺损明显，外院诊为"双黄斑变性""视神经损伤"，给神经生长因子注射治疗，便干三日一行，经行量多，烦急易怒。脉沉弦细，舌淡红苔薄白。视力：R：0.06；L：0.06。检查眼底：双眼视盘边可色淡，A/V=2/3，黄斑区可见大片黄白渗出，黄斑中心光不见。诊断：双眼先天性黄斑变性。

生黄芪 9　炒白术 6　夏枯草 15　醋柴胡 6
川郁金 6　全当归 9　紫丹参 9
炒栀子 6　三七粉 6　川续断 6
炒杜仲 6　龙胆草 6　决明子 6

二诊：2014-06-07

服药后视力有所提高，仍易烦急易怒，脉弦细，舌红苔少。视力：R：0.08；L：0.08。

生黄芪 9　炒白术 6　夏枯草 15　醋柴胡 6
川郁金 6　全当归 9　紫丹参 12　炒栀子 6
三七粉 6　川续断 6　炒杜仲 6　龙胆草 6
决明子 6　川黄连 4　枸杞子 6　杭菊花 6

三诊: 2014-06-28

自觉右眼复视，视力视野未见明显变化，便二日一行，脉沉弦，舌暗红苔薄白。

醋柴胡 9　　当归尾 12　　赤芍药 9　　川郁金 9

云茯苓 9　　炒白术 9　　杭菊花 9

枸杞子 9　　夏枯草 15　　紫丹参 15

太子参 9　　玫瑰花 6　　制香附 9

四诊: 2014-07-12

视力视野未见明显变化，视力近稳定不降。时有烦躁，脉沉弦细，舌淡红苔薄白。

生黄芪 15　　炒白术 9　　夏枯草 12　　醋柴胡 6

川郁金 6　　全当归 9　　紫丹参 15　　炒栀子 6

三七粉 3　　川续断 9　　炒杜仲 4

龙胆草 4　　决明子 4　　川黄连 4

枸杞子 4　　杭菊花 6　　炒黄芩 3

五诊: 2014-08-09

复视情况消失，自觉视物较前清晰。脉弦细，舌红苔少。

生黄芪 9　　炒白术 6　　夏枯草 15　　醋柴胡 6

川郁金6　全当归9　紫丹参12　炒栀子9

三七粉6　川续断6　炒杜仲6

龙胆草6　决明子6　川黄连4

枸杞子6　杭菊花6　醋莪术6

六诊：2014-08-26

左眼视物自觉较前清晰，入睡困难，今日行经，无明显不适，脉沉弦细，舌红苔薄。

生黄芪9　炒白术6　夏枯草15　醋柴胡6

川郁金6　全当归9　紫丹参15　炒栀子9

三七粉6　川续断6　炒杜仲6　决明子6

枸杞子6　杭菊花6　醋莪术6　川升麻6

炒车前子9　炒枣仁9　石菖蒲6

七诊：2014-09-20

自觉视物清晰，视功能较前增强，视力维持稳定，二便可，睡眠较前安好，脉弦细，舌红苔少。

生黄芪9　炒白术6　夏枯草15　醋柴胡6

川郁金6　全当归9　紫丹参15　炒栀子9

三七粉6　川续断6　炒杜仲6　决明子6

枸杞子6　杭菊花6　川升麻6　炒车前子9

炒枣仁 9　石菖蒲 6　茯苓、神各 12　焦三仙各 6

八诊：2014-10-25

视力有所提高，脉沉弦细。舌暗红苔薄白。视力：R：0.1；L：0.1。

生黄芪 9　夏枯草 15　醋柴胡 6　川郁金 6
全当归 9　紫丹参 15　炒栀子 9　三七粉 6
川续断 6　炒杜仲 6　决明子 6　枸杞子 6
杭菊花 6　川升麻 6　炒车前子 9
炒枣仁 9　石菖蒲 6　焦三仙各 6
焦白术 12　诃子肉 6　云茯苓 9

九诊：2015-02-07

视力稳定，视物较前清晰，大便二日一行，行经首日，脉沉弦，舌尖红苔薄白。

生黄芪 9　夏枯草 15　醋柴胡 6　川郁金 6
全当归 9　紫丹参 15　炒栀子 9　三七粉 6
川续断 6　炒杜仲 6　决明子 9　枸杞子 6
杭菊花 6　川升麻 6　炒车前子 9　炒枣仁 9
石菖蒲 6　焦三仙各 6　焦白术 12　诃子肉 6
云茯苓 9　双钩藤 9　白僵蚕 6　伸筋草 9

十诊：　2015-04-04

视力有增，自觉视物较前清晰，脉弦细，舌淡红苔薄白。视力：
R：0.1；L：0.12。

生黄芪9　夏枯草15　醋柴胡6　川郁金6
白僵蚕6　全当归9　紫丹参15　三七粉6
枸杞子6　焦白术12　决明子9　川升麻6
双钩藤9　灶心土15　杭菊花6　诃子肉6
炒车前子9　石菖蒲6　云茯苓9　伸筋草9
香砂仁6　醋莪术6　太子参6

第六：王　男　四十七岁

首诊：2014-05-20

左眼复视一年，现检查为散光，但觉视物有凹凸感及亮点飘动
又换院再诊，诊断为"左中心性浆液性脉络膜视网膜病变"，球后
注射治疗。时觉烦躁，气力少生，眠较轻。脉沉弦细，舌暗苔白。
视力：R：1.5；L：0.8。右眼底未见明显异常，黄斑区未见异常，
左眼底视盘边色可，A/V=2/3，黄斑区色素欠均，黄斑囊样隆起，
中心光弥散，周边网膜未见明显异常。诊断：左眼黄斑病变。

生黄芪15　炒白术12　炒蔓荆子9　醋柴胡9
川郁金9　焦栀子9　川黄连6　茯苓、神各12

炒车前子 15　夏枯草 30　双钩藤 9

口防风 9　枸杞子 9　杭菊花 9

二诊：2014-06-03

行左眼光动力治疗，治疗后左眼前暗影略重，纳呆，易怒烦急，心悸不安。脉弦细，舌淡红苔薄白。

生黄芪 15　炒白术 12　炒蔓荆子 9　醋柴胡 9

川郁金 9　焦栀子 9　川黄连 6　茯苓、神各 12

炒车前子 15　夏枯草 30　双钩藤 9　口防风 9

枸杞子 9　杭菊花 9　金银花 12　青连翘 9

龙胆草 6　炒枣仁 30　柏子仁 15

三诊：2014-06-17

仍觉左眼前视物较小，眠欠安不思睡，心悸，心率 96 次 / 分钟，入睡困难，易惊纳呆。脉弦数，舌淡红苔薄白。

生黄芪 30　炒白术 12　炒蔓荆子 9　醋柴胡 9

川郁金 9　川黄连 6　茯苓、神各 12　五味子 9

炒车前子 15　夏枯草 30　口防风 9　朱远志 9

枸杞子 9　杭菊花 9　金银花 12　青连翘 9

龙胆草 6　炒枣仁 30　柏子仁 15　生龙齿 40

广木香 6　焦三仙各 9　香砂仁 6

四诊：2014-07-01

视疲劳减，视物仍变形，左眼黄斑区略平坦。脉弦细，舌淡红苔略腻。

生黄芪 30　焦白术 12　紫丹参 30　三七粉 6
茯苓、神各 15　炒枣仁 30　夏枯草 30　柏子仁 15
炒车前子 15　建泽泻 9　炒苍术 12　天、麦冬各 12
大熟地 30　川郁金 9　醋柴胡 9　朱远志 9

五诊：2014-07-15

视力稳定，觉变形较前好转，脉弦细数，舌淡红苔薄白。

生黄芪 30　炒白术 12　炒蔓荆子 9　醋柴胡 9
川郁金 9　川黄连 6　茯苓、神各 12　炒车前子 15
夏枯草 30　口防风 9　枸杞子 9　五味子 12
上肉桂 6　杭菊花 9　炒枣仁 30　金银花 12
朱远志 9　青连翘 9　柏子仁 15
广木香 6　焦三仙各 9　香砂仁 6
生龙齿 40　夜交藤 12　天、麦冬各 12

六诊：2014-08-05

视力稳定，变形明显减轻，黑点变小。食欲差。脉弦细，舌淡红苔薄白。

生黄芪 30　制黄精 20　焦白术 12　紫丹参 20

枸杞子 9　杭菊花 9　炒枣仁 30　茯苓、神各 12

紫苏梗 9　柏子仁 12　莱菔子 9　焦槟榔 9

石菖蒲 12　乌贼骨 15　鸡内金 9　夜交藤 12

七诊：2014-08-19

视力稳定，视物变形基本消失，但黑影如前，睡眠较好。脉弦细数，舌暗红苔薄白。视力：R：1.5；L：1.0。

生黄芪 30　制黄精 20　焦白术 12　紫丹参 20

枸杞子 9　杭菊花 9　炒枣仁 30　茯苓、神各 12

柏子仁 12　莱菔子 9　焦槟榔 9　紫苏梗 9

石菖蒲 12　乌贼骨 15　鸡内金 9　夜交藤 12

朱远志 9　朱寸冬 12　三七粉 6　炒栀子 6

八诊：2014-09-02

视力稳定，觉左眼视物清晰，但黑影仍未变。视力：R：1.5；L：1.2。脉弦细，舌暗苔白腻。

枸杞子 9　杭菊花 9　制黄精 12　炙黄芪 30

潞党参 15　焦白术 12　夏枯草 15　全瓜蒌 30

酒薤白 12　法半夏 6　醋元胡 9

紫苏梗9　茯苓、神各12　广木香6

九诊：2014-09-16

视力稳定，视物变形已完全消失，眠较前安，近日胃中滞满如有物阻隔。脉弦细，舌暗苔白薄。

枸杞子9　杭菊花9　制黄精15　炙黄芪30
潞党参15　焦白术12　夏枯草15　全瓜蒌30
酒薤白12　法半夏6　醋元胡9　柏子仁12
紫苏梗9　茯苓、神各12　广木香6　炒枳壳6
五味子9　朱远志6　香砂仁6　炒莱菔子12

第七：徐　女　六十六岁

首诊：2013-02-26

2011年诊断为"右眼黄斑前膜"，当时视力下降，给药治疗，后左眼视力下降，亦诊为"左眼黄斑前膜"。现觉右眼视物变形，视物模糊，相对中心暗影，左眼尚未发现以上症状。服用西药及中成药物，有恶心感觉伴随呕吐症状。平素易紧张情绪激动，血压有波动（家族史）。视力：R：0.12；L：0.25。脉弦细，舌略暗苔薄略黄。检查眼底：双眼黄斑区色素欠均，轻度水肿及点状渗出。诊断：双眼黄斑前膜。

生黄芪15　紫丹参20　炒白术9　炒蔓荆子9

醋柴胡9　川郁金9　龙胆草6　焦栀子6

夏枯草15　炒车前子15　三七粉3　制香附12

炒枳壳9　茯苓、神各12　建泽泻9

二诊：2013-03-12

视力略增，中心暗影略淡，视物变形如前。易疲累喜睡，眠易多梦。脉弦细，舌淡红苔薄白。

生黄芪15　紫丹参20　炒白术9　炒蔓荆子9

醋柴胡9　川郁金9　龙胆草6　生龙齿40

夏枯草15　炒车前子15　三七粉3　制香附12

茯苓、神各12　建泽泻9　香藁本9

三诊：2013-03-26

视物较前提高，左眼部分暗影清，便日2～3行，黏不成形，眼涩磨减。视力：R：0.15；L：0.4。脉沉弦，舌淡红苔薄白。

生黄芪15　紫丹参20　焦白术12　炒蔓荆子9

醋柴胡9　川郁金9　龙胆草6　生龙齿40

夏枯草15　炒车前子15　三七粉3　制香附12

茯苓、神各12　建泽泻9　香藁本9　灶心土30

金银花12　石菖蒲12　诃子肉9

四诊：2013-04-09

视力如前，左眼有所增加，右眼仍觉模糊并伴有上睑有拘紧感。情绪较前佳。脉弦细，舌淡红苔薄白。眼底检查：双眼黄斑区水肿略减。

生黄芪 30　紫丹参 30　炒白术 12　炒蔓荆子 9
醋柴胡 9　川郁金 9　龙胆草 9　生龙齿 40
夏枯草 30　炒车前子 15　三七粉 6　制香附 9
茯苓、神各 12　建泽泻 9　野葛根 9　川羌活 6

五诊：2013-04-23

视物清，右上睑拘紧感可牵及耳后。脉沉弦细，舌淡红苔薄白。

炙黄芪 30　醋柴胡 9　潞党参 15　川升麻 6
炒蔓荆子 9　川羌活 6　口防风 9　杭白芍 12
炙甘草 12　茯苓、神各 12　炒枣仁 30　谷精草 9
紫丹参 30　黑桑椹 20　夏枯草 20

六诊：2013-05-07

视物模糊，右眼视物仍有变形。脉弦细，舌淡红苔薄白。

黄芪皮 30　紫丹参 15　醋柴胡 9　炒车前子 15
茯苓、神各 12　焦白术 12　乌玄参 15　川郁金 9

夏枯草 15　炒黄芩 9　制黄精 15　三七粉 3

石菖蒲 12　焦三仙各 6　炒枣仁 30

七诊：2013-06-04

视物如前，变形情况未见明显变化。眠中多梦惊醒。脉弦细尺弱，舌淡红略暗苔薄白。

生黄芪 30　生白术 12　潞党参 15　川升麻 6

醋柴胡 9　干藿佩各 9　炒苍术 12　醋莪术 9

茯苓、神各 12　生龙齿 40　桃红各 9

八诊：2013-06-11

视力提高，视物变形如前略减。检查眼底：右眼黄斑区明显清晰。脉弦细，舌淡红苔薄黄。

生黄芪 30　生白术 12　潞党参 15　川升麻 6

醋柴胡 9　炒苍术 12　全干蝎 3

宣木瓜 6　荆芥炭 12　醋莪术 9

茯苓、神各 12　生龙齿 40　桃红各 9

九诊：2013-06-18

视物清晰，眼拘紧感好转，视力：R：0.15；L：0.5。脉弦细，舌略暗苔薄黄。

生黄芪 30　生白术 12　潞党参 15　川升麻 6

醋柴胡 9　炒苍术 12　全干蝎 3　川郁金 9

宣木瓜 6　荆芥炭 12　醋莪术 9　上肉桂 6

茯苓、神各 12　生龙齿 40　桃红各 9

第八：甘　女　五十九岁

首诊：2014-04-08

右眼视力下降，视物变形，绝对中心暗影三日，血压血糖（－），便时干，便血，易怒烦郁。视力：R：0.2；L：0.8。脉弦细，舌紫暗苔薄白。检查眼底：右眼黄斑区色素不均，黄斑中心光（－）。诊断：右眼黄斑变性（干性）。

黄芪皮 20　生白术 12　夏枯草 15　醋柴胡 9

炒车前子 15　龙胆草 6　焦栀子 9　紫丹参 20

川郁金 9　枸杞子 9　杭菊花 9

炒蔓荆子 9　野菊花 6　口防风 9

二诊：2014-04-22

视物模糊，中心暗影及视物变形均较前好转，眠仍多梦，心绪有缓，便下欠畅。脉弦细，舌暗苔少。

黄芪皮 20　生白术 12　夏枯草 15　醋柴胡 9

炒车前子 15　龙胆草 6　焦栀子 9　紫丹参 30

川郁金 9　枸杞子 9　杭菊花 9　女贞子 9

炒蔓荆子 9　野菊花 6　口防风 9　三七粉 6

三诊：2014-05-24

右眼视物变形好转，中心暗影减轻，眠多梦，便畅，脉沉弦，舌暗苔少。

黄芪皮 20　生白术 12　夏枯草 15　醋柴胡 9

炒车前子 15　焦栀子 9　紫丹参 30　川郁金 9

枸杞子 9　杭菊花 9　炒蔓荆子 9

野菊花 6　口防风 9　三七粉 6

乌贼骨 15　焦白术 12　地榆炭 9

四诊：2014-06-17

右眼视物视野缺损及中心暗影持续减轻，脉弦细，舌淡红苔薄白。

黄芪皮 20　生白术 12　夏枯草 15　醋柴胡 9

炒车前子 15　焦栀子 9　紫丹参 30　川郁金 9

枸杞子 9　杭菊花 9　炒蔓荆子 9　金银花 9

野菊花 6　口防风 9　三七粉 6　青连翘 9

乌贼骨 30　焦白术 12　地榆炭 9　浙贝母 30

五诊：2014-07-26

右眼视力提高，视力：R：0.3；L：0.8。脉弦细，舌暗红苔薄白。

黄芪皮 20　生白术 12　夏枯草 15　醋柴胡 9

炒车前子 15　焦栀子 9　紫丹参 30　川郁金 9

枸杞子 9　杭菊花 9　炒蔓荆子 9　川续断 12

野菊花 6　口防风 9　三七粉 6

炒杜仲 6　焦白术 12　地榆炭 9

六诊：2014-09-23

右眼视力有所提高，觉视物较前清晰，中心暗影消失，左股骨头坏死，钢钉 3 根，大便日二行。视力：R：0.4；L：0.8。脉弦细，舌暗苔少。

黄芪皮 20　生白术 12　夏枯草 15　醋柴胡 9

炒车前子 15　焦栀子 9　紫丹参 30　川郁金 9

枸杞子 9　杭菊花 9　炒蔓荆子 9　川续断 12

野菊花 6　口防风 9　三七粉 6　醋元胡 9

炒杜仲 6　焦白术 12　地榆炭 9

七诊：2014-11-15

右眼视力进步，股骨头疼痛，建议入专科医院检查治疗。视力：R：0.5；L：0.8。脉沉细，舌淡红苔薄白。

黄芪皮 20　生白术 12　夏枯草 15　醋柴胡 9

炒车前子 15　焦栀子 9　紫丹参 30　川郁金 9

枸杞子 9　杭菊花 9　炒蔓荆子 9　川续断 12

野菊花 6　口防风 9　三七粉 6　醋元胡 9

炒杜仲 6　焦白术 12　地榆炭 9　补骨脂 9

八诊：2015-01-17

右眼视力又增，视物清晰，变形恢复。腿痛如旧，脉弦细，舌暗红苔薄白。视力：R：0.6；L：0.8。

黄芪皮 20　生白术 12　夏枯草 30　醋柴胡 9

炒车前子 15　焦栀子 9　紫丹参 30　川郁金 9

枸杞子 9　杭菊花 9　炒蔓荆子 9　野菊花 6

口防风 9　三七粉 6　醋元胡 9　川续断 12

炒杜仲 6　焦白术 12　川牛膝 9　白茅根 12

第九：王 男 四十八岁

首诊：2014-03-25

视力下降半年，右眼视物变形，中心暗影，外院诊为"右黄斑病变"，给药物肌内注射治疗，视力无明显变化，眼干涩不舒，酸胀不耐久视，不得食冷，胃脘凉，入睡困难，眠质欠佳，便下溏薄不成形，时右侧头痛，右半侧体温较左低。脉弦细，舌暗苔白略腻。视力：R：0.4（裸）；L：0.8（裸）。检查眼底右眼底视盘边色可，A/V=2/3，黄斑区色素欠均，黄斑中心光未见，周边网膜（－）。左眼底未见明显异常。诊断：右眼黄斑病变。

生黄芪30　焦白术12　潞党参15　当归尾12
茯苓、神各12　枸杞子9　杭菊花9　灶心土30
炒蔓荆子9　香桂枝6　杭白芍12　夏枯草15
炒车前子15　建泽泻9　醋柴胡9　紫丹参15

二诊：2014-04-12

觉视物较前清晰，眼胀减轻，左右侧体温较前平衡，心绪起伏较大，右脚不如左脚有力，双眼结膜充血水肿减，右眼黄斑水肿减。脉弦细，舌淡红苔薄白。

生黄芪30　焦白术12　潞党参15　当归尾12
川郁金9　茯苓、神各12　枸杞子9　杭菊花9
灶心土30　诃子肉9　炒蔓荆子9　香桂枝6
夏枯草15　紫丹参15　炒车前子15
醋柴胡9　吴茱萸2　建泽泻9

三诊：2014-04-26

视物视力均有增长，眼干涩缓。腿部仍有胀痛及沉重感，遇冷腹泻，背冷紧。脉弦细，舌淡红苔薄白。

生黄芪 30　焦白术 12　潞党参 15　当归尾 12
川郁金 9　茯苓、神各 12　枸杞子 9　杭菊花 9
灶心土 30　诃子肉 9　炒蔓荆子 9　夏枯草 15
炒车前子 15　吴茱萸 2　建泽泻 9
醋柴胡 9　紫丹参 15　川独活 9
上肉桂 6　川续断 12　口防风 9

四诊：2014-05-13

视力稳定并提高。端坐时觉胸憋，行走未觉，胃脘畏冷不畅，易腹泻，右半身觉少力。右眼黄斑区水肿减，脉弦细，舌暗红苔薄白。
视力：R：0.4（裸），0.6（矫）；L：1.0（裸），1.0（矫）。

生黄芪 30　焦白术 12　潞党参 20　当归尾 12
川郁金 9　茯苓、神各 12　枸杞子 9　杭菊花 9
灶心土 30　诃子肉 9　炒蔓荆子 9　夏枯草 15
炒车前子 15　川续断 12　吴茱萸 2　建泽泻 9
醋柴胡 9　口防风 9　紫丹参 15
川独活 9　上肉桂 9　香桂枝 9

五诊：2014-06-03

视力稳，右眼黄斑区色素减，脉弦细，舌暗苔腻。

生黄芪 30　焦白术 12　潞党参 20　当归尾 12

川郁金 9　茯苓、神各 12　枸杞子 9　杭菊花 9

灶心土 30　诃子肉 9　炒蔓荆子 9　夏枯草 30

炒车前子 15　口防风 9　制香附 9　吴茱萸 2

建泽泻 9　醋柴胡 9　香桂枝 9　高良姜 6

紫丹参 15　川独活 9　川续断 12　络石藤 9

六诊：2014-06-21

视力增，视物稳定，胸憋好转。右眼黄斑区色素略清，脉弦细数，舌暗苔薄白。

生黄芪 30　焦白术 12　潞党参 30　当归尾 12

川郁金 9　茯苓、神各 12　枸杞子 9　杭菊花 9

炒蔓荆子 9　夏枯草 30　炒车前子 15　口防风 9

建泽泻 9　醋柴胡 9　香桂枝 9　紫丹参 30

川独活 9　川续断 12　络石藤 9　罂粟壳 6

七诊：2014-07-05

视力进步，视物清晰。脉弦细，舌淡红苔薄白。视力：R: 0.5（裸），0.6（矫）；L: 1.0（裸），1.0（矫）。

生黄芪 30　焦白术 12　潞党参 30　当归尾 12

川郁金 9　茯苓、神各 12　枸杞子 9　杭菊花 9

炒蔓荆子9　夏枯草30　炒车前子15　口防风9

建泽泻9　醋柴胡9　紫丹参30

生磁石40　川独活9　川续断12

络石藤9　罂粟壳6　焦槟榔9

第十：朱 女　六十五岁

首诊：2014-04-05

2010年开始视力下降，视物不清，当时外院诊为"双眼黄斑前膜""左眼黄斑裂孔"，OCT显示左眼黄斑裂孔，眼胀飞蚊，中心暗影不明显。眠差，便溏。视力：R：0.5；L：0.15。脉弦细，舌淡红苔白腻。检查眼底：双眼视盘边色可，A/V=1/3，双眼黄斑区色素欠均，黄斑中心光（－），有轻度水肿。诊断：双眼黄斑前膜，左眼黄斑裂孔，双眼老年性白内障。

生黄芪15　炒白术12　枸杞子9　杭菊花9

炒车前子15　紫丹参15　金银花9　青连翘9

茯苓、神各12　炒枣仁30　川石斛9

川黄连6　诃子肉9　焦三仙各6

二诊：2014-04-26

眼症稳定，大便溏薄减轻。脉沉弦，舌淡红苔中心黄腻。眼底检查：双眼黄斑区水肿略减。

生黄芪 15　炒白术 12　枸杞子 9　杭菊花 9

炒车前子 15　紫丹参 15　金银花 9　青连翘 9

茯苓、神各 12　炒枣仁 30　川黄连 6　乌贼骨 15

诃子肉 9　焦三仙各 6　建泽泻 9　川贝母 6

三诊：2014-05-17

视力同前，视物清晰，变形如前，胃症减。脉沉弦细，舌淡红
苔薄白。

生黄芪 30　防风、己各 9　枸杞子 9　杭菊花 9

炒车前子 15　茯苓、神各 12　建泽泻 9　醋莪术 6

炒蔓荆子 9　醋柴胡 9　大腹皮 9

炒黄芩 6　川郁金 9　焦三仙各 6

四诊：2015-02-24

视力稳定，眠时眼有闪光，眠欠安和，双膝骨性关节炎发作，
检查眼底：左眼黄斑水肿略减。脉沉细，舌暗红苔白腻。视力：R：
0.6；L：0.15。

盐知柏各 9　生、熟地各 15　口防风 9　双钩藤 9

野菊花 6　生磁石 40　茯苓、神各 12　炒枣仁 30

川黄连 6　炒蔓荆子 9　炒杜仲 6

怀牛膝 9　广木香 6　香砂仁 6

五诊：2015-03-21

右视力增长，左眼稳定，视物变形有所减轻，闪光减。检查眼底：双眼黄斑水肿减。视力：R：0.8；L：0.15。脉弦细，舌暗红苔薄白。

盐知柏各 9　生、熟地各 15　口防风 9　双钩藤 9
野菊花 6　生磁石 40　茯苓、神各 12　炒枣仁 30
炒蔓荆子 9　乌贼骨 15　怀牛膝 9　广木香 6
香砂仁 6　焦槟榔 12　诃子肉 9

六诊：2015-04-18

视物清晰，飞蚊减轻，脉弦细，舌淡红苔白。

盐知柏各 9　生、熟地各 15　口防风 9　双钩藤 9
野菊花 6　生磁石 40　茯苓、神各 12　炒枣仁 30
炒蔓荆子 9　乌贼骨 15　怀牛膝 9　广木香 6
香砂仁 6　焦槟榔 12　诃子肉 9
苦桔梗 6　川贝母 6　炒杏仁 9

第十一：申 男 五十一岁

首诊：2010-05-18

2008年始左眼视力下降，外院诊为"左中心性浆液性脉络膜视网膜病变"，激光及球后注射"阿瓦斯汀"，效果不明显，视物表现左眼变形缩小，时有流泪，面色欠华。脉弦细数，舌暗苔白。视力：R：1.0（裸）；L：0.25（裸）。检查眼底：右眼底视盘清色可，A/V=1/3，动脉细反光强，C/D=0.3，黄斑中心光弱（-），周边（-）。左眼底视盘边色可，A/V=1/3，C/D=0.3，出视盘处可见静脉血管白鞘，动脉细反光强，网膜后极部可见许多灰色激光斑，黄斑色素不均，中心光（-）水肿（+），黄斑区下方可见一个棱长形白色硬渗。诊断：左眼陈旧性黄斑病变，双眼底动脉硬化。

黄芪皮30　炒白术12　枸杞子9　杭菊花9
石菖蒲12　紫丹参20　三七粉6　醋柴胡9
炒丹皮9　乌玄参30　谷精草9
炒苍术9　夏枯草30　法半夏6
上肉桂6　朱茯苓12　新会皮9

二诊：2012-07-03

左眼稳定，偶有胸闷，腹胀减，左眼黄斑区水肿消下，血管白鞘（+），脉弦细，舌紫暗苔薄白。

黄芪皮 30　防风、己各 9　炒白术 12　鲜生姜 9

夏枯草 15　醋莪术 9　生薏米 15　炒苍术 9

莱菔子 12　浙贝母 12　当归尾 12

醋柴胡 9　广木香 6　焦槟榔 9

三诊：2012-07-28

左眼视力明显提高，视物清晰，脉弦细，舌暗红苔薄白。视力：R：1.2；L：0.5。

黄芪皮 30　防风、己各 9　炒白术 12　鲜生姜 9

夏枯草 30　醋莪术 9　生薏米 15　炒苍术 9

莱菔子 12　浙贝母 12　当归尾 12　三七粉 6

醋柴胡 9　广木香 6　焦槟榔 9　生白及 30

四诊：2012-08-18

视物变形较前好转，视物弯曲程度减轻，舌暗苔薄白，脉沉弦。

黄芪皮 30　防风、己各 9　炒白术 12　夏枯草 30

醋莪术 9　生薏米 15　炒苍术 9　浙贝母 12

当归尾 12　三七粉 6　醋柴胡 9　生桑白皮 12

广木香 6　生白及 30　车前子 15　六一散 15

五诊：2012-09-11

左眼视力更有提高，R：1.2；L：0.6。变形减轻仍有小波浪感，睡眠略欠，脉弦细，舌淡红略暗苔薄白。

黄芪皮 30　防风、己各 9　炒白术 12　夏枯草 30
醋莪术 9　生薏米 15　炒苍术 9　浙贝母 12
当归尾 12　三七粉 6　醋柴胡 9　生桑白皮 12
广木香 6　生白及 30　车前子 15
六一散 15　朱茯苓 12　炒枣仁 30

第十二：赵 女 五十七岁

首诊：2012-11-06

2011 年 5 月右眼视力下降，视物模糊，外院诊为"右中静阻"，激光治疗，后诊为"右黄斑病变"，现视物变形，球后注射并口服药治疗，右眼上睑红肿痒有异物感，眉棱骨胀痛。血压高十余年服药治疗，头痛不畅。脉弦细，舌淡红苔薄白。视力：R：0.08；L：1.0。检查眼底：右：散瞳，视盘边界欠清，A/V=1/3，黄斑区可见残存出血斑及大范围激光斑。左：黄斑区色素不匀，余大如右。诊断：右眼中静脉阻，双眼黄斑变性。

炒丹皮 9　炒栀子 6　当归尾 12　炒白芍 12
醋柴胡 9　紫丹参 20　三七粉 6　夏枯草 15

生石决明 30　川黄连 6　银花炭 12　朱茯苓 12

炒车前子 12　香藁本 9　生蔓荆子 9

二诊：2012-11-20

药后觉视物逐渐清晰，视物变形有所减轻，右眼外眦红肿痒涩有减但仍有发作，血压服药控制。视力：R：0.1；L：1.0。右眼底出血较前吸收，脉弦细，舌淡红苔薄白。

炒丹皮 9　炒栀子 6　当归尾 12　炒白芍 12

醋柴胡 9　紫丹参 20　三七粉 6　夏枯草 15

生石决明 30　川黄连 6　银花炭 12　朱茯苓 12

炒车前子 12　明天麻 9　生蔓荆子 9

三诊：2012-12-11

视物变形如前，清晰度右眼提高，后脑遇风痛甚，晨起便急。视力 R：0.1；L：1.2。脉沉弦，舌淡红苔根腻。

杭菊花 9　枸杞子 9　黄芪皮 15　醋柴胡 9

夏枯草 15　野菊花 6　口防风 9　车前子 12

茯苓、神各 12　焦白术 12　炒蔓荆子 9　川羌活 6

荆芥穗 9　双钩藤 9　白僵蚕 6　野葛根 12

四诊：2013-01-08

药后双眼视物清晰，头痛缓解，觉眼仍有挚扯感。脉沉弦，舌淡红苔薄腻。

杭菊花 9　枸杞子 9　黄芪皮 30　醋柴胡 9

夏枯草 30　口防风 9　车前子 12　香藁本　9

茯苓、神各 12　焦白术 12　炒蔓荆子 9　川羌活 6

双钩藤 9　白僵蚕 6　野葛根 12　醋元胡 9

五诊：2013-01-29

眼舒适，视力：R：0.12；L：1.2。脉弦，舌淡红苔薄白。

杭菊花 9　枸杞子 9　黄芪皮 30　醋柴胡 9

夏枯草 30　口防风 9　车前子 12　香藁本 9

茯苓、神各 12　焦白术 12　炒蔓荆子 9

全瓜蒌 30　双钩藤 9　野葛根 12

醋元胡 9　酒薤白 9　法半夏 6

第十三：张 女　七十四岁

首诊：2015-06-30

双眼屈光不正 50 年。双眼视物变形，中心暗影，左眼明显加重三个月，外院诊为"双黄斑变性"，建议 OCT 及造影继续检查。

血脂略高，骨质疏松，胃溃疡病史。脉弦细，舌略暗苔薄。视力：R：0.4（裸），0.5（矫）；L：0.2（裸），0.3（矫）。眼底：散瞳：右视盘边色可，A/V=1/3，黄斑中心光（-），黄斑区色素不均，可见许多黄白色渗出，周边亦可见少量渗出。左眼视盘边色可，A/V=1/3，黄斑中心光（-），黄斑区可见圆形残存出血斑及少量黄白色渗出。诊断：双眼黄斑变性（左湿右干）。

生黄芪 20　炒白术 12　炒车前子 15　紫丹参 30

三七粉 6　枸杞子 9　杭菊花 9　荆芥炭 9

醋柴胡 9　川郁金 9　乌贼骨 15

建泽泻 9　猪、茯苓各 12　决明子 6

二诊：2015-07-18

药后眼症稳定。脉弦细，舌淡红苔薄白。

生黄芪 20　炒白术 12　炒车前子 15　紫丹参 30

三七粉 6　枸杞子 9　杭菊花 9　荆芥炭 9

醋柴胡 9　川郁金 9　乌贼骨 15

广木香 6　建泽泻 9　猪、茯苓各 12

决明子 6　香砂仁 6　焦槟榔 9

三诊：2015-08-08

视力略有进步。OD：0.5（裸），0.6（矫）；OS：0.25（裸），

0.3（矫）。检查眼底：左眼黄斑出血及水肿较前略吸收，脉沉弦，舌淡红苔薄白。

生黄芪20　炒白术12　炒车前子15　紫丹参30

三七粉6　枸杞子9　杭菊花9　荆芥炭9

醋柴胡9　川郁金9　乌贼骨15　醋莪术6

广木香6　建泽泻9　猪、茯苓各12

决明子9　香砂仁6　焦槟榔9

四诊：2015-09-05

右眼视力提高，左眼视力大致如前。脉沉弦细，舌淡红苔薄白。

生黄芪20　炒白术12　炒车前子15　紫丹参30

三七粉6　枸杞子9　杭菊花9　荆芥炭9

醋柴胡9　川郁金9　醋莪术6　大腹皮9

建泽泻9　猪、茯苓各12　全当归12

决明子9　香砂仁6　焦槟榔9

五诊：2015-09-26

视力进步，视物变形有所好转。左眼黄斑区出血基本吸收。脉细，舌淡红苔薄白。视力：R：0.6（裸），0.8（矫）；L：0.3（裸），0.4（矫）。

生黄芪20　炒白术12　炒车前子15　紫丹参30

三七粉6　枸杞子9　杭菊花9　荆芥炭9

醋柴胡9　川郁金9　醋莪术6　大腹皮9

建泽泻9　猪、茯苓各12　全当归12　制香附12

决明子9　香砂仁6　焦槟榔9　滑石粉30

第十四：张 女 五十四岁

首诊：2012-9-18

2010年始觉视力下降，视物不清，右眼前绝对中心暗影，视物变形，外院诊为"双眼黄斑变性"，今年初始左眼视力逐渐下降，视野缺损逐渐增大，头晕汗出，烘热，脉弦细，舌淡红苔薄白。视力：R：0.1；L：0.4。检查眼底：右眼黄斑区色素不匀，盘状隆起。左眼黄斑区色素不均。诊断：双眼黄斑变性（右＞左）。

黄芪皮30　夏枯草15　醋柴胡9　炒车前子12

川郁金9　枸杞子9　杭菊花9　紫丹参20

当归尾12　杭白芍12　鲜生姜6　三七粉6

川黄连6　龙胆草6　上肉桂6

二诊：2012-09-25

药后视力明显提高，视物清晰，脉沉弦，舌淡红苔薄黄，视力：R：0.4；L：0.5。

黄芪皮 30　夏枯草 15　醋柴胡 9　炒车前子 12

川郁金 9　枸杞子 9　杭菊花 9　紫丹参 20

当归尾 12　杭白芍 12　川黄连 6　法半夏 6

龙胆草 6　三七粉 6　明天麻 9　生白术 12

炒丹皮 9　地骨皮 9　桑螵蛸 12

三诊：2012-10-23

昨日外感，觉眼前中心暗影明显，视力未有下降，脉弦细，舌淡红苔根腻。

黄芪皮 30　夏枯草 30　醋柴胡 9　炒车前子 12

川郁金 9　枸杞子 9　杭菊花 9　紫丹参 20

焦三仙各 6　杭白芍 12　当归尾 12　川黄连 6

法半夏 6　三七粉 6　明天麻 9

生白术 12　炒丹皮 9　地骨皮 9

桑螵蛸 12　潞党参 15　银花炭 12

四诊：2012-11-06

双眼视力进步明显，睡眠好。视力：R：0.8；L：0.6。检查眼底：右眼黄斑区盘状隆起明显减轻。脉弦细，舌淡红苔薄白。

黄芪皮 30　夏枯草 30　醋柴胡 9　炒车前子 12

川郁金 9　枸杞子 9　杭菊花 9　紫丹参 20

焦三仙各 6　杭白芍 12　当归尾 12　川黄连 6

法半夏 6　三七粉 6　明天麻 9　炒莱菔子 12

焦白术 12　炒丹皮 9　地骨皮 9　焦槟榔 12

桑螵蛸 12　潞党参 15　银花炭 12

第十五：安　女　三十九岁

首诊：2015-08-04

　　突发左眼视物不清，视物变形，中心暗影半个月，后右眼出现变形，外院诊为"双黄斑变性"，病前多烦躁。口干稍苦，郁闷不舒。脉弦细滑，舌尖红苔薄白。视力：R：0.3；L：0.1。检查眼底：双眼黄斑区色素欠均，水肿隆起，可见黄色渗出，中心光弥散。左眼黄斑区可见点状新鲜和残存出血斑。诊断：双黄斑变性。

生黄芪 15　醋柴胡 9　枸杞子 9　杭菊花 9

炒白术 12　石菖蒲 12　川石斛 9　川郁金 9

炒枳壳 6　炙甘草 9　浮小麦 12　焦栀子 6

炒车前子 12　干大枣 9　羌、独活各 9　川续断 12

二诊：2015-09-08

　　服药后视力提高，左眼视物变形及中心暗影减轻，情绪较前平和。脉弦细左浮，舌尖红苔薄白。视力：R：0.4；L：0.3。

生黄芪 15 醋柴胡 9 枸杞子 9 杭菊花 9

炒白术 12 石菖蒲 12 川石斛 9 川郁金 9

炒枳壳 6 炙甘草 9 浮小麦 12 夏枯草 20

焦栀子 6 炒车前子 12 干大枣 9 潞党参 15

羌、独活各 9 川续断 12 野葛根 12

三诊：2015-11-07

左眼前黑影消失，近有闪光及刺痛感。视物变形较前减轻，食纳二便可，唯睡眠欠佳。偶有眼刺痛，左眼底黄斑区轻度点状出血。视力：R：0.5；L：0.3。脉沉弦细，舌淡有齿痕苔薄白。

生黄芪 15 醋柴胡 9 枸杞子 9 杭菊花 9

炒白术 12 石菖蒲 12 川石斛 9 川郁金 9

炒枳壳 6 炙甘草 9 夏枯草 20 炒蔓荆子 9

炒车前子 12 潞党参 15 生栀子 6

川羌活 6 野葛根 12 茯苓、神各 12

四诊：2016-02-20

眼症好转，视物变形好转。左眼眼底出血基本吸收。脉弦细，舌淡红苔薄白。视力：R：0.5；L：0.4。

生黄芪 15 醋柴胡 9 枸杞子 9 杭菊花 9

炒白术 12　　石菖蒲 12　　川石斛 9　　川郁金 9

炒枳壳 6　　炙甘草 9　　夏枯草 20　　炒蔓荆子 9

炒车前子 12　　潞党参 15　　生栀子 6　　夜交藤 12

川羌活 6　　野葛根 12　　茯苓、神各 12　　朱远志 6

第十六：曹 女　六十二岁

首诊：2014-04-15

　　双眼人工晶体置换术 10 年，高度近视。双眼视力明显下降五个月，视物变形，中心暗影黑色，当地检查诊断为"双眼中心性浆液性脉络膜视网膜病变""双高度近视退行性眼底病变""双糖尿病视网膜病变"。现症状为视物变形，视力持续下降。血压高服降压药，糖尿病八年口服降糖药，现餐前血糖仍波动，多思虑，入睡困难，口气较重，服降血脂药，胃脘中有灼热感。脉弦数，舌淡红胖苔薄。视力：R：0.06；L：0.05。检查眼底：双眼 −18D 大致看清，双眼视盘边色尚可，网膜可见大片脉络膜萎缩斑，双眼黄斑区色素不均，轻度隆起，黄斑中心光（−）。诊断：双眼人工晶体术后，双眼高度近视退行性眼底病变，双眼玻璃体混浊，双眼黄斑变性。

细生地 15　　炙黄芪 15　　生白术 9　　夏枯草 15

生磁石 30　　紫丹参 15　　三七粉 6　　焦栀子 6

当归尾 12　　炒枳实 6　　川厚朴 9　　川黄连 6

乌贼骨 15　　杭菊花 9　　枸杞子 9　　玉米须 30

二诊：2014-05-13

服药后自觉视物变形较前明显好转，但暗影如前。脉沉弦，舌暗苔薄白。

细生地15　炙黄芪15　生白术9　夏枯草15

生磁石30　紫丹参15　三七粉3　焦栀子6

当归尾12　炒枳实6　川厚朴9　川黄连6

乌贼骨15　杭菊花9　枸杞子9

玉米须30　法半夏6　茯苓、神各12

三诊：2014-06-10

视物变形较前明显好转，暗影面积如前，变为灰色，眼前黑影飘动有缓。脉弦细，舌淡红苔薄白。视力：R：0.1；L：0.1。

细生地15　炙黄芪15　生白术9　夏枯草15

茯苓、神各12　生磁石30　紫丹参15　焦栀子6

当归尾12　川黄连6　乌贼骨15

杭菊花9　石菖蒲9　枸杞子9

玉米须30　鲜生姜9　法半夏6

三七粉6

四诊：2014-07-15

视力提高，变形好转。脉弦细，舌暗苔薄黄。视力：R：0.12；L：0.12。

细生地 15　炙黄芪 15　生白术 9　夏枯草 15

生磁石 30　紫丹参 15　焦栀子 6　当归尾 12

川黄连 6　乌贼骨 15　杭菊花 9　明天麻 9

石菖蒲 9　枸杞子 9　鲜生姜 9　川羌活 6

法半夏 6　茯苓、神各 12　炒枣仁 30

第十七：王 男 五十一岁

首诊：2015-11-14

双眼屈光不正，双 -8D 以上，右眼视物扭曲变小一个月，眼底照片显示双眼豹纹状眼底，黄斑色素不匀，OCT 显示右眼黄斑水肿隆起，西医建议"雷珠单抗"球后注射。高血压八年口服降压药，入睡较晚，便不成形，脉弦细数，舌暗红胖。视力：R：0.12（裸），0.3（矫）；L：0.2（裸），0.8（矫）。眼底：双眼豹纹状眼底。右眼黄斑区水肿，色素欠匀，黄白色渗出。诊断：右眼中心性浆液性视网膜病变。

焦、生白术各 12　炒蔓荆子 9　炒车前子 15　紫丹参 30

三七粉 6　朱茯神 12　诃子肉 9

石榴皮 9　建泽泻 9　猪、茯苓各 12

夏枯草 15　川黄连 6　焦三仙各 6

二诊：2015-11-28

服药后觉眼舒适，右眼视物扭曲减轻，觉视物较前顺畅，脉沉细弦，舌淡红苔薄白。

焦、生白术各 12　炒蔓荆子 9　炒车前子 15　紫丹参 30

三七粉 6　朱茯神 12　诃子肉 9　生磁石 40

石榴皮 9　建泽泻 9　猪、茯苓各 12

夏枯草 30　川黄连 9　焦三仙各 6

三诊：2015-12-12

视物时间可增长，视物变形好转，大便不成形，脉沉弦，舌尖红苔薄白。

焦、生白术各 12　炒蔓荆子 9　炒车前子 15　紫丹参 30

三七粉 6　诃子肉 9　生磁石 40　金银花 9

石榴皮 9　建泽泻 9　猪、茯苓各 12　青连翘 9

夏枯草 30　川黄连 9　焦三仙各 6　灶心土 30

四诊：2016-01-09

久视时间增加，视物变形明显好转，脉沉细，舌淡红苔薄白。

视力：R：0.12（裸），0.4（矫）；L：0.25（裸），0.8（矫）。

焦、生白术各 12　炒蔓荆子 9　炒车前子 15　紫丹参 30

三七粉 6　河子肉 9　生磁石 40　金银花 9

石榴皮 9　建泽泻 9　猪、茯苓各 12　青连翘 9

夏枯草 30　川黄连 9　焦三仙各 6　灶心土 30

醋莪术 9　荆三棱 6　乌贼骨 15

第十八：薛 女　五十一岁

首诊：2013-02-16

双眼高度近视 -6D 以上 30 年，现 -8D。右眼视力下降两个月，视物变形一个月，中心暗影（绝对）。外院诊断为"右眼黄斑裂孔"，建议手术治疗。月经前后不定期，大便略干，偶有头晕。脉弦细，舌淡红苔薄白。视力：R：0.04（裸），0.1（矫）；L：0.1（裸），1.0（矫）。检查眼底：双眼豹纹眼底，右眼黄斑区可见殷红斑。诊断：右眼黄斑裂孔，双眼高度近视退行性病变。

炙黄芪 15　炒蔓荆子 9　紫丹参 20　醋柴胡 9

川黄连 6　龙胆草 6　川郁金 9　枸杞子 9

杭菊花 9　三七粉 6　当归尾 12　香藁本 9

川续断 12　炒杜仲 6　桑寄生 12

二诊：2013-03-02

自觉药后眼部胀满不适之症状消失，视物变形及中心暗影减轻。黄昏时觉头昏不畅。脉沉弦细，舌淡红苔薄白略腻。

炙黄芪15　炒蔓荆子9　紫丹参20　醋柴胡9
川黄连6　龙胆草6　川郁金9　枸杞子9
杭菊花9　三七粉6　当归尾12
真川芎9　川续断12　炒杜仲6
桑寄生12　明天麻9　生磁石40

三诊：2013-03-30

视物较前清晰，变形如前，疲累减，头晕只偶发作，睡时耳中轰鸣。视力：R：0.05（裸），0.12（矫）；L：0.12（裸），1.0（矫）。脉弦缓，舌淡红苔白腻。

炙黄芪15　炒蔓荆子9　紫丹参20　醋柴胡9
川黄连6　龙胆草6　川郁金9　枸杞子9
杭菊花9　三七粉6　当归尾12　法半夏6
真川芎9　川续断12　炒杜仲6　猫爪草15
桑寄生12　明天麻9　生磁石40

第十九：任 女 六十岁

首诊：2013-03-09

左眼视物不清，视力下降两年，眼前暗影遮挡，视物变形，外院诊为"双黄斑前膜""左黄斑裂孔"，建议手术治疗。每觉眼疲涩不畅，眼睑无力，畏光流泪。高血压家族史，160～120/80～90 mmHg，西药控。脑供血不足，头晕头痛。乳房疼痛，便下溏薄，胃脘灼热，呃逆吞酸，夜眠多梦。脉沉弦，舌淡红胖苔白腻。视力：R：0.8；L：0.8。检查眼底：双眼视盘边色可，A/V=1/3，双眼黄斑区色素不均，左轻度水肿。诊断：左眼黄斑裂孔。

黄芪皮 15　炒车前子 15　茯苓、神各 12　夏枯草 15
生石决明 30　紫丹参 15　三七粉 6　炒枣仁 30
杭菊花 9　枸杞子 9　乌贼骨 15
炒蔓荆子 9　法半夏 6　吴茱萸 3
川黄连 6　川羌活 6　口防风 9

二诊：2013-03-26

服药后视物较前清晰，视物变形有所好转。视力 R：1.0；L：1.0。脉弦细，舌淡中裂苔黄腻。

黄芪皮 15　炒车前子 15　茯苓、神各 12　夏枯草 15

生石决明 30　紫丹参 15　三七粉 6　炒枣仁 30

杭菊花 9　枸杞子 9　乌贼骨 15　广木香 6

炒蔓荆子 9　法半夏 6　香砂仁 6　野葛根 15

川黄连 6　川羌活 6　口防风 9

（十）视神经病变

第一：张　女　五十七岁

首诊：2013-12-10

2013 年 9 月突发左眼视物模糊，视力下降，出现中心暗影，外院诊为"左缺血性视神经病变""左黄斑病变"，给多种方式治疗（球后注射、口服激素），觉眼分泌物多有黏滞感。便秘二日一行，腿肿颈痛，脉沉弦细，舌暗瘀苔薄灰。视力：R：0.6；L：0.1。检查眼底：左眼眼底视盘边欠清，色淡近苍，黄斑色素欠均，中心光（+－），余（－）。诊断：左眼视神经病变继发视神经萎缩，左眼陈旧黄斑病变。

炒丹皮 15　紫丹参 15　炒栀子 9　当归尾 12

赤、白芍各 12　炒黄芩 6　醋柴胡 9　炒白术 12

石菖蒲 12　生黄芪 20　夏枯草 20

决明子 6　炒蔓荆子 9　三七粉 6

二诊：2013-12-28

左眼觉略胀，视物模糊，分泌物缓解，脉沉弦细，舌暗红苔薄白。

紫丹参 30　炒丹皮 9　当归尾 12　赤、白芍各 12

醋柴胡 9　茯苓、神各 12　焦白术 12　石菖蒲 12

夏枯草 30　决明子 6　炒蔓荆子 9

金银花 9　青连翘 9　川黄连 6

三诊：2014-02-22

仍觉左眼视物模糊，时轻时重，眠时梦，脉沉弦细，舌略暗苔薄白。
检查眼底：左眼黄斑区渗出略减。

紫丹参 30　炒丹皮 9　当归尾 12　赤、白芍各 12

醋柴胡 9　茯苓、神各 12　焦白术 12　石菖蒲 12

夏枯草 30　决明子 6　炒蔓荆子 9　野菊花 6

金银花 12　青连翘 9　川黄连 6　生龙齿 30

四诊：2014-04-26

前药连服二十剂，觉视物清晰，分泌物减，身觉舒适，脉沉弦，
舌暗红苔薄白。

炙黄芪 30　焦白术 12　枸杞子 9　杭菊花 9

醋柴胡 9　川郁金 9　金银花 9　青连翘 9

川黄连9　石菖蒲12　炒车前子15

茯苓、神各12　生磁石40　炒枣仁30

紫丹参20　生石膏40　野菊花9

五诊：2014-05-27

视物清晰，中心暗影如前，便可日行，脉沉弦细，舌淡红苔薄白。右眼翳状胬肉（++），结膜充血（+）水肿（+），眼底检查：左眼视盘色清，黄斑区色素不均，中心光（-）。

川羌活6　防风、己各9　金银花9　青连翘9

炒栀子6　川黄连9　生石膏30　龙胆草6

炒苍术9　盐黄柏9　紫丹参30　云茯苓12

三七粉6　炒车前子12　建泽泻9

六诊：2014-06-17

右眼视力略进，左眼同前，双眼凉爽时视物清晰。腿肿，下午更甚，脉弦细，舌淡红苔薄白。视力：R：0.8；L：0.1。检查眼底：左眼视盘颜色略红润。

川羌活6　口防风9　金银花9　青连翘9

炒栀子6　川黄连9　生石膏40　龙胆草6

炒苍术9　盐黄柏9　紫丹参30　炒枳壳6

三七粉6　炒车前子12　石菖蒲9

七诊：2014-09-13

眼症无明显进退，双腿肿，午后甚，小腿抽筋，手臂麻木，脉弦细，舌暗苔白薄。

紫丹参30　炒栀子9　当归尾12　三七粉6
枸杞子9　杭菊花9　醋柴胡9　夏枯草15
炒黄芩6　建泽泻9　炒车前子15　茯苓、神各12
生黄芪15　荆芥炭12　制黄精15

八诊：2014-11-15

眼症同前，抽筋止，脉沉弦，舌淡红苔薄腻。左眼散瞳查眼底：视盘边可，色淡颞苍白，黄斑区色素欠均，黄色渗出，水肿消失，中心光（−）。

大熟地30　真川芎9　当归尾12　炒车前子15
枸杞子9　杭菊花9　紫丹参30　女贞子12
石菖蒲12　醋柴胡9　川郁金9　三七粉6
龙脑0.5　焦白术12　诃子肉9

九诊：2014-12-20

双眼视物清晰，视物略进，腿肿减，手麻轻，脉弦细，舌淡红苔略腻。视力 R：0.8；L：0.12。

大熟地 30　真川芎 9　当归尾 12　炒车前子 15

枸杞子 9　杭菊花 9　紫丹参 30　石菖蒲 12

醋柴胡 9　三七粉 6　龙脑 0.5　焦白术 12

诃子肉 9　醋莪术 9　浙贝母 12

十诊：2015-01-13

眼症大致同前，脉沉弦细，舌淡红苔薄白。

紫丹参 30　炒丹皮 9　当归尾 12　醋柴胡 9

茯苓、神各 12　细生地 15　三七粉 6　枸杞子 9

杭菊花 9　炒车前子 15　石菖蒲 12

炒枣仁 20　荆芥炭 12　宣木瓜 9

十一诊：2015-05-05

视力稳定，右眼视物清晰，近日时觉胸闷，胸中气滞不爽，脉沉弦，舌淡红苔白。视力：R：1.0；L：0.12。

紫丹参 30　当归尾 12　醋柴胡 9　茯苓、神各 12

三七粉 6　枸杞子 9　杭菊花 9　炒车前子 15

石菖蒲 12　炒枣仁 20　荆芥炭 12　宣木瓜 9

夏枯草 20　醋莪术 6　制香附 12

十二诊：2015-06-09

视力进步，视物清晰，脉弦细，舌淡红苔薄白。视力：R：1.0；L：0.15。

紫丹参30　当归尾12　醋柴胡9　茯苓、神各12
三七粉6　枸杞子9　杭菊花9　炒车前子15
石菖蒲12　炒枣仁20　荆芥炭12　夏枯草20
制香附12　紫苏叶9　炒枳实6　藿佩各9

十三诊：2015-08-04

视力稳定，胸憋减轻，胃症好转，脉沉弦细，舌暗红苔白根腻。

炒丹皮9　紫丹参20　当归尾12　川羌活6
口防风9　枸杞子9　杭菊花9　醋柴胡9
石菖蒲12　炙黄芪15　藿佩各9
炒车前子12　炒杏仁9　建泽泻9

十四诊：2015-10-13

视力维持稳定，视物清晰，偶有干涩疼痛，偶有眠欠，脉沉弦细，舌淡红苔白根略腻。

炒丹皮9　紫丹参20　当归尾12　川羌活6
口防风9　枸杞子9　杭菊花9　醋柴胡9

石菖蒲 12　炙黄芪 15　炒车前子 12　川黄连 6

香桂枝 6　野葛根 12　炒白术 12　乌贼骨 12

十五诊：2016-03-19

视力略有所进，视物如前，新检查中度脂肪肝，胆固醇升高，脉沉弦细，舌暗红苔白腻。

炒丹皮 9　紫丹参 20　当归尾 12　口防风 9

枸杞子 9　杭菊花 9　醋柴胡 9　石菖蒲 12

炙黄芪 15　炒车前子 12　川黄连 6　香桂枝 6

炒白术 12　全瓜蒌 15　酒薤白 9

决明子 6　夏枯草 15　炒蔓荆子 6

十六诊：2016-04-28

视力：R：1.2；L：0.15。自觉视物视力可，余不赘述。

炒丹皮 9　炒栀子 9　当归尾 12　枸杞子 9

杭菊花 9　建泽泻 9　猪、茯苓各 12　潞党参 15

炙黄芪 15　紫丹参 20　川黄连 6

炒枳实 6　炒蔓荆子 9　龙胆草 6

第二：邬 男 四十六岁

首诊：2014-10-14

双屈光不正 -3D，2014 年 9 月 28 日晚间右眼外伤，当地诊为"右侧眶骨骨折""右眼眼眶出血""右眼眼外直肌损伤""右视神经损伤""右玻璃体积血"，现右眼仅存光感，纱布遮挡，当地医院给激素冲击治疗，现口服 70mg/ 日。高血压三年，服药控制，脉弦细，舌淡红苔薄腻。视力：右眼外伤仅存光感；L：0.2（裸），1.0（矫）。检查眼底：左眼未见异常，右眼红光反射，眼底窥不可入。诊断：右眼外伤出血，右眼视神经萎缩，右眼玻璃体积血。

醋柴胡 9 天花粉 15 当归尾 12 干桃仁 9
山甲珠 9 草红花 9 酒大黄 9 炙甘草 9
紫丹参 30 路路通 9 三七粉 6 金银花 12
川黄连 9 炒丹皮 9 乌玄参 15

二诊：2014-10-28

服药后右眼充血水肿有所减轻，视力仍为光感，口服激素 40mg/ 日，食纳二便可，脉沉弦细，舌暗齿痕苔白。双 Tn，对光反射（+−），玻璃体红细胞浮游（+−）眼底不入。

醋柴胡 9 天花粉 15 当归尾 12 干桃仁 9
草红花 9 酒大黄 9 紫丹参 30 路路通 9

三七粉 6　　川黄连 9　　炒丹皮 9

荆芥穗炭各 9　　炙黄芪 15　　乌玄参 30

金银花 12　　连翘 12　　炒车前子 15

三诊：2014-11-18

充血水肿更加减轻，强光下可有眼前辨识明暗能力，右眼结膜充血减轻，角膜仍水肿，眼底不入，脉沉弦缓，舌胖淡红有齿痕苔白。

醋柴胡 9　　天花粉 15　　当归尾 12　　干桃仁 9

草红花 9　　酒大黄 9　　紫丹参 30　　三七粉 6

枸杞子 9　　杭菊花 9　　苏地龙 9　　潞党参 12

姜川黄连 9　　炒丹皮 9　　制黄精 9

四诊：2014-12-09

充血水肿基本消失，自述右眼于阳光下可分辨明暗，检眼 B 超瘀血吸收，渐成絮状，脉沉弦，舌边红胖苔薄白。

醋柴胡 9　　天花粉 15　　当归尾 12　　干桃仁 12

草红花 12　　酒大黄 9　　紫丹参 30　　三七粉 6

枸杞子 9　　杭菊花 9　　苏地龙 9

潞党参 15　　姜黄连 9　　炒丹皮 9

制黄精 9　　炒车前子 15　　建泽泻 9

五诊：2015-01-03

自觉右眼内下象限光感增强，视力：R：部分手动；L：0.2。脉沉弦，舌淡红胖苔薄白。

醋柴胡9　天花粉15　当归尾12　干桃仁12

草红花12　酒大黄9　紫丹参30　三七粉6

枸杞子9　杭菊花9　苏地龙9　龙脑0.4

潞党参15　姜黄连9　炒丹皮9

制黄精9　炒车前子15　建泽泻9

六诊：2015-01-27

右眼眼科始可窥入，右眼视盘灰污，边欠清，眼底仍有出血。脉沉弦，舌淡红有齿痕苔薄白。

干桃仁12　草红花12　真川芎9　当归尾12

醋柴胡9　川郁金9　酒大黄6　紫丹参30

三七粉6　龙脑0.4　石菖蒲12　苏地龙9

夏枯草30　生石膏40　路路通9

七诊：2015-02-10

患者自述于阳光照射下光感明显，视力：R：部分手动；L：0.25。脉沉弦，舌淡红苔薄白。右眼视盘边欠清，放射状色素条，未见出血。

干桃仁 12　草红花 12　真川芎 9　当归尾 12

醋柴胡 9　川郁金 9　酒大黄 6　紫丹参 30

三七粉 6　龙脑 0.4　石菖蒲 12

苏地龙 9　夏枯草 30　生石膏 40

路路通 9　龙胆草 9　口防风 9

八诊：2015-03-03

阳光照射下觉手动明显，脉弦细，舌淡红苔薄白。

干桃仁 12　草红花 12　真川芎 9　当归尾 12

醋柴胡 9　川郁金 9　酒大黄 6　紫丹参 30

三七粉 6　龙脑 0.4　石菖蒲 12　炒丹皮 9

苏地龙 9　夏枯草 30　生石膏 40　野菊花 6

路路通 9　龙胆草 9　口防风 9

九诊：2015-03-24

眼症同前，右眼结膜充血（－），脉弦细，舌淡红苔薄白。

干桃仁 12　草红花 12　真川芎 9　当归尾 12

醋柴胡 9　川郁金 9　酒大黄 9　紫丹参 30

三七粉 6　龙脑 0.4　石菖蒲 15　鸡血藤 15

苏地龙 9　夏枯草 30　生石膏 40　野菊花 6

路路通 9　龙胆草 9　口防风 9

十诊：2015-07-07

眼症大致如前，右眼瞳孔对光反应较前增强，可近距离分辨指数，脉弦细，舌淡红苔薄白。

干桃仁 12　草红花 12　真川芎 9　当归尾 12

醋柴胡 9　川黄连 6　川郁金 9　酒大黄 9

紫丹参 30　三七粉 6　全蝉蜕 6　龙脑 0.4

生石膏 40　石菖蒲 15　夏枯草 30　炒丹皮 9

龙胆草 9　路路通 9　苏地龙 9

口防风 9　野菊花 6　青连翘 9

第三：武　男　六岁

首诊：2013-12-28

2013 年 9 月发现视力下降，视物模糊，外院检查双眼视野缺损，右眼大范围缺损，诊断为"双视神经萎缩"，患者家长否认家族史，叙述病前曾有发热外感。视力：R：0.2；L：0.25。脉细，舌尖红苔薄白。检查眼底：双视盘边可，色淡颞苍白。A/V=2/3，黄斑中心光（+-），周边网膜（-）。诊断：双眼视神经萎缩。

炒丹皮 4　炒栀子 4　当归尾 6　赤、白芍各 6

醋柴胡 6　云茯苓 6　焦白术 6

石菖蒲 6　紫丹参 9　炒枳壳 6

决明子 3　　口防风 3　　路路通 6

二诊：2014-02-08

视力如前，药后觉眼胀痛不适感有所减轻，脉弦细，舌尖红苔
薄白。

炒丹皮 4　　炒栀子 4　　当归尾 6　　赤、白芍各 6
醋柴胡 6　　云茯苓 6　　焦白术 6　　石菖蒲 9
紫丹参 12　　炒枳壳 6　　决明子 3　　口防风 3
路路通 6　　大熟地 9　　龙脑 0.5　　炒车前子 9

三诊：2014-03-22

视力有增，此前服酸奶后稍有腹疼泄泻，视力提高：R：0.25；
L：0.3。脉细，舌淡红苔薄白。

炒丹皮 4　　炒栀子 4　　当归尾 6　　赤、白芍各 6
醋柴胡 6　　云茯苓 6　　焦白术 6　　石菖蒲 9
紫丹参 12　　炒枳壳 6　　太子参 3　　口防风 3
路路通 6　　大熟地 9　　龙脑 0.5　　炒车前子 9

四诊：2014-04-26

视力维持稳定，便日二三次，脉细，舌暗红苔薄白。

炒丹皮 4　炒栀子 4　当归尾 6　赤、白芍各 6

醋柴胡 6　云茯苓　焦白术 6　石菖蒲 9

紫丹参 9　炒枳壳 6　太子参 5　口防风 3

路路通 6　大熟地 9　龙脑 0.5　炒车前子 9

炙黄芪 6　细生地 9　灶心土 15

五诊：2014-06-07

视力有增，脉细，舌尖红苔根腻。视力：R：0.25；L：0.4。右眼中心光（+−）。

炒丹皮 4　当归尾 6　赤、白芍各 6　紫丹参 6

醋柴胡 6　云茯苓 6　焦白术 6　石菖蒲 9

紫丹参 9　太子参 5　口防风 3

路路通 6　大熟地 9　龙脑 0.5

炒车前子 9　炙黄芪 6　灶心土 15

六诊：2014-08-02

近期看电视较多，视力维稳，晨起干咳。偶有鼻血，流黄涕。脉细，舌尖红苔薄黄。视力：R：0.25；L：0.4。双眼视盘苍白。

炒丹皮 4　炒栀子 4　当归尾 4　杭白芍 4

醋柴胡 4　云茯苓 6　炒白术 6　石菖蒲 6

枸杞子 4　杭菊花 4　炒黄芩 4　川郁金 4

七诊：2014-09-06

视力较前有增，夜尿较多，如眠不实则十数次，脉细略数，舌暗苔白根腻。视力：R：0.3；L：0.4。

炒丹皮 4　炒栀子 4　当归尾 4　杭白芍 4

醋柴胡 4　云茯苓 6　炒白术 6　石菖蒲 6

枸杞子 4　杭菊花 4　炒黄芩 4　川郁金 4

香桂枝 3　炒莱菔子 4　鸡内金 3　白茅根 4

八诊：2014-10-18

服药后自觉症状较前略好，尿频减少。脉细，舌尖边红苔薄白。

炒丹皮 4　炒栀子 4　当归尾 4　杭白芍 4

醋柴胡 4　云茯苓 6　石菖蒲 6　枸杞子 4

杭菊花 4　炒黄芩 4　川郁金 4　香桂枝 3

炒莱菔子 4　鸡内金 3　焦白术 5

焦三仙各 3　紫丹参 6　山萸肉 3

九诊：2014-11-29

右眼视力略有进步，晨起干咳，涕多，纳差。视力：R：0.3；L：0.5，脉细，舌边红苔白腻。

炒丹皮 4　　炒栀子 4　　当归尾 4　　杭白芍 4

醋柴胡 4　　云茯苓 6　　石菖蒲 6　　枸杞子 4

杭菊花 4　　炒黄芩 4　　川郁金 4　　香桂枝 3

炒莱菔子 4　鸡内金 3　　焦白术 5　　川贝母 3

焦三仙各 3　紫丹参 9　　山萸肉 3　　炒苍耳子 4

第四：封　男　十八岁

首诊：2014-08-23

十天前右眼视力突然降至黑蒙，当地医院急诊为"右眼视神经炎"，给激素冲击治疗，恢复至指数，现仍住院治疗中，眠欠安易汗，便四五日一行。视力：R：指数 /10cm；L：0.8。舌尖红苔薄腻。检查眼底：左眼底未见异常。右眼底视盘边毛糙，颞淡，黄斑区（－），中心光弥散。诊断：右眼视神经炎视神经萎缩。

炒丹皮 9　　乌玄参 20　细生地 20　当归尾 12

醋柴胡 9　　石菖蒲 12　紫丹参 30　炒枳壳 6

路路通 9　　龙脑 0.4　　野葛根 15

炒枳实 15　干桃仁 9　　草红花 9

二诊：2014-09-09

药后视力有所恢复，夜汗减，便日一行，脉弦细数尺弱，舌淡红苔白腻。

炒丹皮 9　乌玄参 20　细生地 20　当归尾 12

川郁金 9　醋柴胡 9　石菖蒲 12　紫丹参 30

炒枳壳 6　双钩藤 9　路路通 9　龙脑 0.4

野葛根 15　焦白术 12　炙黄芪 20

干桃仁 9　草红花 9　泽泻 9

三诊：2014-10-07

右视力明显恢复，现口服激素 30mg/ 日，易鼻血，洗脸时水入眼觉疼，夜尿三次，便 2 ～ 3 日一行，检查眼底：右眼视盘近苍白，动脉细，脉弦细，舌淡红苔黄腻。视力：R：0.15；L：1.0。

炒丹皮 9　乌玄参 20　细生地 20　当归尾 12

川郁金 9　醋柴胡 9　石菖蒲 12　紫丹参 30

炒枳壳 6　双钩藤 9　路路通 9　龙脑 0.4

野葛根 15　焦白术 12　炙黄芪 20

干桃仁 9　草红花 9　建泽泻 9

决明子 9　白茅根 9　益智仁 12

四诊：2014-11-01

眼症稳定，右眼视物清晰，脉弦细，舌尖边红苔白。

炒丹皮 9　紫丹参 30　当归尾 12　赤、白芍各 12

醋柴胡 9　炒车前子 15　建泽泻 9　云茯苓 12

石菖蒲 12　龙脑 0.5　焦白术 12

干桃仁 9　草红花　9　潞党参 15

五诊：2014-12-06

右眼视力明显提高，口服激素 5mg/ 日，食纳二便睡眠可，足上生皮血疹，触之则疼，脉弦细，舌淡红苔白腻厚。视力：R：0.4；L：1.0。

炒丹皮 9　乌玄参 20　细生地 20　当归尾 12

川郁金 9　醋柴胡 9　石菖蒲 12　紫丹参 30

炒枳壳 6　双钩藤 9　路路通 9　龙脑 0.4

野葛根 15　焦白术 12　炙黄芪 20　干桃仁 9

草红花 9　建泽泻 9　口防风 9

六诊：2015-01-16

右眼视力略进，外院查视野较前好转，右眼视盘颞淡，毛糙消失。脉沉弦细，舌淡红苔白。视力：R：0.5；L：1.0。

炒丹皮 9　乌玄参 20　细生地 20　当归尾 12

川郁金 9　醋柴胡 9　石菖蒲 12　紫丹参 30

炒枳壳 6　双钩藤 9　路路通 9　龙脑 0.4

野葛根 15　焦白术 12　炙黄芪 20　干桃仁 9

草红花 9　口防风 9　炒栀子 9

七诊：2015-03-27

视力进一步提高，但觉仍有欠清，左下睑跳动，食纳二便睡眠可。
脉弦细，舌淡红有齿痕尖红苔薄白。视力：R：0.5；L：1.2。

炒丹皮 9　乌玄参 20　细生地 20　当归尾 12
川郁金 9　醋柴胡 9　石菖蒲 12　紫丹参 30
炒枳壳 6　双钩藤 9　路路通 9
焦白术 12　炙黄芪 20　桃红各 9
口防风 6　白僵蚕 6　金银花 12

八诊：2015-05-22

视物较前清晰，小便略频，便 4～5 次/日，下眼睑轻微跳动。
脉沉弦，舌淡红苔薄白。视力：R：0.6；L：1.2。

炒丹皮 9　乌玄参 20　细生地 20　当归尾 12
川郁金 9　醋柴胡 9　石菖蒲 12　紫丹参 30
炒枳壳 6　双钩藤 9　路路通 9　杭白芍 12
焦白术 12　炙黄芪 20　桃红各 9　焦三仙各 6
口防风 9　白僵蚕 6　金银花 12

第五：段 女 十六岁

首诊：2012-11-09

2009 年施"癫痫、眼外斜、枕极顶叶局部皮层切除术"，术后视物重影，视野缩小，视力下降，跟进诊断为"术后视神经萎缩"，检查周边视野偏圆心缩小。手术后癫痫发作一次，眠可，行路不稳，智力下降，月经尚可，脉弦细数，舌尖红苔薄白。视力：R：0.6；L：0.6。检查眼底：双眼视盘色淡颞苍白（右大于左）。诊断：开颅术后双眼视神经萎缩。

炒丹皮 9　炒栀子 9　当归尾 12　杭白芍 9
醋柴胡 9　云茯苓 9　炒白术 9　石菖蒲 12
龙脑 0.5　路路通 9　紫丹参 15　白僵蚕 6
三七粉 3　双钩藤 9　口防风 9

二诊：2012-12-08

服药后觉视物略清晰，视物重影消失，精神体力好，癫痫小发作一次，脉弦细，舌淡红苔薄白。

炒丹皮 9　炒栀子 9　当归尾 9　杭白芍 9
醋柴胡 9　云茯苓 9　炒白术 9　石菖蒲 12
龙脑 0.5　路路通 9　紫丹参 15　白僵蚕 6
三七粉 3　双钩藤 9　口防风 9　银花炭 9

三诊：2013-01-19

视物清晰，重影消失，视野如先，时有失神呆滞之况，癫痫未发作，月经可。脉弦细，舌淡红苔薄白。

炒丹皮9　炒栀子9　当归尾9　杭白芍9
醋柴胡9　云茯苓9　炒白术9　石菖蒲12
龙脑0.5　路路通9　紫丹参15　白僵蚕6
三七粉3　双钩藤9　口防风9
银花炭9　地龙6　怀牛膝9

四诊：2013-02-23

视力维持稳定，自觉视物较前清晰，视野如前，偶有失神症状，癫痫未发作，食纳二便睡眠可，仍需持续服抗癫药三个月，脉沉弦，舌淡红尖红苔薄白。

炒丹皮9　炒栀子9　当归尾9　杭白芍9
醋柴胡9　云茯苓9　炒白术9　石菖蒲12
龙脑0.5　路路通9　紫丹参15　白僵蚕6
三七粉3　双钩藤9　口防风9
金银花12　苏地龙6　怀牛膝9

五诊：2013-03-23

自觉视物清晰，验光检眼 OD：-1.25D；OS：-0.75D，仍偶有失神情况，脉弦，舌尖红苔薄白。

炒丹皮 9　炒栀子 9　当归尾 9　杭白芍 9
醋柴胡 9　云茯苓 9　石菖蒲 12　龙脑 0.5
路路通 9　紫丹参 15　白僵蚕 6　川黄连 6
三七粉 3　双钩藤 9　口防风 9　决明子 9
苏地龙 6　怀牛膝 9　野菊花 6　生龙齿 40

六诊：2013-05-04

大如前记叙，仍偶有失神呆滞情况，自觉视物如前，面疮重，心烦急。舌淡红苔薄白。

炒丹皮 9　炒栀子 9　当归尾 9　杭白芍 9
醋柴胡 9　云茯苓 9　石菖蒲 12　龙脑 0.5
路路通 9　紫丹参 15　白僵蚕 6　川黄连 6
三七粉 3　双钩藤 9　口防风 9　决明子 9
苏地龙 6　怀牛膝 9　野菊花 6　生龙齿 40
朱砂 0.4　郁金 9　川贝母 6

七诊：2013-06-08

就诊前突然大发作，疲困嗜睡，视物较前清晰，便干不畅，偶有便血，脉弦细，舌淡红苔白腻。

炒丹皮 9　　炒栀子 9　　当归尾 9　　杭白芍 9

醋柴胡 9　　云茯苓 9　　石菖蒲 12　　龙脑 0.5

路路通 9　　紫丹参 15　　白僵蚕 6　　黄连 6

三七粉 3　　双钩藤 9　　口防风 9　　决明子 9

苏地龙 6　　怀牛膝 9　　野菊花 6　　生龙齿 40

朱砂 0.4　　郁金 12　　炒莱菔子 12

八诊：2013-11-16

半年失神大发作未见，小发作较前亦有明显减轻，情绪较前缓和，平躺时有恶心欲吐感，手足心汗出。脉弦细数，舌淡红苔薄白。视力 R：0.8；L：0.8。

炒丹皮 9　　炒栀子 9　　当归尾 9　　杭白芍 9

醋柴胡 9　　云茯苓 9　　石菖蒲 12　　龙脑 0.5

紫丹参 15　　川黄连 6　　三七粉 3　　双钩藤 9

口防风 9　　决明子 9　　怀牛膝 9　　野菊花 6

生龙齿 40　　朱砂 0.4　　川郁金 12

炒莱菔子 2　　青竹茹 9　　鲜生姜 9

第六：王 男 九岁

首诊：2015-09-05

2015 年 8 月验光时发现左眼视力矫正不提，入院诊为"左视神经萎缩",挑食汗多。脉细,舌尖红苔薄白。视力:R:1.2;L:0.05。左眼底视盘边可,色淡近苍白,余(-)。诊断:左眼视神经萎缩。

炒丹皮 4   炒栀子 4   紫丹参 12   当归尾 5
赤、白芍各 5   醋柴胡 5   云茯苓 5   焦白术 5
石菖蒲 6   炒枳壳 3   焦槟榔 4
三七粉 3   太子参 6   焦三仙各 3

二诊:2015-09-26

视力维持稳定,略有进步。视力:R:1.2;L:0.1。脉细,舌淡红苔薄白。

炒丹皮 4   炒栀子 4   紫丹参 12   当归尾 5
赤、白芍各 5   醋柴胡 5   云茯苓 5   焦白术 5
石菖蒲 6   炒枳壳 3   焦槟榔 4
炒莱菔子 6   三七粉 3   太子参 6
焦三仙各 3   枸杞子 6   杭菊花 3

三诊:2015-10-17

左眼视力稳定,视物情况未有进退,无明显不适,脉细,舌淡红苔薄白。

炒丹皮 4   炒栀子 4   紫丹参 12   当归尾 5

赤、白芍各5　醋柴胡5　云茯苓5　焦白术5

石菖蒲6　炒枳壳3　焦槟榔4　龙脑0.2

炒莱菔子6　三七粉3　太子参6

焦三仙各3　枸杞子6　杭菊花3

四诊：2015-11-14

视力略提，R：1.2；L：0.12。食纳二便睡眠未见明显异常。脉细，舌淡红苔薄白。

炒丹皮4　炒栀子4　紫丹参12　当归尾5

赤、白芍各5　醋柴胡5　云茯苓5　焦白术5

石菖蒲6　炒枳壳3　焦槟榔4　龙脑0.2

炒莱菔子6　三七粉3　太子参6　焦三仙各3

枸杞子6　杭菊花3　鸡血藤5

五诊：2015-12-12

视物稳定，视物清晰，视力R：1.2；L：0.15。脉细，舌淡红苔薄白。

炒丹皮4　炒栀子4　紫丹参12　当归尾5

赤、白芍各5　醋柴胡5　云茯苓5　焦白术5

石菖蒲6　炒枳壳3　龙脑0.2

路路通6　三七粉3　太子参4

焦三仙各3　枸杞子3　杭菊花3

第七：马 女　二十七岁

首诊：2012-04-13

2007 年始觉视力下降，视野缺损，发病前有感冒史，外院检查为"右眼球后视神经炎"，给激素治疗，后逐渐左眼视力下降，诊断为"左眼球后视神经炎"，2011 年右眼复发，再次激素冲击治疗，2012 年 1 月视力下降明显，诊断为"双眼视神经萎缩"。眠多梦轻浅，月经尚可，眼有灼热感，烦躁易怒。脉弦细，舌尖红苔薄白。视力：R：0.1（裸），0.2（矫）；L：0.08（裸），0.15（矫）。检查眼底：右视盘边可色淡颞苍白，A/V=2/3，黄斑中心光隐约，周边（－）。左眼底大致同右。诊断：双眼球后视神经炎继发视神经萎缩。

炒丹皮9　炒栀子9　当归尾12　杭白芍12
醋柴胡9　石菖蒲12　炒白术12　紫丹参30
潞党参15　细生地30　车前子15　枸杞子9
杭菊花9　炒枣仁30　川黄连6
地骨皮9　川郁金9　三七粉6

二诊：2012-05-25

服药后视物略清晰，激素继服，脉弦细右沉，舌尖红苔少。

炒丹皮 9　炒栀子 9　当归尾 12　杭白芍 12

醋柴胡 9　石菖蒲 12　炒白术 12　紫丹参 30

细生地 30　车前子 15　枸杞子 9　路路通 9

杭菊花 9　炒枣仁 30　川黄连 6　龙脑 0.6

地骨皮 9　川郁金 9　三七粉 6　朱茯苓 12

三诊：2012-08-25

视力有所提高，视物清晰，仍眠差，脉沉弦细，舌淡红苔薄白。

炒丹皮 9　炒栀子 6　当归尾 12　醋柴胡 9

赤芍药 9　紫丹参 30　三七粉 3　朱茯苓 12

炒枣仁 15　朱远志 9　夜交藤 12

石菖蒲 12　蔓荆子 9　醋元胡 6

四诊：2012-10-27

视力较前提高，R：0.1（裸），0.3（矫）；L：0.1（裸），0.2（矫）。近有外感，颈部酸痛，盗汗，脉弦细，舌淡红苔薄白。

炒丹皮 9　炒栀子 6　当归尾 12　醋柴胡 9

赤芍药 9　紫丹参 30　三七粉 3　朱茯苓 12

炒枣仁 15　朱远志 9　夜交藤 12

石菖蒲 12　蔓荆子 9　醋元胡 6

炙黄芪 20　川羌活 6　野葛根 12

第八：尹 男 六岁

首诊：2012-09-25

2009 年前视力开始缓慢下降，无发热及外伤史，并否认家族史。食差，便可，视力：R：光感；L：光感。脉细，舌尖红苔薄白。检查眼底：双眼球震颤，视盘全苍白，动静脉均细。诊断：先天性视网膜发育不全，双视神经萎缩，眼球震颤。

大熟地 12　当归尾 6　杭白芍 6　真川芎 6
五味子 3　车前子 6　枸杞子 6　杭菊花 6
口防风 3　双钩藤 3　紫丹参 6
太子参 5　白僵蚕 3　焦三仙各 3

二诊：2012-11-17

眼球震颤，视力进步：R：60 cm 指数；L：60 cm 指数。脉细，舌尖红苔白。

大熟地 12　当归尾 6　杭白芍 6　真川芎 6
五味子 3　车前子 6　枸杞子 6　杭菊花 6
口防风 3　双钩藤 3　紫丹参 6
醋柴胡 3　太子参 5　白僵蚕 3
焦三仙各 3　石菖蒲 4　龙脑 0.2

三诊：2013-02-16

眼球震颤减轻。视力：R：60 cm 指数；L：80 cm 指数。脉细数，舌尖红苔薄白。

大熟地 12　当归尾 6　杭白芍 6　真川芎 6

车前子 6　枸杞子 6　杭菊花 6　炒杜仲 3

口防风 3　双钩藤 3　紫丹参 6　川续断 4

醋柴胡 3　太子参 5　白僵蚕 3

焦三仙各 3　石菖蒲 4　龙脑 0.2

四诊：2013-05-06

视物较前清晰，可于近处看到较小事物，但较大物体仍不能看到。眼震减。视力 R：0.01；L：0.01。脉弦数，舌尖红苔薄白。

炒丹皮 5　炒栀子 4　当归尾 6　紫丹参 12

醋柴胡 5　云茯苓 5　焦白术 5　石菖蒲 6

杭菊花 5　枸杞子 5　双钩藤 5　路路通 6

白僵蚕 4　伸筋草 6　全蝎 3　龙脑 0.2

第九：张 男　二十七岁

首诊：2012-02-26

2010 年始作双眼疼痛，当地诊为"双眼眶上神经痛"，后视力下降明显，又诊断为"双视神经炎"，给激素治疗，后又频繁出现口腔溃疡，诊为免疫疾病，激素继服。后自停激素，视力明显下降，进一步诊为"双视神经萎缩"，给球后注射治疗。纳呆，便三五日一行，干结，入睡困难，常昼夜颠倒。视力：R：10 cm/ 手动；L：20 cm/ 手动。脉弦细，舌尖红苔薄白。检查眼底：右眼视盘边可色苍白，动静脉血管细，黄斑中心光（＋）周边（－）。左视盘边可色全苍白，动静脉血管细，余如右。诊断：双视神经炎继发双眼视神经萎缩。

桃红各 9　当归尾 12　赤芍药 9　醋柴胡 9
茯苓、神各 12　石菖蒲 15　炒枳壳 6　川郁金 9
真川芎 9　炒车前子 15　苏地龙 6　紫丹参 30
炒白术 12　生黄芪 15　龙脑 0.4

二诊：2013-03-23

药后觉眼前光线较前明亮，视力有所提高，自觉夜间视物较白天清晰。失眠入睡困难，需服安眠药，甚彻夜不眠。脉弦细，舌尖红苔薄白。视力提高为：R：10 cm/ 指数；L：30 cm/ 指数。

桃红各 12　真川芎 12　当归尾 12　醋柴胡 9
茯苓、神各 12　石菖蒲 12　上肉桂 6
炙黄芪 30　炒枣仁 30　龙脑 0.5
紫丹参 30　决明子 6　生龙齿 40

三诊：2013-04-23

此次觉视力未有明显好转，近日较多疲累需照顾老人。晨起眼前黑，五六分钟后方有光感。脉弦细，舌淡红苔薄白。视力缓提：R：30 cm/ 指数；L：0.01。

炒丹皮 9　苏地龙 15　赤、白芍各 12　醋柴胡 9

茯苓、神各 12　焦白术 12　桃红各 12　石菖蒲 12

龙脑 0.5　生龙齿 40　制黄精 15

路路通 9　苏地龙 9　决明子 9

第十：陶 男　十七个月

首诊：2015-09-26

出生后六个月发现"双眼视神经萎缩""双眼球震颤"，出生后八个月出麻疹后眼球上吊。脉指纹淡，舌红苔薄白。视力光感。双视盘苍白，中心光未见。诊断：双眼视神经萎缩，眼球震颤。

炒丹皮 3　炒栀子 3　醋柴胡 3　当归尾 3

朱茯苓 4　白僵蚕 3　双钩藤 3　石菖蒲 3

焦白术 4　口防风 3　焦三仙各 3　伸筋草 4

二诊：2015-10-26

眼症稳定，黑睛降下，山根色清，口水多，食差。

炒丹皮 3　炒栀子 3　醋柴胡 3　当归尾 3

朱茯苓 4　白僵蚕 3　双钩藤 3　石菖蒲 3

焦白术 4　口防风 3　焦三仙各 3

鸡内金 3　伸筋草 4　大熟地 4

炒杜仲 3　怀牛膝 3　生薏米 4

三诊：2015-11-14

患者家长叙述患儿眼前光感增强，舌淡红苔薄白。视力光感。

炒丹皮 3　炒栀子 3　醋柴胡 3　当归尾 3

朱茯苓 4　白僵蚕 3　双钩藤 3　石菖蒲 3

焦白术 4　口防风 3　焦三仙各 3　炙甘草 3

鸡内金 3　伸筋草 4　大熟地 4　炒莱菔子 3

炒杜仲 3　怀牛膝 3　生薏米 4

（十一）眼底出血

第一：郑　男　四十五岁

首诊：2011-09-20

两年前始作双眼沙涩痛，流泪较多，外院诊为"干眼症""结膜炎"，今年七月突觉左眼视力下降，外院诊为"左眼中央静脉阻塞"，视物如烟雾缭绕。高血脂、高血压家族史，未服西药。痛风两年服西药控制，烦躁易怒，脉沉弦有力，舌胖苔白腻。视力：R：0.6；L：0.25。检查眼底：双眼眼底动脉细，A/V=1/3，右眼静脉迂曲，左眼可见大面积火焰状残存出血斑及黄斑水肿。诊断：左眼底出血，双眼底动脉硬化（Ⅱ）。

　　干桃仁6　草红花6　当归尾12　赤芍药9
　　真川芎9　路路通9　细生地20　生石决明30
　　川羌活6　口防风9　金银花12　紫丹参15
　　青连翘9　生、炒蒲黄各12　决明子3

二诊：2011-12-02

血压控制稳定，未服西药，现时觉眼胀痛，痛风未作，咽喉不利，脉弦细，舌暗红苔根腻。检查：左眼底出血较前吸收。

　　干桃仁6　草红花6　当归尾12　赤芍药9
　　真川芎9　路路通9　细生地20　生石决明30
　　川羌活6　口防风9　金银花12
　　紫丹参15　青连翘9　生、炒蒲黄各12
　　决明子6　蔓荆子9　胖大海6

三诊：2011-12-16

视物仍如雾蒙，但自觉辨色能力增强，脉沉弦，舌胖苔黄腻。眼底未查。

醋柴胡 9　天花粉 15　干桃仁 9　酒大黄 9

炙甘草 12　紫丹参 20　三七粉 6

生石决明 30　枸杞子 9　杭菊花 9

侧柏炭 12　醋元胡 9　川黄连 6

四诊：2011-12-30

仍觉视物如有雾蒙，现已无沙涩感及流泪等症，左眼视物变形。脉弦细，舌胖苔黄腻。

干桃仁 9　草红花 9　当归尾 12　真川芎 9

枸杞子 9　杭菊花 9　生黄芪 15　车前子 15

夏枯草 15　侧柏炭 9　上肉桂 6

云茯苓 12　建泽泻 9　金银花 9

五诊：2012-01-31

视力同前，R：0.6；L：0.25。自觉左眼视物较前明显清晰，精神较前好，情绪稳定，检查眼底：左眼出血基本吸收。脉沉弦，舌淡红苔黄腻。

炙黄芪 30　炒白术 12　川升麻 6　醋柴胡 9

潞党参 15　当归尾 12　车前子 15　生、熟地各 15

金银花 12　龙胆草 9　猫爪草 9　灯心草 1

川萆薢 9　枸杞子 9　杭菊花 9

六诊：2012-02-14

自述近日长途跋涉，神疲乏力，眠多梦，但自觉视力略较前更好，视物变形减轻，脉弦细，舌淡红苔薄稍腻。检查眼底：左眼残存出血基本吸收，但可见黄白色渗出。

炙黄芪 30　炒白术 12　川升麻 6　醋柴胡 9

潞党参 15　当归尾 12　车前子 15　生、熟地各 15

金银花 12　龙胆草 9　猫爪草 9

枸杞子 9　杭菊花 9　生龙齿 30

朱茯神 12　白茅根 9　夏枯草 15

七诊：2012-02-28

左眼视力略近，视力：R：0.6；L：0.3。脉沉弦，舌淡红苔薄白。

炙黄芪 30　炒白术 12　川升麻 6　醋柴胡 9

潞党参 15　当归尾 12　车前子 15　生、熟地各 15

金银花 12　龙胆草 9　猫爪草 9　枸杞子 9

杭菊花 9　生龙齿 30　夏枯草 15

川黄连 6　朱远志 9　朱云茯苓 12

八诊：2012-03-13

视力稳定，辨色能力增强，耳鸣减，脉沉弦细，舌淡红苔薄白。眼底未查。

炙黄芪30　炒白术12　川升麻6　醋柴胡9

潞党参15　当归尾12　车前子15　生、熟地各15

龙胆草9　猫爪草9　枸杞子9　杭菊花9

生龙齿30　夏枯草15　川黄连6　朱远志9

朱云茯苓12　醋元胡9　决明子6

九诊：2012-03-27

自觉辨色能力可，脉弦细，舌暗胖苔灰腻。眼底未查。

炙黄芪30　炒白术12　川升麻6　醋柴胡9

潞党参15　当归尾12　车前子15　生、熟地各15

龙胆草9　枸杞子9　杭菊花9　生龙齿30

夏枯草15　川黄连6　朱远志9　朱云茯苓12

醋元胡9　决明子6　生白术12　六一散12

十诊：2012-04-10

外感三日，未发热，咳痰白稀，稍有胸闷，畏寒肢冷，自觉视
物清晰，脉弦细，舌淡红胖苔略黄。

炙黄芪30　炒白术12　川升麻6　醋柴胡9

潞党参15　当归尾12　车前子15　生、熟地各15

龙胆草9　枸杞子9　杭菊花9　生龙齿30

夏枯草15　川黄连6　朱远志9　朱云茯苓12

醋元胡9　决明子6　生白术12

六一散12　金银花12　炒苍术9

十一诊：2012-05-05

自觉视物距离较前增长，脉沉弦，舌暗胖苔薄黄。眼底未查。

炙黄芪30　炒白术12　川升麻6　醋柴胡9

潞党参15　当归尾12　车前子15　生、熟地各15

龙胆草9　枸杞子9　杭菊花9　生龙齿30

夏枯草15　川黄连6　朱远志9　朱云茯苓12

决明子6　生白术12　六一散12　金银花12

炒苍术9　玉米须30　生磁石40　醋元胡9

十二诊：2012-06-02

Glu：6.26；Ua：461，视物距离较前增长，大便畅快每日一行，脉弦细，舌暗体胖苔灰腻。视力：R：0.8；L：0.3。

炙黄芪30　炒白术12　醋柴胡9　潞党参15

当归尾12　车前子15　生、熟地各15　龙胆草9

枸杞子9　杭菊花9　生龙齿30　夏枯草15

川黄连6　朱云茯苓12　决明子9　生白术12

炒苍术9　玉米须30　生磁石40　醋元胡9

酒大黄6　藿佩各9

十三诊：2012-06-16

视物维持稳定，精神较前好，便二三日一行，脉弦细，舌暗体胖苔灰腻。眼底未查。

生、熟地各 15　当归尾 12　真川芎 9　赤、白芍各 9
五味子 6　车前子 15　枸杞子 9　杭菊花 9
云茯苓 12　建泽泻 9　炒苍术 12
盐黄柏 6　川黄连 6　炒薏米 15

十四诊：2012-06-30

视物较前清晰，脉弦细，舌暗胖苔灰腻。眼底未查。

生黄芪 15　炒白术 12　车前子 15　夏枯草 20
炒杏仁 12　生薏米 15　川厚朴 9　滑石粉 15
法半夏 6　淡竹叶 9　玉米须 30　香桂枝 6
决明子 6　酒大黄 6　炒苍术 12

十五诊：2012-07-14

视物清晰，视力增加，视力：R：0.8；L：0.4。大便三四日一行，脉弦细，舌暗苔灰腻。

炙黄芪 30　炒白术 12　醋柴胡 9　潞党参 15
紫丹参 30　当归尾 12　生熟地各 15　车前子 15

夏枯草 20　龙胆草 9　枸杞子 9　杭菊花 9

生龙齿 30　川黄连 6　朱云茯苓 10　醋元胡 9

决明子 10　生白术 12　玉米须 30　生磁石 40

炒苍术 12　酒大黄 8　藿佩各 9

十六诊：2012-07-31

视物如前，大便黏滞不爽，脉弦细，舌淡红苔灰，烟雾感明显减轻。

炙黄芪 30　炒白术 12　醋柴胡 9　潞党参 15

紫丹参 30　当归尾 12　生、熟地各 15　车前子 15

夏枯草 20　龙胆草 9　枸杞子 9　杭菊花 9

川黄连 6　醋元胡 9　决明子 10　生白术 12

玉米须 30　生磁石 40　炒苍术 12

酒大黄 8　盐知柏各 6　生黄芪 15

十七诊：2012-08-14

视物晨起更觉清晰，脉细，舌暗苔灰腻。

炙黄芪 30　炒白术 12　醋柴胡 9　潞党参 30

当归尾 12　生、熟地各 15　车前子 15　龙胆草 9

枸杞子 9　杭菊花 9　川黄连 6　决明子 10

玉米须 30　生磁石 40　炒苍术 12

酒大黄 8　紫丹参 30　盐知柏各 6

焦白术 20　制黄精 20　焦三仙各 6

十八诊：2012-08-28

自觉视物清晰，视疲劳及胀痛减轻，脉弦细，舌淡红苔灰腻。

炙黄芪 30　醋柴胡 9　潞党参 15　紫丹参 30
当归尾 12　生、熟地各 15　车前子 15　龙胆草 9
枸杞子 9　杭菊花 9　决明子 10　玉米须 30
生磁石 40　炒苍术 12　酒大黄 8　盐知柏各 6
焦白术 12　制黄精 20　金银花 9

十九诊：2012-09-11

视物清晰度维持稳定，近日入睡较晚，大便三日一行，脉弦细，舌淡红苔灰腻。

炙黄芪 30　潞党参 15　枸杞子 9　杭菊花 9
炒薏米 12　朱云茯苓 12　紫丹参 15　三七粉 6
夏枯草 15　决明子 10　元明粉 6
当归尾 12　川羌活 6　口防风 9

二十诊：2012-09-25

双眼视物清晰，检查眼底：左眼底出血已全部吸收，部分静脉走行欠顺畅。

炙黄芪 30　潞党参 15　枸杞子 9　杭菊花 9

炒薏米 12　朱云茯苓 12　紫丹参 15　三七粉 6

夏枯草 15　决明子 12　川羌活 6　口防风 9

全当归 12　川黄连 6　生白术 12　汉防己 9

二十一诊：2012-10-23

视物更觉清晰，腹中略胀，大便二三日一行，脉沉弦缓，舌略暗苔灰。视力：R：0.8；L：0.5。

炙黄芪 30　潞党参 15　枸杞子 9　杭菊花 9

炒薏米 12　朱云茯苓 12　紫丹参 15　三七粉 6

夏枯草 15　决明子 12　口防风 9　全当归 12

川黄连 6　生白术 12　汉防己 9

生石膏 30　白茅根 12　车前子 12

二十二诊：2012-11-20

觉视物渐清晰，自述视力能力增强，眼分泌物较多，脉弦细，舌淡红苔灰。视力：R：1.0；L：0.5。

炙黄芪 30　潞党参 20　醋柴胡 9　川升麻 6

枸杞子 9　杭菊花 9　紫丹参 29　石菖蒲 12

蔓荆子 9　焦白术 12　夏枯草 15

淡竹叶 6　炒车前子 12　炒枣仁 20

焦三仙各 6　三七粉 6　川黄连 6

二十三诊：2013-02-16

外出两个月，视力稳定，便三日一行伴腹胀，眠可梦多，脉弦细，舌淡红苔薄白。

炙黄芪 15　生白术 12　杭菊花 9　枸杞子 9

夏枯草 15　决明子 9　醋柴胡 9　大腹皮 12

炒车前子 15　焦槟榔 12　莱菔子 12　石菖蒲 12

紫丹参 20　生龙齿 40　香桂枝 9

二十四诊：2013-03-02

视力提高，自述视野缺损减少，视物变形消失，眠中多梦，脉弦细，舌淡暗苔薄白。视力：R：1.0；L：0.6。

炙黄芪 15　生白术 12　杭菊花 9　枸杞子 9

夏枯草 15　决明子 9　醋柴胡 9　大腹皮 12

炒车前子 15　焦槟榔 12　莱菔子 12　石菖蒲 12

紫丹参 30　生龙齿 40　朱云茯苓、神各 12　炒枣仁 30

二十五诊：2013-03-16

视力维持稳定，血压安好无波动。脉弦细，舌淡胖苔薄腻。

炙黄芪 30　生白术 12　枸杞子 12　野菊花 9

夏枯草 30　决明子 9　醋柴胡 12　大腹皮 15

炒车前子 15　焦槟榔 10　莱菔子 15　石菖蒲 12

紫丹参 30　生龙齿 60　朱云茯苓、神各 12　炒枣仁 30

二十六诊：2013-04-06

觉视物清晰度更好，便二三日行，睡眠较前安稳，脉沉弦，舌略暗苔薄腻。

炙黄芪 30　生白术 12　枸杞子 12　野菊花 9

夏枯草 30　决明子 9　醋柴胡 12　大腹皮 15

炒车前子 15　莱菔子 12　石菖蒲 12

紫丹参 30　生龙齿 40　朱云茯苓、神各 12

焦栀子 6　炒黄芩 6　砂仁 6

二十七诊：2013-04-27

视力如前，便二日一行，仍觉眠中多梦，食纳可。脉沉弦，舌淡红苔薄白。

炙黄芪 30　生白术 12　枸杞子 12　野菊花 9

夏枯草 30　决明子 9　醋柴胡 12　炒车前子 15

莱菔子 12　石菖蒲 12　紫丹参 30　朱云茯苓、神各 12

焦栀子 6　炒黄芩 6　香砂仁 6

炒枣仁30 川黄连6 生山药12

二十八诊：2013-05-18

病情稳定，大便可日下，血压稳定，脉弦细，舌淡红苔薄白。

炙黄芪30 生白术12 枸杞子12 野菊花9
夏枯草30 决明子9 醋柴胡12 炒车前子15
莱菔子12 石菖蒲12 紫丹参30 朱云茯苓、神各12
焦栀子6 炒黄芩6 香砂仁6 醋莪术9
炒枣仁30 川黄连6 生山药12

二十九诊：2013-06-08

眼症稳定，视物如前清晰，大便可每日行，睡眠较前好转，脉沉弦，舌淡红苔薄黄。

炙黄芪30 生白术12 枸杞子12 野菊花9
夏枯草30 决明子9 醋柴胡12 炒车前子15
莱菔子12 石菖蒲12 紫丹参30 朱云茯苓、神各12
焦栀子6 砂仁6 醋莪术9 炒枣仁30
川黄连6 生山药12 枳壳6

三十诊：2013-06-29

视力稳定，视物清晰，脉弦细，舌淡略暗苔薄白。检查眼底：

左眼黄斑区点状硬渗减轻。

炙黄芪 30　生白术 12　枸杞子 12　野菊花 9

夏枯草 30　决明子 9　醋柴胡 12　炒车前子 15

莱菔子 12　石菖蒲 12　紫丹参 30　朱云茯苓、神各 12

焦栀子 6　香砂仁 6　醋莪术 9　炒枣仁 30

川黄连 6　生山药 12　淡豆豉 12

三十一诊：2013-08-31

外出一个月，脉沉细，舌淡红苔薄黄。视力：R：1.0；L：0.6。

炙黄芪 30　生白术 12　枸杞子 9　野菊花 9

夏枯草 30　决明子 6　醋柴胡 12　炒车前子 15

莱菔子 12　石菖蒲 12　紫丹参 30　朱云茯苓、神各 12

焦栀子 6　香砂仁 6　川黄连 6　生山药 12

淡豆豉 12　当归尾 12　炒苍术 12　炒黄芩 6

三十二诊：2013-09-21

视物清晰，视力维持稳定，血压血脂控制稳定，脉弦细，舌淡
红苔薄白。

炙黄芪 30　生白术 12　枸杞子 9　野菊花 9

夏枯草 30　决明子 6　醋柴胡 12　炒车前子 15

莱菔子 12　石菖蒲 12　紫丹参 30　朱云茯苓、神各 12

焦栀子 6　香砂仁 6　川黄连 6　生山药 12

当归尾 12　炒苍术 12　制黄精 12　川石斛 12

三十三诊：2013-10-12

视物清晰，维持稳定，检血脂仍高，其他控制可，便三日一行。脉沉弦细，舌淡红苔薄黄。左眼底出血全部吸收。

生白术 12　枸杞子 9　野菊花 9　夏枯草 30

决明子 6　醋柴胡 12　炒车前子 15　莱菔子 12

石菖蒲 12　紫丹参 30　朱云茯苓、神各 12　焦栀子 6

砂仁 6　川黄连 6　生山药 12　当归尾 12

炒苍术 12　制黄精 12　生石决明 30

三十四诊：2013-11-02

视力维持稳定，脉沉细，舌淡红苔薄白。

生白术 12　枸杞子 9　野菊花 9　夏枯草 30

决明子 6　醋柴胡 12　炒车前子 15　莱菔子 12

石菖蒲 12　紫丹参 30　朱云茯苓、神各 12　砂仁 6

川黄连 6　生山药 12　当归尾 12　炒苍术 12

制黄精 12　生石决明 30　焦山楂 30

三十五诊：2013-11-23

视力维持稳定，自觉较前稍清晰，血压（－），肩关节不利，脉弦细，舌淡红苔薄黄。

生白术 12　枸杞子 9　野菊花 9　夏枯草 30
决明子 6　醋柴胡 12　炒车前子 15　石菖蒲 12
紫丹参 30　朱云茯苓、神各 12　香砂仁 6　川黄连 6
当归尾 12　炒苍术 12　制黄精 12　生石决明 30
焦山楂 30　香桂枝 6　嫩桑枝 9　川羌活 6

三十六诊：2013-12-28

视物如前，情绪稳定，食纳二便睡眠可，脉弦细，舌暗苔薄白。

枸杞子 9　杭菊花 9　夏枯草 20　潞党参 15
醋柴胡 9　紫丹参 30　口防风 9　川黄连 6
生石决明 30　石菖蒲 12　香砂仁 6
炒车前子 15　炒苍术 9　焦三仙各 6

三十七诊：2014-01-25

视力维持稳定，自觉视物清晰，右肩部转动时觉有声响，脉沉弦细，舌淡红苔薄黄。

生白术 12　枸杞子 9　野菊花 9　夏枯草 30

决明子 6　醋柴胡 12　炒车前子 15　石菖蒲 12

紫丹参 30　朱云茯苓、神各 12　香砂仁 6　川黄连 9

当归尾 12　制黄精 12　生石决明 30　焦山楂 30

香桂枝 6　嫩桑枝 9　川羌活 6

三十八诊：2014-02-22

视力提高，视物更加清晰，视力：R：1.0；L：0.8。脉沉弦细，舌淡红苔薄白。

生白术 12　枸杞子 9　野菊花 9　夏枯草 30

决明子 6　醋柴胡 12　炒车前子 15　石菖蒲 12

紫丹参 30　朱云茯苓、神各 12　香砂仁 6　川黄连 9

当归尾 12　制黄精 12　生石决明 30　焦山楂 30

香桂枝 6　嫩桑枝 9　川羌活 6　老苏木 9

三十九诊：2014-04-22

视力视物可，关节痛减，脉沉弦细，舌淡红苔薄。

生白术 12　枸杞子 9　野菊花 9　夏枯草 30

决明子 6　醋柴胡 12　炒车前子 15　石菖蒲 12

紫丹参 30　朱云茯苓、神各 12　香砂仁 6　川黄连 9

当归尾 12　制黄精 12　生石决明 30

焦山楂 30　川羌活 6　络石藤 12

秦艽 9　大小蓟各 15　焦栀子 9

四十诊：2014-05-20

视力视物可，便二三日一行，脉沉细，舌淡红苔薄白，眼底检查：左眼眼底已经无有明显异常。

生白术 12　枸杞子 9　野菊花 9　夏枯草 30
决明子 6　醋柴胡 12　炒车前子 15　石菖蒲 12
紫丹参 30　朱云茯苓、神各 12　香砂仁 6　川黄连 9
当归尾 12　制黄精 12　生石决明 30　焦山楂 30
川羌活 6　络石藤 12　秦艽 9
大小蓟各 15　焦栀子 9　大熟地 30

四十一诊：2014-06-17

视力视物可，近膝肩关节均未作痛，食纳二便可，脉沉弦细，舌淡红苔薄白。

生白术 12　枸杞子 9　野菊花 9　夏枯草 30
决明子 6　醋柴胡 12　炒车前子 15　石菖蒲 12
紫丹参 30　朱云茯苓、神各 12　香砂仁 6　川黄连 9
当归尾 12　制黄精 12　生石决明 30　焦山楂 30
川羌活 6　络石藤 12　秦艽 9　大、小蓟各 15
焦栀子 9　大熟地 30　干荷叶 9

四十二诊：2014-07-15

视力稳定，精神好，血脂指标下降，脉弦细，舌淡红苔薄黄。

生白术 12　　枸杞子 9　　野菊花 9　　夏枯草 30

决明子 9　　醋柴胡 12　　炒车前子 15　　石菖蒲 12

紫丹参 30　　朱云茯苓、神各 12　　香砂仁 6　　川黄连 9

当归尾 12　　制黄精 12　　生石决明 30　　焦山楂 30

川羌活 6　　络石藤 12　　秦艽 9　　大小蓟各 15

焦栀子 9　　大熟地 30　　干荷叶 12　　川牛膝 9

四十三诊：2014-08-12

视力视物可，便二日一行，膝肩关节无明显不适，脉弦细，舌淡红苔腻。

生白术 12　　枸杞子 9　　夏枯草 30　　决明子 9

大熟地 30　　醋柴胡 12　　炒车前子 15　　紫丹参 30

石菖蒲 12　　焦栀子 9　　朱云茯苓、神各 12　　香砂仁 6

野菊花 9　　川黄连 9　　干荷叶 15　　当归尾 12

制黄精 12　　生石决明 30　　生山楂 12

川羌活 6　　络石藤 12　　秦艽 9

大、小蓟各 15　　五味子 9　　川牛膝 9

四十四诊：2014-09-09

视力视物可，二便可，膝关节利，脉弦细数，舌胖暗苔薄白。

生白术 12　枸杞子 9　夏枯草 30　决明子 9

大熟地 30　醋柴胡 12　炒车前子 15　紫丹参 30

焦栀子 9　朱云茯苓、神各 12　香砂仁 6　野菊花 9

川黄连 9　干荷叶 15　当归尾 12　制黄精 15

生石决明 30　生山楂 12　川羌活 6　络石藤 12

大、小蓟各 15　五味子 9　川牛膝 9　金钱草 12

四十五诊：2014-10-07

视力视物可，脉沉弦细，舌淡红苔薄黄。视力：R：1.0；L：1.0。
双眼底符合正常眼底。

生白术 12　枸杞子 9　夏枯草 30　决明子 9

大熟地 30　醋柴胡 12　炒车前子 15　紫丹参 30

焦栀子 9　朱云茯苓、神各 12　香砂仁 6　野菊花 9

川黄连 9　干荷叶 15　当归尾 12　制黄精 15

生石决明 30　生山楂 12　川羌活 6　络石藤 12

五味子 9　川牛膝 9　潞党参 15

第二：冯女 三十一岁

首诊：2012-06-15

双眼高度近视 OD：-19.5D；OS：-17.5D 二十年，2006 年右眼黄斑出血第一次，而后右眼每年出血一次，半个月前右眼黄斑出血第七次，视力逐年下降，双眼视物变形严重，右眼更重，中心绝对暗影。手足冷易冻伤，月经正常。视力：R：0.01（裸），0.25（矫）；L：0.03（裸），0.6（矫）。脉弦细尺弱，舌淡红有齿痕苔薄白。检查眼底：双眼需 -20D 窥清，双视盘边色尚可，豹纹眼底，动脉细，后极部可见大片脉络膜萎缩斑，双黄斑区颜色欠均，左眼黄斑中心光隐弱，右黄斑区中心光不见。右眼黄斑区仍有少量残存出血。诊断：高度近视退行性眼底病变，黄斑出血（右重于左）。

细生地 30　乌玄参 20　炒丹皮 12　水牛角粉 2

小川连 6　天、麦冬各 12　侧柏炭 12

地榆炭 12　荆芥炭 12　三七粉 6

紫丹参 15　醋柴胡 9　炙黄芪 15

二诊：2012-07-17

药后自觉未见明显变化，右眼视物变形如前。脉弦细尺弱，舌淡红有齿痕苔白。眼底如前。

细生地 30　乌玄参 20　紫丹参 30　炒丹皮 9

侧柏炭 12　三七粉 6　干桃仁 9

草红花 9　荆芥炭 12　炙黄芪 15

苏地龙 6　醋柴胡 9　上肉桂 6

三诊：2012-08-11

自觉药后视物变形较前好转，中心暗影颜色较前减淡。检查眼底：双眼黄斑区水肿及出血略减。脉弦细尺弱，舌淡红有齿痕苔薄白。

细生地 30　乌玄参 20　紫丹参 30　炒丹皮 9

侧柏炭 12　三七粉 6　干桃仁 9　草红花 9

荆芥炭 12　炙黄芪 15　苏地龙 6

枸杞子 9　醋柴胡 9　上肉桂 6

石菖蒲 12　杭菊花 9　何首乌 12

四诊：2012-08-28

自觉视物较前更清晰，视物变形减轻，中心暗影较前减淡。眼底检查：右眼黄斑区出血及水肿略减。视力：R：0.04（裸），0.25（矫）；L：0.1（裸），0.6（矫）。脉弦细，舌淡红有齿痕苔薄白。

细生地 30　真川芎 9　当归尾 12　赤芍药 9

紫丹参 30　炒丹皮 9　侧柏炭 12　干桃仁 9

草红花 9　三七粉 6　路路通 9　黄芪皮 15

苏地龙 6　炒枳壳 6　上肉桂 3

五诊：2012-09-21

自觉右眼底出血,但视物清晰,视野扩大,脉弦细,舌淡红苔薄白。
检查眼底：未见新鲜出血。

细生地30　真川芎9　当归尾12　赤芍药9
紫丹参30　炒丹皮9　侧柏炭12　干桃仁9
草红花9　三七粉6　路路通9　黄芪皮15
苏地龙6　炒枳壳6　上肉桂3
侧柏炭9　车前子12　建泽泻9

六诊：2012-10-27

眼症稳定,月经后五日,视物清晰,便溏,脉弦细,舌淡红苔薄白。

细生地30　真川芎9　当归尾12　赤芍药9
紫丹参30　炒丹皮9　侧柏炭12　三七粉6
路路通9　生黄芪20　苏地龙6
上肉桂3　石菖蒲12　炒杜仲6

七诊：2012-12-01

眼症无明显变化,脉弦细,舌淡红苔少。双眼底未见出血,视力：
R：0.06（裸）, 0.25（矫）; L：0.12（裸）, 0.6（矫）。

细生地30　真川芎9　当归尾12　赤芍药9

紫丹参 30　炒丹皮 9　侧柏炭 12　三七粉 6

路路通 9　生黄芪 20　苏地龙 6　石菖蒲 12

炒杜仲 6　香桂枝 6　川续断 12

八诊：2012-12-29

视力维持稳定，近思虑较重，12 月 5 日行经，12 月 3 日口服避孕药，今日又经量少，近日疲累，眼干易疲劳，心烦不宁，脉沉弦细，舌淡红苔薄白。

细生地 30　真川芎 9　当归尾 12　赤芍药 9

紫丹参 30　炒丹皮 9　侧柏炭 12　三七粉 6

路路通 9　苏地龙 6　生黄芪 20　石菖蒲 12

炒杜仲 6　川续断 12　北沙参 15　乌玄参 15

醋柴胡 9　川郁金 9　炒栀子 9　炒枣仁 30

九诊：2013-01-26

自觉视物较前清晰，视力有所提高，目前有眼干涩，大便不成形，脉沉弦细，舌淡红有齿痕苔薄白。视力：R：0.05（裸），0.25（矫）；L：0.15（裸），0.8（矫）。

细生地 30　真川芎 9　当归尾 12　赤芍药 9

紫丹参 30　炒丹皮 9　侧柏炭 12　三七粉 6

路路通 9　苏地龙 6　生黄芪 20　石菖蒲 12

炒杜仲 6 　焦白术 12 　北沙参 15 　乌玄参 15

醋柴胡 9 　川郁金 9 　炒栀子 9 　炒枣仁 30

十诊：2013-02-23

眼症平稳，肠胃好转，心烦解，脉弦细，舌淡红有齿痕苔薄白。

细生地 30 　真川芎 9 　当归尾 12 　赤芍药 9

紫丹参 30 　炒丹皮 9 　侧柏炭 12 　三七粉 6

路路通 9 　苏地龙 6 　生黄芪 20 　石菖蒲 12

龙脑 0.3 　焦白术 12 　北沙参 15 　乌玄参 15

醋柴胡 9 　川郁金 9 　炒栀子 9 　炒枣仁 30

十一诊：2013-03-23

眼症如前，维持稳定，此经行尚和，脉弦细数，舌淡红略胖有
齿痕苔薄白。

细生地 30 　真川芎 9 　当归尾 12 　赤芍药 9

紫丹参 30 　炒丹皮 9 　侧柏炭 12 　三七粉 6

路路通 9 　苏地龙 6 　生黄芪 20 　石菖蒲 12

龙脑 0.3 　焦白术 12 　北沙参 15 　乌玄参 15

醋柴胡 9 　诃子肉 9 　焦三仙各 6 　炒枣仁 30

十二诊：2013-04-20

视物清晰，检查眼底：右眼黄斑区出血完全吸收，黄斑区水肿减轻，黄斑中心光（+-），视力：R：0.06（裸），0.25（矫）；L：0.15（裸），1.0（矫）。脉弦细，舌淡红苔白。

细生地 30　真川芎 9　当归尾 12　紫丹参 30
炒丹皮 9　侧柏炭 12　三七粉 6　路路通 9
苏地龙 6　生黄芪 20　石菖蒲 12　北沙参 15
乌玄参 15　醋柴胡 9　焦白术 12
炒枣仁 30　龙脑 0.3　河子肉 9
焦三仙各 6　侧柏炭 12　制香附 12

十三诊：2013-05-21

视物如前，视力稳定。近工作繁忙用眼较多，记忆力减低，焦虑烦躁，眼干涩，易疲劳。脉弦细左沉，舌淡红有齿痕苔薄白。视力：R：0.06（裸），0.25（矫）；L：0.15（裸），0.8（矫）。

当归尾 12　赤、白芍各 9　醋柴胡 9　朱茯苓、神各 12
焦白术 12　紫丹参 15　乌玄参 15　北沙参 12
口防风 9　醋莪术 9　炒车前子 15
制黄精 12　石菖蒲 12　罂粟壳 6

第三：王 女 三十九岁

首诊：2012-10-09

血压血糖血脂均高均以药控（家族史）。双眼高度近视 -10D，-6D 以上十五年，2011 年 9 月右眼出现视物变形，中心视野缺损，当时诊断为"右眼黄斑变性"，给雷珠单抗治疗，2012年 3 月右眼黄斑出血，2012 年 9 月双眼黄斑出血。情绪波动，大便溏薄，脉弦细，舌暗苔薄白。视力：R: 0.1（裸），0.2（矫）；L: 0.1（裸），0.4（矫）。眼底检查：右眼豹纹状眼底，-10D 看清，C/D=0.6，后极部见大片脉络膜萎缩斑，黄斑中心光（-），黄斑区可见新鲜及残存出血斑及白色絮状渗出。左眼豹纹状眼底，-11D 看清，后极部可见脉络膜萎缩斑，A/V=1/3，动脉细反光强，黄斑区可见少量残存出血。诊断：高度近视退行性眼底病变，双眼黄斑出血。

生石决明 30　双钩藤 9　羚羊粉 0.6　车前子 12

夏枯草 15　紫丹参 20　三七粉 6　玉米须 30

川黄连 6　上肉桂 6　醋柴胡 9

灶心土 30　焦白术 12　野菊花 9

二诊：2012-10-23

症状如前，视物重影，觉左眼遮挡较前略有扩散，近日频咳，咽痒有痰，偶有头疼，胃畏冷不适，双眼球突出（+），脉弦细数，舌淡红苔薄白。眼底未查。

生石决明30　双钩藤9　车前子12　夏枯草30

紫丹参20　三七粉6　玉米须30　醋柴胡9

灶心土30　焦白术12　野菊花9

高良姜3　川贝粉3　胖大海9

三诊：2012-11-06

近觉右眼视物不清加重，左眼前遮挡变浅，眠欠安和，眼痒泪多，眼压升高，脉弦细，舌淡红苔薄白。检查：右眼底未见新出血。左眼眼底出血逐渐吸收。

生石决明30　双钩藤9　车前子12　夏枯草30

紫丹参20　三七粉6　玉米须30

醋柴胡9　灶心土30　焦白术12

野菊花9　茯苓、神各12　川黄连6

四诊：2012-11-20

视物如前，眼前遮挡如前，睡眠质量较差，入睡较慢，心悸，正值经期三日，脉弦细，舌淡红苔薄白。

炒丹皮9　紫丹参30　炒栀子6　当归尾12

三七粉6　焦白术12　醋柴胡9　朱茯苓、神各12

夏枯草15　野葛根12　生黄芪20

川郁金9　枸杞子9　杭菊花9

五诊：2012-12-04

双眼觉视物清晰，双眼前遮挡如前，有干涩感，血糖控下，餐前 6.7，脉弦细，舌淡红苔薄白。眼底未查。

炒丹皮 9　紫丹参 30　炒栀子 6　当归尾 12

三七粉 6　焦白术 12　醋柴胡 9　朱茯苓、神各 12

夏枯草 15　野葛根 12　川郁金 9

枸杞子 9　杭菊花 9　决明子 6

胖大海 9　草红花 6　玉米须 30

六诊：2012-12-18

觉左眼前遮挡又变淡，但视物仍模糊，分泌物较多。右眼视物变形如前，但遮挡更减，视物清晰，偶觉眼跳动感。血糖 5.8，血压（－），月经第三日。检查眼底：右眼黄斑区出血点吸收。脉弦细，舌略暗苔薄白。

炒丹皮 9　紫丹参 30　当归尾 12　三七粉 6

焦白术 12　醋柴胡 9　朱茯苓、神各 12　夏枯草 15

野葛根 12　川郁金 9　枸杞子 9　杭菊花 9

决明子 6　草红花 6　玉米须 30　苏地龙 6

七诊：2013-01-08

血糖血压正常，双眼黄斑区出血基本吸收，可见硬渗，双玻璃体混浊。脉弦细，舌淡红苔薄白。

炒丹皮 9   紫丹参 30   当归尾 12   炒栀子 6
三七粉 3   焦白术 12   醋柴胡 9   朱茯苓、神各 12
夏枯草 15   醋莪术 9   苦桔梗 9   玉米须 30
决明子 6   生磁石 40   生黄芪 15

八诊：2013-01-22

偶发头晕，口疮泛生，睡眠可稳，血压血糖稳定，脉沉弦，舌红苔少。今查视力进步：R：0.12（裸），0.2（矫）；L：0.12（裸），0.4（矫）。

炒丹皮 9   紫丹参 30   当归尾 12   炒栀子 6
三七粉 3   焦白术 12   醋柴胡 9   朱茯苓、神各 12
夏枯草 15   醋莪术 9   玉米须 30
决明子 6   生磁石 40   生黄芪 15
盐知柏各 9   川黄连 6   淡竹叶 6

九诊：2013-02-19

左眼视物稳定，右眼前遮挡未有变化，经行觉腹痛有血块，检查眼底：双眼黄斑区色素不均，可见硬渗，出血已经全部吸收，未见新鲜出血。脉沉弦细，舌淡红苔薄白。

生桃仁 6　草红花 6　紫丹参 30　炙黄芪 15

赤芍药 12　真川芎 12　苏地龙 9　夏枯草 15

枸杞子 9　杭菊花 9　大熟地 30

石菖蒲 12　醋柴胡 9　川黄连 6

十诊：2013-03-05

右眼视物如前，左眼泪水多，脉弦细，舌尖红苔薄白。眼底未查。

生桃仁 6　草红花 6　紫丹参 30　炙黄芪 15

真川芎 12　苏地龙 9　夏枯草 15　枸杞子 9

杭菊花 9　大熟地 30　石菖蒲 12　醋柴胡 9

川黄连 6　双钩藤 9　口防风 9　乌玄参 30

十一诊：2013-03-19

泪水量稍有减少，大便时有溏稀，视力缓慢进步：R: 0.12（裸），
0.25（矫）；L: 0.12（裸），0.5（矫）。脉沉弦，舌淡红苔薄白。

大熟地 30　真川芎 9　当归尾 12　赤芍药 9

醋柴胡 9　炒车前子 15　紫丹参 30　夏枯草 30

杭菊花 9　石菖蒲 12　天、麦冬各 12　北沙参 12

诃子肉 9　口防风 9　路路通 9　生黄芪 30

十二诊：2013-04-16

昨日晨起又因"左眼出血"入急诊，视物遮挡明显。血糖不稳，餐前 7.0，2013 年 4 月较为劳累，多熬夜。脉弦细，舌略暗有齿痕苔薄白。

干桃仁 6　草红花 6　当归尾 12　赤芍药 12

苏地龙 9　枸杞子 9　杭菊花 9　黄芪皮 30

炒车前子 15　生磁石 40　细生地 15　玉米须 30

真川芎 9　炒蔓荆子 9　夏枯草 30　川黄连 9

十三诊：2013-05-21

血糖波动，眼前遮挡较前减轻，视物较前清晰，脉沉弦，舌淡红苔薄白。

干桃仁 6　草红花 6　当归尾 12　赤芍药 12

苏地龙 9　枸杞子 9　杭菊花 9　黄芪皮 30

炒车前子 15　生磁石 40　细生地 15　醋莪术 9

炒蔓荆子 9　醋元胡 9　制香附 12

川牛膝 9　老秦艽 9　夏枯草 30

川黄连 9　玉米须 30　川贝母 6

十四诊：2013-06-04

视力如前，左眼前遮挡较前浅淡，血糖未测，血压正常，正值经期，觉疲累少力，乏力不畅。舌淡红苔薄白，脉弦细。眼底未查。

干桃仁 6　草红花 6　当归尾 12　赤芍药 12
苏地龙 9　枸杞子 9　杭菊花 9　黄芪皮 30
炒车前子 15　生磁石 40　细生地 15　醋莪术 9
炒蔓荆子 9　醋元胡 9　制香附 12　苦桔梗 9
川牛膝 9　老秦艽 9　夏枯草 30
川黄连 9　玉米须 30　胖大海 9

十五诊：2014-01-31

血压稳，血糖 6.1。手指麻木胀痛，脉弦细，舌尖红苔薄白。视
力缓慢进步：R: 0.15（裸），0.25（矫）；L: 0.15（裸），0.6（矫）。

细生地 30　紫丹参 30　醋柴胡 9　川郁金 9
夏枯草 30　玉米须 30　生石决明 30　生龙齿 40
当归尾 12　枸杞子 9　杭菊花 9　焦栀子 9

第四：赵 男　五十四岁

首诊：2015-03-31

视力下降七年，外院诊为"双糖尿病视网膜病变""左黄斑病变"，
曾左眼注射雷珠单抗，双眼施激光手术。现双眼视物模糊不清，眼
痛泪多，畏光。左眼视物变形明显。糖尿病 23 年（家族史），胰岛

素控制十余年，空腹血糖 7 ～ 8 mmol/L，便干二日一行，口气重，脉沉弦细，舌暗红齿痕苔薄白。视力：R：0.4；L：0.15。检查眼底：动静脉比例 1：3，微血管瘤分布，残存及点状新鲜出血斑，黄斑区出血斑，周边网膜激光斑（左大于右）。诊断：糖尿病性视网膜病变。

生黄芪 15　潞党参 15　五味子 9　天、麦冬各 12
炒丹皮 9　紫丹参 15　三七粉 6　川黄连 6
炒栀子 6　侧柏炭 12　玉米须 30　决明子 9
金银花 9　野菊花 9　口防风 9　谷精草 9

二诊：2015-04-21

眼痒减轻，视物变形如前，视物模糊不清，大便较前畅，脉沉弦，舌暗红有齿痕苔薄白。

生黄芪 15　潞党参 15　天、麦冬各 12　炒丹皮 9
紫丹参 15　三七粉 6　川黄连 6　炒栀子 6
侧柏炭 12　玉米须 30　决明子 9
金银花 9　野菊花 9　口防风 9
夏枯草 20　泽泻 9　炒车前子 15

三诊：2015-05-30

血糖波动 8 ～ 9 mmol/L，近家中事稍疲，脉沉弦细，舌红有齿痕苔薄白。

生黄芪15　潞党参15　天、麦冬各12　炒丹皮9
紫丹参15　三七粉6　川黄连9　炒栀子6
侧柏炭12　玉米须30　决明子9　金银花9
野菊花9　口防风9　夏枯草20　建泽泻9
炒车前子15　龙胆草9　制黄精15

四诊：2015-06-27

左内眦痒，眼分泌物多，视力稳定，变形好转，畏光流泪，脉沉弦，舌淡红有齿痕苔薄白。眼底未查。

生黄芪15　潞党参15　天、麦冬各12　炒丹皮9
紫丹参15　三七粉6　川黄连9　炒栀子6
侧柏炭12　玉米须30　决明子9　金银花9
野菊花9　口防风9　夏枯草30　建泽泻9
炒车前子15　炙黄芪15　侧柏炭9

五诊：2015-08-04

视物更觉清晰，今查眼底：双眼底出血基本吸收，脉弦细，舌淡红有齿痕苔白。

生黄芪15　潞党参15　天、麦冬各12　炒丹皮9

紫丹参 15　三七粉 6　川黄连 9　炒栀子 6

侧柏炭 12　玉米须 30　决明子 9　金银花 9

野菊花 9　口防风 9　夏枯草 30　建泽泻 9

炒车前子 15　侧柏炭 9　生白术 12　生石膏 40

六诊：2015-09-01

视力：R：0.5；L：0.2。脉沉弦细，舌淡红苔白腻。双眼底残存出血斑吸收，黄白色渗出未改变。

潞党参 30　生黄芪 30　紫丹参 30　三七粉 6

炒车前子 15　茯苓、神各 12　建泽泻 9　夏枯草 30

玉米须 30　醋柴胡 9　枸杞子 9　焦栀子 9

杭菊花 9　五味子 9　麻黄根 9

七诊：2015-10-10

近日流泪及眼分泌物较多，血糖 8.0 mmol/L，脉沉弦细，舌淡红有齿痕苔薄白。双眼底净，未见新出血。

生黄芪 20　夏枯草 30　川黄连 6　紫丹参 15

三七粉 6　醋柴胡 9　枸杞子 9　杭菊花 9

金银花 9　青连翘 9　炒黄芩 6

玉米须 30　潞党参 15　浙贝母 12

八诊：2015-11-14

眼分泌物明显减少，空腹血糖 8 mmol/L，脉沉弦，舌尖红有齿痕苔薄白，眼底未见新病灶，原病灶已经吸收，微血管瘤较前有所减少。

生黄芪 20　夏枯草 30　川黄连 6　紫丹参 15

三七粉 6　醋柴胡 9　枸杞子 9　杭菊花 9

金银花 9　青连翘 9　炒黄芩 6

玉米须 30　潞党参 15　浙贝母 12

侧柏炭 12　石菖蒲 12　干荷叶 12

九诊：2015-12-12

突发暴气大怒，又作流泪重，视力觉降，视物不清。血糖 7～8 mmol/L，便可日行量略少。脉沉细，舌暗红有齿痕苔白腻。散瞳观察：左眼有两处小片状新鲜出血。

紫丹参 30　炒丹皮 9　乌玄参 30　三七粉 6

夏枯草 30　醋莪术 9　枸杞子 9　杭菊花 9

侧柏炭 12　川黄连 9　玉米须 30

建泽泻 9　炒车前子 12　银花炭 12

十诊：2015-12-26

视物视力略有好转，畏光流泪减轻，血糖波动，脉弦细，舌红有齿痕苔薄白。双眼小片出血基本吸收。视力：R：0.6；L：0.15。

紫丹参 30　炒丹皮 9　乌玄参 30　三七粉 6
夏枯草 30　醋莪术 9　枸杞子 9　杭菊花 9
侧柏炭 12　川黄连 9　玉米须 30　地榆炭 9
建泽泻 9　炒车前子 12　银花炭 12　石菖蒲 12

第五：肖 女　四十八岁

首诊：2015-03-03

双眼屈光不正 -3D 左右，2013 年始自觉视力下降明显，配镜不提高，外院诊为"糖尿病视网膜病变"，激光封闭双眼各四次。"双眼老年性白内障"。糖尿病十余年，胰岛素治疗，高血压十余年（家族史）服药控制，现 130/70 mmHg。视力：R：0.05（裸），0.15（矫）；L：0.04（裸），0.2（矫）。大便四五日一行，干燥。脉沉弦细，舌淡红苔薄白。眼底检查：双眼均可见多处残存出血斑及激光斑，右眼黄斑区白色渗出明显。诊断：双糖尿病视网膜病变（Ⅱ级）。

制黄精 15　潞党参 15　焦白术 12　川黄连 6
紫丹参 20　三七粉 6　醋柴胡 9　川郁金 9
夏枯草 20　决明子 9　石决明 30
玉米须 30　枸杞子 9　杭菊花 9

二诊：2015-03-24

药后觉右眼视力有所提高，视物觉如雾蒙，近日测血压维持于120/60 mmHg，血糖稳定，便二三日一行，畏风减。检查眼底：右眼底残存出血吸收 3/4，左眼底残存出血斑吸收约 1/2。视力：R：0.1（裸），0.2（矫）；L：0.05（裸），0.2（矫）。脉偶见结，舌暗苔白薄。

制黄精 15　潞党参 15　焦白术 12　川黄连 6

紫丹参 20　三七粉 6　醋柴胡 9　夏枯草 20

决明子 9　生石决明 30　玉米须 30　枸杞子 9

杭菊花 9　密蒙花 9　炒蔓荆子 9　全当归 12

三诊：2015-04-21

近日偶见低血压，视物清晰，眼底未见出血及新渗出。脉沉弦细，舌暗苔白薄。

制黄精 15　潞党参 15　焦白术 12　川黄连 6

紫丹参 20　三七粉 6　醋柴胡 9　夏枯草 20

决明子 9　生石决明 30　玉米须 30　杞菊各 9

槐花炭 15　双钩藤 9　口防风 9　炒蔓荆子 9

四诊：2015-05-26

视力提高，血压 103/50 mmHg，脉弦细数，舌淡红苔白。眼底未查。

制黄精 15　潞党参 15　焦白术 12　川黄连 6

紫丹参 20　三七粉 6　醋柴胡 9　夏枯草 20

决明子 9　生石决明 30　玉米须 30　杞菊各 9

槐花炭 15　双钩藤 9　口防风 9　炒蔓荆子 9

五味子 9　麦冬 12　野菊花 6

五诊：2015-07-07

视力稳定有升，偶有晨起血糖高，右眼残存出血基本全部吸收，脉弦细，舌淡红苔略少。视力：R：0.15（裸），0.2（矫）；L：0.12（裸），0.3（矫）。

制黄精 15　潞党参 15　焦白术 12　川黄连 6

紫丹参 20　三七粉 6　醋柴胡 9　夏枯草 20

决明子 9　生石决明 30　玉米须 30　杞菊各 9

侧柏炭 9　双钩藤 9　口防风 9　炒蔓荆子 9

五味子 9　麦冬 12　野菊花 6

六诊：2015-08-22

视力维持稳定，血糖控制可，血压 110/50 mmHg，脉弦细数，舌暗红苔薄白。

制黄精 15　潞党参 15　焦白术 12　川黄连 6

紫丹参 20　三七粉 6　醋柴胡 9　夏枯草 30

决明子 9　生石决明 30　玉米须 30　杞菊各 9

侧柏炭 9　双钩藤 9　口防风 9　炒蔓荆子 9

麦冬 12　干桃仁 6　草红花 6　金银花 9

第六：康　男　六十六岁

首诊：2014-09-30

2006 年右眼底出血，当时患者未进行中西医治疗，选择自行恢复。十天前右眼因疲累所致又发视力下降，急诊检查见"玻璃体积血"，眼底窥视不清，自述未有食纳、二便、睡眠等明显异常。脉沉弦，舌暗红苔薄白。视力：R：光感；L：0.8（裸），1.2（矫）。检查：右眼窥不可见，左眼底未见明显异常。诊断：右眼玻璃体积血，右眼底出血（？）。

细生地 15　真川芎 9　赤芍药 9　当归尾 12

紫丹参 20　三七粉 6　炙黄芪 15　地榆炭 12

荆芥炭 9　炒丹皮 9　醋柴胡 9

苏地龙 9　枸杞子 9　杭菊花 9

二诊：2014-10-14

自述眼前较前明亮，可逐渐分辨轮廓，昨日外院检眼，示玻璃体腔积血有所吸收，眼底可见少部分视神经结构，右眼鼻上侧可朦胧见网膜。脉沉弦细，舌暗有齿痕苔薄白。

细生地15　真川芎9　赤芍药9　当归尾12
紫丹参20　三七粉6　炙黄芪15　地榆炭12
荆芥炭9　炒丹皮9　醋柴胡9　桃红各9
苏地龙9　枸杞子9　杭菊花9　泽兰叶9

三诊：2014-10-28

自觉仰视时视力又有提高，视物较前清晰增加，血压正常，脉沉弦，舌暗红苔黄腻。视力：R：0.05（裸）；L：0.8（裸）。

细生地15　真川芎9　赤芍药9　当归尾12
紫丹参20　三七粉6　炙黄芪15　地榆炭12
荆芥炭9　炒丹皮9　醋柴胡9　桃红各9
苏地龙9　枸杞子9　杭菊花9
泽兰叶9　炙黄芪20　生石决明30

四诊：2014-11-04

右眼视力略进步，偶有便干，视力：R：0.07（裸）；L：0.8（裸）。脉沉弦，舌淡红苔薄黄。

细生地 15　真川芎 9　赤芍药 9　当归尾 12

紫丹参 30　三七粉 6　地榆炭 12　生石决明 30

荆芥炭 9　炒丹皮 9　醋柴胡 9

泽兰叶 9　苏地龙 9　杞菊各 9

桃红各 9　决明子 6　炙黄芪 30

五诊：2014-11-15

自觉视物如前，便略顺，脉沉弦细，舌淡红苔薄黄。

细生地 15　真川芎 9　赤芍药 9　当归尾 12

紫丹参 30　三七粉 6　地榆炭 12　生石决明 30

荆芥炭 9　炒丹皮 9　醋柴胡 9　苏地龙 9

杞菊各 9　桃红各 9　决明子 6

炙黄芪 30　炒枳壳 6　制黄精 12

六诊：2014-12-13

前外感低热一周，现仍咳嗽，视物觉欠清，脉沉弦，舌淡红苔薄黄。
视力：R：0.08（裸）；L：1.0（裸）。

细生地 15　真川芎 9　赤芍药 9　当归尾 12

紫丹参 30　三七粉 6　地榆炭 12　生石决明 30

荆芥炭 9　炒丹皮 9　醋柴胡 9　炒枳壳 6

苏地龙 9　杞菊各 9　桃红各 9　川贝母 9

蚤休 9　金银花 12　制黄精 12

第七：杜 女　五十七岁

首诊：2012-12-04

左眼视力下降，视物遮挡七个月，当地诊为"左眼中静阻"，输液及激光治疗，现左眼视力仅存手动 30 cm。仍以口服止血药治疗，效果欠佳。大便二日一行，眠时早醒，身体检查心肌缺血，血压血糖可，血脂偏高。视力：R：1.0；L：手动 30 cm。脉弦细，舌尖红苔薄白有齿痕。检查眼底：右眼底视盘边色可，A/V=1/3，黄斑中心光（－），周边可。左：视盘边界欠清，A/V=1/3，颞侧上下分支可见大面积火焰状残存出血斑，黄斑区色素不均，亦可见出血遮盖黄斑区，周边可见激光斑。诊断：左中央静脉阻塞眼底出血（激光治疗后）。

桃仁 9　红花 9　当归尾 12　真川芎 9
赤芍药 12　三七粉 6　生紫草 9　醋柴胡 9
苏地龙 6　杭菊花 9　紫丹参 30　侧柏炭 12
决明子 6　炒枣仁 30　柏子仁 12　朱茯苓、神各 12

二诊：2012-12-18

患者自述药后视物如前，遮挡未变，便可日一行。检查：左眼底出血略吸收。脉弦细数，舌淡红苔薄白。

桃仁9　红花9　当归尾12　真川芎9

赤芍药12　三七粉6　醋柴胡9　生黄芪15

苏地龙9　杭菊花9　紫丹参30　侧柏炭12

决明子9　炒枣仁30　柏子仁12　朱茯苓、神各12

三诊：2013-01-08

患者自觉视物较前清晰，遮挡大致如前，左白睛红赤，有异物感，疲累沉重，睡眠二便可。检查：左眼底出血更吸收，左眼球结膜充血（+++），脉弦细沉，舌淡红苔薄白。

桃仁9　红花9　当归尾12　川芎9

赤芍药12　三七粉6　醋柴胡9　生黄芪15

苏地龙9　杭菊花9　紫丹参30　侧柏炭12

决明子9　炒枣仁30　朱茯苓、神各12

黄连6　龙胆草6　银花炭12

四诊：2013-01-22

患者自觉视物如前，左眼前遮挡未明显变化，仍有异物感，食纳睡眠可，便一或二日一次，略欠畅。检查：左眼底残存出血进一步吸收，视力：R：1.2；L：指数25 cm。左眼球略隆起，结膜充血水肿（+）。脉弦，舌淡红浅齿痕苔薄白。

桃仁9　红花9　当归尾12　真川芎9

赤芍药 12　三七粉 6　醋柴胡 9　浙贝母 12

苏地龙 9　杭菊花 9　紫丹参 30　侧柏炭 12

决明子 9　炒枣仁 30　朱茯苓、神各 12　防风、己各 9

川黄连 6　龙胆草 6　野菊花 6　炒蔓荆子 9

五诊：2013-02-05

患者自述视力有所提高，左眼前遮挡未除。左颞侧视物较前觉清楚，视力：R：1.2；L：指数不确 40 cm。脉弦细，舌淡红苔薄白。眼底检查：残存出血较初诊减少大半。

桃仁 9　红花 9　当归尾 12　真川芎 9

赤芍药 12　三七粉 6　醋柴胡 9　夏枯草 15

苏地龙 9　紫丹参 30　侧柏炭 12　泽兰叶 9

决明子 9　炒枣仁 30　朱茯苓、神各 12　防风、己各 9

川黄连 6　龙胆草 6　野菊花 6　炒蔓荆子 9

第八：刘 女　四十五岁

首诊：2015-04-14

2014 年 7 月因视力突然下降，入院检查诊断为"左眼中静阻"，曲安奈德 1 次，雷珠单抗 3 次，激光封闭 5 次。治疗后视力未有提高，现持续口服激素治疗，效果不佳，副反应较强烈，现视物变形明显。视力：R：1.2；L：0.02。脉弦细数，舌暗红苔薄白。今眼底检查：

左眼：视盘边色欠佳，黄斑轻度水肿，中心光（＋－），网膜可见许多残存出血斑，未见有新鲜出血。诊断：左眼中静脉阻塞。

生桃仁 9　草红花 9　醋柴胡 9　天花粉 12

当归尾 12　夏枯草 20　赤芍药 12　鸡血藤 12

炒车前子 15　建泽泻 9　川郁金 9

三七粉 6　紫丹参 20　侧柏炭 12

二诊：2015-05-16

OCT 检查反应黄斑区水肿隆起明显，脉沉弦，舌淡红苔薄白。

生桃仁 12　草红花 12　炙黄芪 30　醋柴胡 9

当归尾 12　酒大黄 9　枸杞子 9　杭菊花 9

紫丹参 30　三七粉 6　制香附 12　建泽泻 9

夏枯草 30　野葛根 12　炒车前子 15

三诊：2015-06-27

患者自觉视物较前清晰，视力：R：1.2；L：0.05。今查眼底：残存出血斑吸收过半，视盘边色欠佳，静脉曲张，后极部仍可见残存出血，水肿及激光斑，脉弦细，舌淡红苔薄白。

乌玄参 20　细生地 20　醋柴胡 9　当归尾 12

石菖蒲 12　炒车前子 15　建泽泻 9

猪、茯苓各 12　紫丹参 30　三七粉 6

川郁金 9　夏枯草 20　龙脑 0.3

四诊：2015-08-01

左眼视力稳定，近睡眠差，脉沉弦细，舌淡红苔薄白。

生黄芪 15　猪、茯苓各 12　生白术 12　当归尾 12

紫丹参 30　炒车前子 15　醋莪术 9　建泽泻 9

炒枣仁 30　三七粉 6　炒丹皮 9

五诊：2015-08-22

视力 R: 1.2; L: 0.08，近日皮肤起水泡。脉弦细，舌淡红苔薄白。

眼底检查：左眼底残存出血吸收约 3/4。

醋柴胡 9　天花粉 12　当归尾 12　生桃仁 9

穿山甲珠 6　草红花 9　酒大黄 9　路路通 9

苏地龙 6　苦桔梗 6　枸杞子 9　杭菊花 9

京三棱 6　茯苓、神各 12　炒枣仁 30

第九：刘　男　六十二岁

首诊：2015-09-08

2015 年 3 月诊断为"右视网膜中央静脉阻塞性出血"，激光 5 次，曲安奈德 1 次，现视力不提高，中心暗影明显。血压高 6 年，现服药控压，常有波动，脉弦细，舌淡红苔白腻。视力：R：0.03；L：0.8。今查眼底：右散瞳后，视盘边色可，A/V=1/3，黄斑区色素不均，中心光（－），周边网膜可见大范围火焰状残存出血斑。左眼未散瞳：视盘边色可，A/V=1/3，黄斑中心光（－），色素不均。诊断：右中央静脉阻塞性出血，双老年性白内障。

紫丹参 30　炒丹皮 9　炒栀子 6　赤芍药 12
三七粉 6　当归尾 12　侧柏炭 12　白茯苓 12
建泽泻 9　炒车前子 12　醋柴胡 9
天花粉 12　草红花 9　酒大黄 6

二诊：2015-09-19

患者自觉药后视近物略清晰，血压控制稳定，但自停血压药。右眼底出血较前吸收。脉弦细，舌暗红苔薄白。

紫丹参 30　炒丹皮 9　炒栀子 6　赤芍药 12
三七粉 6　当归尾 12　侧柏炭 9　白茯苓 12
建泽泻 9　炒车前子 12　醋柴胡 9
生石决明 30　天花粉 12　草红花 9
酒大黄 6　苏地龙 9　制香附 12

三诊：2015-10-17

近日血压波动，150/90 mmHg，右眼发目赤小粒，三日后消失，右眼底出血进一步吸收约半。脉沉弦细，舌尖边红苔略腻。

桃红各9　紫丹参30　三七粉6　制香附12
川郁金9　醋柴胡9　炒车前子15　建泽泻12
白茯苓12　炒蔓荆子9　口防风9
当归尾12　决明子9　生石决明40

四诊：2015-11-07

右眼视力视物稳定，血压不稳定。视力：R：0.05；L：0.8。脉沉弦，舌红苔白略腻。眼底今未查。

桃红各9　紫丹参30　三七粉6　当归尾12
川郁金9　醋柴胡9　炒车前子15　建泽泻12
白茯苓12　炒蔓荆子9　口防风9　金银花9
决明子9　生石决明40　夏枯草30　青连翘9

五诊：2015-11-28

血压140/80 mmHg，眼胀，右眼视物变形。视力R：0.05；L：0.8。外院OCT：右黄斑中心中小凹板层裂孔。眼底检查：右眼出血基本全部吸收，但黄斑区水肿明显。脉沉弦，舌尖红苔薄白。

猪白茯苓各 15　炒白术 12　建泽泻 9　香桂枝 6

枸杞子 9　杭菊花 9　炒车前子 15

夏枯草 20　川郁金 9　醋柴胡 9

生石决明 40　炒蔓荆子 9　口防风 9

第十：康　男　五十三岁

首诊：2015-09-15

2013 年始觉察视力下降，入院检诊为"右眼中央静脉阻塞出血""双糖尿病视网膜病变"，给右眼激光 5 次，雷珠单抗 5 次，视力不提高。后仍反复出血，OCT：右眼黄斑水肿。糖尿病 18 年口服药，胰岛素干预五年，食纳二便可，R：0.01；L：0.8。脉沉弦细，舌红苔略腻。眼底检查：视盘边色尚可，动脉细，静脉充盈，网膜后极部可见许多新鲜出血以及残存出血和激光斑。诊断：右眼中静脉阻塞出血（激光治疗后）。

紫丹参 30　三七粉 6　当归尾 12　醋柴胡 9

川郁金 9　侧柏炭 12　枸杞子 9

杭菊花 9　玉米须 30　川黄连 6

夏枯草 30　炒车前子 12　五味子 6

二诊：2015-10-06

视力视物大致如前，自觉眼系憋痛，畏光明显，中间盲区，血糖药控可，右眼底多处出血斑。脉沉弦，舌暗红苔白腻。

　　紫丹参 30　三七粉 6　当归尾 12　醋柴胡 9
　　川郁金 9　侧柏炭 12　枸杞子 9　苏地龙 9
　　杭菊花 9　玉米须 30　桃红各 9　酒大黄 6
　　夏枯草 30　炒车前子 12　五味子 6

三诊：2015-11-07

　　药后患者觉视物较前清晰，右颞侧视觉能力较鼻侧清，仍然畏光。今查眼底：右眼新鲜出血略吸收，黄斑水肿（＋）。脉弦细，舌尖红苔白根腻。

　　紫丹参 30　三七粉 6　当归尾 12　醋柴胡 9
　　川郁金 9　侧柏炭 12　枸杞子 9　苏地龙 9
　　杭菊花 9　玉米须 30　桃红各 9　酒大黄 6
　　夏枯草 30　炒车前子 12　猪、茯苓各 12

四诊：2015-12-05

　　视物较前清晰，视力有所提高，视力：R：0.05；L：1.0。眼底见新鲜出血及残存出血斑均有吸收。脉沉弦细，舌暗红苔白根腻。

　　紫丹参 30　三七粉 6　当归尾 12　醋柴胡 9
　　川郁金 9　侧柏炭 12　枸杞子 9　苏地龙 9

杭菊花 9　玉米须 30　桃红各 9

酒大黄 6　夏枯草 30　炒车前子 12

猪、茯苓各 12　鸡血藤 12　制香附 12

第十一：陈 女 二十岁

首诊：2010-12-24

右眼 -6D 以上八年余，现右 -8D，左 -1D，2007 年 7 月右眼前出现相对中心暗影，视物变形，视力下降，外院诊为"右眼黄斑出血"。2007 年 8 月，2009 年 12 月反复二次"右眼黄斑出血"，右上眼眶痛，脉弦细，舌淡红苔薄白。视力：R：0.03（裸），0.6（矫）；L：0.4（裸），1.0（矫）。检查：右眼底 -9D 看清，豹纹状眼底，动静脉比例 2：3，黄斑中心光（＋），黄斑区今未见出血，周边可见脉络膜萎缩斑。诊断：高度近视退行性眼底病变，右眼黄斑出血（病史）。

大熟地 20　当归尾 12　真川芎 9　赤、白芍各 10

五味子 6　车前子 15　枸杞子 9　女贞子 12

紫丹参 15　三七粉 6　藁本 9

蔓荆子 9　川羌活 6　生白及 12

二诊：2011-01-04

药后自觉眼前暗影变淡，眼眶疼痛减轻。舌淡红苔薄白，脉弦细。

今患者未查视力。眼底检查大致如前。

大熟地 20　当归尾 12　真川芎 9　赤、白芍各 10

五味子 6　车前子 15　枸杞子 9　女贞子 12

紫丹参 15　三七粉 6　藁本 9　干荷叶 9

蔓荆子 9　川羌活 6　生白及 12　决明子 6

三诊：2011-06-28

春节后又发眼底出血，视物变形加重，脉弦细，舌尖红苔薄白。
视力：R：0.01（裸），0.5（矫）；L：0.6（裸），1.2（矫）。

大熟地 20　当归尾 12　真川芎 9　赤、白芍各 10

五味子 6　车前子 15　枸杞子 9　女贞子 12

紫丹参 15　三七粉 6　干荷叶 9　夏枯草 15

川羌活 6　生白及 12　决明子 6　生桃花 9

四诊：2011-12-02

视力维持稳定，但时有疲累感，视物变形如前，两个月前游泳
后此两个月经行腹痛，便秘，视力：R：0.04（裸），0.4（矫）；L：
0.6（裸），1.2（矫）。脉弦细数，舌边尖红苔薄白。

当归尾 12　真川芎 9　赤、白芍各 10　五味子 6

车前子 15　枸杞子 9　女贞子 12　紫丹参 15

川羌活 6　生白及 12　荷叶 9　决明子 6

夏枯草 15　生桃花 9　上肉桂 6　制香附 9

第十二：顿 男 四十二岁

首诊：2013-12-10

双眼屈光不正二十年，OD：-3.5D，OS：-3D。自觉视力骤然下降十日（左眼），当地医院诊为"左视网膜中央静脉阻塞"，给予激素治疗，现口服泼尼松 40 mg/ 日，平素易怒，工作原因入睡较晚，食纳二便可，视力：R：0.12（裸），0.6（矫）；L：0.1（裸），0.3（矫）。脉弦细，舌淡红苔厚白腻。检查：左眼豹纹状眼底，颞上血管火焰状出血，黄斑区出血覆盖。诊断：左眼颞上枝静脉阻塞，左眼黄斑病变。

生黄芪 15　紫丹参 20　炒丹皮 9　乌玄参 15

当归尾 12　柴胡 9　天花粉 12　三七粉 6

生紫草 12　夏枯草 15　川郁金 9

二诊：2014-03-04

患者自述药后出国，后右眼视物逐渐较前清晰，左眼亦觉视物较前有所好转，但觉左眼视物变形色暗，激素逐渐减量。视力：R：0.2（裸），0.8（矫）；L：0.08（裸），0.3（矫）。今查：左眼底出血基本吸收。脉弦细，舌暗红苔腻。

生黄芪 20　　紫丹参 30　　醋柴胡 9　　川郁金 9

三七粉 6　　夏枯草 15　　炒蔓荆子 9　　川升麻 6

潞党参 15　　大熟地 20　　全当归 12

石菖蒲 12　　炒车前子 15　　建泽泻 9

三诊：2014-04-26

双眼视力均有提高，同仁医院令停激素，入睡仍晚，变形略减，左眼出血基本吸收，黄斑区略水肿，视力：R：0.2（裸），0.8（矫）；L：0.12（裸），0.5（矫）。脉弦细，舌淡红苔薄白。

生黄芪 30　　紫丹参 30　　醋柴胡 9　　川郁金 9

三七粉 6　　夏枯草 30　　炒蔓荆子 9　　川升麻 6

潞党参 15　　大熟地 20　　全当归 12　　侧柏炭 12

石菖蒲 12　　炒车前子 15　　建泽泻 9　　地榆炭 9

（十二）视网膜色素变性

第一：王　女　十九岁

首诊：2012-10-27

六岁时诊断为"视网膜色素变性"，后逐年双眼周边视野缺损，右眼较为严重，夜盲症状不明显。否认家族史。曾于眼科医院进行数年中西医治疗。现双管状视野，视力视野持续快速下降一年。月经后期量少，短气少力，偏食纳呆，晨起头晕目眩。视力：R：0.2；L：1.0。脉弦细，舌淡红苔薄白。检查眼底：双视网膜灰污，周边可见大量骨样细胞，黄斑中心光未见。诊断：视网膜色素变性。

大熟地 15　　细生地 15　　光山药 12　　当归尾 12

山萸肉 9　　紫丹参 15　　三七粉 6　　枸杞子 9

杭菊花 9　　川黄连 6　　上肉桂 6

石菖蒲 12　　龙脑 0.4　　夜明砂 12

二诊：2012-11-24

视力视野基本如前，自觉未有持续下降，食纳一般，晨起头晕好转。脉沉弦细，舌淡红苔薄白。

大熟地 15　　细生地 15　　光山药 12　　当归尾 12

紫丹参 30　　三七粉 6　　枸杞子 9　　炒枳壳 9

杭菊花 9　　川黄连 6　　上肉桂 6　　路路通 9

石菖蒲 12　　龙脑 0.4　　夜明砂 12　　草红花 6

三诊：2013-01-12

视力视野均大致如前，上月经行尚可，食纳可，口中干渴。脉弦细，舌淡红苔薄白。

大熟地 30　　光山药 12　　当归尾 12　　干桃仁 9

紫丹参 30　　三七粉 6　　枸杞子 9　　炒枳壳 9

杭菊花 9　　川黄连 6　　路路通 9　　草红花 9

石菖蒲 12　　龙脑 0.4　　夜明砂 30

四诊：2013-03-02

自觉视力视野均有改善，月经色量尚可。四肢末梢欠温，乏力。

视力：R：0.25；L：1.2。脉弦细，舌淡红胖苔白略腻。

大熟地 30　　当归尾 12　　干桃仁 9　　上肉桂 6

紫丹参 30　　三七粉 6　　枸杞子 9　　炒枳壳 9

杭菊花 9　　川黄连 6　　路路通 9　　草红花 9

石菖蒲 12　　龙脑 0.4　　夜明砂 30

五诊：2013-04-06

视力视野维持稳定，食纳二便可。脉弦细，舌淡红苔薄白根腻。

大熟地 30　　当归尾 12　　干桃仁 9　　上肉桂 6

紫丹参 30　　三七粉 6　　枸杞子 9　　炒枳壳 9

杭菊花 9　　川黄连 6　　路路通 9　　草红花 9

石菖蒲 12　　龙脑 0.4　　夜明砂 30

谷精草 9　　醋柴胡 9　　焦三仙各 6

六诊：2013-05-11

四月末行经，末经 5 月 6 日，视力如前，时觉头痛，梦多。脉沉弦细，舌淡红略暗苔薄白。

大熟地 30 　当归尾 12　干桃仁 9　炒蔓荆子 9
紫丹参 30　三七粉 6　枸杞子 9　炒枳壳 9
杭菊花 9　川黄连 6　路路通 9　草红花 9
石菖蒲 12　龙脑 0.4　夜明砂 30　炒枣仁 30
醋柴胡 9　焦三仙各 6　茯苓、神各 12　野菊花 9

七诊：2013-06-15

自觉左眼视力进步，月经后期，入睡难且晚醒。脉沉弦细，舌淡红苔少。

大熟地 30　当归尾 12　干桃仁 9　川郁金 9
紫丹参 30　三七粉 6　枸杞子 9　炒枳壳 9
杭菊花 9　川黄连 6　路路通 9　草红花 9
石菖蒲 12　龙脑 0.4　夜明砂 30　炒枣仁 30
醋柴胡 9　焦三仙各 6　朱茯苓、神各 12　夜交藤 12

八诊：2014-01-11

视物如前，周边视野稳定。视力：R：0.25；L：1.2。脉弦细，舌略暗苔薄白。

大熟地 30　当归尾 12　干桃仁 9　川郁金 9

紫丹参 30　三七粉 6　枸杞子 9　炒枳壳 9

杭菊花 9　川黄连 6　草红花 9　潞党参 15

石菖蒲 12　龙脑 0.4　炒枣仁 30

醋柴胡 9　焦三仙各 6　朱茯苓、神各 12

九诊：2014-07-18

视力视野稳定，脉弦细，舌尖红苔薄白。

大熟地 30　当归尾 12　干桃仁 9　川郁金 9

紫丹参 30　三七粉 6　枸杞子 9　炒枳壳 9

杭菊花 9　川黄连 6　草红花 9　潞党参 15

石菖蒲 12　龙脑 0.4　炒枣仁 30

夜明砂 30　醋柴胡 9　焦三仙各 6

朱茯苓、神各 12　真川芎 9　香白芷 9

十诊：2014-08-19

视力提高，白日视物清晰，视野稳定自觉略好，食纳二便睡眠可。脉弦细，舌淡红苔薄白。视力 R: 0.3; L: 1.2。双眼前结膜充血（＋）。

大熟地 30　当归尾 12　紫丹参 30　三七粉 6

夜明砂 30　枸杞子 9　杭菊花 9　川黄连 6

石菖蒲 12　天、麦冬各 12　龙脑 0.4　炒枳壳 9

川郁金 9　　干桃仁 9　　草红花 9　　醋柴胡 9

焦三仙各 6　　双钩藤 9　　朱茯苓、神各 12　　真川芎 9

香白芷 9　　野菊花 9　　口防风 9

十一诊：2015-02-14

眼症稳定，脉沉弦细，舌淡红苔白。更为丸剂。

大熟地 120　　当归尾 120　　紫丹参 120　　三七粉 40

夜明砂 120　　枸杞子 100　　杭菊花 80　　川黄连 60

石菖蒲 100　　天、麦冬各 80　　龙脑 30　　炒枳壳 40

川郁金 60　　桃红各 60　　醋柴胡 80　　口防风 100

焦三仙各 80　　双钩藤 9　　朱茯苓、神各 100　　真川芎 80

香白芷 80　　细生地 100　　赤、白芍各 80　　香砂仁 40

第二：银　女　二十五岁

首诊：2009-5-7

六岁时开始发现视力下降，夜盲，视野狭小，当地诊断为"视网膜色素变性"，否认家族史。幼年体质差，易外感，畏寒肢冷，少腹冷，月经初潮后，先后不定期，血块色暗。视力：R：0.02；L：0.1。检查眼底：双眼视盘呈竖椭圆形，边色可，后极部及周边可见许小色素块，双眼后极部呈金箔样反光，动脉细，黄斑中心光（－）。脉沉细，舌淡红苔薄。诊断：双眼视网膜色素变性。

大熟地 20　山萸肉 9　枸杞子 9　杭菊花 9

夜明砂 12　紫丹参 20　三七粉 5　夏枯草 15

桃红各 6　炙黄芪 15　上肉桂 6　川黄连 6

当归尾 12　醋元胡 9　口防风 9　炒白术 12

二诊：2009-11-07

药后自觉视野增加，视力同前，夜盲同前，经行后期一周左右，脉细，舌淡苔少。

大熟地 20　山萸肉 9　枸杞子 9　杭菊花 9

夜明砂 12　紫丹参 20　三七粉 5　夏枯草 15

桃红各 6　炙黄芪 15　上肉桂 6　当归尾 12

醋元胡 9　口防风 9　炒白术 12

醋柴胡 9　双钩藤 9　川郁金 12

三诊：2010-05-29

自觉视野较前增加，视物清晰，2013 年 3 月曾功能性子宫出血，脉弦细，舌淡苔少。

大熟地 20　山萸肉 9　枸杞子 9　杭菊花 9

川续断 12　夜明砂 15　紫丹参 30　三七粉 5

夏枯草 20　桑寄生 12　炙黄芪 15　上肉桂 6

口防风 9　醋柴胡 9　当归尾 12　醋元胡 9

炒白术 12　双钩藤 9　川郁金 12　炒杜仲 6

四诊：2010-12-11

视物较前清晰，视野同前，夜盲同前，便稍干，经后期，色量可，面疹。脉弦细，舌淡红苔少。视力：R：0.05；L：0.1。

大熟地 20　山萸肉 9　枸杞子 9　杭菊花 9

夜明砂 15　紫丹参 30　三七粉 5　夏枯草 20

桑寄生 12　炙黄芪 15　口防风 9　金银花 12

醋柴胡 9　当归尾 12　醋元胡 9　双钩藤 9

川郁金 12　干桃仁 9　草红花 9　石菖蒲 12

五诊：2011-06-04

视力视野夜盲情况如前，面疹已清，大便略干。脉沉细，舌淡红苔薄白水滑。

大熟地 20　山萸肉 9　枸杞子 9　杭菊花 9

夜明砂 15　紫丹参 30　三七粉 5　夏枯草 20

桑寄生 12　炙黄芪 15　口防风 9　金银花 12

醋柴胡 9　当归尾 12　香桂枝 9　炒丹皮 9

川郁金 12　生桃仁 9　草红花 9　石菖蒲 12

六诊：2011-09-17

视力有所提高，自述夜盲情况好转，视力：R：0.06；L：0.12。脉沉弦，舌淡红苔薄白。

细生地 20　山萸肉 9　枸杞子 9　杭菊花 9

夜明砂 15　紫丹参 30　三七粉 5　夏枯草 20

桑寄生 12　炙黄芪 15　口防风 9　川续断 12

醋柴胡 9　当归尾 12　香桂枝 9

炒丹皮 9　川郁金 12　干桃仁 9

草红花 9　石菖蒲 12　炒杜仲 6

七诊：2011-11-19

自觉视物清晰，夜盲稳定，视野维持稳定，易生口腔溃疡。视力：R：0.08；L：0.12。脉细数，舌淡红苔薄白水滑。

细生地 20　枸杞子 9　杭菊花 9　白茅根 12

夜明砂 30　紫丹参 30　三七粉 5　夏枯草 20

桑寄生 12　炙黄芪 15　口防风 9　川续断 12

醋柴胡 9　当归尾 12　炒丹皮 9　干桃仁 9

草红花 9　石菖蒲 12　炒杜仲 6

八诊：2013-03-16

视力维持稳定，2013 年 1 月 14 日剖腹产女，产后未哺乳，月经已行，每行七八日方止。手足欠温，脉沉弦细，舌淡红苔薄白。

细生地 20　　枸杞子 9　　杭菊花 9　　上肉桂 6

夜明砂 30　　紫丹参 30　　三七粉 5　　夏枯草 20

炙黄芪 15　　口防风 9　　川续断 12　　醋元胡 9

醋柴胡 9　　当归尾 12　　炒丹皮 9　　干桃仁 9

草红花 9　　石菖蒲 12　　炒杜仲 6

九诊：2013-09-17
眼症稳定，脉弦细，舌淡红苔薄白水滑。

大熟地 30　　枸杞子 9　　杭菊花 9　　夜明砂 30

紫丹参 30　　三七粉 5　　夏枯草 20　　生黄芪 15

口防风 9　　当归尾 12　　醋柴胡 9　　干桃仁 9

草红花 9　　石菖蒲 12　　炒丹皮 9　　上肉桂 6

龙脑 0.4　　金银花 12　　炒枳壳 6

十诊：2014-09-20
自觉视野较前有所好转，夜盲稳定未退，脉沉弦细，舌淡红苔薄白。

大熟地 30　　枸杞子 9　　杭菊花 9　　夜明砂 30

紫丹参 30　　三七粉 5　　夏枯草 20　　炙黄芪 15

口防风9　当归尾12　醋柴胡9　干桃仁9

草红花9　石菖蒲12　炒丹皮9

上肉桂6　龙脑0.4　金银花12

枳壳6　紫草12　鸡血藤12

十一诊：2016-03-26

眼症稳定，视力有所进步，视物较前清晰，视野自觉有些许好转，脉沉弦，舌淡红苔薄白。视力：R：0.1；L：0.15。

大熟地20　紫丹参30　夜明砂15　炙黄芪15

枸杞子9　杭菊花9　炒车前子15　醋莪术9

川郁金9　白茅根9　炒枣仁20　朱茯苓、神各12

龙脑0.4　当归尾12　焦三仙各9

第三：王　男　四十岁

首诊：2011-08-12

1994年诊断为"双眼视网膜色素变性"，幼年时开始夜间视物不清，后逐年加重，双眼高度近视，现管状视野伴随中心视野缺损，手足心热，偶有足趾前掌凉。脉弦，舌尖红苔少。视力：R：0.02（裸），0.04（矫）；L：0.03（裸），0.05（矫）。检查眼底：双眼视盘边清C/D=0.4，动脉细，右眼黄斑中心光未见并在黄斑区可见金箔样反光，网膜周边与后极部可见许多骨样色素块，左眼黄

斑区色素块遮盖。诊断：视网膜色素变性，双黄斑变性，双高度近
视退行性眼底病变。

大熟地 30　生山药 12　山萸肉 9　朱茯苓 12

炒丹皮 9　建泽泻 9　枸杞子 9　杭菊花 9

夜明砂 30　紫丹参 30　三七粉 6

上肉桂 6　盐知柏各 6　石菖蒲 12

二诊：2011-09-03

药后觉视物清晰，脉沉弦，舌尖边红苔少。

大熟地 30　生山药 12　山萸肉 9　朱茯苓 12

建泽泻 9　枸杞子 9　杭菊花 9　夜明砂 30

紫丹参 30　三七粉 6　上肉桂 6　盐知柏各 6

石菖蒲 12　川黄连 9　夏枯草 15

三诊：2011-10-03

服药后觉视物较前清晰，视野同前，脉弦细，舌尖红苔少。

大熟地 30　生山药 12　山萸肉 9　朱茯苓 12

建泽泻 9　枸杞子 9　杭菊花 9　夜明砂 30

紫丹参 30　三七粉 6　上肉桂 6

盐知柏各 6　石菖蒲 12　龙脑 0.4

四诊：2011-11-08

眼症稳定，自觉裸视清晰，喜斜视，脉弦细，舌尖红苔薄白。

紫丹参 30	桃红各 9	当归尾 12	赤芍药 12
石菖蒲 12	炒枳壳 6	枸杞子 9	杭菊花 9
夜明砂 30	三七粉 6	川黄连 6	上肉桂 6
夏枯草 15	泽兰叶 9	苏地龙 6	龙脑 0.3

五诊：2011-12-17

自觉视物较前略清晰，晚间觉视物较前清楚，视野维持稳定未降，脉弦细，舌尖边红苔薄白。

紫丹参 30	桃红各 9	当归尾 12	赤芍药 12
石菖蒲 12	炒枳壳 6	枸杞子 9	杭菊花 9
夜明砂 30	三七粉 6	川黄连 6	上肉桂 6
夏枯草 15	建泽兰 9	苏地龙 6	炒苍术 12
龙脑 0.3			

六诊：2012-01-28

视野如前，偶有大便干，脉弦细滑，舌尖红苔薄白。

紫丹参 30	桃红各 9	当归尾 12	赤芍药 12
石菖蒲 12	枸杞子 9	杭菊花 9	夜明砂 30

三七粉 6 川黄连 6 夏枯草 15 泽兰叶 9

苏地龙 6 炒苍术 12 路路通 12 决明子 6

龙脑 0.3

七诊：2012-03-03

自觉视物清晰度及视野稳定并稍有好转，近耳内、唇下生小疖，大便干，饮水少则上火，脉细，舌尖红苔薄白，双眼前节结膜充血明显。

紫丹参 30 桃红各 9 当归尾 12 赤芍药 12

石菖蒲 12 枸杞子 9 杭菊花 9 夜明砂 30

三七粉 6 川黄连 6 夏枯草 15

泽兰叶 9 苏地龙 6 炒苍术 12

路路通 12 决明子 6 龙胆草 6

第四：罗 女 二十岁

首诊：2012-02-17

屈光不正，高度近视，视物不清，2012 年始配镜矫正视力不提高，畏光十余年逐渐加重，视野未见明显缺损，出现夜盲症状半年，当地检查后诊断为"视网膜色素变性"。否认家族遗传史，但经排除检查，姊妹三人均诊断为该病，年龄分别为 20 岁，16 岁，3 岁。脉弦细，舌红苔少，大便三日一行。视力：R：0.05（裸），0.12（矫）；L：0.03（裸），0.12（矫）。检查眼底：右：-8D 看清眼底，视盘边可色偏淡，动静脉细，黄斑中心光隐约，网膜颜色灰污，骨样细胞尚无。左眼眼底大致同右。诊断：视网膜色素变性，高度近视退行性眼底病变。

大熟地 15　细生地 15　真川芎 12　当归尾 12
五味子 6　炒车前子 15　枸杞子 9　杭菊花 9
紫丹参 15　夏枯草 15　女贞子 9　生山药 12
石菖蒲 12　决明子 6　炒苍、白术各 12　盐知柏各 6

二诊：2012-03-24

视物不清减轻，夜盲症状未见明显变化，但未持续加重。双眼干涩畏光，便仍二三日一行，睡眠时间不足，腋下小结块，视力略有提高：R：0.08（裸），0.15（矫）；L：0.08（裸），0.12（矫）。脉弦细数，舌尖红苔薄白。

大熟地 15　真川芎 12　当归尾 12　五味子 6
枸杞子 9　杭菊花 9　紫丹参 15　夏枯草 30
女贞子 9　石菖蒲 12　决明子 6　炒苍、白术各 12
北沙参 12　乌玄参 15　生薏米 15　炒橘核 9

三诊：2012-05-26

眼症稳定，视力视野同前，左眼干眼球有痛痒感，腋下小结块同前，便二三日一行，夜盲症状不明显。脉弦细，舌尖红苔少。

大熟地 15　真川芎 12　当归尾 12　枸杞子 9

杭菊花 9　紫丹参 30　夏枯草 30　女贞子 9

石菖蒲 12　决明子 9　炒苍、白术各 12

北沙参 12　乌玄参 15　生薏米 15

炒橘核 9　金银花 12　天、麦冬各 12

四诊：2012-07-21

视力稳定，眼干减，目赤减，腋下小结节减小。脉弦细，舌尖红苔少。视力：R：0.08（裸），0.15（矫）；L：0.08（裸），0.12（矫）。

大熟地 15　真川芎 12　当归尾 12　枸杞子 9

杭菊花 9　紫丹参 30　夏枯草 30　女贞子 9

石菖蒲 12　决明子 9　炒苍、白术各 12

北沙参 12　乌玄参 15　生薏米 15

炒橘核 9　荔枝核 9　炒枳壳 6

五诊：2016-01-30

国外生活，数年未治，视力视野夜盲症状维持稳定，无有明显下降。视力：R：0.05（裸），0.08（矫）；L：0.05（裸），0.08（矫）。

大熟地 20   真川芎 9   当归尾 12   炒黄芩 9

炒苍术 9   决明子 9   川楝子 9   乌玄参 30

北沙参 15   醋柴胡 9   川郁金 9   野菊花 6

炒蔓荆子 9   紫丹参 20   三七粉 6

枸杞子 9   炒枣仁 12   朱茯苓、神各 12

六诊：2016-07-02

视力稳定未有明显变化，行右乳腺纤维瘤手术，大便略干，面起小疱疹，甚时及背胸，脉弦细，舌红苔薄白。视力：R：0.05（裸），0.12（矫）；L：0.05（裸），0.12（矫）。

大熟地 20   真川芎 9   当归尾 12   炒黄芩 9

炒苍术 9   决明子 9   川楝子 9   乌玄参 30

北沙参 15   醋柴胡 9   川郁金 9

野菊花 9   紫丹参 20   三七粉 6

枸杞子 9   炒枣仁 12   朱茯苓、神各 12

第五：贺 女 四十五岁

首诊：2015-05-08

产后八年，自觉产后始夜间视物不清，周边视野缺损，逐年加重，晚间不能外出，外院诊为"视网膜色素变性"，否认家族史。自觉视疲劳，双眼干涩酸胀，胃隐痛反酸，胸闷不畅，生气加重。脉弦细，舌暗苔白。视力：R：0.4；L：0.4。周边视野缺损，检查眼底：视盘边清色可，A/V=2/3。全网膜灰污，后极部及周边可见许多骨样黑色素块。诊断：视网膜色素变性。

大熟地 30　生山药 12　醋柴胡 9　紫丹参 30

三七粉 6　夜明砂 30　枸杞子 9　杭菊花 9

川郁金 9　全瓜蒌 30　法半夏 6　制黄精 15

酒薤白 12　乌贼骨 15　潞党参 20

二诊：2015-06-06

药后觉晚间视物开始清晰，视野未变，喉间有痰，憋堵。脉弦细，舌淡红苔薄白。

大熟地 30　生山药 12　醋柴胡 9　紫丹参 30

三七粉 6　夜明砂 30　枸杞子 9　杭菊花 9

川郁金 9　全瓜蒌 30　法半夏 6　制黄精 15

酒薤白 12　乌贼骨 15　潞党参 20　香砂仁 9

炙黄芪 20　野葛根 12　紫苏叶 9　苦桔梗 9

三诊：2015-07-18

患者自觉夜间视力逐渐清晰，可逐减开灯时间，并可逐渐外出。胸闷减，脉沉弦，舌淡红苔薄白。

大熟地 30　生山药 12　醋柴胡 9　紫丹参 30

三七粉 6　夜明砂 30　枸杞子 9　杭菊花 9

川郁金 9　制黄精 15　炒蔓荆子 9　藁本 9

酒薤白 12　潞党参　20　香砂仁 9

炙黄芪 20　野葛根 12　紫苏叶 9

四诊：2015-11-21

身体状况好，食纳二便睡眠可。视力：R：0.5；L：0.5。自觉夜间视物逐渐清晰，周边视野维持稳定，脉弦细，舌暗苔薄白。

大熟地 30　生山药 12　醋柴胡 9　紫丹参 30

三七粉 6　夜明砂 30　枸杞子 9　杭菊花 9

川郁金 9　制黄精 15　炒蔓荆子 9　藁本 9

潞党参 20　香砂仁 9　炙黄芪 20　石菖蒲 12

（十三）屈光不正

第一：岳　男　四岁

首诊：2013-03-30

父母双方均为屈光不正，父远视 +3D 以上，母近视 −3D 以上，患儿 2012 年曾于体检时查为"远视"，入睡较晚，梦语踢被，便略干每日可行，饮食略差，易生湿疹，脉细，舌淡红苔薄白。诊断：

屈光不正。

太子参6　枸杞子6　杭菊花3　云茯苓3

乌玄参6　醋柴胡3　焦栀子3

炒蔓荆子3　焦槟榔3　焦三仙各3

二诊：2013-07-26

散瞳后诊为远视，偶流鼻血，便二三日一行，脉弦细数，舌淡红苔薄白。

太子参6　枸杞子6　杭菊花3　云茯苓3

乌玄参6　醋柴胡3　焦栀子3

青葙子3　炒蔓荆子3　焦槟榔3

焦三仙各3　决明子3　生白术3

三诊：2014-01-11

眼症同前，脉细，舌淡红苔薄白。视力：R：0.4；L：0.4。

太子参6　茯苓6　炒白术6　炒扁豆6

广陈皮3　生山药6　枸杞子4

杭菊花3　川贝母3　白茅根3

炒黄芩3　生甘草4　炒丹皮3

四诊：2014-06-28

前数日目赤眼痒，诊为结膜炎，眠差，便略干。脉弦细，舌淡红苔薄白。

太子参3　云茯苓3　炒白术3　炒扁豆3

杭菊花3　枸杞子3　炒苍耳子3　醋柴胡3

制黄精5　乌玄参6　双钩藤3　炒艾叶3

透骨草3　金银花3　焦三仙各3　决明子3

五诊：2014-07-19

前药后眼痒减轻，过敏症状消退。脉细，舌淡红苔薄白。

太子参3　云茯苓3　炒白术3　炒扁豆3

杭菊花3　枸杞子3　炒苍耳子3　醋柴胡3

制黄精5　乌玄参6　双钩藤3　炒艾叶3

透骨草3　金银花3　焦三仙各3　决明子3

白僵蚕3　口防风3　生龙齿9

六诊：2014-08-16

药后眼痒症减，过敏症状好转，眠中翻转次数减少，脉细，舌淡红苔薄白。视力进步：R：0.5；L：0.5.

太子参 3 云茯苓 3 炒白术 3 炒扁豆 3

杭菊花 3 枸杞子 3 醋柴胡 3 川黄连 3

制黄精 5 乌玄参 6 双钩藤 3 炒艾叶 3

透骨草 3 金银花 3 焦三仙各 3 决明子 4

白僵蚕 3 口防风 3 生龙齿 9 鸡内金 3

七诊：2015-05-16

近日看小字觉模糊，腿部湿疹泛生二周，脉细，舌暗苔白。

川羌活 3 口防风 3 杭菊花 4 枸杞子 4

金银花 3 青连翘 3 制黄精 4 乌玄参 6

炒苍术 3 鸡内金 3 焦三仙各 3 地肤子 3

香砂仁 3 川黄连 3 白鲜皮 3 川黄柏 3

八诊：2015-06-15

揉眼减少，视力提高，腿部湿疹明显减轻，舌淡红苔薄白。视力：R：0.6；L：0.6。

川羌活 3 口防风 3 杭菊花 4 枸杞子 4

金银花 3 青连翘 3 制黄精 4 乌玄参 6

炒苍术 3 鸡内金 3 焦三仙各 3

地肤子 3 香砂仁 3 川黄连 3

白鲜皮 3 川黄柏 3 炒苍耳子 3

九诊：2015-09-19

视力视物可，近食纳欠安，流涕稀清，晚间咳有痰鸣，脉细，舌淡红苔薄白。视力：R：0.6；L：0.8。

川羌活3　口防风3　杭菊花4　枸杞子4

金银花3　青连翘3　制黄精4　乌玄参6

炒苍术3　鸡内金3　焦三仙各3　地肤子3

香砂仁3　川黄连3　白鲜皮3　川黄柏3

炒苍耳子4　川贝母3　辛夷花4　炒莱菔子4

十诊：2015-10-17

视力进步，R：0.8；L：0.8，近日咳嗽，夜间重，脉细，舌淡红苔白。

川羌活3　口防风3　杭菊花4　枸杞子4

金银花3　青连翘3　乌玄参6　炒杏仁4

炒苍术3　鸡内金3　焦三仙各3　地肤子3

香砂仁3　川黄连3　白鲜皮3　盐黄柏3

炒苍耳子4　川贝母4　辛夷花4　炒莱菔子4

苦桔梗3　蚤休4　蜜前胡3

十一诊：2015-11-21

脉细，舌淡红苔薄白。视力：R：1.0；L：0.8。

生石膏 10　盐知母 3　炒黄芩 3　炒栀子 3

炙紫菀 4　蜜前胡 4　川黄连 4　龙胆草 3

川贝母 3　炒杏仁 4　蚤休 4　炒莱菔子 4

北沙参 6　苦桔梗 4　决明子 4　焦三仙各 4

第二：刘 男　十五岁

首诊：2013-08-17

双屈光不正，-6D 十余年，自幼时眼球震颤（出生六个月），父方屈光不正，述无视野缺损视物变形夜盲等症状，畏光，于室外难以睁眼，色盲，视力：R：0.12（裸），0.2（矫）；L：0.12（裸），0.2（矫）。脉弦细，舌淡红尖红苔薄白。眼底：视盘边色可，A/V=2/3，黄斑中心光弥散，余（-），诊断：双眼屈光不正，眼球震颤，色弱，弱视。

大熟地 15　当归尾 12　真川芎 9　杭白芍 12

五味子 6　炒车前子 12　枸杞子 9　杭菊花 9

女贞子 6　双钩藤 9　全干蝎 3

口防风 6　生磁石 30　焦三仙各 6

二诊：2013-10-04

药后偶感视物清晰，近食差，脉弦细尺弱，舌尖红苔白。

大熟地 15　当归尾 12　真川芎 9　杭白芍 12

五味子 6　炒车前子 12　枸杞子 9　杭菊花 9

女贞子 6　双钩藤 9　全干蝎 3

口防风 6　生磁石 30　焦三仙各 6

盐知柏各 9　石菖蒲 12　紫丹参 30

三诊：2013-10-26

视力有增且维持稳定，但觉眼内有牵扯感，视疲劳不耐久视，仍畏光，迎风流泪，脉沉弦细，舌尖红苔根黄厚，眼震颤减，眼底水肿减。视力：R：0.2（裸），0.2（矫）；L：0.2（裸），0.2（矫）。

大熟地 15　当归尾 12　真川芎 9　杭白芍 12

炒车前子 12　枸杞子 9　杭菊花 9　双钩藤 9

全干蝎 5　口防风 6　生磁石 40　焦三仙各 6

盐知柏各 9　石菖蒲 12　紫丹参 30　醋柴胡 9

炒蔓荆子 9　川羌活 6　野葛根 15　西洋参 5

四诊：2013-11-16

视力稳定，眼内牵扯感明显减少，仍不耐久视，畏光畏风难以睁开，眼震颤更减。食欲较差，脉沉弦细，舌淡红苔黄腻。

大熟地 30　真川芎 9　当归尾 15　防风、己各 9

炒车前子 15　紫丹参 30　生磁石 40

炙黄芪 20　潞党参 20　川升麻 9

醋柴胡 12　焦槟榔 12　焦三仙各 9

五诊：2013-12-14

服药后自觉眼震颤减，畏光减，眠差入睡难，脉沉弦细，舌淡
红苔白腻。今配丸方。

大熟地 100　真川芎 60　全当归 80　赤芍药 60

五味子 40　炒车前子 80　口防风 60　枸杞子 60

杭菊花 60　紫丹参 80　双钩藤 60　白僵蚕 40

生磁石 120　醋柴胡 60　川郁金 60　焦三仙各 40

六诊：2014-06-07

视力有增，眼震颤减轻基本不发，近较疲累，脉弦细，舌尖红
苔根略腻。视力：R：0.2（裸），0.25（矫）；L：0.25（裸），
0.3（矫）。

大熟地 20　真川芎 9　全当归 12　赤芍药 9

全干蝎 3　五味子 6　炒车前子 15　口防风 9

枸杞子 9　谷精草 9　杭菊花 9　紫丹参 20

双钩藤 9　白僵蚕 6　炙黄芪 15

生磁石 40　醋柴胡 9　川郁金 9

焦三仙各 6　朱茯苓、神各 12　潞党参 20

七诊：2014-08-16

视力稳定，视物疲累感减轻，入睡较晚，脉弦细，舌尖红苔薄腻。

大熟地 20　真川芎 9　全当归 12　赤芍药 9

五味子 6　炒车前子 15　口防风 9　枸杞子 9

谷精草 9　杭菊花 9　紫丹参 20　双钩藤 9

白僵蚕 6　炙黄芪 15　生磁石 40　醋柴胡 9

川郁金 9　焦三仙各 6　朱茯苓、神各 12　潞党参 20

八诊：2014-11-08

视力略进，睡眠难醒，眼震颤安减。视力：R：0.3（裸）；L：0.3（裸）。脉弦细，舌淡红苔薄白。

大熟地 30　真川芎 12　全当归 9　杭白芍 12

五味子 9　炒车前子 12　枸杞子 9　杭菊花 9

制黄精 15　紫丹参 20　口防风 9　生磁石 40

炒栀子 12　干藿香 9　醋柴胡 9　焦白术 12

九诊：2015-01-17

视力视物可，未有明显异常，纳呆不饮，舌尖红苔根腻。

大熟地 15　当归尾 12　真川芎 9　杭白芍 12

炒车前子 12　枸杞子 9　杭菊花 9　双钩藤 9

全干蝎 5　口防风 6　生磁石 40　紫丹参 30

香砂仁 6　焦三仙各 6　盐知柏各 6

石菖蒲 12　醋柴胡 9　炒蔓荆子 9

川羌活 6　野葛根 15　西洋参 5

十诊：2015-10-31

视力稳定，视力：R：0.3（裸），0.5（矫）；L：0.3（裸），0.5（矫）。脉弦细，舌淡红苔薄白。

大熟地 15　当归尾 12　真川芎 9　炒车前子 12

杞菊各 9　双钩藤 9　全干蝎 5　口防风 9

生磁石 40　紫丹参 30　香砂仁 6　焦三仙各 6

盐知柏各 6　石菖蒲 12　醋柴胡 9　炒莱菔子 9

川羌活 6　上肉桂 6　潞党参 20

第三：常　男　八岁

首诊：2015-05-30

检查双眼屈光不正，母生产时三十七岁，父亲为屈光不正，频咳始自出生，曾以激素治疗，头部肩颈部抽动，曾于当地诊断为多动症。视力：R：0.25（裸），0.5 （小孔）；L：0.3（裸），0.6 （小孔）。脉细，舌尖红苔薄白。双眼眼底未见明显异常，诊断：屈光不正。

枸杞子6　杭菊花5　太子参6　云茯苓6

焦白术6　炒扁豆6　炒蔓荆子6　口防风6

生山药6　莲子肉6　香砂仁4　焦三仙各3

二诊：2015-06-13

发热39℃，头颈肩抽动，目上吊视。脉弦细，舌淡红苔薄白。

川羌活3　口防风4　双钩藤4　全干蝎2

伸筋草6　白僵蚕6　苏薄荷6

白附子3　荆芥炭9　野葛根6

杭白芍6　炙甘草6　朱茯苓9

三诊：2015-06-27

抽动减，热退下，左眼视力略有进步，视力：R：0.3（裸）；L：0.4（裸）。脉弦细，舌淡红苔薄白。

川羌活3　口防风4　双钩藤4　全干蝎2

伸筋草6　白僵蚕6　苏薄荷6　荆芥炭9

野葛根6　杭白芍6　炙甘草6　川黄连3

朱茯苓9　苏地龙3　朱茯神6　全蝉蜕3

四诊: 2015—07-11

药后抽动更减未发作,眠多梦语,脉细,舌尖红苔薄白。

川羌活 3　口防风 4　双钩藤 4　全干蝎 2

伸筋草 6　白僵蚕 6　苏薄荷 6　荆芥炭 9

野葛根 6　杭白芍 6　炙甘草 6　川黄连 3

朱茯苓 9　苏地龙 3　朱茯神 6

全蝉蜕 3　生龙齿 12　白附子 3

五诊: 2015-07-25

抽动有明显减轻,眠多辗转,脉细,舌尖红苔薄白。

川羌活 3　口防风 4　双钩藤 4　全干蝎 2

伸筋草 6　白僵蚕 6　苏薄荷 6　荆芥炭 9

野葛根 6　杭白芍 6　炙甘草 6

朱茯苓 9　太子参 6　炒枣仁 6

六诊: 2015-08-15

视力进步,抽动症未发,胆怯恐惧,视力:R:0.3(裸);L:0.5(裸)。脉细,舌淡红苔薄白。

川羌活 3　口防风 4　双钩藤 4　全干蝎 2

伸筋草 6　白僵蚕 6　苏薄荷 6　荆芥炭 9

野葛根 6　杭白芍 6　炙甘草 6　朱茯神 4

朱茯苓 9　太子参 6　炒枣仁 6　青竹茹 4

七诊：2015-09-05

眠可，脉细，舌淡红苔薄白。

川羌活 3　口防风 4　双钩藤 4　全干蝎 2

伸筋草 6　白僵蚕 6　苏薄荷 6　荆芥炭 9

野葛根 6　杭白芍 6　炙甘草 6　朱茯神 4

太子参 6　炒枣仁 6　青竹茹 4

八诊：2015-10-17

近又偶有摇头，睡时抽动，视物清晰，视力进步。脉细，舌尖红苔薄白。视力：R：0.3（裸），0.8(小孔)；L：0.6（裸），0.6(小孔)。

川羌活 3　口防风 4　双钩藤 4　全干蝎 2

伸筋草 6　白僵蚕 6　苏薄荷 6　荆芥炭 9

野葛根 6　杭白芍 6　炙甘草 6　炒苍耳子 6

太子参 6　青竹茹 4　荆芥穗 6　焦三仙各 4

九诊：2015-11-07

摇头抽动已较前明显缓解，近日鼻血。脉细，舌淡红苔薄白。

视力：R：0.5（裸）；L：0.6（裸）。

川羌活 3	口防风 4	双钩藤 4	辛夷花 6
伸筋草 6	白僵蚕 6	苏薄荷 6	荆芥炭 9
野葛根 6	杭白芍 6	炙甘草 6	炒苍耳子 6
太子参 6	荆芥穗 6	白茅根 6	

十诊：2015-11-28

视物清晰，视力进步：R：0.6（裸）；L：0.8（裸）。脉细，舌淡红苔薄白。

荆芥穗 4	口防风 4	双钩藤 4	伸筋草 5
白僵蚕 3	杭白芍 4	生甘草 4	野葛根 5
苏薄荷 4	醋柴胡 4	焦三仙各 3	朱茯苓 5

第四：刘 男 五岁

首诊：2014-10-25

急淋白血病三年，口服化疗药，患儿视物不清，外院诊为"双屈光不正"。检 OD：−0.70DS+3.00DC；OS：−0.50DS+3.00DC。西医建议配镜治疗。仍有反复发热（低），便下色白黄，纳呆烦躁，发烧时左眼外斜，脉细数，舌淡红苔薄白。眼底未见异常，诊断：屈光不正（急淋白血病）。

太子参3　炒白术3　云茯苓3　枸杞子3

杭菊花3　炒蔓荆子3　青葙子3　紫丹参6

乌玄参9　大青叶3　北沙参6

焦栀子3　荆芥穗3　焦三仙各3

二诊：2014-11-15

视力：R：0.4；L：0.5。脉细略弱，舌尖边红苔薄白。

太子参3　炒白术3　云茯苓3　枸杞子3

杭菊花3　炒蔓荆子3　青葙子3　紫丹参8

乌玄参9　大青叶3　北沙参6　阿胶珠3

焦栀子3　荆芥穗3　焦三仙各3　炒丹皮3

三诊：2014-12-13

血小板194（40～300），脉细，舌淡红苔薄黄。

太子参6　炒白术6　陈皮3　炒山药6

莲子肉6　香砂仁3　苦桔梗3　杭菊花3

炒丹皮6　阿胶珠3　乌玄参9　焦三仙各3

全当归6　枸杞子4　鸡内金4

四诊：2015-01-03

检白细胞3.20，肌酐低，近日略咳，视物清晰。脉细数，舌淡红苔薄白。

太子参 6　炒白术 6　广陈皮 3　炒山药 6

莲子肉 6　香砂仁 3　苦桔梗 3　杭菊花 3

炒丹皮 6　阿胶珠 3　乌玄参 9

焦三仙各 3　全当归 6　枸杞子 4

鸡内金 4　何首乌 6　醋柴胡 3

五诊：2015-01-31

白细胞：4.10，脉细，舌尖红苔白腻。

太子参 6　炒白术 6　广陈皮 3　炒山药 6

莲子肉 6　香砂仁 3　苦桔梗 3　杭菊花 3

炒丹皮 6　阿胶珠 3　乌玄参 9　白茅根 6

焦三仙各 3　全当归 6　枸杞子 4　炒栀子 3

鸡内金 4　何首乌 6　醋柴胡 3

六诊：2015-02-14

检肝功有异常，视物清晰，视力：R: 0.6; L: 0.6。舌暗红苔薄白。

太子参 6　炒白术 6　广陈皮 3　炒山药 6

莲子肉 6　香砂仁 3　苦桔梗 3　杭菊花 3

炒丹皮 6　阿胶珠 4　乌玄参 9　白茅根 6

焦三仙各3　全当归6　枸杞子4　炒栀子3

鸡内金4　何首乌6　醋柴胡3　嫩茵陈4

七诊：2015-03-21

视力有所提高，过敏性鼻炎反复发作。脉细，舌淡红苔薄白。视力：R：0.6；L：0.8。

太子参6　炒白术6　广陈皮3　炒山药6

莲子肉6　香砂仁3　苦桔梗3　杭菊花3

炒丹皮6　阿胶珠4　乌玄参9　白茅根6

焦三仙各3　全当归6　枸杞子4　炒栀子3

鸡内金4　何首乌6　醋柴胡3

嫩茵陈4　炒苍耳子3　辛夷花3

八诊：2015-10-24

2015年5月始停西药，诸症和缓，脉细，舌尖红苔薄白。

太子参6　炒白术6　广陈皮3　炒山药6

莲子肉6　香砂仁3　杭菊花3　炒丹皮6

阿胶珠4　乌玄参9　白茅根6　焦三仙各3

全当归6　枸杞子4　炒栀子3　鸡内金6

何首乌6　醋柴胡3　嫩茵陈4　炒苍耳子3

第四部分

中医眼科常用方选

说明：本部分中所录方剂不含单味药物剂量，供临床参考使用。

（一）眼睑部疾病

1. 睑弦赤烂（睑缘炎）

睑弦赤烂常用基础方

苍术　白术　云茯苓　炒黄芩　川黄连

忍冬花　青连翘　口防风　生甘草

2. 针眼（睑腺炎）

针眼常用基础方

忍冬花　青连翘　淡竹叶　口防风

香白芷　干藿香　新会皮　生甘草

浙贝母　当归尾

3. 胞生痰核（睑板腺囊肿）

二陈汤加减

法半夏　新会皮　云茯苓　生甘草

浙贝母　青连翘　干昆布　当归尾

制乳香　制没药　牛蒡子　蓬莪术

4. 眼上睑下垂（眼睑下垂，肌无力）

补中益气汤加减

生黄芪　全当归　炒白术　川升麻

醋柴胡　炙甘草　紫丹参　整全虫

白僵蚕　宣木瓜　伸筋草　潞党参　口防风

5. 目劄（持续眨眼）

目劄常用基础方

川羌活　口防风　双钩藤　野菊花

整全虫　白僵蚕　生地黄　鸡血藤

杭白芍　全当归　生甘草

（二）结膜病

1. 暴风客热 （细菌性卡他性结膜炎、过敏性结膜炎）

（1）羌活胜湿汤加味 （风甚者）

荆芥穗　口防风　川羌活　醋柴胡　真川芎

苏薄荷　生黄芩　苦桔梗　金银花　野菊花

（2）泻肺饮加减 （热甚者）

生石膏　生黄芩　生桑白皮　生栀子　青连翘

荆芥穗　口防风　香白芷　赤芍药　地骨皮

生大黄　玄明粉　川黄连

2. 天行赤眼 （病毒性流行性结膜炎）

（1）疏风清热饮子加减 （初起轻时）

口防风　川羌活　牛蒡子　苏薄荷　青连翘

生栀子　生甘草　生大黄　当归尾　真川芎

赤芍药　金银花　细生地　牡丹皮　紫丹参

川黄连

（2）白虎泻肺饮加减　（甚时热重）

生石膏　肥知母　生黄芩　桑白皮　生栀子

青连翘　生大黄　口防风　荆芥穗　赤芍药

龙胆草

（三）角膜病

1. 银星独见

（1）桑菊饮加减　（风热犯目）

霜桑叶　杭菊花　苏薄荷　苦桔梗　金银花

青连翘　干芦根　生黄芩　木贼草　生栀子

密蒙花　龙胆草　白蒺藜　谷精草　生甘草

（2）杞菊知柏地黄汤加味　（阴虚火旺兼风邪）

枸杞子　杭菊花　肥知母　川黄柏　生地黄

山萸肉　云茯苓　建泽泻　牡丹皮　淮山药

谷精草　白蒺藜　密蒙花

2. 聚星障　（单纯疱疹病毒性角膜炎）

（1）消翳汤　（初起，风热盛型）

金银花　青连翘　牛蒡子　淡竹叶　大青叶

口防风　川羌活　板蓝根　紫丹参　谷精草

生甘草

（2）荆防消翳汤（初起，兼表寒者）

荆芥穗　口防风　羌活　独活　真川芎　醋柴胡

生麻黄　密蒙花　野菊花　生甘草

（3）龙胆消翳汤（肝胆火盛，已融合成树枝、地图状）

龙胆草　生栀子　醋柴胡　制大黄　当归尾

细生地　生秦皮　老秦艽　生石膏　野菊花

金银花　蒲公英

（4）化湿消翳汤（溃疡湿热型）

白蔻仁　薏苡仁　研杏仁　川厚朴　炒苍术

法半夏　淡竹叶　滑石粉　密蒙花　谷精草

木贼草　老秦艽　生秦皮　干藿香　干佩兰

（5）滋阴消翳汤（迁延日久，时愈时发）

生地　熟地　当归尾　生黄芪　川羌活　口防风

乌玄参　制黄精　木贼草　赤芍药　全蝉蜕

炒车前子　潞党参　野菊花　金银花　赤石脂

3. 神水将枯（眼干燥症）

（1）连翘败毒散加减（风热客肺）

忍冬花　青连翘　北沙参　麦冬　乌玄参

川羌活　口防风　炒栀子　苦桔梗　霜桑叶

杭菊花

（2）茯苓泽泻汤加减（湿热蕴脾）

云茯苓　建泽泻　炒白术　桑白皮　麦冬

藿香　佩兰　乌玄参　炒栀子

（3）杞菊地黄丸加减（肝肾阴虚）

生地　熟地　光山药　云茯苓　杭菊花　枸杞子

麦冬　天冬　北沙参　乌玄参　川羌活　口防风

炙黄芪　紫丹参　全当归　杭白芍

（四）虹膜病

1. 瞳神紧小（虹膜睫状体炎）

（1）新制柴连汤　（早期，风热外袭，肝热内蕴）

醋柴胡　川黄连　荆芥穗　口防风　蔓荆子

生黄芩　生栀子　龙胆草　赤芍药　真川芎

紫丹参　川郁金　草红花　茺蔚子　青葙子

（2）龙胆泻肝汤加减　（肝胆湿热内结）

龙胆草　细生地　当归尾　醋柴胡　建泽泻

车前子　生黄芩　泽兰叶　紫丹参　川黄连

制大黄　生石决明　炒丹皮　乌玄参

（3）羌连发散饮　（湿热蕴结，缠绵日久）

川羌活　川黄连　口防风　生黄芩　生栀子

炒苍术　茺蔚子　紫丹参　白花蛇舌草　薏苡仁

（牛膝、桑枝、车前草、白茅根）

（4）杞菊知柏地黄汤加减 （日久阴虚火旺）

枸杞子　野菊花　细生地　云茯苓　建泽泻

牡丹皮　肥知母　川黄柏　光山药　紫丹参

荆芥穗　口防风　青葙子　生石决明　麦冬

淡竹叶　冬虫夏草　西洋参

（5）附子理中汤加减 （日久阳虚）

制附片　潞党参　生白术　炮姜炭　补骨脂

吴茱萸　炒丹皮　紫丹参　荆芥穗　口防风

炙黄芪　冬虫夏草　西洋参

（五）老年性白内障（先天、外伤、继发性从略）

（1）杞菊地黄丸加味

枸杞子　杭菊花　大熟地　淮山药　山萸肉

炒丹皮　云茯苓　建泽泻　菟丝子　楮实子

女贞子　全当归　醋柴胡

（2）明目大补汤

生熟地　生白术　云茯苓　潞党参　杭白芍

炙甘草　炙黄芪　上肉桂　炒扁豆　炒薏仁

（3）益气聪明汤加味

炙黄芪　潞党参　野葛根　蔓荆子　炙甘草

全当归　枸杞子　杭菊花　五味子

（4）石决明散加减

生石决明　草决明子　赤芍药　青葙子　木贼草

麦冬　生栀子　生黄芩　生大黄　川羌活

（六）眼底出血与玻璃体积血（血灌瞳神）

（1）生蒲黄汤加味

生蒲黄　旱莲草　紫丹参　荆芥炭　炒丹皮

黄芩炭　地榆炭　侧柏炭　三七粉　大蓟

制大黄　小蓟

（2）知柏地黄汤加味

肥知母　川黄柏　细生地　山萸肉　淮山药

白茯苓　建泽泻　生炒蒲黄　生珍珠母　青葙子

三七粉

（3）归脾汤加减

炒白术　潞党参　炙黄芪　全当归　制远志

炮姜炭　荆芥炭　侧柏炭　清阿胶　三七粉

紫丹参

（4）血府逐瘀汤加减

干桃仁　草红花　当归尾　赤芍药　生地黄

真川芎　醋柴胡　川牛膝　川郁金　苦桔梗

炒枳实　苏地龙　紫丹参

（七）中心性浆液性脉络膜视网膜病变（视瞻昏渺）

（1）二陈汤和五苓散合方加减

猪、茯苓各　生白术　建泽泻　法半夏　香桂枝

车前子　藿香　佩兰　香砂仁　生薏米　夏枯草

研杏仁　苦桔梗　陈广皮　紫丹参

（2）逍遥散加减

炒丹皮　炒栀子　醋柴胡　当归尾　杭白芍

云茯苓　炒白术　薄荷叶　夏枯草　炒苍术

制香附　紫丹参　车前子　赤小豆　川郁金

（3）桂附地黄丸加减

企边桂　制附子　大熟地　鹿角胶　山萸肉

淮山药　真川芎　川续断　炒杜仲　女贞子

醋柴胡　云茯苓　建泽泻　夏枯草　紫丹参

（4）四物五子汤加减

大熟地　全当归　北五味子　车前子　枸杞子

女贞子　杭白芍　真川芎　乌玄参　干昆布

香砂仁　生山楂

（八）青光眼（五风内障）

（1）羚羊饮

羚羊角粉　（石决明、水牛角）　生黄芩　乌玄参　肥知母

生大黄　车前子　云茯苓　口防风

川羌活　夏枯草　双钩藤　明天麻

（2）礞石定痰丸加减

金礞石　生大黄　生黄芩　新会皮

法半夏　杭白芍　白僵蚕　香白芷

胆南星　生枳实　夏枯草　车前子

（3）丹栀逍遥散加味

炒丹皮　生栀子　当归尾　杭白芍

醋柴胡　云茯苓　车前子　生白术

川黄连　川郁金　制香附　广木香

（4）阿胶鸡子黄汤加减

清阿胶　鸡子黄　杭白芍　细生地

生牡蛎　生石决明　络石藤　云茯神

双钩藤　夏枯草　川羌活

（5）吴茱萸汤加减

吴茱萸　潞党参　云茯苓　法半夏

新会皮　鲜生姜　香白芷　真川芎

辽细辛

（九）老年黄斑变性 （视瞻昏渺、视直如曲）

（1）四物五子汤加减

全当归　杭白芍　大熟地　真川芎　五味子

车前子　枸杞子　女贞子　覆盆子　紫丹参

炙黄芪　茺蔚子　白蒺藜

（2）七子复明汤加减

枸杞子　女贞子　覆盆子　五味子　车前子

菟丝子　茺蔚子　地肤子　紫丹参　川郁金

（3）老黄复明一号加减

大熟地　淮山药　枸杞子　上肉桂　炙黄芪

全当归　杭白芍　潞党参　野葛根　紫丹参

茺蔚子　杭菊花　决明子　醋柴胡

（4）补中益气汤加减

潞党参　炙黄芪　炒白术　川升麻

醋柴胡　当归尾　野葛根　紫丹参

决明子　枸杞子　杭菊花

（5）益气聪明汤加减

炙黄芪　生晒参　生甘草　川升麻

蔓荆子　野葛根　杭白芍　川黄柏

（6）老黄复明二号方

潞党参　炒白术　生黄芪　茯苓　猪苓

建泽泻　夏枯草　车前子　三七粉

广木香　枸杞子　杭菊花　桑白皮

（7）知柏地黄汤加味

肥知母　川黄柏　大熟地　淮山药

山萸肉　云茯苓　建泽泻　炒丹皮

生炒蒲黄　紫丹参　川黄连

（8）滋阴降火汤加味

大熟地　全当归　杭白芍　真川芎

细生地　麦冬　肥知母　生黄芩

醋柴胡　生甘草　杭菊花　紫丹参

（十）视神经萎缩　（青盲）

（1）四物五子丸加减

生地黄　熟地黄　全当归　杭白芍　真川芎

枸杞子　菟丝子　覆盆子　车前子　鸡血藤

石菖蒲　茺蔚子　白蒺藜　野葛根　老苏木

（2）归脾汤加减

生黄芪　潞党参　全当归　生白术　云茯神

淮山药　野葛根　鸡血藤　丝瓜络　酸枣仁

枸杞子　蔓荆子　苦桔梗

（3）逍遥散加减

银柴胡　全当归　白芍药　炒白术　白茯苓

苏薄荷　紫丹参　生桃仁　茺蔚子　枸杞子

五味子　生磁石　炙甘草　杭菊花　夏枯草

（4）右归丸合补中益气汤加减

熟地黄　熟附子　香桂枝　淮山药　枸杞子

菟丝子　生黄芪　全当归　潞党参　丝瓜络

鸡血藤　生白术　石菖蒲　五味子　野葛根

（5）补阳还五汤加减

生桃仁　草红花　苏地龙　全当归　赤芍药

真川芎　生黄芪　石菖蒲　密蒙花　川牛膝

苦桔梗　枸杞子　醋柴胡　蔓荆子

（十一）原发性视网膜色素变性　（高风雀目）

（1）明目地黄丸加减

生熟地　山萸肉　淮山药　建泽泻　炒丹皮

紫丹参　醋柴胡　当归尾　五味子　枸杞子

白蒺藜　三七粉　何首乌　石决明　炒枳壳

茺蔚子

（2）补中益气汤加减

醋柴胡　生黄芪　潞党参　当归尾　野葛根

草红花　蔓荆子　白蒺藜　紫丹参　益智仁

夜明砂　川郁金　三七粉　石菖蒲　炒苍术

茺蔚子　楮实子　补骨脂

（3）右归丸加减

大熟地　枸杞子　肉苁蓉　菟丝子　楮实子

覆盆子　山萸肉　炒杜仲　怀牛膝　当归尾

紫丹参　炒苍术　生黄芪　上肉桂（或桂枝）

党参（或西洋参）　鹿角胶　紫河车　巴戟天　石菖蒲

（十二）糖尿病视网膜病变（消渴眼病）

（1）白虎汤合沙参麦冬汤加减

北沙参　麦冬　生石膏　肥知母　川牛膝

乌玄参　紫丹参　赤芍药　蒲黄炭　白粳米

女贞子　旱莲草　干藕节　太子参　细生地

（2）金匮肾气丸加减

大熟地　光山药　山萸肉　云茯苓　建泽泻

炒丹皮　制附子　上肉桂　炒白术　夏枯草

猪苓　紫丹参　花蕊石

（3）二冬汤加减

麦冬　天门冬　西洋参　天花粉　肥知母

炒黄芩　细生地　乌玄参　三七粉　生牡蛎

天花粉　浙贝母　干藕节　北五味子　制黄精

夏枯草

（4）化瘀地黄丸加减

大熟地　山萸肉　淮山药　建泽泻　云茯苓

生炒蒲黄各　三七粉　生茜草　血余炭　干藕节

生鳖甲　炒丹皮　鸡血藤　紫丹参　真川芎

苏地龙

附录一：科学化管理

（一）中医科研工作的现状与展望

在党的中医政策指引下，中医事业出现了新中国成立以来最好的形势。中医事业的蓬勃发展，对科研工作提出了更高的要求。繁荣中医学术，提高中医疗效，发展中医药事业，中医科研工作是不可忽视的一个重要环节。

一九八三年十月，卫生部在西安召开了全国中医科研工作会议，实事求是地总结新中国成立以来正反两方面的经验，明确了中医科研工作要坚持辩证唯物主义原则，面向经济建设，保障人民身体健康，为"四化"建设服务的方向。同时指出，中医科研在我国医学科学领域中是一个薄弱环节，起步较晚，分科发展不平衡，中医科研机构普遍规模小，设备简陋；科研队伍薄弱，没有形成梯队；科研选题、思路方法缺少中医特点，还没有闯出路子，不能适应中医事业发展的需要。一九八五年七月在合肥召开的全国中医、中西医结合工作会议上，全面总结了一九八二年衡阳会议以来的中医工作，对科研工作在基地建设、人才培养、研究重点与方向等方面提出了"七五"期间的具体任务。

中医学必定按照它的学科自身理论体系的规律发展，而不是使其理论和实践逐渐消失湮没。因此，中医科研必须遵循中医理论体系的规律，亦即必须突出中医特色。目前，我们的中医药科研工作在这方面重视不足。一方面，这和研究者对中医理论和实践知识知之甚少或一知半解有关，往往注重于借助现代科学手段而忽视中医药理论，因而不自觉地陷入用西医的框架解释中医的圈子；另一方面也因为中医学至今没有一套适合自身理论体系的、规范化的系列研究方法和实验室手段，因此现阶段又不得不借助于一些西医的方法和手段（这种借用当然是有益的）。但如果在研究过程中忽略中医理论，这些借用的方法往往也会导致用西医解释中医的境地。当前，在学术上为解决好中医科研工作的方向问题，必须注意研究队伍中的中医专业人员的比例，提高科研人员的中医素质。应抓好科研人员中医水平的培养和提高工作。从宏观上，中医科研人员应勇于探索适合中医理论体系的研究方法，利用现代科学理论和技术，开创一条中医科研的路子。从临床实验研究到理论研究形成一整套研究方法，将无疑是中医科研工作质的突变。这是长远的、艰巨的任务，但贵在起步，这类课题应得到科研机构和领导部门的重视与支持。

实现科学技术现代化的中心环节是管理现代化。搞好中医科研，首先必须抓好科研管理工作。近年来，由于工作的调整，全国中医科研管理逐步转入中医管理系统，工作刚刚起步，各级部门都缺乏管理经验和所要遵循的管理条例、章法。管理干部对中医科研的发展规律不太了解，不太善于随着形势的发展有效引导、组织科研工作者发挥作用。因此，提高科管干部的管理水平是目前的当务之急。科管干部应该"专而博"，既有较高中医水平和较广博的知识结构，又有一定的科研常识和实践经验。对科研动态应及时掌握，了解科管程序。除在实践中锻炼和自学提高外，举办管理专业和短期学习班是一种行之有效的办法。中医科研管理工作应该尽快建立健全各级部门的管理条例，在实践中不断得到补充和完善。

因外界因素，以往中医科研人员严重不足，梯队破坏。尤其是高级科研人员，课题带头人紧缺，直接影响了科研工作。当前，除尊重、发挥高级科研人员的积极作用外，应重点抓好科技人员的培养工作，创造条件使他们的专业技术尽快发展，担当起课题带头人的重任。要加强博士生、硕士生的培养，使高级研究人员有充分的后备力量。课题带头人与助手、技术员及其他辅助人员之间，从思路、方法到工作习惯、工作感情等要达到协调一致，但这需要一定的工作实践才能建立起来，应予保护。因此，科研班子要尽量保持相对的稳定，不要轻易调动撤换。

中医科研基地缺乏，设备较差，经费不足的问题在全国存在普遍性。为数不多的基地中，有不少还没有临床基地，这也是急待解决的问题。在暂不能安排基建的单位，应搞好与临床医院的协作关系。"六五"应完成的新建中医基地，应尽快投入使用，发挥科研作用。"七五"内完成的基地，应按时完成基建任务。在抓好新建基地的同时，应重视老所的建设，并发挥它们的作用。在安排购置仪器设备时，应本着实事求是节约开支的原则，选择急需的、利用率最高的优先购置。对原有的仪器设备要加强维修保管，解决这些问题，除中央和地方财政共同努力、计划安排外，同时也要发挥研究机构积极作用，从提高中标率、技术成果转让等多渠道解决。

在一些中医机构，也存在着对科研工作的认识问题。全国各中医学院和中医医院汇集了相当的科研人才和设备力量。学院、医院和研究院等交叉在一起，形成了"院办所"的状况。这种形式在学术上有医、教、研相关的一面，但也有其矛盾的一面。有人认为科研是"软任务"，工作安排上经常出现医疗、教学冲击科研的情况，使科研工作处于"打打停停"的状态。研究室与临床科室、基础室之间各干各的，互不往来，不能很好地配合。这些往往是各级管理干部的认识不足和管理失调造成的。另外，过去一些研究人员和管理干部都有一种"清高"思想，认为科学研究是"搞学术"的，忽视了成果推广和科技转让，使研究成果以"展品、礼品、样品"的形式搁置起来，不能转化为社会效益，这种状况应该被扭转。

由于缺乏统一的指导性规划及科研信息不灵通，造成各地科研工作的盲目性，课题重复，力量分散，导致人力物力的浪费。这些问题可以通过组织全国中医科技情报网以交通信息；组织全国性科研攻关协作组；结合科研课题招标，有意引导和调整全国课题布局等形式扭转这种重复劳动的局面。

目前的中医课题大致可以分为以下几个方面。

在临床研究方面，各科运用中医理法方药，对危害较大的疾病及常见病、多发病进行临床及实验研究。国家"六五"攻关课题有肿瘤防治、乙型肝炎的有效治疗方法研究，其研究的阶段小结和苗头，已受到国家科委的关注。卫健委课题如脾胃病、急腹症、骨伤疾病、肛肠疾病、尿石症、胆石症、心脑血管病、眼科疾病、妇科疾病等，在提高疗效，缩短疗程，减少并发症等方面都取得了一定成效。

在中医理论方面（结合临床），"证"的研究通过寻找客观指标对肾阳虚证、脾虚证、血瘀证等进行研究，探讨脏腑气血本质。

也有人做了辨证论治体系研究的工作。四诊客观化方面主要是舌诊、脉诊的研究，目前初步结合电脑，把舌象和脉象以数字、图形、曲线的形式表现出来，有待进一步结合临床实用的要求深入研究。

在治法治则研究方面，结合临床和实验研究，对活血化瘀、扶正固本、消热解毒、通里攻下等做了较多的工作。

在针灸针麻研究方面，主要有针刺治疗各种疾病的临床研究；针刺手法、镇痛机理、经络感传及腧穴的研究；针灸仪器的研制。

在中药研究方面，从中药理论角度对复方及单味药的研究；药物的品质、质量评定、标准化、剂型改革的研究；药物的开发应用研究。

在中医古籍整理和文献研究方面，对十二种重点古籍列为部级课题，二百种整理任务也已下达，并在逐步落实。另外在气功的人体效应和临床治疗、食疗和药膳、科技情报信息、民族医药的整理和研究等方面也做了许多工作。多学科横向联系的中医研究方面，全国各地组织多次不同形式的学术讨论会，研究人员有了较多的接触和联系，有的还建立了松散的学术组织，从不同的学科领域研讨中医的学术问题，取得了新的进展。

"七五"期间，中医科研选题应以提高临床疗效作为重点，围绕这个重点组织一批有基础的临床有效治疗方法的课题，取得成果加以推广，使中医的治疗水平有所提高，以适应中医事业的发展和十三亿人民防病治病的需要。更多地、更有效地发挥中医治疗优势，针对危害人类健康的现代难治病，西医尚无特效治疗方法或副作用较大的疾病重点加以研究，探讨辨证论治规律，提高临床疗效。在中医理论指导下，对"证候"的研究要更多地从临床入手，但也应注意到中医理论研究课题的安排比例。在结合西医和现代科学的手段方面，如形态学观察、动物实验、检测指标等，如何与中医学术的本来面目、理论要求求得一致，是研究中值得注意的问题。依据上述原则，"七五"期间将对以下方面组织国家"攻关"课题：①以中医的肾阳虚、脾虚、瘀血等证候为重点，结合临床疾病，研究证候发生机理，形态功能变化，辨证论治规律，提高临床疗效。②针灸对危急病症、心脑血管病、传染病的临床及机理研究；针麻及针灸止痛的临床及机理的研究；经络、腧穴的研究。③通过临床及应用电子计算机整理、继承著名中医的诊治经验的研究。在原有部级课题的基础上，一九八六年将对以下方面组织卫生部级中医科研课题：①临床难治病、常见病有效治疗方法的研究。②气功的临床及机理研究。③针灸经络的临床研究。④中药药性理论、炮制、质量研究及急症用药剂型研究等。组织课题将以招标形式进行。国家"攻关"课题将向全国招标，卫健委课题将主要在卫生系统内招标。

中医科研工作是时代赋予我们的历史任务，难度大，周期长。为了更好地完成我们的历史使命，必须依靠党的方针政策，加强中医科研队伍内部以及与各方面的团结协作，发奋图强，自强不息。深信在全国中医科技工作者艰苦努力下，一定能获得丰硕成果。

（二）应当大力推广中医药科技成果

党的十一届三中全会以来，党和政府在中华民族的历史上第一次把科学技术提到最重要的地位。因为没有高水平的科学技术，我们就不可能屹立于世界之林。没有科学技术的进步，就不会有高度的社会主义物质文明和精神文明。近年来，随着科技体制改革的不断深入，一场轰轰烈烈的科技兴业活动在全国范围内掀起，给各行各业带来了新的活力，她已经和正在产生着不可估量的社会效益和经济效益。中医药是我国独具的特点和优势，是社会主义医药卫生事业的重要组成部分，它的兴衰也像其他事业一样，有赖于科学技术进步。

科学研究和成果推广是科技活动中的两个阶段，具有同等重要地位。科技成果推广是科学研究的继续和延伸，是科技成果转变为现实生产力的关键环节，是科技与经济结合的纽带与桥梁。科研成果的应用并获得效益是科研工作的最终目的。中医药科技成果的推广应用，直接关系到中医药学术水平的提高，与中医药事业的发展紧密相连，是一项十分重要的工作。

中医药科研所涌现出的新成果、新技术、新进展，对提高医疗、教学、科研、中药生产质量，保护人民健康，开发和利用我国天然资源将产生巨大的社会效益和经济效益，而且进一步促进中医药事业的发展。因此，中医药科技成果推广不仅是人民群众防病治病的需要，也是中医药自身发展的需要。

中医药科技一直是我们工作中的一个薄弱环节。近年来，获部、局级以上奖励的中医药科技成果 400 余项，但真正推广的项目却为数不多。科研成果是科技人员辛勤劳动的结晶，每一项科研成果中都蕴涵着科技工作者的心血和汗水，甚至一代或几代人毕生的精力。成果得不到推广应用，就是人力、财力的浪费，也将造成不应有的损失。科技体制改革的最根本目的，是使科学技术迅速地、广泛地应用于生产，促进经济和社会的发展。科技成果只有在实践活动中被推广应用时，才能体现其真正价值；才能起到其应有的作用，为经济建设服务。只有加强中医药科技成果的推广应用，才能充分发挥其社会效益和经济效益。

　　在我国社会主义经济体制下，科技成果的推广，一是靠政府组织的推动，二是靠技术市场，即计划方式、市场机制。缩短中医药科技成果转化周期，加速科技成果的应用，作为今后科技成果管理工作的主要任务。

　　中医药科技成果推广工作是一项难度大，周期长，具有开拓性的工作。"八五"期间，国家中医药管理局拟从历年获部、局级以上奖励的中医药科技成果中，选出 10 项左右成果向国外推广；选择 100 项适用性强的成果陆续在全国范围内推广。项目的要求为：①技术先进成熟可靠，资料齐备；②适用性强，效益好，覆盖面大；③接受单位的条件基本具备。分省、地（市）、县三个不同层次，因地制宜地推广。1991 年计划推荐 26 项成果作为重点推广项目。各地区可根据需要，以推荐项目为重点，参考各省的优秀项目，选择适合本地区的项目进行推广。为了使计划更加符合实际，并具有较大灵活性，每年将进行一次调整、补充，以改进推广工作。

为有效地组织落实成果推广工作，保证计划的实施，国家中医药管理局将设立"中医药科技成果推广基金"，以无偿和有偿资助的方式提供一部分成果推广启动资金，以国家的少量引导性拨款，吸引、调动多方资金。同时发挥信贷资金的作用，使用银行贷款解决资金不足。各省、市应拨出专项经费，并以拨款、贷款、集资等方式广辟资金来源，用于成果推广。

科技成果推广工作是一项有意义而艰苦的工作。需要付出辛勤的劳动。为了调动广大科技工作者、管理人员的积极性，鼓励成果推广工作，国家中医药管理局特设立"科技成果推广奖"，奖励对推广应用科技成果做出贡献、取得显著社会效益与经济效益的单位和个人。

在今后的成果管理中，继续推行"鉴定一推广一奖励"的成果管理模式，以鼓励推广。

在实施中医药科技成果计划过程中，为了摸索成果推广工作经验，以点带面，将在一些省市进行试点，同时发挥各学术委员会的作用。各地应抓好试点工作。

对成果推广工作完成得好的试点省、市及非试点省、市将进行表彰，并纳入下一年度的试点。试点工作不力的，将取消其试点资格。

在成果推广中，有关部门将采取成果推广班、巡回讲习班、专题讲座、交流会、交易会、展览会、技术服务、技术转让、技术咨询、技术培训等多种形式进行。

为了加强领导，充实力量，花大力气抓出成效，国家中医药管理局拟成立"中国中医药科技开发交流中心",以贯彻执行国家有关成果推广的方针政策;组织全国中医药科技成果推广工作,讨论和审查年度推广计划;协调推广工作中的事宜;总结交流推广工作经验,探索推广运行机制等。

中医药科技成果推广工作是科技工作的重要组成部分,是一项长期而艰巨的工作任务,需要中医药界的通力合作,加倍努力。通过成果推广这座金色的桥梁,把中医药科技与中医药的防病治病、保健、教育、生产实践结合起来,把全国乃至全世界的中医药界联合起来。大家共同努力,为中医药科技成果发挥更大的作用,为中医药走向世界做出贡献。我们坚信:中医药科技成果的推广工作,经过长期不懈地努力,将对中医药事业起到强大的推动作用,并结出累累硕果。

（三）环境城市与中医

天地宇宙，是大自然所赐予万物最好的礼物，人类出现以后，凭借着自身的智慧努力和对自然界的逐渐认识，一步步的和万事万物相融合并创造出相对和谐的人类自然生存环境。城市是人类聚集之所，由于物质交换和信息交换需求量的扩大，人类开始逐渐从集市、乡镇聚合而构成为城市。中医学是一门是以调整内环境和外环境平衡，维护健康，达到长寿为初衷的古老而现实的养生科学。三者看似并不相关，但实质上均是为了人类的生存永固，三者有着密不可分的关系。

天、地、自然都有自己的运行、制约、平衡规律的，人类在构造所需要的耕地、建筑、工厂时应当尊重、顺应这些规律，在有利于自身生存繁衍的前提下，保护自然环境，爱护自然环境。如此就是爱护了自己，保护了自己。

城市起源于集市，最初的作用是简单的物质交替和信息传递；而随着人类社会的进步，交换需求不断扩大，交换种类不断翻新，特别是近二百年实现工业革命以来，大规模工厂建立，生产力大幅提高，人口密度急剧增加的城市已经对天地、自然及我们所居住的环境构成以几何级数速度迅速增长的破坏。

在中华民族文化中，天地是至高无上的，人们对"天地"（即我们生活的环境）是怀着敬畏、尊重、服从和顺应心理的。孔孟之道的"天、地、君、亲、师"，把天地排在君王、父母和老师的前面，连封建君王也称他们的权利是"天"赐给的。统治者皇帝也只是"天之骄子"。《易经》中"天行健，君子以自强不息。地势坤，君子以厚德载物"，是让人们学习天道有条不紊地运行向前，激励人们长存争强向上的信心；学习感谢大地母亲承载万物的美德，号召人们修美自己的品德，丰富自己的精神物质财富。

中医学是中华民族文化的瑰宝，其学术中包括上述思想。成书于春秋战国时期的《黄帝内经·素问》中《生气通天论》："夫自古通天者，生之本，本于阴阳......苍天之气，清净则志意治，顺之则阳气固，虽有贼邪弗能害也。"在同书中对春夏秋冬四季的气候、物候、身体状态和养生宜忌都做了详细的论述。同书《阴阳应象大论》："阴阳者，天地之道也，万物之纲纪，变化之父母，生杀之本始，神明之府也......"在天地与人的关系中"天有四时五行，以生长收藏，以生寒暑燥湿风。人有五脏化五气，以生喜怒悲忧恐"。这些都是敬天、顺天、应天思想在中医学中的体现。

中医学的基本思想是整体观和辨证论治，中医学的整体观认为人体是一个统一整体，五脏、六腑、气、血、精、津液、经络、穴位、五官、四肢、百骸是一个统一整体，处于运动状态的自稳平衡之中；同时人与外界自然是统一整体，即"天人合一"，人在环境中不断接受各种外来信息而调整身体内部的状态，维持人体的自稳定平衡态，维持健康生命态度。

在上述思想指导下，中医学在保健和治疗中自觉和不自觉的尽量不破坏天地万物的和谐，所采用的方法是环保的，药物尽量使用自然植物的根、茎、叶、花、种子；针、灸、气功、引导、按摩、药膳等非药物疗法也都是利用自身的运动和现有的资源而完成，丝毫不破坏天地和谐及周围环境，即使现代的中药厂，也只是排放药渣而已，基本没有化学排放，而且也已经就废物利用问题做了大量工作。

结论：中医药学是保护地球，保护城市，保护人类居住环境，维护世界万物和谐的最佳医学，值得在国际推广。

（四）在国际传统医药大会圆桌会议中国代表的发言

主席、女士们、先生们：

我谨代表中国国家中医药管理局，向各位介绍一下中国中医药的情况。

在中国已有3000年历史的中医药学，在近40余年来得到了相当快的发展。迄今，已有高等中医药院校32所，有中医医院2141所，中医药研究机构170所。中医药行业已有一百万人的庞大队伍。

四十多年来的历史事实证明，传统医药之所以能够得以发展，政府的关心和支持是至关重要的。发展传统医药列入了我国《宪法》；政府确定了"中西医并重"是卫生工作的基本方针，并每年提供数亿经费用于扶植这一事业；国家在人才培养、科学研究、学历学位和发展中药产业方面，逐步形成了符合传统医药特点的法令、政策与条例。国家中医药管理局在1988年建立，使中医药行业的管理有了更大的自主权。以上，为传统医药的发展提供了法律、财政和组织上的保证。

中国是一个发展中的社会主义国家，有十一亿多人口，经济不很发达，人均收入被世界银行列为低收入国家。但是，经过四十二年的努力，人口死亡率从1949年的25‰，下降到1990年6.28‰，人口平均寿命已从1949年的35岁，上升到1988年的69.5岁，正如世界银行所说，低收入的中国，其主要保健指标已达到世界上中等收入国家的前列。这一成就的取得，传统医药事业的发展是重要原因之一，尤其在广大农村更是如此。

传统医药学面临着现代科技发展的挑战，这一挑战进一步促进了传统医药学的发展。在中医药防治常见病、多发病、危重病、疑难症方面开展了临床科研工作，除对骨伤、肛肠、非手术治疗急腹症、病毒感染性疾病等疗效显著外，在心脑血管病、肿瘤、免疫性疾病等方面的治疗有了进一步提高；青蒿素治疟、针麻、针灸等治疗效果在国际上引起广泛的关注；中医药对艾滋病的治疗出现了可喜的苗头。我们体会到，对于困扰人类的疾病防治问题，往往可以在传统医药学中找到解决的办法。

我们还存在不少困难和问题，这次会议对我们是一次很好的学习机会。

附录二：生平简介

沙凤桐，男，（1942年8月—2017年2月），北京人，回族，中共党员，主任医师，教授，博士生导师，享受国务院特殊津贴。

1967年毕业于北京中医药大学。毕业后，分配于宁夏西吉县什字公社（乡）卫生院工作。在贫困回族山区经过大量的临床全科实践，打下内、外、妇、儿、眼等各科的临床基础，并在7年内举办了十一期赤脚医生（乡村医生）培训班，教学相长，临床实践和中医基础理论相结合方面有了较大提高。

1978年考取中国中医科学研究院首届硕士研究生，有机会聆听岳美中、任应秋、方药中、邓铁涛、程莘农等中医药大家的授课讲解，对四部经典的中医药理论精髓方面有了进一步深入理解。在中医眼科专业方面，导师是著名中医眼科专家韦文贵、韦玉英耳提面命，在助诊、授课中传授真谛，在入室登堂中随遇而谈，对内眼疑难病的诊治方面受益匪浅。1982年任广安门医院眼科副主任，从事中医眼科临床科研工作。

1985年调入卫生部中医司从事中医科研管理工作。改革开放初期，国民经济迅速发展，中医科研工作亟待发展，在任科技处长期间，创建了中医科研计划课题的招标办法、民族医药科研计划课题和中青年中医药课题的招标办法，并参与了国家科委"七五""八五"科研规划中医药部分的起草制定工作。1987年调入国家中医药管理局，历任处长、副司长、办公室副主任等职。1995 年调入中国中医药科技开发交流中心，任主任、书记。从事中医药科技成果转化工作。1998 年调入中国中医科学院眼科医院，任副院长、院长，主要从事眼科临床、科研和教学及医院管理工作。兼任中国中医科学院眼科学科带头人，中华中医学会眼科专业委员会副主任委员，北京中医学会眼科专业委员会主任委员，中国民间中医药研究开发协会理事长，全国民营中医医院院长工作委员会主任委员，国家中医药管理局继续教育专家组眼科学组组长，中国药膳研究会会长，中国中医研究院临床医学专业学位工作领导小组成员、北京市医疗事故鉴定专家委员会专家，全国新药评审专家委员会成员，中国中医科学院眼科医院专家顾问等职务，非典流行控制后被北京市政府评为抗非典先进个人。2004 年受聘于香港东华三院，任东华东院中医药临床服务中心主任，香港理工大学视光学院兼任教授。

　　沙凤桐在早期中医临床中有较好的中医全科基础，20 世纪六十年代，师承国医大师王绵之大师。在巡回医疗、门诊中专门助诊王老师，王绵之大师讲述王氏家传的内科、妇科、儿科经验和王氏保赤丹的组成、制药诀窍。随诊儿科大师刘弼臣的学习过程中，得亲传儿科临床心得体会，沙凤桐深感受益颇深。从事中医眼科专科后，在韦文贵、韦玉英导师的指导下，结合自己的内、外、妇、儿科基础，注重眼科的辨证与辨病相结合，局部辨证与全身辨证相结合的中医眼科临床辨证思维方法，明显提高临床疗效，并形成《中医眼科临床思维方法》论文，在国际、国内学术会议上宣读。

沙凤桐的主要学术观点和临床体会

一、注重辨证调整全身疾病，强调眼科辨证用药的特殊性

在统一整体观指导下，眼病的发生和全身脏腑经络气血精津以及外界环境的影响是有密切关系的，眼局部的病变又有部位、病态（充血、出血、渗出、变性、水肿、增生等）和性质（新病、久病、暴发、缓慢）的不同，对于这些复杂的临床现象，善于综合分析。抓住主要病机所在，准确地遣方用药以取得最佳疗效。眼科临床较常见的病机如风热外袭、肝热蕴结、脾胃虚弱、肝肾不足、气血不足、血热妄行、血脉阻滞等，常见的全身症状如失眠、焦虑、腹泻、乏力困倦、腰酸肢冷、潮热等，临床中强调这些诸多表现要和眼局部症状相参辨证，确定补泻调整目标，使得眼病尽快向愈，增强患者信心，主动配合治疗。眼病方面，根据病变部位，眼睑、结膜、角膜、虹膜、晶体、玻璃体、视网膜、血管、视神经等结合五轮辨证，脏腑气辨证方法，融合一休，确立治则治法，在遣方用药方面要精心选择每方每药的药性归经和主治部位，选择时有准确的针对性，每每可以取得最好的临床疗效。

二、充分利用现代眼科仪器检查，为中医眼科辨证论治服务

沙凤桐从不拒绝现代眼科仪器的检查，并充分利用这些检查结果，为中医眼科的诊断、辨证、施治和疗效服务。中医眼科的临床辨证治疗必须不断向前发展创新，现代科技是很有利的辅助手段，

强调这些检查不得干扰中医眼科的辨证论治思路，积极利用这些手法探索中医药治疗的切入点，积累用药经验，创出新路子以利于提高临床疗效。

三、在眼科疑难病的治疗经验

沙凤桐认为中医眼科在治疗内眼病、疑难病方面有独特的优势。在七十年代随师学习中，参加了"明目逍遥汤治疗血虚肝郁型儿童视神经萎缩的临床研究"卫生部级课题研究，获卫生部1985年科技进步甲级奖。曾对韦文贵、韦玉英老先生的逍遥散验方进行深入细致的学习研究，方中的石菖蒲韦老先生创方用意在于开窍，沙凤桐从中领悟受益，在后来的临床拓展开窍范围，结合内科中风昏迷的开窍法，对石菖蒲、麝香、冰片等醒脑开窍药在中医治疗疑难内眼病方面有了新的临床体会，用于西医认为"不治之症"的视神经萎缩、眼底动脉阻塞后失明的疑难眼病治疗都取得了不同程度的疗效。眼底出血是多种病因导致视力极度下降的常见眼科疾病，通常西医都是待其慢慢吸收。沙凤桐在临床中根据出血期、静止期、瘀血期不同情况，结合全身脏腑气血经络辨证情况，以止血、活血、化瘀等法，兼以益气，凉血、养阴、清热、通络等法，选以相应的方药，每每取得缩短疗程，尽快回复视力，避免复发的效果。老年黄斑变性是一种致盲率很高的老年性退行性病变，沙凤桐认为是一种以虚为主，虚中挟实的病证，虚在于老年肝肾亏损加之脾虚气弱；实在于痰湿凝聚，血溢脉外；采用补攻兼施，以缓图治，大部分病人可以改善视力，缓解发展。2005—2007年在香港的临床科研课题"老年黄斑变性（AMID）临床科研观察 45 例（85）"显示，有效率 62.2%。视网膜色素变性是一种遗传性眼病，西医目前无治法，只能定期检查，观察病情，使病人倍感失望痛苦。沙凤桐认为此病为先天不足，后天失养，双目缺乏气血濡养所致，如能恰如其分辨治，可以延缓发展，保存目力，舒缓病情。通常以补肝肾（阴阳）、益气活血、开窍明目之法图治，不少患者从国外、中国港澳台定期来京求治，大部分患者通过自身不同阶段对照，深感治疗之益。

沙凤桐的主要著作:《中国中医药名老专家学术经验集》(主编)、《中医药膳辨证治疗学》（主编）、《实用中医老年病学眼科卷》（主编）、《中医方剂大辞典》（副主编）、《中华本草》（编委）、《中医食疗营养学》（编委）、《中药彩色图谱》（编委）、《韦文贵眼科临床经验选》（编委）。学术论文:《老年黄斑变性的中医治疗与调养》《著名眼科专家韦文贵学术经验探讨》《韦氏逍遥散在眼科的临床应用》《中医眼科临床思维方法》等。

在抗击非典过程中，沙凤桐带领眼科医院全体职工日夜奋战，全力以赴，荣获北京市委市政府颁发"抗击非典先进工作者"称号。

跋

我生活的伴侣，事业的同道，沙凤桐医师的猝然离世，使我顿时坠入了万丈深渊，悲痛不能自拔。真切地感受到肝肠寸断。之后的日子里，悲恸，思念，孤寂，迷茫交织在一起，使我的心境没有片刻的静憩。我努力使自己恢复思考，在短暂逃离现状，头脑清醒的时候，我有一种责任感，应该为凤桐做点什么。沙凤桐拜于全国知名中医眼科专家韦文贵先生门下，经名师教诲，与中医眼科结缘。恩师的真传及其自身多年的临床经验，使其在用中医药治疗眼科疾病方面，有了自己一些心得体会，特别是在治疗内眼疑难病方面，有自己独到的经验，取得良好的临床疗效。因此深受患者的信任和尊敬。这些经验体会源于临床实践，应当把它认真记录下来，让这些资源回归社会，服务广大患者。

我的这种想法，与凤桐的学生孔令言医师不谋而合。且令言毅然承担了这项繁重而艰难的工作。他说："老师是讲品质的人，我一定把老师的事情做好。"令言是京城四大名医孔伯华先生的嫡孙，出身中医世家，学有渊源，其自身又敏而好学。他如此表示，对做好总结凤桐学术内容之事，我深信不疑。此后两年的时间里，令言废寝忘食，刻苦努力，精益求精，翻阅资料，查找病案，归纳梳理，努力使所记录内容最切合老师的学术思想和医疗状况。功夫不负有心人。他既要忙于诊务，又要整理书稿，又要句句斟酌，字字推敲，先后经九次修改，终于使近30万字的记述脱稿成书，对他的辛苦与付出，我感同身受。在此对令言道声辛苦。

就在成书之际，平心堂张晓彤先生、刘敏主任鼎力相助，使该书能顺利出版，正是在关键时刻，解决关键问题。我想凤桐在天之灵会倍感欣慰。我亦对张先生、刘主任表示深深的敬意和谢意。我敬意和谢意的表达，不只是因为出书一事，而是长期以来，张先生、刘主任二位对中医事业的发展所做的贡献。他们二位带领团队，尊重中医传统，坚守中医特色，宣传中医精神，弘扬中医文化。这一切的努力是为了让中医药更纯粹，更精准地为患者服务，更好地服务社会。这是我致敬、致谢的理由。

又蒙樊正伦教授在百忙之中为本书作序，亦深表感谢。樊教授出身书香门第，才思敏捷，问道中医后，又读中医文献名家研究生，精研古籍文献，吸取精华，深悟医道，使中医功底更加深厚。因此在临床实践中，遣方用药，游刃有余，疗效显著，深受广大患者的信赖和爱戴。樊教授能为本书作序，甚幸，甚感，甚谢。

本书内容共分四部分：

第一部分，韦氏医学精要；第二部分，中医眼科浅讲；第三部分，临床病案；第四部分，中医眼科常用方选。

书中所述内容是凤桐对中医眼科的理解和感悟。其人性情直白，做事认真，所述内容也是其真情流露。深入浅出，通俗易懂，内容简练是本书特点。书中内容如能对中医眼科同道有抛砖引玉之功，对后学有所借鉴，我们会倍感荣幸。

在此更对有关人士，对本书的支持及倾情相助，对参与工作的人士辛勤付出，表示真诚的感谢。

很愧疚，因本人文思愚钝，不善辞令，内心感受不能尽达，不周之处，请不吝赐教，指正。

一首如梦令，告慰凤桐。

如梦令·慰夫君

常念朝朝暮暮，相濡相携一路，泪浸万千愁。

悲欢离合难诉，且住，且住，把手天堂漫步。

刘彦荣

己亥孟冬于北京

Chapter 10

厨房效果图的制作

本案例介绍一个田园风格厨房效果图的制作，使用温馨简单的暖黄色及朴素的实木家具，搭配简洁明快，令人感觉自然、怀旧。通过本章的学习，读者可以进一步掌握厨房常用材质的设置方法。

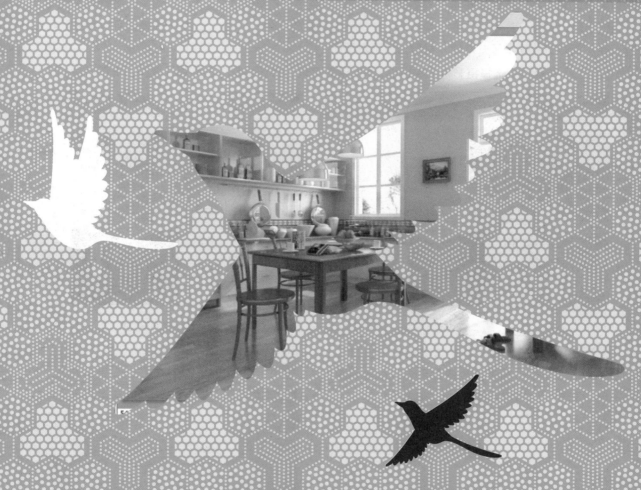

重点难点
- 场景光源的设置
- 田园气息材质的设置
- 渲染参数的设置

Section 01 制作流程

本节将介绍如何在3ds Max中打开已经创建完成的厨房场景模型，并在此基础上进行光源、材质的设置和渲染。通过此实例的制作，读者能够进一步学习日光环境下效果图的制作技术。

01 检测模型

下面讲解如何在3ds Max中打开并检测已经创建完成的厨房场景模型，通过观察场景来检测模型是否完整。具体操作步骤如下。

Step 01 执行"文件>打开"命令，打开"厨房（原始文件）.max"。在场景模型可以看到，已经创建了摄影机并指定了"素模"材质，如下左图所示。

Step 02 在视口中选择摄影机，在键盘上按C键即可进入摄影机视口，参数设置如下右图所示。

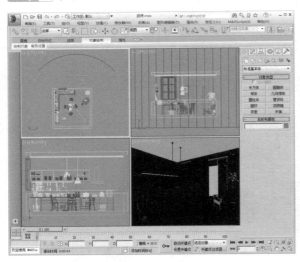
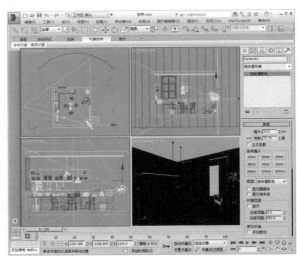

Step 03 单击"渲染"按钮渲染摄影机视口，效果如右图所示。通过渲染图片用户可以检测模型是否完整，以便进行修改。

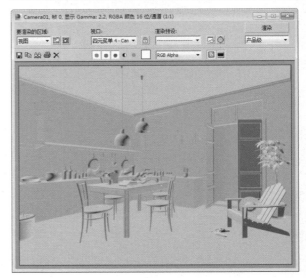

02 创建并设置光源

本场景是要渲染白天太阳光照进室内的情景，室外光源充足。虽然室内也有光源，但是比较简单。

1. 创建并设置环境光源

下面讲解户外环境光源的设置，本场景中只需要一盏光源来模拟环境光源，为了使环境光源更加充分地进入到室内，可以将其旋转一定的角度。具体操作步骤如下。

Step 01 单击灯光创建命令面板中的"VR灯光"按钮，在前视口中创建一盏VR灯光，并在左视口中将光源移动至窗户外侧，如下左图所示。

Step 02 为了使环境光源更好地照射到室内，在左视口中将VR灯光在Z轴旋转-15°，如下右图所示。

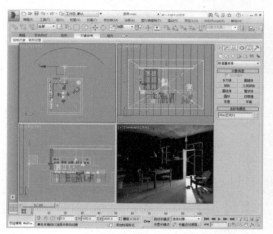 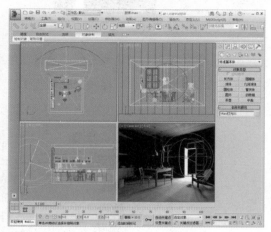

Step 03 选择VR灯光，进入修改命令面板，设置灯光强度以及长宽尺寸，如下左图所示。

Step 04 打开"渲染设置"对话框，在"V-Ray::全局开关"卷展栏中关闭"全局照明"，再开启"间接照明"，将参数设置到最低，渲染摄影机视口。从渲染效果中可以看到，只有从门口进入了光线，这是因为窗户及门上的玻璃为不透明状态，光线无法穿透，如下右图所示。

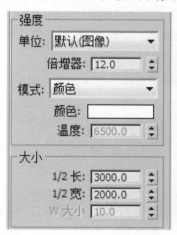 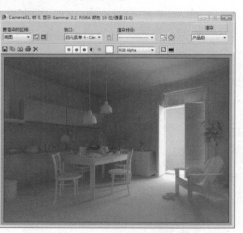

Step 05 选择场景中窗户及门上的玻璃，右击在弹出的快捷菜单中选择"隐藏选定对象"命令，如下页顶部左图所示。

Step 06 隐藏玻璃对象后，渲染摄影机视口，场景中的光线效果发生了改变。但是可以看到，场景中的整体光线仍然偏弱，如下页顶部右图所示。

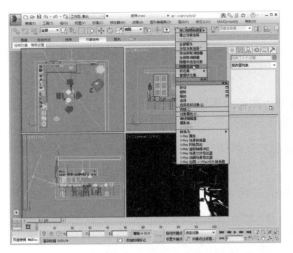 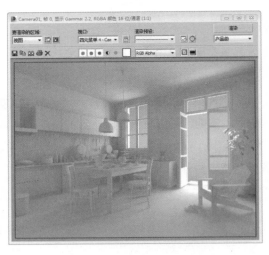

Step 07 在灯光参数卷展栏中调整灯光强度倍增值, 如下左图所示。

Step 08 再次渲染摄影机视口, 场景光线得到加强, 如下右图所示。

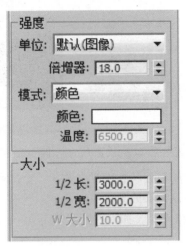 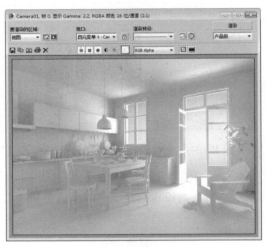

Step 09 在VR灯光〝参数〞卷展栏中设置浅蓝色 (色调: 160; 饱和度: 50; 亮度: 255) 作为光源色, 如下左图所示。

Step 10 渲染摄影机视口, 可以看到场景整体微微倾向于蓝色, 效果如下右图所示。

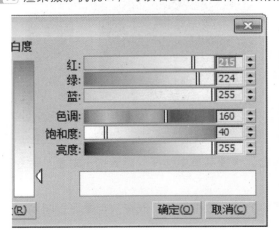 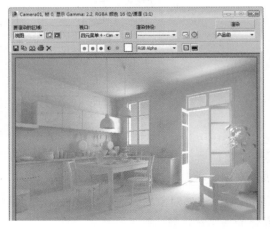

2．创建并设置太阳光源

本场景中门窗上都有玻璃，因此太阳光对场景光线的影响很大。下面讲解如何创建并调整本场景中的太阳光源，具体操作步骤如下。

Step 01 创建太阳光源。单击灯光创建命令面板中的"VR太阳"按钮，在顶视口中创建一盏太阳光源，调整其位置及角度，如下左图所示。

Step 02 选择太阳光，进入修改命令面板，设置其各项参数，如下右图所示。

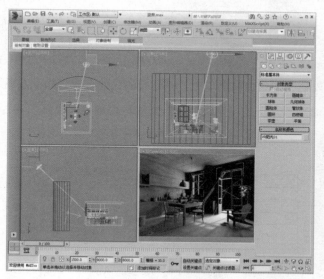 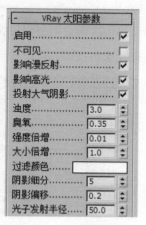

Step 03 渲染摄影机视口，可以看到场景中的阳光光线纯度略高，光线偏冷，效果如下左图所示。

Step 04 再次调整阳光参数，如下右图所示。

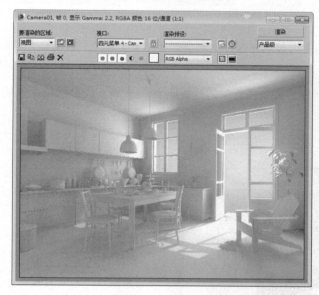 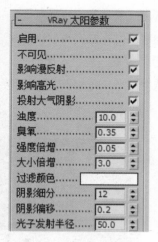

Step 05 渲染摄影机视口，此时的太阳光线偏黄色，也比较明亮，效果如下页顶部左图所示。

Step 06 创建天空光源。打开"环境和效果"对话框，勾选"使用贴图"复选框，为环境背景添加"VR天空"贴图，如下页顶部右图所示。

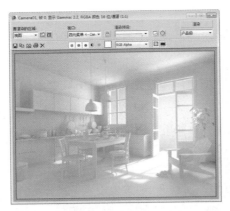 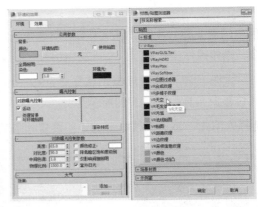

Step 07 将该贴图实例复制到材质编辑器中的空白材质球上，并进行参数的设置，如下左图所示。

Step 08 渲染摄影机视口，可以看到添加"VR天空"贴图后户外光线再次增强，效果如下右图所示。

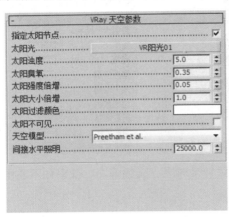 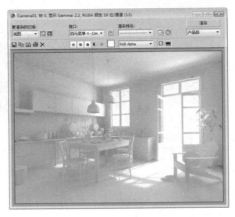

3．创建并设置室内光源

本场景中餐桌上方有两盏吊灯作为室内照明光源，这两盏灯是相互关联的。下面来介绍如何创建关联的吊灯光源，具体操作步骤如下。

Step 01 创建吊灯光源。单击VRay灯光创建命令面板中的"VR灯光"按钮，在顶视口中创建一盏VR灯光，调整灯光位置，如下左图所示。

Step 02 选择灯光，进入修改命令面板，设置灯光类型为"球体"，再设置灯光半径及强度，如下右图所示。

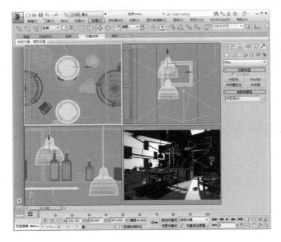 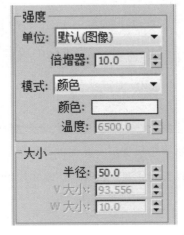

Step 03 按住Shift键实例复制一盏灯光，拖动至另外一盏吊灯位置，并调整高度，如下左图所示。

Step 04 渲染摄影机视口，可以看到吊灯开始产生光线，但是光线强度偏低，如下右图所示。

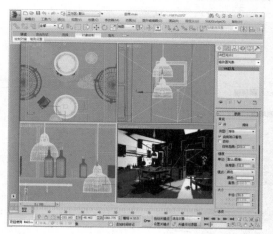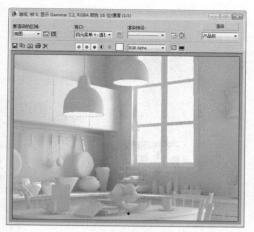

Step 05 在"参数"卷展栏中将光源强度提高，再渲染视口，可以看到餐桌上的物体也已经有了亮度效果。但是由于光源是白色的，画面显得较为清冷，如下左图所示。

Step 06 调整光源的颜色为黄色（色调：20；饱和度：80；亮度：255），并再次进行渲染，吊灯即产生了温暖的黄色光线，如下右图所示。

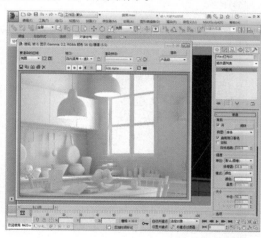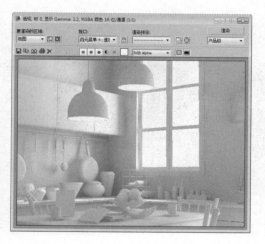

03　设置并赋予材质

下面讲解如何为田园风格的厨房场景中的所有对象分别设置材质。本场景中使用了多种不同的不锈钢材质，读者需要掌握它们的特点并能够熟练设置这几种材质。

1. 设置玻璃材质

下面讲解如何设置玻璃材质，因为户外光线需要通过玻璃投射到室内，只有将这个材质设置完成，光源效果才是正确的，具体操作步骤如下。

Step 01 在场景中右击，在弹出的快捷菜单中选择"全部取消隐藏"命令，显示场景中所有物体，如下页顶部左图所示。

Step 02 打开"材质编辑器"窗口，选择新的材质球，创建名为"玻璃"的VRayMtl材质，设置漫反射颜色为黑色，反射颜色为白色，折射颜色为灰色（色调：0；饱和度：0；亮度：25），勾选"影响阴影"复选框，如下中图所示。

Step 03 打开"贴图"卷展栏，为反射通道添加衰减贴图，并设置衰减参数，如下右图所示。

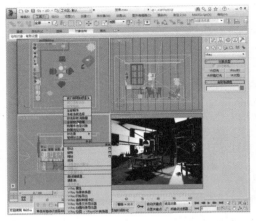 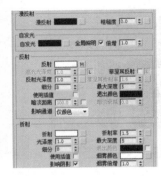 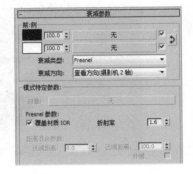

Step 04 为场景中门、窗、橱柜上的玻璃赋予玻璃材质，如下左图所示。

Step 05 渲染摄影机视口，可以看到被玻璃阻隔后的阳光的效果，如下右图所示。

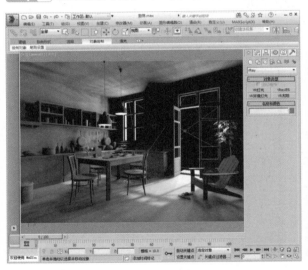 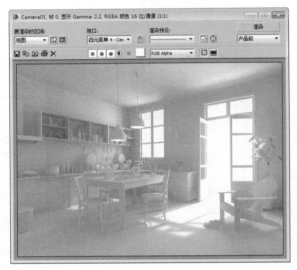

2. 设置乳胶漆材质

　　水溶性乳胶漆易于涂刷，干燥迅速，施工方便，漆膜耐水、耐擦洗性好，色彩柔和，因此广泛用于室内装饰。本场景中使用了两种颜色的乳胶漆，分别是白色乳胶漆和黄色乳胶漆。下面来介绍其材质的设置方法，具体操作步骤如下。

Step 01 创建名为"白色乳胶漆"的VRayMtl材质球，设置漫反射颜色为白色（色调：0；饱和度：0；亮度：245），反射颜色为灰色（色调：0；饱和度：0；亮度：35），并设置反射参数，如下页顶部左图所示。

Step 02 将白色乳胶漆材质指定给场景中的吊顶及石膏线对象，如下页顶部右图所示。

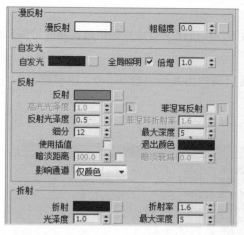

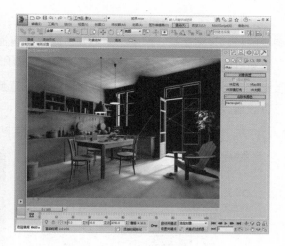

Step 03 渲染摄影机视口，效果如下左图所示。

Step 04 创建名为"黄色乳胶漆"的VRayMtl材质球，设置漫反射颜色为黄色（色调：22；饱和度：120；亮度：225），反射颜色为灰色（色调：0；饱和度：0；亮度：35），并设置反射参数，如下右图所示。

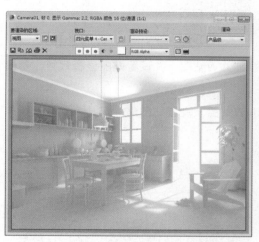

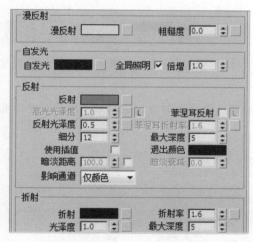

Step 05 将黄色乳胶漆材质指定给场景中的墙体对象，如下左图所示。

Step 06 渲染摄影机视口，效果如下右图所示。

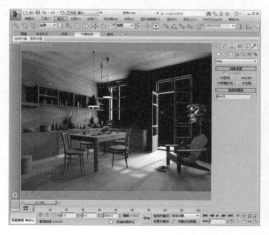

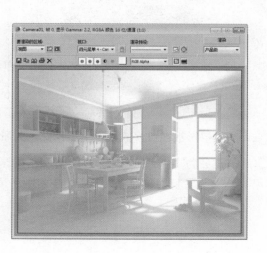

3．设置墙砖材质

陶瓷的特点是强度高、耐磨、寿命长、耐水耐腐蚀等，广泛用于装饰与保护建筑物的墙面和地面。下面介绍如何创建和调整内墙砖材质，具体操作步骤如下。

Step 01 创建名为"墙砖"的VRayMtl材质球，设置反射颜色为灰色（色调：0；饱和度：0；亮度：45），并设置反射参数，如下左图所示。

Step 02 打开"贴图"卷展栏，为漫反射通道添加位图贴图，如下右图所示。

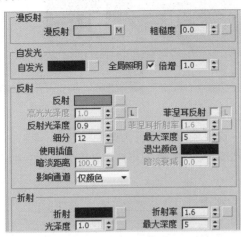

Step 03 将墙砖材质指定给场景中的对象，再为其添加UVW贴图，并设置贴图坐标尺寸，参数设置如下左图所示。

Step 04 再选择台阶对象，为其赋予材质，并添加UVW贴图及设置贴图坐标尺寸，参数设置如下右图所示。

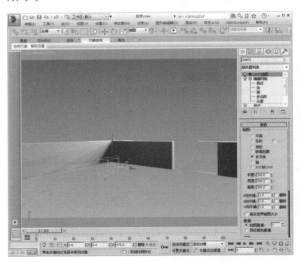
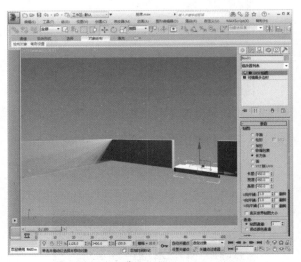

Step 05 渲染摄影机视口，效果如下页顶部左图所示。

Step 06 创建名为"墙砖腰线"的VRayMtl材质球，设置反射颜色为灰色（色调：0；饱和度：0；亮度：45），并设置反射参数，如下页顶部右图所示。

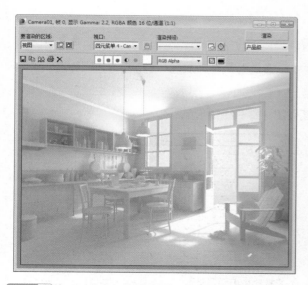
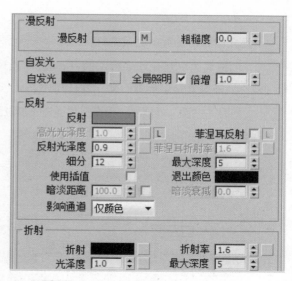

Step 07 打开"贴图"卷展栏，为漫反射通道及凹凸通道添加位图贴图，如下左图所示。

Step 08 为场景中的对象赋予腰线材质，并添加UVW贴图，贴图坐标尺寸设置如下右图所示。

贴图			
漫反射	100.0	✓	Map #627 (瓷砖腰线.jpg)
粗糙度	100.0	✓	无
自发光	100.0	✓	无
反射	100.0	✓	无
高光光泽	100.0	✓	无
反射光泽	100.0	✓	无
菲涅耳折射率	100.0	✓	无
各向异性	100.0	✓	无
各向异性旋转	100.0	✓	无
折射	100.0	✓	无
光泽度	100.0	✓	无
折射率	100.0	✓	无
半透明.	100.0	✓	无
烟雾颜色	100.0	✓	无
凹凸	30.0	✓	Map #627 (瓷砖腰线.jpg)
置换	100.0	✓	无

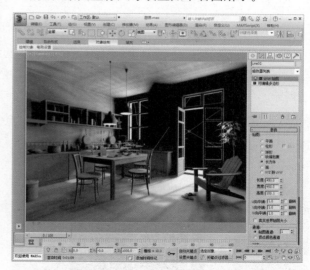

Step 09 渲染摄影机视口，效果如右图所示。

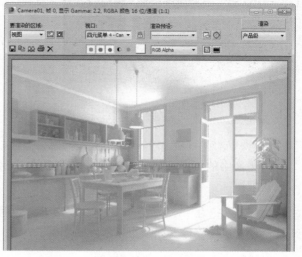

4．设置强化木地板材质

下面介绍如何设置木地板的材质，具体操作步骤如下。

Step 01 创建名为"强化木地板"的VRayMtl材质球，设置反射颜色为灰色（色调：0；饱和度：0；亮度：60），并设置反射参数，如下左图所示。

Step 02 打开"贴图"卷展栏，为漫反射通道添加位图贴图，如下右图所示。

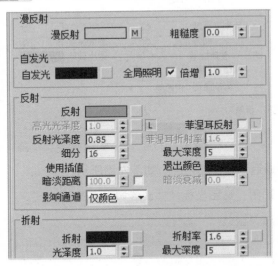

Step 03 将木地板材质指定给场景中的地面物体，并为其添加UVW贴图，设置贴图坐标尺寸，如下左图所示。

Step 04 渲染摄影机视口，效果如下右图所示。

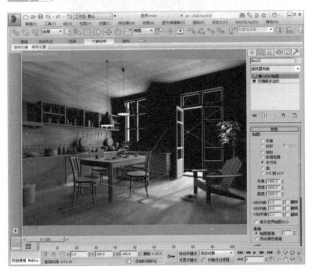
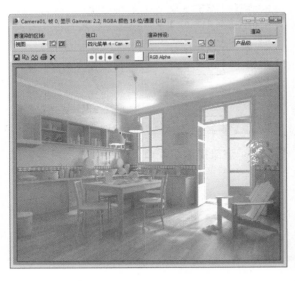

5．设置木纹材质

本场景中的餐桌椅、相框等都是使用的木纹材质。下面来讲解木纹材质的设置方法，具体操作步骤如下。

Step 01 创建名为"木纹"的VRayMtl材质球，设置反射颜色为黑色（色调：0；饱和度：0；高光：55），设置反射参数，如下页顶部左图所示。

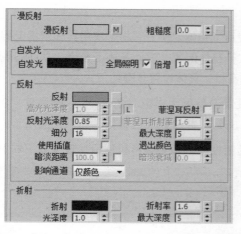
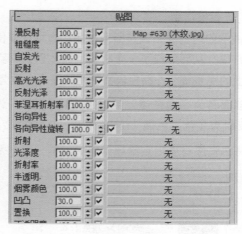

Step 02 打开"贴图"卷展栏，为漫反射通道添加位图贴图，如上右图所示。

Step 03 选择摇椅，为其赋予木纹材质，并添加UVW贴图，贴图坐标尺寸设置如下左图所示。

Step 04 为餐桌椅指定木纹材质，添加UVW贴图，贴图坐标尺寸设置如下右图所示。

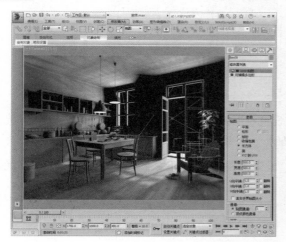
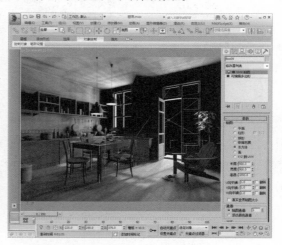

Step 05 为场景中的相框赋予木纹材质，添加UVW贴图，贴图坐标尺寸设置如下左图所示。

Step 06 渲染摄影机视口，效果如下右图所示。

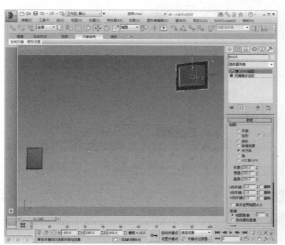
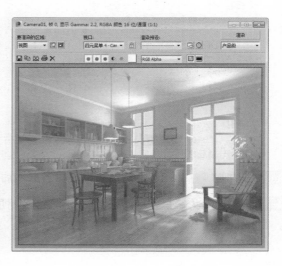

6．设置橱柜材质

下面讲解如何创建和调整橱柜材质。本场景中使用了整体厨房，它将厨房用具和厨房电器进行了系统的搭配布局，从而形成了一个有机的整体形式，实行整体配置、设计及施工装修，从而实现厨房在功能和艺术上的完整统一。橱柜表面使用烤漆，台面为石材，具体设置步骤如下。

Step 01 创建名为"白瓷漆"的VRayMtl材质球，设置漫反射为白色（色调：0；饱和度：0；高光：245），反射为灰色（色调：0；饱和度：0；高光：55），并设置反射参数，如下左图所示。

Step 02 将白瓷漆材质指定给场景中的门框、窗框及橱柜等，渲染摄影机视口，效果如下右图所示。

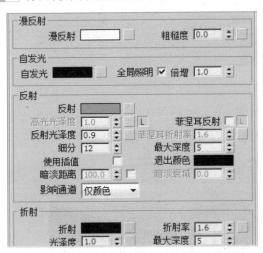 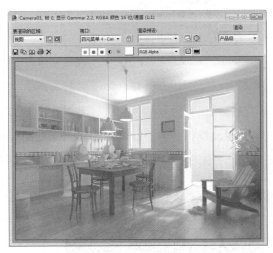

Step 03 创建名为"黑色烤漆"的VRayMtl材质球，设置漫反射为黑色（色调：0；饱和度：0；高光：15），反射为灰色（色调：0；饱和度：0；高光：65），并设置反射参数，如下左图所示。

Step 04 创建名为"橱柜台面"的VRayMtl材质球，设置反射为灰色（色调：0；饱和度：0；高光：50），并设置反射参数，如下右图所示。

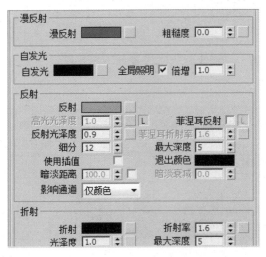 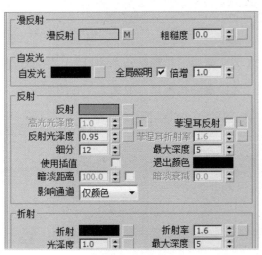

Step 05 打开"贴图"卷展栏，为漫反射通道添加位图贴图，如下页顶部左图所示。

Step 06 创建名为"黑色背漆玻璃"的VRayMtl材质球，设置漫反射颜色为黑色，反射为灰色（色调：0；饱和度：0；高光：100），并设置反射参数，如下页顶部右图所示。

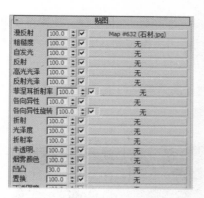
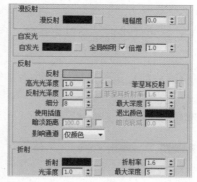

Step 07 分别将上述材质指定给场景中的橱柜及消毒柜，如下左图所示。

Step 08 渲染摄影机视口，效果如下右图所示。

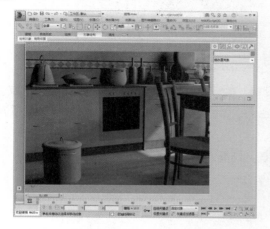
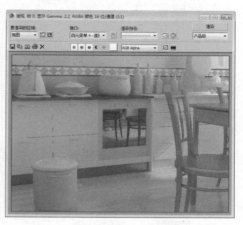

7. 设置不锈钢材质

不锈钢具有难生锈的特点和金属色泽，美观、易加工，所以在家居装饰中用途广泛。下面来讲解多种不锈钢材质的设置。具体操作步骤如下。

Step 01 设置磨砂不锈钢材质。创建名为"磨砂不锈钢"的VRayMtl材质球，设置漫反射颜色为灰色（色调：0；饱和度：0；高光：75），反射为灰色（色调：0；饱和度：0；高光：150），并设置反射参数，如下左图所示。

Step 02 将磨砂不锈钢材质指定给场景中的油烟机与消毒柜控制面板，如下右图所示。

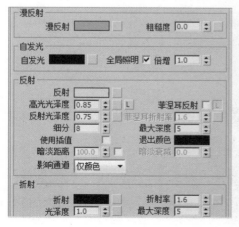
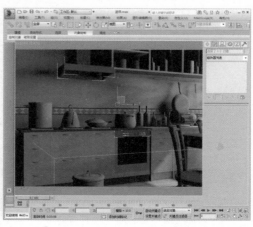

Step 03 设置镜面不锈钢材质。创建名为"镜面不锈钢"的VRayMtl材质球，设置漫反射颜色为灰色（色调：0；饱和度：0；高光：75），反射为灰色（色调：0；饱和度：0；高光：175），并设置反射参数，如下左图所示。

Step 04 将镜面不锈钢材质指定给场景中的铁锅、勺子及消毒柜门板，如下右图所示。

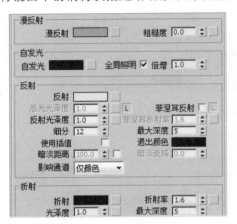 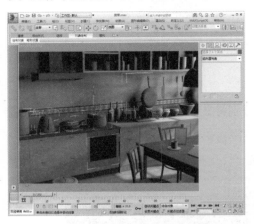

Step 05 设置哑光不锈钢材质。创建名为"哑光不锈钢"的VRayMtl材质球，设置漫反射颜色为灰色（色调：0；饱和度：0；高光：100），反射为灰色（色调：0；饱和度：0；高光：125），并设置反射参数，如下左图所示。

Step 06 将哑光不锈钢材质指定给场景中的吊柜边框、灯具、把手等，如下右图所示。

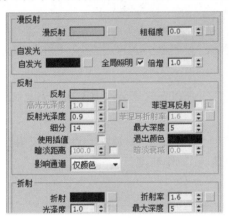 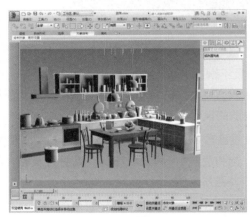

Step 07 渲染摄影机视口，效果如右图所示。

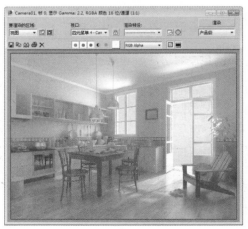

8．设置鞋、垃圾桶、玻璃瓶以及陶瓷材质

下面讲解鞋、垃圾桶、玻璃瓶以及瓷碗等物体材质的设置，具体操作步骤如下。

Step 01 设置拖鞋材质。创建名为"鞋"的VRayMtl材质球，设置漫反射颜色为红色（色调：255；饱和度：210；高光：85），反射为灰色（色调：0；饱和度：0；高光：25），并设置反射参数，如下左图所示。

Step 02 选择场景中的鞋，为其赋予材质，如下右图所示。

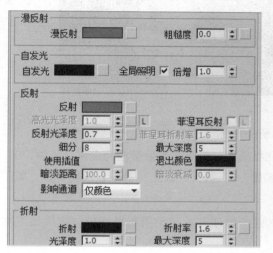 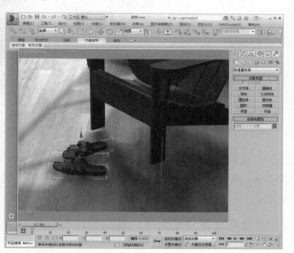

Step 03 设置垃圾桶材质。创建名为"塑料垃圾桶"的VRayMtl材质球，设置漫反射颜色为蓝色（色调：165；饱和度：35；高光：125），反射为灰色（色调：0；饱和度：0；高光：25），并设置反射参数，如下左图所示。

Step 04 为场景中的垃圾桶指定材质，如下右图所示。

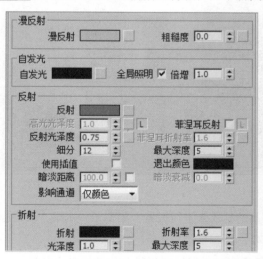 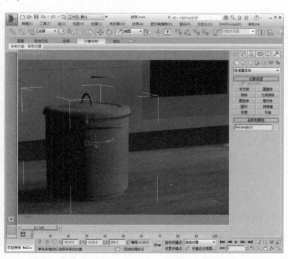

Step 05 设置玻璃瓶材质。创建名为"黑色玻璃瓶"的VRayMtl材质球，设置漫反射颜色为黑色（色调：0；饱和度：0；高光：25），反射为灰色（色调：0；饱和度：0；高光：75），再设置折射颜色为灰色（色调：0；饱和度：0；高光：150），并勾选"影响阴影"复选框，如下页顶部左图所示。

Step 06 选择场景中的玻璃瓶，为其指定材质，如下页顶部右图所示。

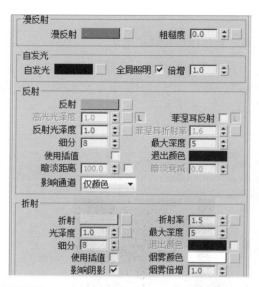
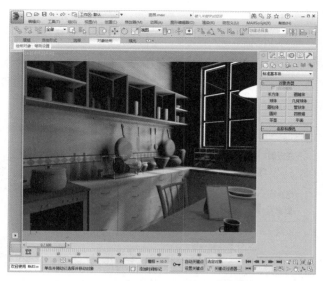

Step 07 设置陶瓷材质。创建名为"陶瓷"的VRayMtl材质球，设置漫反射颜色为白色（色调：0；饱和度：0；高光：230），反射为灰色（色调：0；饱和度：0；高光：35），并设置反射参数，如下左图所示。

Step 08 选择场景中的盘子、碗、瓷罐等物体，为其赋予材质，再渲染摄影机视口，效果如下右图所示。

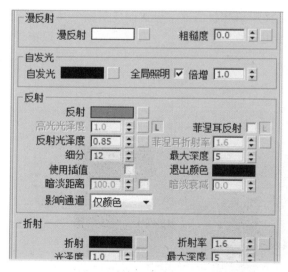
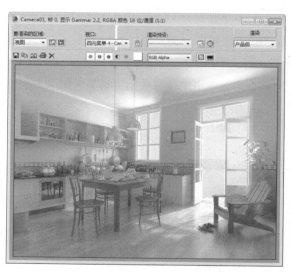

9. 设置其他材质

材质设置到这一步，场景中就只剩下一些小的装饰品的材质未进行设置，如帽子、水果、装饰画、植物及室外风景等，这里一一做出介绍。具体操作步骤如下。

Step 01 设置帽子材质。创建名为"帽子"的VRayMtl材质球，设置漫反射颜色为黄褐色（色调：25；饱和度：150；高光：175），反射为灰色（色调：0；饱和度：0；高光：15），并设置反射参数，如下页顶部左图所示。

Step 02 将材质指定给场景中的帽子，如下页顶部右图所示。

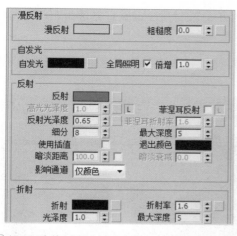

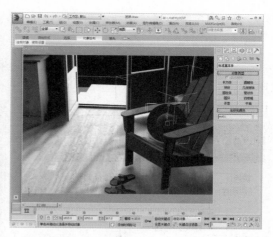

Step 03 设置香蕉材质。创建名为"香蕉"的VRayMtl材质球，设置反射为灰色（色调：0；饱和度：0；高光：15），并设置反射参数，如下左图所示。

Step 04 打开"贴图"卷展栏，为漫反射通道添加位图贴图，再为凹凸通道添加烟雾贴图，如下右图所示。

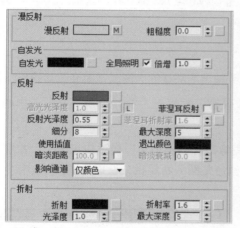

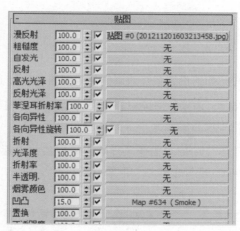

Step 05 使用同样的方法创建其他水果的材质，为场景中的水果赋予材质，如下左图所示。

Step 06 再使用为漫反射添加位图的方法，创建书籍、装饰画、室外及盆栽的材质，并将材质指定给场景中的对象，如下右图所示。

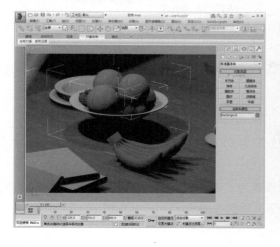

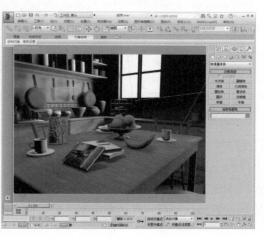

Step 07 创建室外风景材质。创建名为"室外风景"的VR灯光材质，设置灯光值为7，并为其添加位图贴图，如下左图所示。

Step 08 为场景中的对象指定材质，即可完成本场景灯光及材质的创建，渲染摄影机视口，效果如下右图所示。

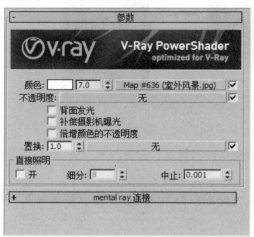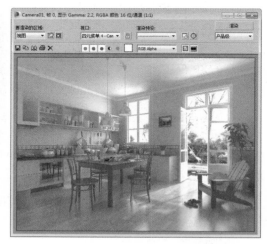

04 设置渲染参数并渲染

本节介绍如何设置最终效果的渲染参数，从而渲染输出高质量的大图。下面介绍其操作步骤。

Step 01 执行"渲染>渲染设置"命令，打开"渲染设置"对话框，在"公用"选项卡中的"公用参数"卷展栏中设置输出大小，如下左图所示。

Step 02 打开"V-Ray::图像采样器"卷展栏，设置图像采样器类型为"自适应细分"，抗锯齿过滤器类型为"Mitchell-Netravali"，然后再打开"V-Ray::颜色贴图"卷展栏，设置类型为"指数"，如下右图所示。

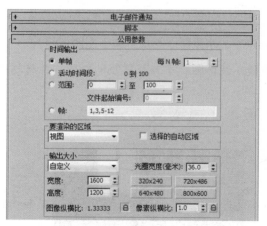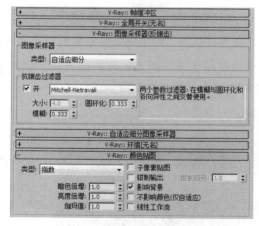

Step 03 打开"V-Ray::灯光缓存"卷展栏，设置细分值为1000，勾选"存储直接光"与"显示计算相位"复选框，如下页顶部左图所示。

Step 04 打开"V-Ray::发光图"卷展栏，设置当前预置为"高"，半球细分为50，差值采样为30，勾选"显示计算相位"与"显示直接光"复选框，如下页顶部右图所示。

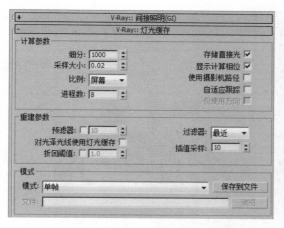
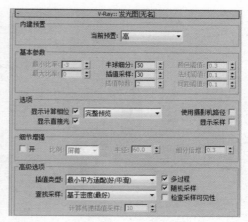

Step 05 设置完成后保存文件，渲染摄影机视口，渲染出最终效果。

后期处理

本节主要介绍如何在Photoshop中进行后期处理，使得渲染图片更加精美、完善，下面介绍其操作步骤。

Step 01 在Photoshop中打开渲染好的"厨房.jpg"文件，单击图层面板下方的 按钮，在弹出的菜单中选择"色阶"命令，创建"色阶"图层，按照如下左图所示进行色阶参数的调整。

Step 02 单击 按钮，创建"曲线"图层，按照如下右图所示创建点并调整画面亮度。

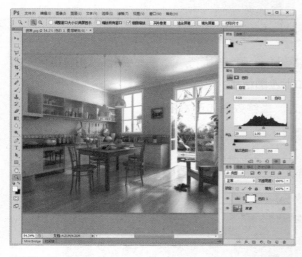
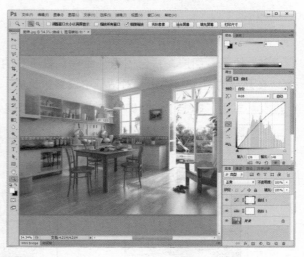

Step 03 单击 按钮，创建"色彩平衡"图层，在开启的"色彩平衡"对话框中分别对"中间调"与"高光"进行参数设置，如下页顶部左图所示。

Step 04 单击 按钮，创建"亮度/对比度"图层，拖动滑块调整画面亮度和对比度，如下页顶部右图所示。

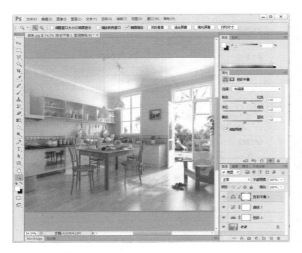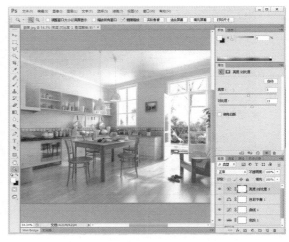

Step 05 单击 ⊘. 按钮，创建"色彩/饱和度"图层，设置色彩的参数，如下左图所示。

Step 06 单击 ⊘. 按钮，创建"照片滤镜"图层，为画面添加蓝色滤镜，如下右图所示。

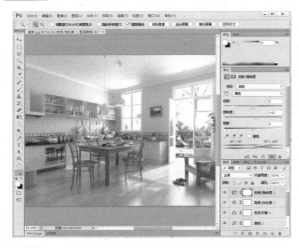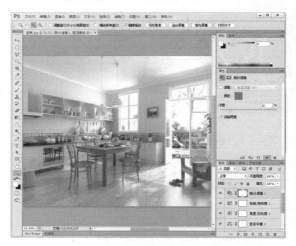

Step 07 执行"图层>拼合图像"命令，将所有的图层拼合，接着执行"滤镜>锐化>USM锐化"命令，在开启的"USM锐化"对话框中设置数量值，如下左图所示。

Step 08 单击"确定"按钮即可完成效果图的后期处理，最终效果如下右图所示。

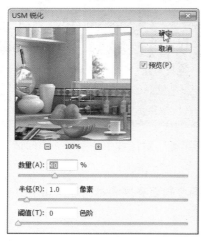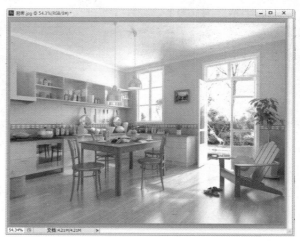

Chapter

11

客厅效果图的制作

本案例表现简欧风格的客厅，在家装设计中，简欧风格作为一种新兴的装修风格很是受到欢迎。其风格清新，十分符合中国人内敛的审美观念。通过本章的学习，读者可以了解简欧风格的特点，增强效果图制作的技巧。

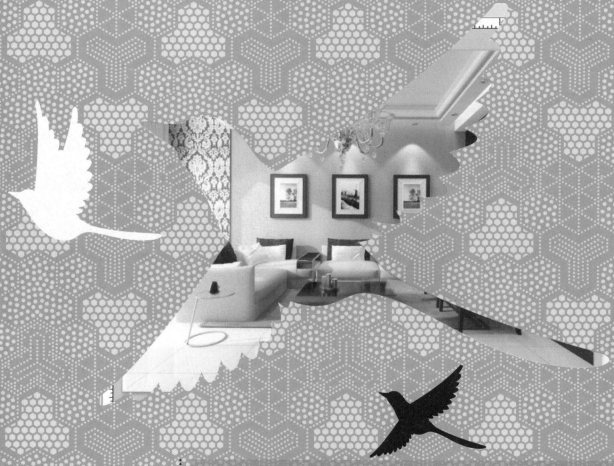

重点难点
- 客厅场景的光源创建
- 材质的设置
- 渲染参数的设置
- 效果的后期处理

制作流程

Section 01

本节将介绍如何在3ds Max中打开已经创建完成的简欧客厅场景模型，并在此基础上进行光源、材质的设置和渲染。

01 检测模型

下面讲解如何在3ds Max中打开并检测已经创建完成的简欧客厅场景模型，通过观察场景来检测模型是否完整。具体操作步骤如下。

Step 01 执行"文件>打开"命令，打开"客厅（原始文件）.max"，在场景模型可以看到，已经创建了摄影机并指定了"素模"材质（色调：0；饱和度：0；亮度：170），如下左图所示。

Step 02 选择透视视口，在键盘上按C键即可进入摄影机视口，单击工具栏中的"渲染"按钮进行渲染，效果如下右图所示。通过渲染出的图片来检测模型是否有破面，以便进行修整。

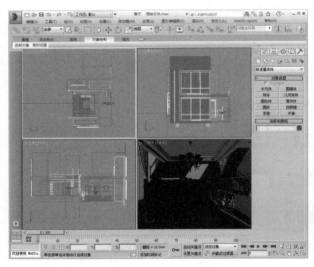 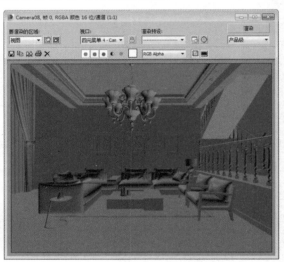

02 创建并设置光源

本场景中室内灯光有吊灯、台灯、射灯等，但是由于窗户为落地窗，室外光源比较充足，相比之下，室内灯光光源弱了些。

1. 创建并设置环境光源

下面讲解户外环境光源的设置，场景中使用一盏蓝色VR灯光用来模拟环境光，放置于窗户外侧。具体设置步骤如下。

Step 01 在视口中选择窗帘并右击，在弹出的快捷菜单中选择"隐藏当前选择"命令，以将窗帘对象隐藏，如下页顶部左图所示。

Step 02 将窗帘隐藏后，单击灯光创建命令面板中的"VR灯光"按钮，在前视口中创建一盏VR灯光，并移动至窗户外侧，如下页顶部右图所示。

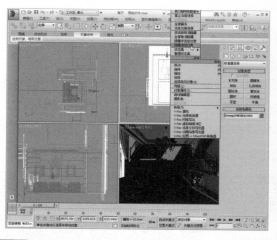 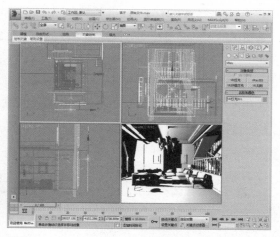

Step 03 选择VRay灯光，进入修改命令面板，设置灯光强度倍增值，并设置灯光大小，如下左图所示。

Step 04 渲染摄影机视口，将有白色的光线从窗户进入，效果如下右图所示。

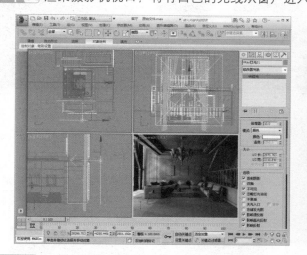 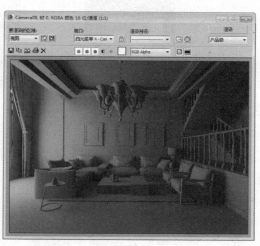

Step 05 稍微调整光源强度倍增值，并调整灯光颜色为浅蓝色（色调：156；饱和度：72；亮度：255），如下左图所示。

Step 06 渲染摄影机视口，场景中的光线效果以及强度都发生了改变，效果如下右图所示。

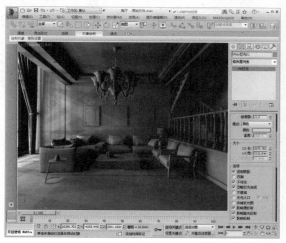 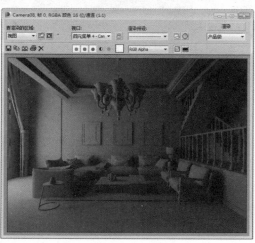

2．创建并设置太阳光源

场景中的太阳光源照明效果是很重要的，下面讲解如何创建并调整本场景中的太阳光源。具体操作步骤如下。

Step 01 创建太阳光源。单击标准灯光创建命令面板中的"目标平行光"按钮，在顶视口中创建一盏平行光用来模拟太阳光，调整平行光的位置及角度，如下左图所示。

Step 02 选择平行光，进入其修改命令面板，设置其各项参数，如下中图所示。

Step 03 渲染摄影机视口，可以看到场景中的阳光光线稍弱，场景偏暗，效果如下右图所示。

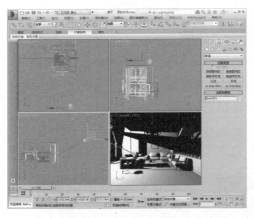 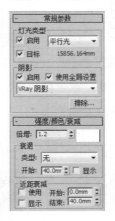 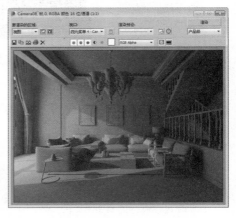

Step 04 再次调整平行光的强度，调整灯光颜色为浅黄色（色调：24；饱和度：115；亮度：255），如下左图所示。

Step 05 渲染摄影机视口，此时的太阳光线偏暖色，也比较明亮，效果如下右图所示。

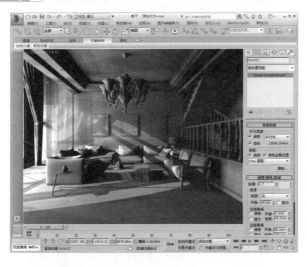 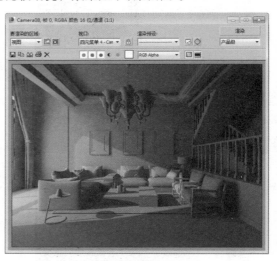

3．创建并设置室内光源

本场景中有吊灯、台灯、灯带、射灯等作为室内光源，对场景的影响较弱。具体设置步骤如下。

Step 01 创建灯槽光源。单击VRay灯光创建命令面板中的"VR灯光"按钮，在顶视口中创建一盏VR灯光，调整灯光位置，如下页顶部左图所示。

Step 02 对灯光进行实例复制并调整位置，对于偏长的光源可用"缩放"工具进行调整，如下页顶部右图所示。

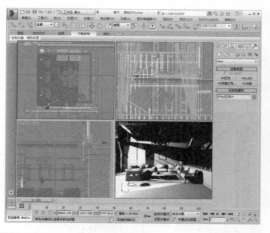 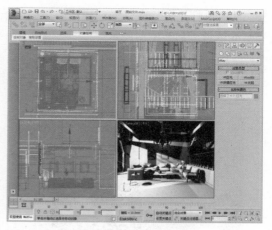

Step 03 选择灯光，进入修改命令面板，设置灯光参数，如下左图所示。

Step 04 渲染摄影机视口，可以看到灯槽的光源偏亮，如下右图所示。

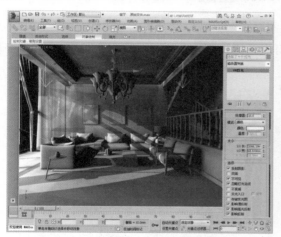 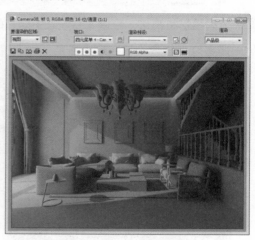

Step 05 降低灯光强度并设置灯光颜色为暖黄色（色调：24；饱和度：124；亮度：255），如下左图所示。

Step 06 再次渲染摄影机视口，可以看到场景中的灯槽位置发出了黄色的光源，整体光线变得温暖，效果如下右图所示。

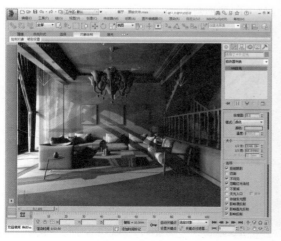 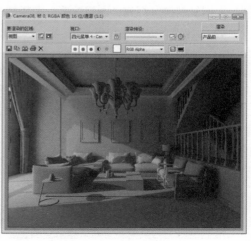

Step 07 创建射灯光源。在灯光创建命令面板中单击"目标灯光"按钮，在前视口中创建一盏灯光，并调整灯光位置，如下左图所示。

Step 08 选择灯光，进入修改命令面板，设置灯光参数，并为其添加光域网，如下右图所示。

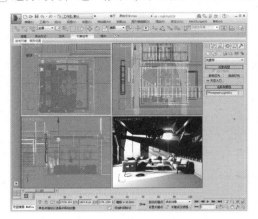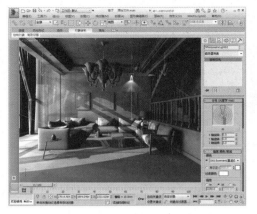

Step 09 渲染摄影机视口，可以看到场景中射灯的光源效果稍弱，光线偏冷，如下左图所示。

Step 10 调整灯光位置，增强灯光强度，并调整灯光颜色为黄色（色调：27；饱和度：140；亮度：250），再复制一个镜前灯光，如下右图所示。

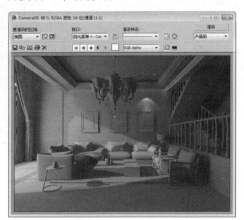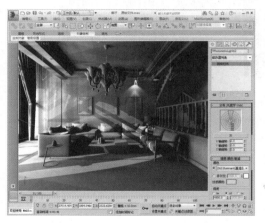

Step 11 渲染摄影机视口，射灯开始发出温暖的光线，如下左图所示。

Step 12 实例复制射灯灯光，调整位置，在楼梯间也放上两盏射灯灯光，如下右图所示。

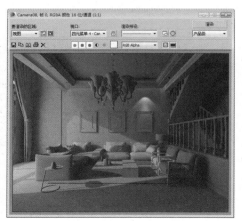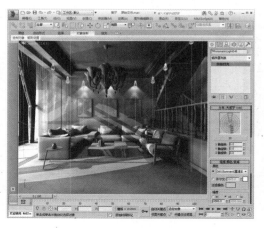

Step 13 渲染摄影机视口，整个场景都变得明亮且偏暖色调，楼梯部分也较为明亮，效果如下左图所示。

Step 14 设置台灯光源。单击灯光命令面板中的VR灯光按钮，在顶视口中创建一盏VR灯光，设置灯光类型为"球体"，再设置灯光强度及半径大小，如下右图所示。

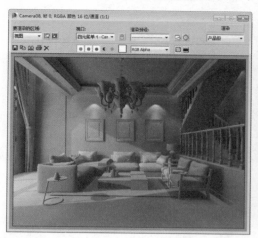 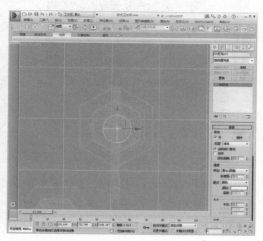

Step 15 调整灯光位置，渲染摄影机视口，可以看到台灯灯光稍弱，如下左图所示。

Step 16 再次调整灯光颜色及强度等参数，渲染摄影机视口，如下右图所示。

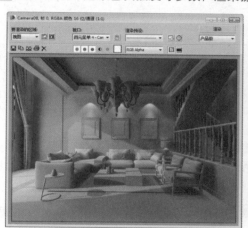 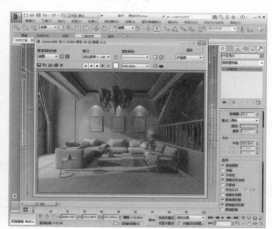

03　设置并赋予材质

本场景中需要设置的材质较多，包括墙顶地、布艺、装饰等，这里将一一介绍其材质的设置方法。

1. 设置乳胶漆材质

本场景中的顶面部分使用的乳胶漆材质，乳胶漆是水分散性涂料，以合成树脂乳液为基料，易于涂刷、干燥迅速、耐水耐擦洗。下面介绍其材质的设置方法，具体操作步骤如下。

Step 01 进入显示命令面板，在"按类别隐藏"卷展栏中勾选"图形"、"灯光"及"摄影机"复选框，则场景中此类物体将会被隐藏，便于观察场景，如下页顶部左图所示。

Step 02 打开"材质编辑器"窗口，创建名为"白色乳胶漆"的VRayMtl材质球，设置漫反射颜色为白色，反射颜色为灰色（色调：0；饱和度：0；亮度：60），并设置反射参数，如下页顶部右图所示。

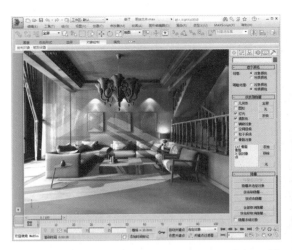

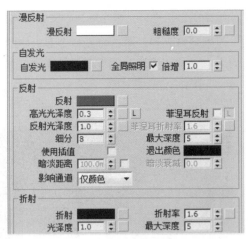

Step 03 将乳胶漆材质指定给场景的顶面对象及楼梯，渲染摄影机视口，效果如右图所示。

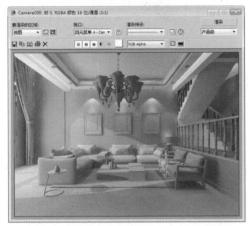

2．设置墙纸材质

本场景中的墙体大面积使用了一种咖啡色墙纸。墙纸是一种应用相当广泛的装饰材料，色彩多样、图案丰富、安全环保、施工方便，且具有一定的强度和抗水性能，深受人们的欢迎。下面介绍其材质的设置方法，具体操作步骤如下。

Step 01 创建名为"墙纸1"的VRayMtl材质球，设置漫反射颜色为白色，反射颜色为灰色（色调：0；饱和度：0；亮度：96），并设置反射参数，如下左图所示。

Step 02 打开"贴图"卷展栏，为漫反射通道添加位图贴图，如下右图所示。

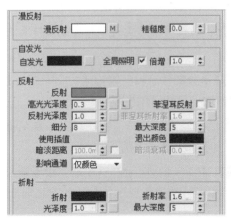

Step 03 创建名为"墙纸2"的VR混合材质球，设置材质1和材质2为VRayMtl材质，为遮罩材质添加位图贴图，其余参数设置如下左图所示。

Step 04 打开材质1参数面板，设置漫反射颜色为灰色（色调：0；饱和度：0；亮度：170），反射颜色为灰色（色调：0；饱和度：0；亮度：160），并设置反射参数，如下右图所示。

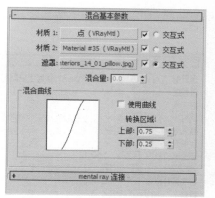
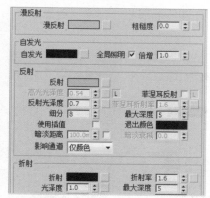

Step 05 打开材质2参数面板，设置漫反射颜色为深咖啡色（色调：20；饱和度：146；亮度：47），反射颜色为黑色（色调：0；饱和度：0；亮度：10），设置反射参数，如下左图所示。

Step 06 打开"贴图"卷展栏，为凹凸通道添加位图贴图，并设置凹凸值，如下右图所示。

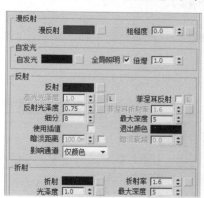
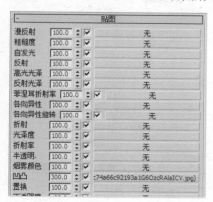

Step 07 选择场景中的墙面对象，分别为其指定墙纸材质，为其添加UVW贴图并设置贴图尺寸，如下左图所示。

Step 08 渲染摄影机视口，效果如下右图所示。

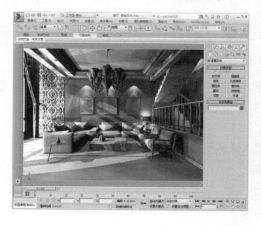
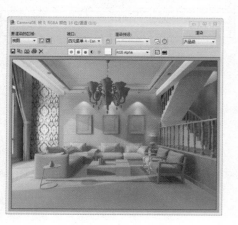

3. 设置地面材质

本场景中的地面为石材地面，反光度较好，沙发处使用了地毯，下面介绍材质创建的操作步骤。

Step 01 创建名为"石材地面"的VRayMtl材质球，设置反射颜色为灰色（色调：0；饱和度：0；亮度：225），并设置反射参数，如下左图所示。

Step 02 打开"贴图"卷展栏，为漫反射通道添加位图贴图，再为反射通道添加衰减贴图，如下右图所示。

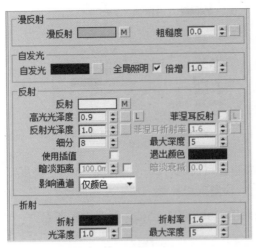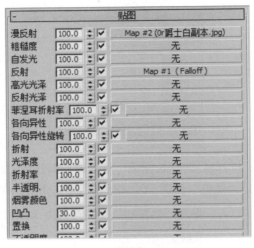

Step 03 进入漫反射贴图设置面板，打开"坐标"卷展栏，设置贴图坐标的高度和宽度等，如下左图所示。

Step 04 打开"衰减参数"卷展栏，设置衰减颜色，并设置衰减类型为"Fresnel"，如下右图所示。

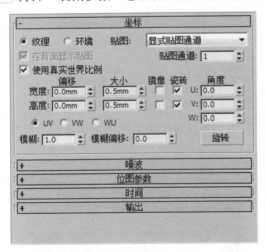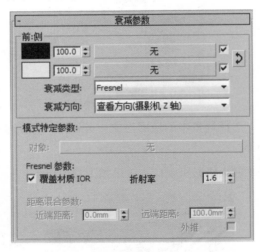

Step 05 创建地毯材质。创建名为"地毯"的VRayMtl材质球，为漫反射通道添加衰减贴图，进入到漫反射贴图设置面板，打开"衰减参数"卷展栏，设置衰减颜色并分别为其添加RGB染色贴图，设置衰减类型为"Fresnel"，如下页顶部左图所示。

Step 06 打开"RGB染色参数"卷展栏，设置RGB颜色为咖啡色（色调：12；饱和度：70；亮度：80），并为其添加位图贴图，如下页顶部右图所示。

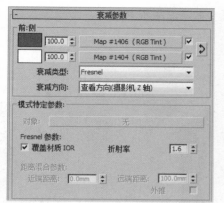
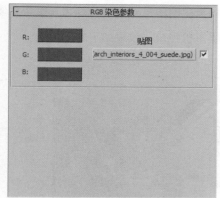

Step 07 选择场景中的地面，为其指定地面石材材质，如下左图所示。

Step 08 渲染摄影机视口，可以看到地面贴图自动形成固定的尺寸大小，如下右图所示。

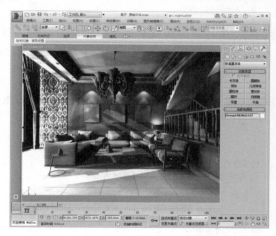
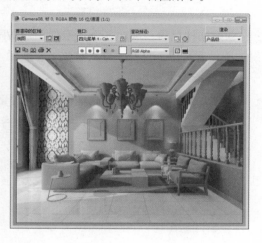

4．设置沙发组合材质

本场景中的沙发组合中所需要设置的材质较多，这里进行详细介绍。

Step 01 创建沙发布材质。创建名为"沙发布1"的VRayMtl材质球，为漫反射通道添加衰减贴图，进入到漫反射贴图设置面板，打开"衰减参数"卷展栏，分别为其添加位图贴图，如下左图所示。

Step 02 同样创建名为"沙发布2"的VRayMtl材质球，打开"衰减参数"卷展栏，设置衰减颜色，设置衰减类型为"Fresnel"，如下右图所示。

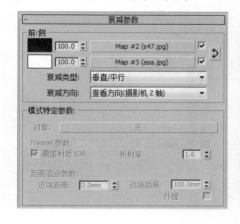
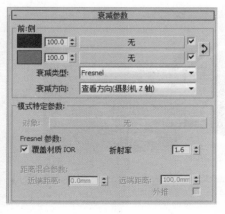

Step 03 选择场景中的沙发对象，分别为其赋予材质，如下左图所示。

Step 04 渲染摄影机视口，效果如下右图所示。

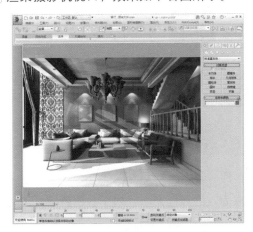 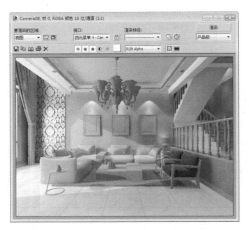

Step 05 创建抱枕材质。创建名为"抱枕1"的VRayMtl材质球，为漫反射通道添加衰减贴图，进入到漫反射贴图设置面板，打开"衰减参数"卷展栏，分别为其添加位图贴图，并设置衰减类型为"Fresnel"，如下左图所示。

Step 06 创建名为"抱枕2"的VRayMtl材质球，设置漫反射颜色为白色，其余设置保持默认，如下右图所示。

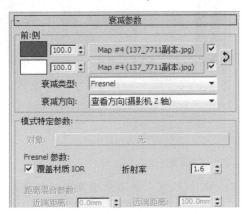 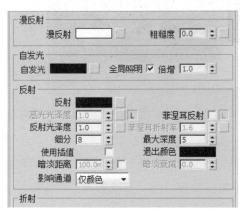

Step 07 选择场景中的抱枕对象，分别为其赋予材质，如下左图所示。

Step 08 渲染摄影机视口，效果如下右图所示。

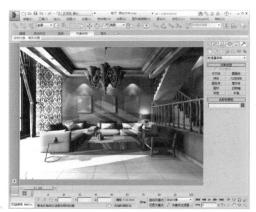 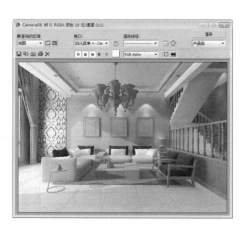

Step 09 创建名为"木纹"的VRayMtl材质球，为漫反射通道添加位图贴图，其余设置保持默认，如下左图所示。

Step 10 创建名为"茶几"的VRayMtl材质球，设置漫反射颜色为黑色（色调：0；饱和度：0；亮度：3），反射颜色为深灰色（色调：0；饱和度：0；亮度：54），并设置反射参数，如下右图所示。

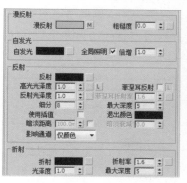
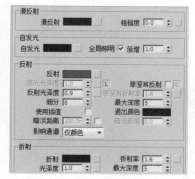

Step 11 创建名为"茶几玻璃"的VRayMtl材质球，设置漫反射颜色为浅咖啡色（色调：24；饱和度：62；亮度：169），反射颜色为深灰色（色调：0；饱和度：0；亮度：20），再设置折射颜色为白色（色调：0；饱和度：0；亮度：240），勾选"影响阴影"复选框，设置烟雾倍增值，如下左图所示。

Step 12 创建名为"不锈钢"的VRayMtl材质球，设置漫反射颜色为深灰色（色调：0；饱和度：0；亮度：50），反射颜色为灰色（色调：0；饱和度：0；亮度：190），再设置反射参数，如下右图所示。

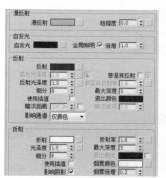
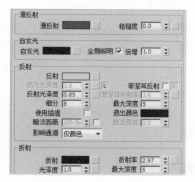

Step 13 选择场景中的沙发等对象，分别为其赋予材质，在这里楼梯扶手与沙发木纹使用的是一样的材质，所以一同赋予材质，如下左图所示。

Step 14 渲染摄影机视口，效果如下右图所示。

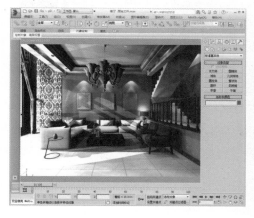
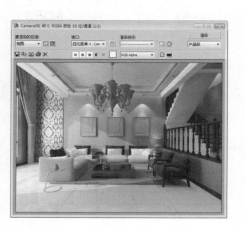

5．设置装饰材质

本场景中有窗帘、装饰画、瓷瓶摆件等装饰品。下面讲解设置方法，具体操作步骤如下。

Step 01 设置窗帘材质。首先取消隐藏窗帘，创建名为"窗帘布1"的VRayMtl材质球，设置漫反射颜色为白色，反射颜色为黑色（色调：0；饱和度：0；高光：10），设置反射参数，再设置折射颜色为浅灰色（色调：0；饱和度：0；高光：140），勾选"影响阴影"复选框，如下左图所示。

Step 02 创建名为"窗帘布2"的VR混合材质球，设置材质1和材质2为VRayMtl材质，其他参数设置如下右图所示。

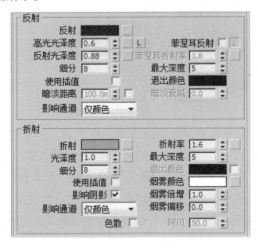 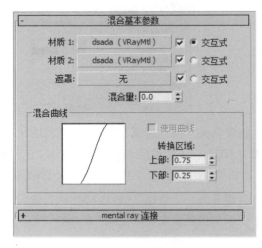

Step 03 打开材质1设置面板，设置漫反射颜色为浅黄色（色调：27；饱和度：87；高光：248），反射颜色为黑色（色调：0；饱和度：0；高光：10），设置反射参数，如下左图所示。

Step 04 同样设置材质2，设置漫反射颜色为土黄色（色调：27；饱和度：188；高光：191），其他设置同材质1，如下右图所示。

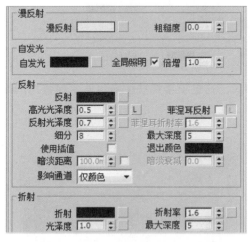 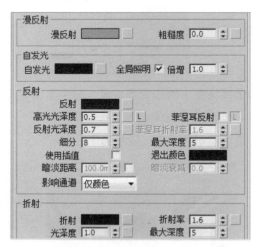

Step 05 为场景中的窗帘对象赋予材质，渲染摄影机视口，效果如下页顶部左图所示。

Step 06 设置装饰画材质。创建名为"装饰画框"的VRayMtl材质球，设置漫反射为黑色（色调：0；饱和度：0；高光：7），反射颜色为深蓝色（色调：149；饱和度：77；高光：33），并设置反射参数，如下页顶部右图所示。

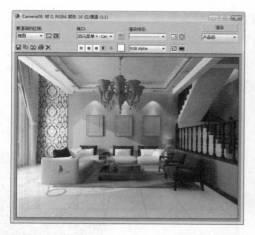

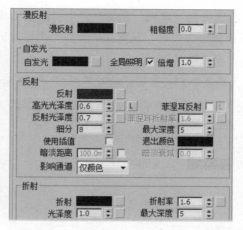

Step 07 创建名为"装饰画留白"的VRayMtl材质球，设置漫反射为白色，反射颜色为深灰色（色调：0；饱和度：0；高光：40），并设置反射参数，如下左图所示。

Step 08 创建名为"装饰画"的VRayMtl材质球，为漫反射通道添加位图贴图，如下右图所示。

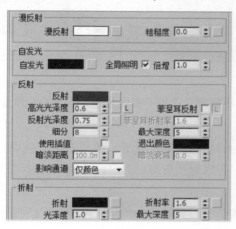

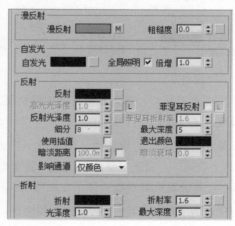

Step 09 选择场景中的装饰画，分别为其指定材质，再渲染摄影机视口，效果如下左图所示。

Step 10 设置蜡烛材质。创建名为"蜡烛"的VRayMtl材质球，设置漫反射为浅灰色（色调：34；饱和度：6；高光：218），反射颜色为深灰色（色调：0；饱和度：0；高光：25），设置反射参数，再设置折射参数，设置烟雾颜色为米黄色（色调：19；饱和度：45；高光：241），如下右图所示。

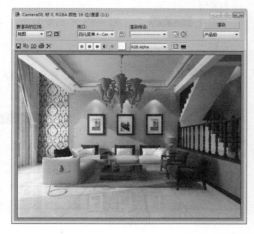

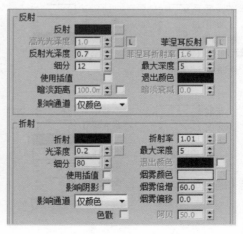

Step 11 创建名为"黑瓷"的VRayMtl材质球,设置漫反射为黑色(色调:0;饱和度:0;高光:10),反射颜色为白色,设置反射参数,再设置折射参数,为反射通道添加衰减贴图,衰减参数保持默认,如下左图所示。

Step 12 为场景中的瓷器和蜡烛赋予材质,渲染摄影机视口,效果如下右图所示。

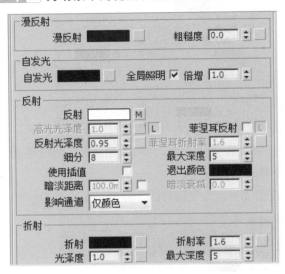
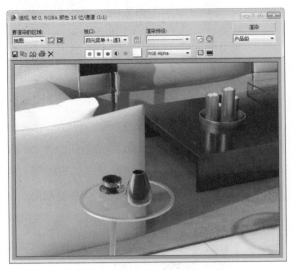

6. 设置灯具材质

场景中的灯具有吊灯、台灯及射灯。射灯材质为不锈钢,这里不多做描述。下面介绍水晶吊灯和台灯材质的设置方法,具体操作步骤如下。

Step 01 设置吊灯材质。创建名为"清玻璃"的VRayMtl材质球,设置反射为白色(色调:0;饱和度:0;高光:255),勾选"菲涅尔反射"复选框,再设置折射颜色为白色(色调:0;饱和度:0;高光:255),并设置折射参数,如下左图所示。

Step 02 创建名为"吊灯灯座"的VRayMtl材质球,设置漫反射颜色为黑色(色调:0;饱和度:0;高光:13),反射颜色为浅黄色(色调:26;饱和度:43;高光:223),并设置反射参数,如下右图所示。

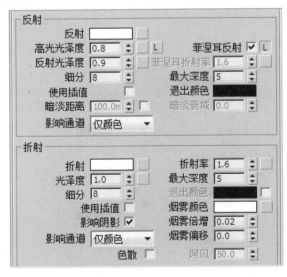
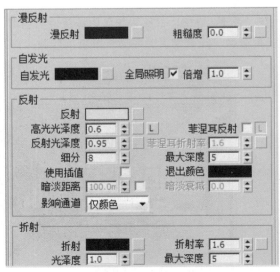

Step 03 选择吊灯对象，为其指定相应的材质，渲染透视视口，效果如下左图所示。

Step 04 设置台灯材质。创建名为"台灯灯座"的VRayMtl材质球，设置反射颜色为浅黄色（色调：0；饱和度：0；高光：108），并设置反射参数，如下右图所示。

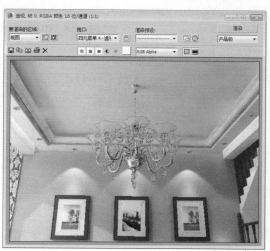 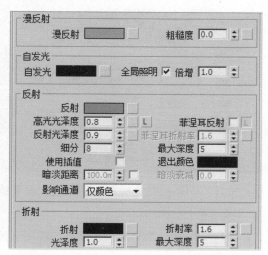

Step 05 创建名为"台灯灯罩"的VRayMtl材质球，设置漫反射颜色为白色（色调：0；饱和度：0；高光：240），再设置反射颜色为白色，为其添加衰减贴图，并设置反射参数，如下左图所示。

Step 06 为场景中的台灯赋予材质，渲染透视视口，效果如下右图所示。

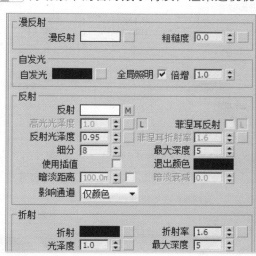 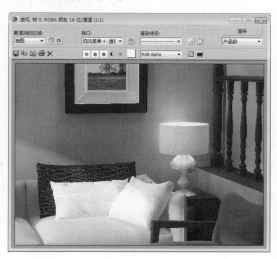

04 设置渲染参数并渲染

本节介绍如何设置最终效果的渲染参数，从而渲染输出高质量的大图。下面介绍其操作步骤。

Step 01 执行"渲染>渲染设置"命令，打开"渲染设置"对话框，在"公用"选项卡中的"公用参数"卷展栏中设置输出大小，如下页顶部左图所示。

Step 02 打开"V-Ray::图像采样器"卷展栏，设置图像采样器类型为"自适应细分"，抗锯齿过滤器类型为"Mitchell-Netravali"，再打开"V-Ray::颜色贴图"卷展栏，设置类型为"指数"，如下页顶部右图所示。

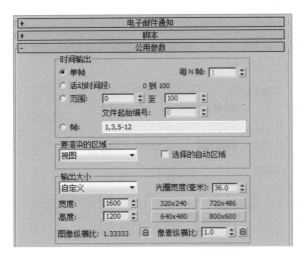

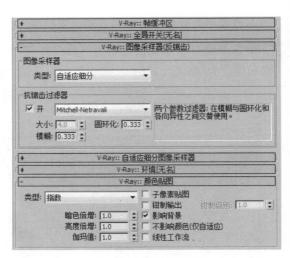

Step 03 打开"V-Ray::灯光缓存"卷展栏,设置细分值为1000,勾选"存储直接光"与"显示计算相位"复选框,如下左图所示。

Step 04 打开"V-Ray::发光图"卷展栏,设置当前预置为"高",半球细分为50,差值采样为30,勾选"显示计算相位"与"显示直接光"复选框,如下右图所示。

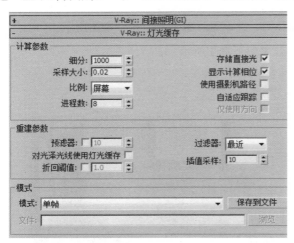

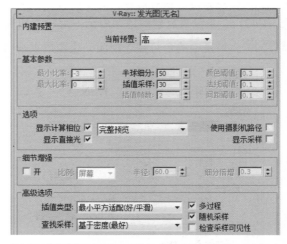

Step 05 设置完成后保存文件,渲染摄影机视口,渲染最终效果如右图所示。

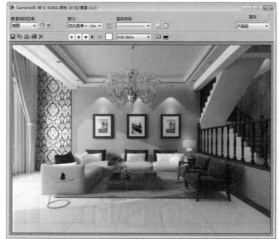

后期处理

本节主要介绍如何在Photoshop中进行后期处理，使得渲染图片更加精美、完善，下面介绍其操作步骤。

Step 01 在Photoshop中打开渲染好的"简欧客厅.jpg"文件，单击图层面板下方的 按钮，在弹出的菜单中选择"色阶"命令，创建"色阶"图层，按照如下左图所示的参数进行调整。

Step 02 单击 按钮，创建"曲线"图层，创建点并调整画面亮度，如下右图所示。

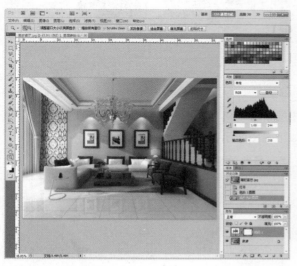 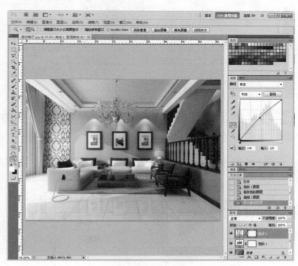

Step 03 单击 按钮，创建"色彩平衡"图层，在开启的"色彩平衡"对话框中分别对"中间调"与"高光"进行参数设置，如下左图所示。

Step 04 单击 按钮，创建"亮度/对比度"图层，拖动滑块调整画面亮度和对比度，如下右图所示。

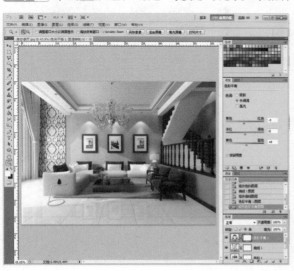 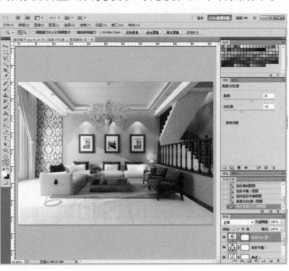

Step 05 单击 ◑. 按钮，创建 "色彩/饱和度" 图层，设置色彩的参数，如下左图所示。

Step 06 单击 ◑. 按钮，创建 "照片滤镜" 图层，为画面添加蓝色滤镜，如下右图所示。

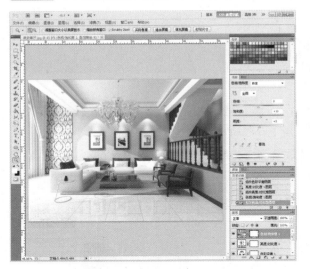 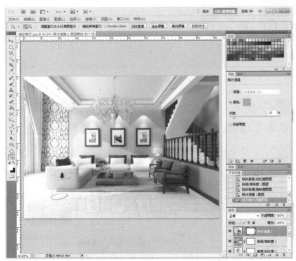

Step 07 执行 "图层＞拼合图像" 命令，将所有的图层拼合，接着执行 "滤镜＞锐化＞USM锐化" 命令，在开启的 "USM锐化" 对话框中设置数量值，如下左图所示。

Step 08 单击 "确定" 按钮即可完成效果图的后期处理，最终效果如下右图所示。

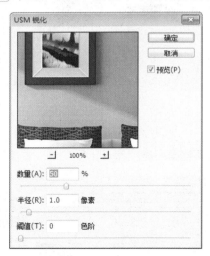 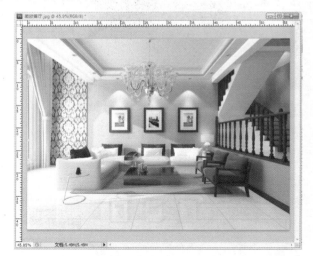

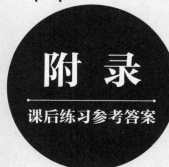

Appendix

附 录

课后练习参考答案

Chapter 01

1. 选择题
（1）B 　　（2）B 　　（3）A 　　（4）A

2. 填空题
（1）用Shift键配合鼠标左键 阵列工具复制 镜像复制
（2）X Y Z
（3）建模 灯光 材质
（4）像素
（5）菜单栏 工具栏

Chapter 02

1. 选择题
（1）C （2）A （3）C （4）C （5）B

2. 填空题
（1）4
（2）M、N、F5
（3）导入CAD图纸 灯光和摄影机 渲染 后期处理

Chapter 03

1. 选择题
（1）A （2）D （3）B （4）D （5）D

2. 填空题
（1）4
（2）数量
（3）标准基本体 扩展基本体
（4）空格键

Chapter 04

1. 选择题
（1）B （2）D （3）A （4）C （5）D

2. 填空题
（1）快照 43.456mm
（2）fov和Lens
（3）目标点
（4）摄影机动画效果 镜头聚焦效果

Chapter 05

1. 选择题
（1）D 　　（2）C 　　（3）D 　　（4）C

2. 填空题
（1）目标聚光灯 目标平行光 泛光灯
（2）泛光灯 聚光灯
（3）灯光
（4）摄影机

Chapter 06

1. 选择题
（1）C （2）D （3）B （4）B （5）C

2. 填空题
（1）线性渐变 放射渐变
（2）将材质指定给选定对象
（3）同步
（4）基本参数 扩展参数

Chapter 07

1. 选择题
（1）A 　　（2）B 　　（3）B 　　（4）B

2. 填空题
（1）渲染场景 快速渲染
（2）帧
（3）所选视图
（4）前